T0140908

V&R unipress

Pflegewissenschaft und Pflegebildung

Band 18

Herausgegeben von
Prof. Dr. Hartmut Remmers

Manfred Hülsken-Giesler / Susanne Kreutzer /
Nadin Dütthorn (Hg.)

Neue Technologien für die Pflege

Grundlegende Reflexionen und pragmatische Befunde

Mit 21 Abbildungen

V&R unipress

Universitätsverlag Osnabrück

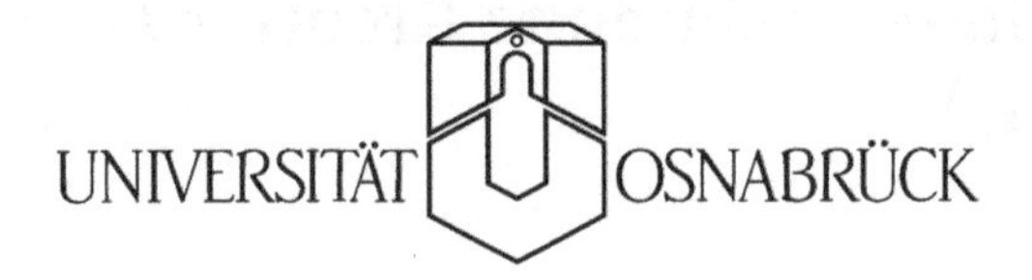

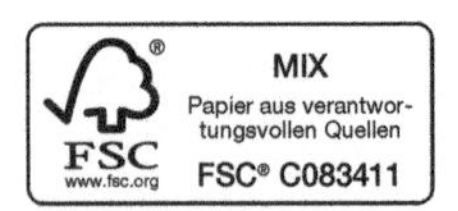

Bibliografische Information der Deutschen Nationalbibliothek
Die Deutsche Nationalbibliothek verzeichnet diese Publikation in der Deutschen Nationalbibliografie; detaillierte bibliografische Daten sind im Internet über https://dnb.de abrufbar.

Veröffentlichungen des Universitätsverlags Osnabrück erscheinen bei V&R unipress.

Druck und Bindung: CPI books GmbH, Birkstraße 10, D-25917 Leck
Printed in the EU.

Vandenhoeck & Ruprecht Verlage | www.vandenhoeck-ruprecht-verlage.com

ISSN 2198-6193
ISBN 978-3-8471-1202-0

Inhalt

Teil II: Pragmatische Befunde

Vorwort

Der vorliegende achtzehnte Band der Reihe „Pflegewissenschaft und Pflegebildung" widmet sich aktuell viel diskutierten Herausforderungen der Digitalisierung in der Pflege. Der Fokus des Bandes richtet sich dabei insbesondere auf Aspekte der Digitalisierung der beruflichen Pflege und adressiert in diesem Zusammenhang Fragen der fachlichen und fachwissenschaftlichen, sowie der ethischen und gesellschaftlichen Legitimation der Unterstützung des professionellen Pflegehandelns durch Anwendungen und vernetzte Systeme aus dem Umfeld digitaler Technologien.

Der vorliegende Band ist Hartmut Remmers gewidmet, der mit Ende des Sommersemesters 2018 sein universitäres Wirken als Hochschullehrer an der Universität Osnabrück beendet hat. Die Auseinandersetzung mit digitalen Technologien für die Pflege stellte nur einen ausgesuchten Schwerpunkt der wissenschaftlichen Reflexion und Forschung von Hartmut Remmers dar. Weitere Schwerpunkte lagen im Bereich der onkologischen sowie der hospizlichen- und palliativen Pflegeforschung, der Bildungs- und Qualifizierungsforschung sowie im Bereich der Geschichte, Theorie und Ethik der Pflege. In diesen Zusammenhängen war es ihm immer ein Anliegen, klinisch relevante Problemstellung grundlegend zu erschließen und dabei die Komplexität geschichtswissenschaftlicher, kulturwissenschaftlicher, soziologischer, psychologischer und insbesondere auch philosophischer Reflexionen nicht zu unterschlagen, sondern diese, ohne Scheu vor dem Urteil eines nach eindeutigen Aussagen suchenden Lesers, nach ihrem Gehalt zur Begründung und Weiterentwicklung von Pflege und Pflegewissenschaft zu befragen.

Diese Perspektive hat Hartmut Remmers auch auf den hier verhandelten Gegenstand einer Digitalisierung der Pflege angelegt. Um Mitarbeit an dem vorliegenden Sammelband haben wir, als langjährige Mitarbeiterinnen und Mitarbeiter am Lehrstuhl Remmers, Autorinnen und Autoren angefragt, die Hartmut Remmers bei diesen Reflexionen zum Themenfeld in unterschiedlichen Zusammenhängen begleitet haben, sei es in Projektbezügen, in Publikationszusammenhängen oder über den diskursiven Austausch zum Thema. Mit diesem

Band möchten wir im Namen aller Autorinnen und Autoren Hartmut Remmers für seine wichtigen Beiträge zur Weiterentwicklung der Pflegewissenschaft in Deutschland danken.

Mai 2021

Manfred Hülsken-Giesler, Susanne Kreutzer und Nadin Dütthorn

Manfred Hülsken-Giesler / Nadin Dütthorn / Susanne Kreutzer

Neue Technologien für die Pflege: Eine Einleitung in die Diskussion

Seit etwa zehn Jahren hat die Debatte um Mehrwerte und Herausforderungen des Einsatzes von Neuen Technologien für die Pflege in Deutschland deutlich an Dynamik gewonnen. Die Ursachen dieser Dynamik sind mehrschichtig (z. B. Braeseke et al. 2020; Deutscher Bundestag 2020, 2019; Hergesell 2019; Lipp 2019; Evans et al. 2018; Hülsken-Giesler 2015a; Krings et al. 2012): In der öffentlichen Debatte werden zumeist die Potenziale digitaler Technologien zur Bewältigung der drängenden Herausforderungen der demographischen Entwicklung (drastisch steigende Pflegebedarfe bei zunehmend restriktiven Ressourcen auf Seiten der informellen und professionelle Pflege), zur Kompensation des Fachkräftemangels in der Pflege, zur Optimierung und Unterstützung von Arbeitsprozessen und Arbeitsbedingungen in der Pflege sowie zur Verbesserung von Lebensqualität und Arbeitszufriedenheit auf Seiten der Hilfeempfängerinnen und Hilfeempfänger und informellen wie professionellen Helferinnen und Helfer benannt.

Darüber hinaus sind aber auch weitere Treiber der Entwicklung zu benennen: Die Innovationsdynamiken im Bereich der digitalen Möglichkeiten zur Technikentwicklung sowie ein öffentliches Interesse an der Eröffnung neuer und wirtschaftlich attraktiver Märkte im Umfeld von Gesundheit und Pflege stellen äußere Anlässe dar. Weiterhin forcieren steigende systemimmanente Anforderungen an eine vernetzte und sektorenübergreifende Versorgung, an modernisierte und optimierte Arbeits- und Organisationsprozesse in Gesundheit und Pflege sowie ein politisches Interesse an der Erschließung und systematischen Verwertung von Steuerungsdaten der Pflege die Entwicklung. Schließlich begünstigen professionspolitische Interessen zur Attraktivitätssteigerung, Aufwertung und gleichberechtigten Integration der Pflegeberufe in das System der Gesundheitsversorgung die Etablierung von neuen Technologien in der Pflege.

In Deutschland hat allein das Bundesministerium für Bildung und Forschung (BMBF) zwischen 2008 und 2018 über 150 Millionen Euro in Forschungs- und Entwicklungsprojekte investiert, die digital gestützte Technologien zur Unterstützung der Pflege entwickeln (Fehling 2019). Allein über das Forschungsprogramm „Mensch-Technik-Interaktion“ wurden in diesem Zusammenhang 307 einschlägige multidisziplinäre Forschungsprojekte gefördert (ebd.). Mit dem aktuellen Forschungsprogramm „Miteinander durch Innovation" im Rahmen der Hightech-Strategie 2025 der Bundesregierung investiert das BMBF von 2021–2025 weitere 350 Millionen Euro in die Entwicklung von interaktiven Technologien für Gesundheit und Pflege (BMBF 2020). Auch die Europäische Union setzt auf die Potenziale digitaler Technologien zu Lösung von ‚grand challanges' in der Pflege (Lipp 2019; Meißner 2018). Mit dem Programm „Horizont Europa" hat der Europäische Rat im Juli 2020 Mittel für Forschung, Innovation und Zusammenarbeit im Bereich Informations- und Kommunikationstechnologien für Gesundheit und Wohlergehen in Höhe von 75,9 Milliarden Euro für den Zeitraum 2021 bis 2027 vorgeschlagen.[1]

Initiativen dieser Art adressieren u. a. sowohl die informelle Pflege als auch die Organisation und Versorgungspraxis der Pflege in professionellen Bezügen im institutionalisierten Pflegewesen (Deutscher Bundestag 2020; BAuA 2015). Zunehmend wird in diesem Zusammenhang auch darauf aufmerksam gemacht, dass die Etablierung einer digitalen Unterstützung und Vernetzung der Pflege im Hilfe-Mix neben lernenden Organisationen im Gesundheits- und Pflegewesen insbesondere auch strukturelle Weiterentwicklungen auf bundes-, landes- und kommunalpolitischen Ebenen erfordert (Deutscher Bundestag 2020).

Der Einsatz von Technik in der Pflege ist dabei nicht neu, hat aber, so muss konstatiert werden, bis in die 1990er Jahre kaum angemessene (pflege)wissenschaftliche Reflexion erfahren (Hülsken-Giesler 2007a und b; 2008; Sandelowski 2000). Erst mit der Etablierung von computergestützten Systemen für die Pflegeplanung und -dokumentation in den Krankenhäusern des ausgehenden 20. Jahrhunderts setzte international wie national eine intensivere Auseinandersetzung ein (Manzei 2009; Hülsken-Giesler 2008; Wagner 2006; Ammenwerth 2005). Auch die förderpolitisch getriebene Entwicklung und Bereitstellung von technischen Assistenzsystemen für die Pflege in den 2010er Jahren (zunächst unter dem Label ‚Ambient Assisted Living', AAL, firmierend) findet in der pflegewissenschaftlichen Auseinandersetzung kaum Resonanz (BMG 2017; Hülsken-Giesler 2010).

Vor diesem Hintergrund etablieren sich ausgesuchte digitale Unterstützungssysteme und Anwendungen in einigen Handlungsfeldern der Pflege nahezu unbemerkt: Die Durchdringung der ambulanten Pflege mit mobilen Endgeräten ist mittlerweile weit vorangeschritten (Braeseke et al. 2020; Daxberger 2018; Pöser/Bleses 2018), zur Unterstützung von pflegebedürftigen Menschen und ihren An- und Zugehörigen stehen aktuell international ca. 300.000 verschiedene digitale Gesundheits- und Pflege-Apps bereit, für den deutschsprachigen Raum wurden jüngst 49 Pflege-Apps identifiziert, die primär die pflegerische Versorgung adressieren (Garay et al. 2019), deren Qualität jedoch

1 Vgl. https://ec.europa.eu/health/ehealth/cooperation_de [Stand: 15.02.2021].

weitgehend unbestimmt ist (Aktionsbündnis Patientensicherheit 2018; Albrecht 2016). Eine vergleichbare Entwicklung findet sich aktuell auch im Bereich der Bereitstellung von digitalen Anwendungen für die Pflegebildung (vgl. Friese 2021; Peters et al. 2018). Die (fach)öffentliche Aufmerksamkeit richtet sich derzeit allerdings auf medienwirksame Initiativen, die Pflege in Deutschland durch den Einsatz von Robotischen Systemen (Deutscher Ethikrat 2020; Hülsken-Giesler/Remmers 2020; Kehl 2018) und Anwendungen der Künstlichen Intelligenz (Plattform Lernende Systeme 2020, 2019) zu unterstützen. Auch diese Entwicklungen sind in Deutschland vorzugsweise über Fördermaßnahmen des Bundes getrieben.[2]

Neue Technologien für die Pflege sollen im Rahmen der vorliegenden Veröffentlichung zunächst ganz allgemein als Artefakte und Systeme verstanden werden, die im Kontext der Digitalisierung für die informelle und professionelle Pflege und ihre Bezugssysteme bereitgestellt werden. ‚Digitalisierung' steht dabei grundsätzlich für die digitale Umwandlung und Darstellung von Informationen und Kommunikationen sowie für die digitale Modifikation von Instrumenten und Geräten und – ganz abstrakt – auch für gesellschaftliche Veränderung durch diese informationstechnischen Entwicklungen (Weiß et al. 2017a). Im engeren Kontext der Pflege steht Digitalisierung damit einerseits für die Umstellung analoger Prozesse im Rahmen des Pflegeprozessgeschehens und der begleitenden Interaktions- und Kooperationsarbeiten auf elektronische Verfahren, etwa im Rahmen von digital-gestützten Kommunikationen und Pflegeplanungs- und Pflegedokumentationsleistungen. Digitalisierung in der Pflege steht andererseits auch für die Modifikation pflegespezifischer Instrumente und Artefakte. So wurden beispielsweise die ersten Taxonomien für eine fachspezifische Diagnostik in der Pflege zu Beginn der 1970er Jahre bereits gezielt in Form einer computerkompatiblen Fachsprache angelegt – heute entsprechen nahezu alle pflegespezifischen Instrumentarien entlang des Pflegeprozesses einer binären, digitalen Logik (Hülsken-Giesler 2008). Auch pflegespezifische Artefakte und Geräte (vom Pflegebett über das Fieberthermometer bis zum Patientenlifter) stehen heute zunehmend als digital modifizierte Anwendungen bereit (Artner et al. 2017).

Schließlich verweist Digitalisierung in der Pflege auf Veränderungen der informellen und insbesondere auch der beruflichen Pflegearbeit. Neben eher pragmatischen Aspekten umfassen diese Veränderungen ggf. auch tiefgreifende Umwälzungen in Bezug auf das berufliche und gesellschaftliche Pflegever-

---

2 Vgl. z. B. die BMBF-Bekanntmachungen „Robotische Systeme für die Pflege" (https://www.interaktive-technologien.de/foerderung/bekanntmachungen/robotik-pflege [Stand: 15.02.2021]) und „Repositorien und KI-Systeme im Pflegealltag nutzbar machen" (https://www.bmbf.de/foerderungen/bekanntmachung-3298.html [Stand: 15.02.2021]).

ständnis und – so wird befürchtet – ein generell verändertes Verständnis von Sorge und Fürsorge für unterstützungs-, hilfe- und pflegebedürftige Menschen in der Gesellschaft (z.B. Deutscher Ethikrat 2020; Hülsken-Giesler/Remmers 2020; Remmers 2019; Kehl 2018; Friesacher 2011; Hülsken-Giesler 2008).

In Rede stehen hier zur Unterstützung der Pflege also verschiedenste digitalgestützte Systeme und Anwendungen, die – so die Kritik der vergangenen Jahre – bislang vorzugsweise technische Innovationen darstellen (Deutscher Bundestag 2020; Krings et al. 2012). Unbestimmt bleibt dabei bislang weitgehend, welchen Ertrag diese Entwicklung für die verschiedenen Kontexte der Pflegearbeit im Sinne soziotechnischer Innovationen – also der Weiterentwicklung von sozialen Handlungsfeldern unter Bedingungen der Möglichkeiten neuer Technologien – bereithält. Das Innovationspotenzial durch neue Technologien in der Pflege wird allenthalben postuliert – der Bedeutungsgehalt bleibt dabei aber häufig unscharf.

Ganz allgemein gelten Innovationen im Gesundheitsbereich als „Neuerungen im Gesundheitswesen, die für mindestens einen Teil der Akteure eine Verbesserung gegenüber dem Bestehenden darstellen" (Heyen/Reiß 2014, S. 245). Innovation wird weiterhin als die Realisierung neuer Ideen verstanden, die zu nachhaltigen Veränderungen beitragen und damit die ökologische, soziale oder ökonomische Leistungsfähigkeit und Stabilität erhöhen (Trantow et al. 2011). Innovationen im Kontext des Gesundheits- und Sozialwesens stellen dabei „neue soziale Praktiken dar, die auf die Bedürfnisse der Pflege und der sozialen Berufe eingehen und als eine bedeutsame Unterstützung bei der Lösung von unterschiedlichen Problemstellungen im Arbeitskontext eintreten" (Hinding/Kastner 2015, S. 2). Wesentliche Innovationspotenziale werden in diesem Zusammenhang derzeit vor allem mit Blick auf die ‚Ressource Mitarbeiter' und die Arbeitsbedingungen in Organisationen vermutet (Howaldt/Jacobsen 2010).

Pflegeinnovation wird damit vorrangig unter Aspekten der Personal- und Organisationsentwicklung betrieben, der Fokus richtet sich auf eine Verbindung von Gesundheit (Health), Leistung (Achievement/Performance), Diversität, Demografie und Innovation (Kastner et al. 2014). Letztlich reduziert dieser Diskurs (soziale) Innovation im Gesundheitsbereich damit jedoch häufig auf die Optimierung von fragmentierten Aspekten der Prozess- und Ergebnisqualität (z.B. Innovation durch Einsatz neuer diagnostischer Verfahren, durch Etablierung „evidenzbasierter" Interventionen, durch Beschleunigung organisatorischer Abläufe).

Neuen Technologien werden in diesen Zusammenhängen lediglich zur Optimierung bestehender Prozesse genutzt – ihr Potenzial zur reflektierten Reformulierung von Gesundheits- und Pflegearbeit vor dem Hintergrund der Komplexität gesamtgesellschaftlicher Erfordernisse und Entwicklungen in der Sorge- und Pflegearbeit bleibt dabei in der Regel ungenutzt. Innovation dieser Reichweite erfordert dagegen ‚*Reflexive Innovation*', also die Befähigung, die Vielfalt und Dynamik gesellschaftlichen Wandels in Bezug auf die eigene Problemstellung zu berücksichtigen und eine reflektierte Integration entsprechender Entwicklungen und Ansätze vorzunehmen: „Innovationsgesellschaft heute zeichnet sich durch eine Vielfalt innovativer Prozesse auf allen Feldern und durch die Einheit des Imperativs zum reflexiven Innovationshandeln aus." (Hutter et al. 2011, S. 7)

Mit Blick auf die Pflege in Deutschland wären in diesem Zusammenhang zumindest drei ganz zentrale Innovationsdynamiken zu berücksichtigen und im Sinne einer ‚*Reflexiven Innovation*' systematisch zu integrieren (Hülsken-Giesler 2017): Erstens ist auf aktuelle Dynamiken im Bereich der Professionalisierung der Pflege, also der Verwissenschaftlichung ihrer Handlungsgrundlagen im Sinne *(pflege)wissenschaftlicher Innovationen* zu verweisen. Zweitens sind die zahlreichen Ansätze und Konzepte zur regionsspezifischen Umsetzung der Idee einer bürgerschaftlich getragenen Pflege im Rahmen von ‚Sorgenden Gemeinschaften' und damit höchst vielfältige und kreative Initiativen im Bereich *zivilgesellschaftlicher Innovationen* zu berücksichtigen (Deutscher Bundestag 2020; Hülsken-Giesler 2015a und b). ‚Reflexive Innovation' in der Pflege hat Entwicklungen dieser Art sowie entsprechende Praktiken in den Handlungsfeldern der Pflege aufzunehmen und mit den im hier vorliegenden Band adressierten Dynamiken im Bereich der *technischen Innovationen für die Pflege* zu integrieren um daraus Überlegungen und Konzepte zur Zukunft der Pflege abzuleiten. ‚*Reflexive Innovation*' meint dabei „das Zusammenspiel dieser Praktiken, Orientierungen und Prozesse, wobei der Verlauf der einen Innovation im Hinblick auf seine verschiedenen institutionellen Einbettungen, diskursiven Rechtfertigungen und im Hinblick auf Formen und Verläufe anderer Innovationen beobachtet, gestaltet und gesteuert wird." (Hutter et al. 2011, S. 7)

Bedeutsam ist damit neben der Berücksichtigung von abstrakt-systemischen Perspektiven insbesondere auch der mikrologische Blick auf die Alltagspraxis der Pflege, die Innovationen, ob in der Aneignung und Integration von neuen Technologien und wissenschaftlichen Erkenntnissen oder in der Erprobung von komplexen Pflegearrangements und Sorgegemeinschaften im Hilfe-Mix, immer wieder hervorbringt. Praktische Innovation in der Pflege wird „durch Kollektive von Akteuren verschiedenster Art (Teams, Communities, Unternehmen, Netzwerke) erzeugt, die – wie machtvoll und reflexiv auch immer – gleichzeitig nur begrenzt in der Lage sind, den gesamten und auf heterogene Instanzen verteilten innovativen Erzeugungsprozess zu steuern." (Hutter et al. 2011, S. 8).

In Rede steht damit die systematische Einbindung und stetige Rückkopplung der Entwicklung der gesamten Breite der Akteurinnen und Akteure und Akteursgruppen im Umfeld der zivilgesellschaftlich getragenen und institutionell organisierten Pflegearbeit im Sinne einer *partizipativen und demokratischen soziotechnischen Entwicklung in der Pflege* (Depner/Hülsken-Giesler 2017). Reflexive Innovation in der Pflege zielt damit nicht lediglich auf die Weiterentwicklung des Versorgungsfeldes, sie ist vielmehr als gesamtgesellschaftliche Herausforderung und damit als Impuls für gesamtgesellschaftliche Entwicklungen zu verstehen.

Die immense Dynamik im Bereich der Technikentwicklung für die Pflege hat in Deutschland bislang vorzugsweise Diskurse um die pragmatischen Herausforderungen zur Implementierung und Etablierung der Artefakte und Systeme in den Handlungsfeldern der Pflege angestoßen. Getrieben wird die Diskussion durch eine offensive Förderpolitik des Bundes sowie begleitende gesetzliche Maßnahmen zur Etablierung von neuen Technologien in der Pflege[3], die aktuell etwa im Rahmen der ‚Konzertierten Aktion Pflege' (BMG 2020; BMFSFJ 2020) vorangetrieben werden, jüngst aber auch durch die Erfahrungen im Zusammenhang mit der Corona-Pandemie in Deutschland (Wirth/Hülsken-Giesler 2020). Verhandelt werden vor diesem Hintergrund Aspekte der Verbreitung und Implementierung von digitalen Anwendungen für die Pflege (z. B. Braeseke et al. 2020; Öz 2019; Isfort et al. 2018, 2016), der Akzeptanz und des Nutzens von digitalen Anwendungen in der Pflege (z. B. Deutscher Bundestag 2020; Krick et al. 2020, 2019; Rebitschek/Wagner 2020; Hülsken-Giesler et al. 2019; Kuhlmey et al. 2019; Lutze et al. 2019; Eggert et al. 2018; Merda et al. 2017; DAA 2017; BMG 2017), der Arbeitsprozessentwicklung unter Bedingungen einer digital-gestützten Pflege (z. B. Lutze et al. 2021; Wirth et al. 2020, 2019; Evans et al. 2018; Fuchs-Frohnhofen et al. 2018; Bräutigam et al. 2017) oder ökonomischer und rechtlicher Herausforderungen (SVR 2021; Dierks et al. 2019; Kehl 2018; BMWi 2017; Weiß et al. 2017b; Fachinger/Henke 2014; Troppens 2014; Weiß et al. 2013, Prognos 2012).

Grundlegende Reflexionen zu diesen Entwicklungen stehen im deutschsprachigen Raum aber noch weitgehend aus. Zwar findet sich eine zunehmend breite ethische Auseinandersetzung zur Entwicklung und Verbreitung von neuen Technologien für die Pflege in Deutschland (z. B. Deutscher Ethikrat 2020; Hülsken-Giesler/Remmers 2020; Manzeschke/Petersen 2020; Seefeldt/Hülsken-Giesler 2020; Remmers 2019; Depner/Hülsken-Giesler 2017; Remmers/Hülsken-Giesler 2011; Wagner 2006) und mit jüngeren Ansätzen der ‚Integrierten Forschung' sollen technische Innovationen zunehmend und systematisch im Kontext sozialer Innovationen und unter Gesichtspunkten von Partizipation und gesellschaftlichem Wandel gedacht und konzipiert werden (BMBF 2020; Gransche/Manzeschke 2020). Im Sinne einer transdisziplinären Bearbeitung gesellschaftlich relevanter Herausforderungen der Pflege (Remmers 2011) sind jüngst

3 Vgl. z. B. „Gesetz für eine bessere Versorgung durch Digitalisierung und Innovation" (Digitale-Versorgung-Gesetz – DVG, seit Dezember 2019 in Kraft), Pflegepersonal-Stärkungsgesetz (PpSG, § 8 Abs. 8 SGB XI) oder das Gesetz zur digitalen Modernisierung von Versorgung und Pflege (DVPMG), das Mitte 2021 in Kraft treten soll.

auch intensivere pflege- und sozialwissenschaftliche Grundlagenbetrachtungen zum Verhältnis von Sorge/Care – Pflege – Neuen Technologien und gesellschaftlicher Entwicklung in Deutschland erkennbar (z.B. Hergesell et al. 2020; Hülsken-Giesler 2020, 2008; Hergesell 2019; Lipp 2019; Kehl 2018; Bischof 2017; Hülsken-Giesler/Krings 2015; Remmers 2015; Friesacher 2011, 2010; Krings et al. 2012; Manzei 2009). Die Perspektiven für *reflexive soziotechnische Innovationen in der Pflege* bleiben aber bis heute unscharf.

Die zentrale Herausforderung besteht, soweit ist erkennbar, nicht in erster Linie in der Auseinandersetzung mit den aktuellen Entwicklungen und Möglichkeiten im Umfeld der Technologieentwicklung für die Pflege – Reflexionen dieser Art bieten vielmehr den dringlichen Anlass dafür, über die Zukunft der Pflege nachzudenken.[4] In Frage steht, was wir unter Bedingungen der Möglichkeiten neuer Technologien unter Sorge und Care, unter Sozialität und Solidarität, unter Intersubjektivität und Beziehungsqualität verstehen und wie wir diese gestalten wollen. In Frage steht, welches gesellschaftliche und individuelle Selbstverhältnis wir in der Auseinandersetzung mit neuen Technologien ausbilden, wie wir das Verhältnis von Natur und Kultur neu austarieren und dieses in praktische Bezüge von technisch gerahmten und gestützten Arbeits-, Sorge- und Care-Bezügen ausbilden.

Der vorliegende Sammelband greift dieses Desiderat auf und diskutiert entsprechende Perspektiven in zwei Hauptteilen: Im Teil 1, *Grundlegende Reflexionen*, versammeln sich Beiträge zu generellen Fragen des Verhältnisses von Pflege und Technologie. Teil 2 setzt sich unter dem Stichwort *Pragmatische Befunde* mit konkreteren Aspekten der Technologieentwicklung und -verwendung in der Pflege und Pflegebildung auseinander.

Die Auseinandersetzung wird eröffnet mit einem Beitrag von *Andreas Kruse* und *Eric Schmitt*, die aus gerontologischer Perspektive, aber in enger Anlehnung an die pflegewissenschaftlichen Reflexionen von Hartmut Remmers, auf grundlegende Charakterisierungen von Pflege verweisen: Vor aller Auseinandersetzung mit Technik für die Pflege ist demnach zu vergegenwärtigen, dass pflegerisches Handeln ganz grundlegend auf Perspektiven der Leiblichkeit, des Antlitzes, der Beziehung, der Ressourcen und schließlich der Würde verwiesen ist. Diese Perspektiven sind demnach konstitutiv in allen Auseinandersetzungen zu den Potenzialen und Begrenzungen von neuen Technologien für die Pflege zu berücksichtigen. Vor diesem Hintergrund – und bei Berücksichtigung aller Risiken des Technologieeinsatzes in Kontexten von Alter und Pflege – kann die

4 Über die Internetpräsenz https://www.pflege-und-robotik.de [Stand: 15.02.2021] des Wissenschaftlichen Begleitprojektes ‚Begründungs- und Bewertungsmaßstäbe von Robotik für die Pflege' (BeBeRobot) zur BMBF-Förderlinie ‚Robotische Systeme für die Pflege' wurden jüngst Videomitschnitte zu entsprechenden Debatten auf dem 1. Fachsymposium der Förderlinie am 25. Februar 2021 zur Einsicht bereitgestellt.

technologische Entwicklung potenziell zur Entwicklung einer altersfreundlichen Kultur beitragen. In diesem Sinne diskutieren Kruse und Schmitt spezifische Bedarfe älterer und insbesondere auch demenziell erkrankter Menschen und die Möglichkeiten neuer Technologien zur Unterstützung von Frühdiagnostik und Entfaltung kognitiver Reserven sowie zur Aktivierung und Unterstützung von Selbstgestaltung und Selbstaktualisierung älterer und ggf. demenziell erkrankter Menschen.

Heiner Friesacher reflektiert die Bedeutung von neuen Technologien für die Pflege aus Perspektive kritischer Gesellschaftstheorien. Im Anschluss an grundlegende Thesen der Kritischen Theorie sind Deutungen von Gesellschaft als soziotechnisches System demnach immer schon gesellschaftlich vermittelt. Vor diesem normativ-theoriekritischen Hintergrund fragt er in seinem Beitrag nach der Bedeutung von Paradigmen der Anerkennung und der Resonanz und danach, wie vernünftige Zustände, gutes Leben und gelingende Praxis unter Bedingungen der Technologisierung und Digitalisierung von Gesundheit und Pflege zu erreichen sind.

Ursula Hübner diskutiert in ihrem Beitrag Potenziale von Digitalisierung, Künstlicher Intelligenz und Big Data für einen Wandel in Pflege und Gesellschaft und skizziert anhand von zehn Thesen Merkmale und Auswirkungen der Digitalisierung in der Pflege. Sie betont in diesem Zusammenhang Qualitätsverbesserungen durch Digitalisierung in Bezug auf Wissensentwicklung und die Bereitstellung von Wissen in und für die Pflege, in Bezug auf Aspekte der Versorgungskontinuität, Interprofessionalität und Forschung, in Bezug auf Transparenz und Mobilität von pflegerelevanten Informationen, in Bezug auf die Visualisierung von Verlaufsgeschehen in der Pflege, in Bezug auf Unterstützung in der Pflege durch assistive Systeme sowie durch Vergrößerung der Handlungsreichweite in der Pflege. Die Ermöglichung von Innovation durch Etablierung von digitalen Technologien in der Pflege ist demnach aber auch an komplexe Voraussetzungen gebunden, die auf der fachlich-institutionellen Ebene etwa einen soziokulturellen Wandel in der Pflege, auf der technisch-organisatorischen Ebene etwa die Durchsetzung von (syntaktischer und semantischer) Interoperabilität und Standards oder auf der edukativen Ebene die Ausbildung umfassender digitaler Kompetenzen erforderlich machen.

Thomas Foth und *Dave Holmes* reflektieren grundlegende Weichenstellungen der Gesundheitspolitik in westlichen Nationen, die Lebensstil, Gesundheitsförderung und gesunde Lebensführung als individuelle Herausforderungen markieren, ohne dabei die rahmenden Bedingungen (z. B. soziale Lage, sozioökonomische Faktoren, Bildung, kulturelle Hintergründe etc.) angemessen zu berücksichtigen. Ungleichheiten, so wird gezeigt, geraten damit zum festen Bestandteil einer auf Wettbewerb basierenden (neo)liberalen Gesellschaft und Gesundheitspolitik. In Foucaultscher Lesart lässt sich diese Biopolitik als eine neue „Technologie des

Regierens" interpretieren, die neues Wissen in gesellschaftliche Praktiken einbringt und darüber gesellschaftliche Steuerung ermöglicht. Damit wird nicht nur eine tiefgreifende Neuausrichtung des Gesundheitssystems eingeleitet, vielmehr geht dieser Paradigmenwechsel mit radikalen Veränderungen des Selbstverhältnisses des modernen Menschen (Selbsttechnologien) in Bezug auf gesundheitsbezogene Themen einher. Standardisierung, Quantifizierung und Klassifizierung des Gesundheitsverhaltens sowie die Erfassung und Verarbeitung von Gesundheitsdaten über technische Artefakte und neue Technologien sind demnach systematischer Bestandteil dieser neuen Steuerungsformen.

Bettina-Johanna Krings und *Nora Weinberger* argumentieren entlang von vier Thesen, dass die Pflege derzeit eine nachholende Technisierung in einer Technology-Push-Perspektive erlebt, die den Einsatz von Technologien als einzige Problemlösungsstrategie diskutiert. Dies geht mit fundamentalen, jedoch bislang weitgehend unreflektierten Transformationsprozessen einher, die Pflege zunehmend dem Primat von Rationierung und Kosteneffizienz aussetzen. Die Bedeutung von Neuen Technologien für die Pflege ist vor diesem Hintergrund nicht in Spezialdiskursen zu reflektieren, vielmehr fordert der aktuelle Diskurs dazu auf, die Zukunft von Care gesellschaftlich neu zu denken.

Die normativen Fundamente einer Technisierung der Pflege untersucht *Karsten Weber* entlang prominenter gesellschaftlicher und volkswirtschaftlicher Hintergründe. Damit geraten gesundheitsökonomisch und sozialpolitisch brisante Fragen der intergenerationellen Gerechtigkeit des Gesundheits- und Pflegesystems in den Blick. Aufgrund ihrer volkswirtschaftlichen Bedeutung hängen Fragen nach einer gerechten Verteilung von Nutzen und Lasten der Pflege zunehmend mit Fragen nach dem sozialen Frieden zusammen – die *gerechte* Gestaltung von Pflege konkurriert mit Fragen der Generationengerechtigkeit – ein Konflikt, der letztlich nur über normative Bewertungen zu bearbeiten ist. Die normativen Begründungslinien für einen Einsatz von Neuen Technologien in der Pflege sind – vor dem Hintergrund unterschiedlichster Interessen im Gesundheits- und Pflegesystem – derzeit noch äußerst heterogen und gesellschaftlich keineswegs konsentiert. Die Entwicklung, Erprobung und ggf. auch Etablierung digitaler Unterstützungssysteme für die Pflege ist allerdings unter Bedingungen ungeklärter bzw. gesellschaftlich (noch) nicht konsentierter normativer Rahmungen, so Weber, kaum zu verantworten. Zur Klärung normativ-ethischer Anforderungen plädiert der Autor für den Einsatz diskursethischer Verfahren, die eine ethische Evaluation der jeweils in Rede stehenden Systeme entlang der spezifischen Konstellation des Einzelfalls zu reflektieren erlauben.

Saskia K. Nagel untersucht die Frage nach „guter Pflege" unter Bedingungen der Digitalisierung im Lichte von Prinzipien des Respekts der Autonomie und stellt in diesem Zusammenhang ein alternatives Verständnis von Autonomie und

Respekt der Autonomie in Pflegekontexten vor. Vorgeschlagen wird, *Maternalismus* als alternativen ethischen Rahmen zu etablieren, um – im Bedarfsfall – Entscheidungen für andere Personen systematisch unter Berücksichtigung der je spezifischen Wünsche, Präferenzen und Interessen dieser Personen herbeiführen zu können. Respektvoller Umgang in der Pflege lässt sich demnach nicht auf Respekt vor Autonomie im Sinne einer individuellen und rational begründeten Wahl- und Entscheidungsfreiheit reduzieren, respektvoller Umgang in der Pflege erfordert vielmehr, die Bedeutung eines ‚sich umsorgt fühlen', eines ‚sich bei anderen geborgen fühlen' oder eines, ‚sich auf andere verlassen können' im Sinne einer relationalen Autonomie ernst zu nehmen – ohne beide Formen der Autonomie gegeneinander auszuspielen. Beziehung und Vertrauen gelten demnach als unverzichtbare Voraussetzung für maternalistisch gestützte Entscheidungsfindungen in der Pflege.

Die Frage, wie Technikentwicklung, Zukunftsplanung und gesellschaftliche Entwicklung als demokratischer Prozess auch in Kontexten der Pflege zu verstehen und ggf. auch zu organisieren sind, untersucht *Dominic Seefeldt* mit seinem Beitrag. Ausgehend von grundlegenden Arbeiten John Deweys bestimmt er das Verhältnis von bürgerschaftlicher Beteiligung und wissenschaftlicher Expertise und verbindet dies mit aktuellen Citizen Science-Ansätzen. Bürgerschaftliche Beteiligung ist demnach keineswegs an Aspekte einer fachlichen Expertise gebunden. Der primäre Auftrag der bürgerschaftlichen Perspektive besteht vielmehr darin, lebensweltlich begründete Belange zur Geltung zu bringen – der Auftrag fachlicher Expertise darin, diese angemessen aufzugreifen und einer institutionellen Verarbeitung zuzuführen. Die Besonderheiten der Pflege als körper- und leibgebundene Arbeit an und mit vulnerablen Menschen setzt für eine angemessene Beteiligung bürgerschaftlicher und pflegespezifischer Akteurinnen und Akteure allerdings neue Beteiligungsformate und methodische Weiterentwicklungen voraus. Die methodisch geleitete und partizipative Szenarioarbeit stellt demnach in Aussicht, nützliche und demokratisch legitimierte Fiktionen auch für die Pflege bereitstellen zu können.

Teil 2 des Sammelbandes, *Pragmatische Befunde*, wird mit einem Beitrag von *Isabel Atzl* eröffnet. In Perspektive der historischen Pflegeforschung fragt sie nach dem Einfluss von Technologien auf die Bedeutung von zwischenmenschlicher Beziehung im Sinne einer körper- und leibgebundenen Pflege als Beziehungs- und Interaktionsarbeit. Am Beispiel der Etablierung des Thermometers verdeutlicht Atzl, wie Objekte in der Pflege das Verständnis von Pflege, Arbeitsstrukturen und -prozessen sowie insbesondere auch Berührungs- und Interaktionsprozessen in der Pflege beeinflusst haben.

Jette Lange, Susanne Kreutzer und *Thomas Foth* analysieren in pflegehistorischer Perspektive den kybernetischen Regelkreis des Pflegeprozesses als Technologie, deren Etablierung es erlaubte, die Handlungsfelder der Pflege als ökonomische Entitäten zu restrukturieren. Über die Transformation von Qualitäten der Pflegearbeit in Quantitäten bürokratisch verarbeitbarer Repräsentationen (*Accounting*) wird die unkalkulierbare „Mikroebene" der Versorgung mit der auf Kalkulation angewiesenen „Makroebene" der Steuerung vermittelt: Das „Unkalkulierbare" wird kalkulierbar gemacht. Die damit einhergehenden Veränderungen der Pflege in Deutschland verdeutlichen die Autorinnen und der Autor eindrücklich entlang der Skizzierung der Praxis der Pflege in Vor-Pflegeprozess-Zeiten (hier exemplarisch die 1950er Jahre) sowie der Prozesse der Restrukturierung der Pflege im Krankenhaus als ökonomisch kalkulierbare Ware.

Uwe Fachinger fragt in volkswirtschaftlicher Perspektive nach den Wirkungen des Technikeinsatzes in Bezug auf eine effizientere und effektivere pflegerische Versorgung und nimmt dazu Entwicklungen und Anforderungen auf der Angebots- und Nachfrageseite sowie in Bezug auf die Rahmenbedingungen des Technologieeinsatzes in den Blick. Unklar bleibt demnach, ob eventuelle Effizienzsteigerungen durch Technikeinsatz in der Pflege auch mit Effektivitäts- und Qualitätssteigerungen einhergehen.

Mit der Frage, was Innovationen im Allgemeinen und Pflegeinnovationen im Besonderen sein können, und welche Auswirkungen die Etablierung eines ‚Innovationsimperativs Pflegetechnologie' auf die verschiedenen Handlungsfelder der (Alten)Pflege hat, befasst sich *Jannis Hergesell* in seinem Beitrag. Die besondere Attraktivität technikgestützter Pflegeinnovationen besteht demnach darin, dass sie verschiedene und bislang konfligierende Positionen in Bezug auf gesellschaftlich tragfähige Lösungsstrategien im Umgang mit der demographischen Entwicklung und dem sogenannten Pflegenotstand zu integrieren in der Lage sind. Das Konzept Pflegeinnovation – im Sinne technischer Innovationen für die Pflege – konnte vor diesem Hintergrund in den letzten Jahren diskursiv als ein wichtiges Element zur Inaussichtstellung von gesellschaftlicher Zukunftsfähigkeit etabliert werden.

Sibylle Meyer und *Christa Fricke* stellen Ergebnisse aus ihren sozialwissenschaftlichen Forschungen zum Einsatz von robotischen Systemen in der häuslichen Umgebung älterer Menschen vor. Erprobt und evaluiert wurde eine Robotik, die zur Unterstützung älterer Menschen funktionale und sozio-emotionale Aspekte integriert und dazu autonom in den Wohnungen agiert und navigiert. Vor dem Hintergrund, dass Langzeitstudien zum Einsatz von robotischen Systemen in der häuslichen Umgebung älterer Menschen noch kaum vorliegen, liefern die hier präsentierten Ergebnisse zum jeweils fünftägigen Einsatz in 20 Haushalten erste wichtige Einblicke in Alltagsroutinen und -strukturen älterer Menschen unter Bedingungen der robotischen Unterstützung sowie in entsprechende Rückwirkungen auf Fragen der Technologieakzeptanz und der Lebensqualität.

Alexander Bejan, Ulrike Lindwedel, Ramona Kienzler und *Peter König* thematisieren neue Pflegetechnologien im Kontext demenzieller Erkrankungen und stellen entlang einer eigens entwickelten Klassifikation Ansatzpunkte und Outcomes moderner Assistiver (Pflege-)Technologien vor. In diesem Zusammenhang werden u. a. Forschungsdesiderate im Bereich der Unterstützung der häuslichen Begleitung und Versorgung von demenziell erkrankten Menschen durch neue Technologien verdeutlicht, die das Autorenteam auf die Komplexität der Rahmenbedingungen sowie auf Vorbehalte in Bezug auf die Erprobung und Evaluation von neuen Technologien in diesen Handlungsfeldern der Pflege zurückführt. Vor dem Hintergrund dieser Befunde fordern die Autorinnen und Autoren zu „Mehr Mut zur Forschung" im Kontext von Demenz und Technik auf.

Die sozialrechtliche Etablierung von Advance Care Planning (ACP) als neue Form der Vorausverfügung über das Lebensende ist mit dem Anspruch angetreten, die Selbstbestimmung sterbender Menschen zu stärken und zu schützen. *Helen Kohlen* kommentiert die Entwicklung in Deutschland und analysiert vor dem Hintergrund international variierender Konzepte das hierzulande etablierte ACP-Programm als Gesprächsführungskonzept im Sinne einer Sozialtechnologie, die (in Anlehnung an Hannah Arendt) Pflege und Medizin als sorgende Praxis konterkariert. Erneut geht es demnach um die Etablierung eines Ansatzes zur Steuer- und Handhabbarkeit des Unverfügbaren, ohne dabei die prekären Strukturen und kulturellen wie ökonomischen Orientierungen in Frage zu stellen, die Imperative dieser Art erst hervorbringen.

Margot Sieger und *Annette Rustemeier-Holtwick* stellen mit ihrem Beitrag den Projektansatz Flexicare 50+ vor, der darauf abzielt, Bildungsprozesse in der Pflege durch gezielten Einsatz von digital gestützten (Mikro-)Lernangeboten unmittelbar – on Demand – entlang der Herausforderungen der Versorgungspraxis im Arbeitskontext Krankenhaus zu unterstützen. Im Mittelpunkt steht dabei die Qualifizierung von berufserfahrenen Pflegefachpersonen 50+, die in der Regel über umfangreiches berufliches und organisational-systemisches Erfahrungswissen, häufig aber über begrenzte pflege*wissenschaftlich* fundierte Expertise und Medienkompetenzen in Bezug auf den Umgang mit neuen, digital gestützten Technologien verfügen. Im Projektverlauf wurden Ansätze des Blended Learning, Micro-Learning Einheiten und Communities of Practice-Ansätze in Konstellation gebracht, um die anvisierte Zielgruppe berufsbegleitend fortzubilden. Die Evaluationsergebnisse verweisen auf einen verbesserten Umgang mit pflegewissenschaftlichen Erkenntnissen im Berufsalltag sowie auf verbesserte Medienkompetenzen bei der anvisierten Zielgruppe. Die Einbindung von *Mobil Learning-* und *Learning on Demand-Ansätzen* in die unmittelbaren Arbeitsprozesse der Pflege eignet sich demnach in besonderer Weise, um berufserfahrenen Pflegenden eine erfolgreiche Auseinandersetzung mit pflegewissenschaftlich relevanten Erkenntnissen und dem Umgang mit digitalen Technologien zu ermöglichen.

Neue Technologien erhalten auch im Umfeld der Pflege(aus)bildung zunehmende Bedeutung. Neben der Auseinandersetzung mit digitalen Unterstützungssystemen für die Versorgungspraxis kommen zunehmend auch digitale Medien zum Einsatz, die die eigentlichen Lehr-Lern-Prozesse unterstützen, vereinfachen und ggf. auch zeitlich und örtlich entkoppeln sollen. *Manfred Hülsken-Giesler* und *Nadin Dütthorn* diskutieren Möglichkeiten und Begrenzungen des situativen Lernens in der Pflegebildung über digitale Simulation. Am Beispiel eines Forschungs- und Entwicklungsprojektes zur Entwicklung, Erprobung und Evaluation eines Serious Game zur Unterstützung komplexer Lernprozesse in der Pflegebildung begründen sie pflegewissenschaftliche und pflegedidaktischen Anforderungen an digital gestützte Lernspiele in der Pflege. Vor diesem Hintergrund werden grundlegende Zieldimensionen des Serious Game-Einsatzes in der Pflegebildung zur Diskussion gestellt. Die Evaluationsergebnisse zu einem konkreten Lernspiel für die Pflegebildung verweisen grundsätzlich darauf, dass die digitale Entwicklung neue, situative Lehr- Lernkontexte herzustellen erlaubt, die komplexe, mehrschichtige Aspekte des professionellen Pflegehandelns simulieren können. Herausforderungen zeigen sich aber im Bereich der konkreten Umsetzung sowie mit Blick auf die Integration in konkrete Bildungskontexte der Pflege.

Die Autorengruppe um *Miriam Peters und Katharina Ley* diskutiert im Anschluss an diese Entwicklung relativ junge Verfahren des Learning Analytics, mit denen über eine Analyse von Nutzerdaten aus der Anwendung von digitalen Medien Lernprozesse auf Seiten der Auszubildenden ggf. besser verstanden und Grundlagen zur Kompetenzmessung in der (beruflichen) Bildung bereitgestellt werden können. In diesem Zusammenhang werden Einsatzmöglichkeiten von Learning Analytics in der Pflegebildung sowie ein originärer Ansatz der digital gestützten Lernstandsbestimmung im Mixed-Method-Design vorgestellt.

Literatur

Aktionsbündnis Patientensicherheit (APS), Plattform Patientensicherheit Österreich und Stiftung Patientensicherheit Schweiz (2018): Digitalisierung und Patientensicherheit. Checkliste für die Nutzung von Gesundheits-Apps. Aktionsbündnis Patientensicherheit (APS). Berlin. https://www.digital-kompass.de/materialien/digitalisierung-und-patientensicherheit-checkliste-fur-die-nutzung-von-gesundheits-apps Zugegriffen: 15.03.2021.

Albrecht, U.-V. (Hrsg.) (2016): Chancen und Risiken von Gesundheits-Apps (CHARISMHA). Medizinische Hochschule Hannover, Hannover. http://www.charismha.de Zugegriffen: 15.03.2021.

Ammenwerth, E. (2005): The Nursing Process and Information Technology. In: Habermann, M./L. Uys (Hrsg.): The Nursing Process: A Global Concept. Elsevier, Oxford, S. 61–75.

Artner, L./I. Atzl/A. Depner/A. Heitmann-Möller/C. Kollewe (Hrsg.) (2017): Pflegedinge. Materialitäten in Pflege und Care. Transcript, Bielefeld.

BAuA – Bundesanstalt für Arbeitsschutz und Arbeitsmedizin (2015): Intelligente Technik in der beruflichen Pflege. Von den Chancen und Risiken einer Pflege 4.0. Dortmund.

Bischof, A. (2017): Soziale Maschinen bauen. Epistemische Praktiken der Sozialrobotik. Transcript, Bielefeld.

BMBF – Bundesministerium für Bildung und Forschung (2020): Miteinander durch Innovation. Forschungsprogramm ‚Interaktive Technologien für Gesundheit und Lebensqualität'. Bonn.

BMFSFJ – Bundesministerium für Familie, Senioren, Frauen und Jugend (2020): Ausbildungsoffensive Pflege (2019–2023). Erster Bericht. https://www.pflegeausbildung.net/ausbildungsoffensive-und-kampagne/erster-bericht.html Zugegriffen: 15.03.2021.

BMG – Bundesministerium für Gesundheit (Hrsg.) (2020): Konzertierte Aktion Pflege. Erster Bericht zum Stand der Umsetzung der Vereinbarungen der Arbeitsgruppen 1 bis 5. https://www.bundesgesundheitsministerium.de/konzertierte-aktion-pflege.html Zugegriffen: 15.03.2021.

BMG – Bundesministerium für Gesundheit (Hrsg.) (2017): ePflege. Informations- und Kommunikationstechnologie für die Pflege. Studie durchgeführt von Roland Berger GmbH, Deutsches Institut für angewandte Pflegeforschung e. V. und Philosophisch-Theologische Hochschule Vallendar. https://www.dip.de/fileadmin/data/pdf/projekte/BMG_ePflege_Abschlussbericht_final.pdf Zugegriffen: 15.03.2021.

BMWi – Bundesministerium für Wirtschaft und Energie (2017): Digitalisierung der Gesundheitswirtschaft. Dokumentation. Berlin.

Braeseke, G./C. Pflug/T. Tisch/L. Wentz/U. Pörschmann-Schreiber/H. Kulas (2020): Umfrage zum Technikeinsatz in Pflegeeinrichtungen (UTiP). Sachbericht für das Bundesministerium für Gesundheit. Berlin.

Bräutigam, C./P. Enste/M. Evans/J. Hilbert/S. Merkel/F. Öz (2017): Digitalisierung im Krankenhaus: mehr Technik – bessere Arbeit? Studie der Hans-Böckler-Stiftung, Bd. 364. Hans-Böckler-Stiftung, Düsseldorf. https://www.boeckler.de/pdf/p_study_hbs_364.pdf Zugegriffen: 15.03.2021.

Bundesregierung (2021): Entwurf eines Gesetzes zur digitalen Modernisierung von Versorgung und Pflege (Digitale-Versorgung-und-Pflege-Modernisierungs-Gesetz – DVPMG). https://www.bundesregierung.de/breg-de/aktuelles/digitalisierung-pflege-1841204 Zugegriffen: 15.03.2021.

DAA-Stiftung Bildung und Beruf (2017): Digitalisierung und Technisierung der Pflege in Deutschland. Aktuelle Trends und ihre Folgewirkungen auf Arbeitsorganisation, Beschäftigung und Qualifizierung. DAA, Hamburg.

Daxberger, S. (2018): Neue Technologien in der ambulanten Pflege. Wie Smartphones die Pflegepraxis (mit-)gestalten. Mabuse, Frankfurt am Main.

DEPNER, D./M. Hülsken-Giesler (2017): Robotik in der Pflege – Eckpunkte für eine prospektive ethische Bewertung in der Langzeitpflege. In: Zeitschrift für medizinische Ethik 63(1), 51–62.

DEUTSCHER BUNDESTAG (Hrsg.) (2020): Achter Bericht zur Lage der älteren Generation in der Bundesrepublik Deutschland: Ältere Menschen und Digitalisierung und Stellungnahme der Bundesregierung. Drucksache 19/21650 vom 13.08.2020. Deutscher Bundestag, Berlin.

DEUTSCHER BUNDESTAG (2019): Förderung der Digitalisierung in Pflegeeinrichtungen. Drucksache 19/6796. Antwort der Bundesregierung auf die Kleine Anfrage der Abgeordneten Nicole Westig, Michael Theurer, Grigorios Aggelidis, weiterer Abgeordneter und der Fraktion der FDP – Drucksache 19/6473. Deutscher Bundestag, Berlin.

DEUTSCHER ETHIKRAT (2020): Robotik für gute Pflege. Stellungnahme. https://www.ethikrat.org/publikationen/publikationsdetail/?tx_wwt3shop_detail%5Bproduct%5D=130&tx_wwt3shop_detail%5Baction%5D=index&tx_wwt3shop_detail%5Bcontroller%5D=Products&cHash=61efeb07abf2347f3834e309c5df15b3 Zugegriffen: 15.03.2021.

DIERKS, C./S. Retter/J. Pirk (2019): Möglichkeiten der Kostenerstattung technischer Assistenzsysteme (AAL) für pflegebedürftige Verbraucherinnen und Verbraucher nach geltendem Recht sowie Entwicklung von konkreten Handlungsempfehlungen. Rechtsgutachten im Auftrag der Verbraucherzentrale Bundesverband e. V. https://www.dierks.company/publication/moglichkeiten-der-kostenerstattung-technischer-assistenzsysteme-fur-pflegebedurftige-verbraucherinnen-und-verbraucher-nach-geltendem-recht-sowie-entwicklung-von-konkreten-handlungsempfehlungen/ Zugegriffen: 15.03.2021.

EGGERT, S./D. Sulmann/C. Teubner (2018): Einstellung der Bevölkerung zu digitaler Unterstützung in der Pflege. Quantitative Bevölkerungsbefragung von Personen ab 18 Jahren. https://www.zqp.de/wp-content/uploads/ZQP_Analyse_PflegeDigitalisierung.pdf Zugegriffen: 15.03.2021.

EVANS, M./V. Hielscher/D. Voss (2018): Damit Arbeit 4.0 in der Pflege ankommt. Wie Technik die Pflege stärken kann. Policy Brief Hans Böckler Stiftung Nr. 004. Düsseldorf.

FACHINGER, U./K.-D. Henke et al. (2014): Gesund altern: Sicherheit und Wohlbefinden zu Hause. Marktpotenzial und neuartige Geschäftsmodelle altersgerechter Assistenzsysteme. Nomos, Baden-Baden.

FEHLING, P. (2019): Entwicklungsstand der gegenwärtigen und künftigen technischen Assistenzsysteme. In: Pflege & Gesellschaft 24(3), 197–205.

FRIESACHER, H. (2011): Macht und Steuerung – zur Kybernetisierung von Pflege und Gesundheit. In: Remmers, H. (Hrsg.): Pflegewissenschaft im interdisziplinären Dialog. Eine Forschungsbilanz. Vandenhoeck & Ruprecht unipress, Universitätsverlag Osnabrück, Göttingen, S. 343–67.

FRIESACHER, H. (2010): Pflege und Technik – eine kritische Analyse. In: Pflege & Gesellschaft 15(4), 293–313.

Friese, M. (2021): Care Work 4.0. Digitalisierung in der beruflichen & akademischen Bildung für personenbezogene Dienstleistungsberufe. wbv, Bielefeld.

FUCHS-FROHNHOFEN, P./A. Blume/K.-G. Ciesinger/H. Gessenich/M. Hülsken-Giesler/M. Isfort et al. (2018): „Arbeit und Technik 4.0 in der professionellen Pflege“: Memorandum. http://www.memorandum-pflegearbeit-und-technik.de/files/memorandum/layout/js/Memorandum_AuT_Pflege_4_0.pdf Zugegriffen: 15.03.2021.

Garay, S./L. Storch/C. Teubner (2019): Deutschsprachige Pflege-Apps – Wie das aktuelle Angebotsspektrum im Internet ist. In: Zentrum für Qualität in der Pflege (Hrsg.): Pflege und digitale Technik. Berlin, S. 36–42.

Gransche, B./A. Manzeschke (Hrsg.) (2020): Das geteilte Ganze. Horizonte Integrierter Forschung für künftige Mensch-Technik-Verhältnisse. Springer, Wiesbaden.

Hergesell, J. (2019): Technische Assistenzen in der Altenpflege. Beltz Juventa, Weinheim, Basel.

Hergesell, J./A. Maibaum/M. Meister (2020): Genese und Folgen der „Pflegerobotik". Die Konstitution eines interdisziplinären Forschungsfeldes. Beltz Juventa, Weinheim.

Heyen, N. B./T. Reiß (2014): Das Gesundheitswesen aus Innovationsperspektive: Acht Thesen und Handlungsmöglichkeiten. Teil 1. In: Sozialer Fortschritt 63, 245–252.

Hinding, B./M Kastner (2015): Einleitung. In: Hinding, B./C. Kricheldorff/C. Kugler/ M. Kastner (Hrsg.): Innovations- und Demografiemanagement in Gesundheits- und Sozialberufen. Lit-Verlag, Münster.

Howaldt, J./H. Jacobsen (Hrsg.) (2010): Soziale Innovation. Auf dem Weg zu einem postindustriellen Innovationsparadigma. Springer, Wiesbaden.

Hutter, M./H. Knoblauch/W. Rammert/A. Windeler (2011): Innovationsgesellschaft heute: Die reflexive Herstellung des Neuen. Technical University Technology Studies. Working Papers 4–2011. https://www.innovation.tu-berlin.de/v_menue/forschungsan satz/ Zugegriffen: 15.03.2021.

Hülsken-Giesler, M. (2020): Robotik für die Pflege: Pflegewissenschaftliche Begründungen und Bewertungen. In: Hergesell, J./A. Maibaum/M. Meister (Hrsg.): Genese und Folgen der „Pflegerobotik". Die Konstitution eines interdisziplinären Forschungsfeldes. Beltz Juventa, Weinheim, S. 146–156.

Hülsken-Giesler, M. (2017): Dynamiken im Berufsfeld Pflege und Folgen für die Fachkräftequalifizierung. In: Berufsbildung in Wissenschaft und Praxis – BWP 1/2017, 6–9.

Hülsken-Giesler, M. (2015a): Technik und Neue Technologien in der Pflege. In: Brandenburg, H./S. Dorschner (Hrsg.): Pflegewissenschaft 1. Lehr- und Arbeitsbuch zur Einführung in das wissenschaftliche Denken in der Pflege. 3., überarbeitete und erweiterte Fassung. Hogrefe, Bern, S. 262–294.

Hülsken-Giesler, M. (2015b): Professionskultur und Berufspolitik in der Langzeitpflege. In: Brandenburg, H./H. Güther (Hrsg.): Lehrbuch Gerontologische Pflege. Hogrefe, Bern, S. 163–175.

Hülsken-Giesler, M. (2010): Technikkompetenzen in der Pflege – Anforderungen im Kontext der Etablierung Neuer Technologien in der Gesundheitsversorgung. In: Pflege & Gesellschaft 15(4), 330–352.

Hülsken-Giesler, M. (2008): Der Zugang zum Anderen. Zur theoretischen Rekonstruktion von Professionalisierungsstrategien pflegerischen Handelns im Spannungsfeld von Mimesis und Maschinenlogik. Vandenhoeck & Ruprecht unipress, Universitätsverlag Osnabrück, Göttingen.

Hülsken-Giesler, M. (2007a): Pflege und Technik – Annäherung an ein spannungsreiches Verhältnis. Zum gegenwärtigen Stand der internationalen Diskussion. 1. Teil. In: Pflege 20(2), 103–112.

Hülsken-Giesler, M. (2007b): Pflege und Technik – Annäherung an ein spannungsreiches Verhältnis. Zum gegenwärtigen Stand der internationalen Diskussion. 2. Teil. In: Pflege 20(3), 164–169.

Hülsken-Giesler, M./H. Remmers (2020): Robotische Systeme für die Pflege. Potenziale und Grenzen Autonomer Assistenzsysteme aus pflegewissenschaftlicher Sicht. Vandenhoeck & Ruprecht unipress, Universitätsverlag Osnabrück, Göttingen.

Hülsken-Giesler, M./S. Daxberger/M. Peters/L.-M. Wirth (2019): Technikbereitschaft in der ambulanten Pflege. In: Pflege 32(6), 334–342.

Hülsken-Giesler, M./D. Depner (2018): Demokratische Techniknutzung in der Pflege, oder: Kann die Pflege Mikropolitik? In: Balzer, S./K. Barre/B. Kühme/W. von Gahlen-Hoops (Hrsg.): Wege kritischen Denkens in der Pflege. Mabuse, Frankfurt am Main, S. 85–100.

Hülsken-Giesler, M./B.-J. Krings (2015): Technik und Pflege in einer Gesellschaft des langen Lebens. In: Technikfolgenabschätzung – Theorie und Praxis 24(2), 4–11.

Hülsken-Giesler, M./B. Wiemann (2015): Die Zukunft der Pflege – 2053: Ergebnisse eines Szenarioworkshops. In: Technikfolgenabschätzung – Theorie und Praxis 24(2), 46–57.

Isfort, M./R. Rottländer/F. Weidner/D. Gehlen/J. Hylla/D. Tucman (2018): Pflege-Thermometer 2018. Eine bundesweite Befragung von Leitungskräften zur Situation der Pflege und Patientenversorgung in der stationären Langzeitpflege in Deutschland. Herausgegeben von: Deutsches Institut für angewandte Pflegeforschung e.V. (DIP), Köln.

Isfort, M./R. Rottländer/F. Weidner/D. Tucman/D. Gehlen/J. Hylla (2016): Pflege-Thermometer 2016. Eine bundesweite Befragung von Leitungskräften zur Situation der Pflege und Patientenversorgung in der ambulanten Pflege. Herausgegeben von: Deutsches Institut für angewandte Pflegeforschung e.V. (DIP), Köln.

Kastner, M./M. Falkenstein/B. Hinding (Hrsg.) (2014): Leistung, Gesundheit und Innovativität im demografischen Wandel. Pabst, Lengerich.

Kehl, C. (2018): Robotik und assistive Neurotechnologien in der Pflege – gesellschaftliche Herausforderungen. Arbeitsbericht Nr. 177 des Büros für Technikfolgen-Abschätzung beim Deutschen Bundestag. Bad Honnef.

Krick, T./K. Huter/K. Seibert/D. Domhoff/K. Wolf-Ostermann (2020): Measuring the Effectiveness of Digital Nursing Technologies: Development of a Comprehensive Digital Nursing Technology Outcome Framework Based on a Scoping Review. In: BMC Health Services Research 20, 243–260.

Krick, T./K. Huter/D. Domhoff/A. Schmidt/H. Rothgang/K. Wolf-Ostermann (2019): Digital Technology and Nursing Care: A Scoping Review on Acceptance, Effectiveness and Efficiency Studies of Informal and Formal Care Technologies. BMC Health Services Research 19(1), 400–419.

Krings, B.-J./K. Böhle/M. Decker/L. Nierling (2012): ITA-Monitoring „Serviceroboter in Pflegearrangements". ITAS Pre-Print, Karlsruhe.

Kuhlmey, A./S. Bühler/J. Nordheim/J. Zöllick (2019): Technik in der Pflege. Einstellungen von professionell Pflegenden zu Chancen und Risiken neuer Technologien und technischer Assistenzsysteme. Abschlussbericht für das Zentrum für Qualität in der Pflege. Berlin.

Lipp, B. M. (2019): Interfacing RobotCare. On the Techno-Politics of Innovation. Dissertation Technische Universität München. https://mediatum.ub.tum.de/1472757 Zugegriffen: 15.03.2021.

Lutze, M./F. Trauzettel/A. Busch-Heizmann/M. Bovenschulte (2021): Potenziale einer Pflege 4.0. Wie innovative Technologien Entlastung schaffen und die Arbeitszufriedenheit von Pflegefachpersonen in der Langzeitpflege verändern. Studie im Auftrag der Bertelsmann Stiftung. https://www.bertelsmann-stiftung.de/de/publikationen/publikation/did/potenziale-einer-pflege-40-all Zugegriffen: 15.03.2021.

Lutze, M./G. Glock/J. Stubbe/D. Paulicke (2019): Digitalisierung und Pflegebedürftigkeit – Nutzen und Potenziale von Assistenztechnologien. GKV-Schriftenreihe „Modellprogramm zur Weiterentwicklung der Pflegeversicherung" Band 15. Berlin.

Manzei, A. (2009): Neue betriebswirtschaftliche Steuerungsformen im Krankenhaus. Wie durch die Digitalisierung der Medizin ökonomische Sachzwänge in der Pflegepraxis entstehen. In: Pflege & Gesellschaft 14(1), 38–53.

Manzeschke, A./J. Petersen (2020): Ethische Aspekte der Digitalisierung und Technisierung des Pflegealltags. In: Monteverde, S. (Hrsg.): Handbuch Pflegeethik. Ethisch denken und handeln in den Praxisfeldern der Pflege. Kohlhammer, Stuttgart, S. 285–299.

Meissner, A. (2018): How Can New Care Technologies Support Equality and Well-Being of Older People? Paper within the Joint Programming Initiative „More years Better Lives – The Potential and Challenges of Demographic Change" (JPI MYBL). Berlin.

Merda, M./K. Schmidt/B. Kähler (2017): Pflege 4.0 – Einsatz moderner Technologien aus der Sicht professionell Pflegender. Berufsgenossenschaft für Gesundheitsdienst und Wohlfahrtspflege (BGW), Hamburg.

Öz, F. (2019): Digitalisierung in Kleinbetrieben: Ergebnisse aus Baugewerbe, Logistik und ambulanter Pflege. Forschung Aktuell, No. 02/2019. Institut Arbeit und Technik (IAT), Gelsenkirchen.

Peters, M./M. Hülsken-Giesler/N. Dütthorn/B. Hoffmann/C. Jeremias/C. Knab/R. Pechuel (2018): Mobile Learning in der Pflegebildung. In: de Witt, C./C. Gloerfeld (Hrsg.): Handbuch Mobile Learning. Springer, Wiesbaden, S. 971–992.

Plattform Lernende Systeme (Hrsg.) (2020): KI in der Medizin und Pflege aus der Perspektive Betroffener. Tagungsbericht zum Runden Tisch mit Patientenvertretungen aus der Plattform Lernende Systeme. München. https://www.acatech.de/publikation/ki-in-der-medizin-und-pflege-aus-der-perspektive-betroffener-tagungsbericht-zum-runden-tisch-mit-patientenvertretungen/ Zugegriffen: 15.03.2021.

Plattform Lernende Systeme (2019): Lernende Systeme im Gesundheitswesen – Grundlagen, Anwendungsszenarien und Gestaltungsoptionen. https://www.acatech.de/publikation/lernende-systeme-im-gesundheitswesen-grundlagen-anwendungsszenarienund-gestaltungsoptionen/ Zugegriffen: 15.03.2021.

Pöser, S./P. Bleses (2018): Digitalisierung der Arbeit in der ambulanten Pflege in Bremen: Praxis und Gestaltungsbedarfe digitaler Tourenbegleiter. Reihe Arbeit und Wirtschaft in Bremen. https://www.arbeitnehmerkammer.de/fileadmin/user_upload/Downloads/IAW_Reihe/IAW_25_Digitalisierung_der_Arbeit_in_der_ambulanten_Pflege.pdf Zugegriffen: 15.03.2021.

Prognos AG (2012): Pflegelandschaft 2030. Eine Studie der Prognos AG im Auftrag der vbw – Vereinigung der Bayrischen Wirtschaft e. V., München.

REBITSCHEK, F. G./G. G. Wagner (2020): Akzeptanz von assistiven Robotern im Pflege- und Gesundheitsbereich. Repräsentative Daten zeichnen ein klares Bild für Deutschland. In: Zeitschrift für Gerontologie und Geriatrie 53, 637–643.

REMMERS, H. (2019): Pflege und Technik. Stand der Diskussion und zentrale ethische Fragen. In: Ethik in der Medizin 31, 407–430.

REMMERS, H. (2015): Natürlichkeit und Künstlichkeit. Zur Analyse und Bewertung von Technik in der Pflege des Menschen. In: Technikfolgenabschätzung – Theorie und Praxis 24(2), 11–20.

REMMERS, H. (2011): Pflegewissenschaft als interdisziplinäres Konstrukt. Wissenschaftssystematische Überlegungen – Eine Einleitung. In: Ders. (Hrsg.): Pflegewissenschaft im interdisziplinären Dialog. Eine Forschungsbilanz. Vandenhoeck & Ruprecht unipress, Universitätsverlag Osnabrück, Göttingen, S. 7–47.

REMMERS, H./M. Hülsken-Giesler (2011): E-Health Technologies in Home Care Nursing: Recent Survey Results and Subsequent Ethical Issues. In: Ziefle, M./C. Röcker (Hrsg.): Human-Centered Design of E-Health Technologies. Concepts, Methods and Applications. Hersehy, P.A. IGI Global, S. 154–178.

SANDELOWSKI, M. (2000): Devices and Desires: Gender, Technology and American Nursing. University of North Carolina, Chapel Hill.

SEEFELDT, D./M. Hülsken-Giesler (2020): Pflegeethik und Robotik in der Pflege. In: Monteverde, S. (Hrsg.): Handbuch Pflegeethik. Ethisch denken und handeln in den Praxisfeldern der Pflege. Kohlhammer, Stuttgart, S. 271–284.

SVR – Sachverständigenrat zur Begutachtung der Entwicklung im Gesundheitswesen (2021): Digitalisierung für Gesundheit. Ziele und Rahmenbedingungen eines dynamisch lernenden Gesundheitssystems. https://www.svr-gesundheit.de/gutachten/gutachten-2021/ Zugriff am 05.03.2021.

TRANTOW, S./F. Hess/S. Jeschke (2011): Die Fähigkeit zur Innovation – Einleitung in den Sammelband. In: Jeschke, S./I. Isenhardt/F. Hess/S. Trantow (Hrsg.): Enabling Innovation. Innovationsfähigkeit – deutsche und internationale Perspektiven. Springer, Berlin, Heidelberg, S. 1–14.

TROPPENS, S. (2014): The Economic Potential of Assistive Systems – An Interdisciplinary and Empirical Approach. Shaker, Aachen.

WAGNER, I. (2006): Informationstechnik im Krankenhaus – eine ethische Perspektive. In: Herbig, B./A. Büssing (Hrsg.): Informations- und Kommunikationstechnologien im Krankenhaus. Grundlagen, Umsetzung, Chancen und Risiken. Schattauer, Stuttgart, New York, S. 187–200.

WEISS, C./J. Stubbe/C. Naujoks/S. Weide (2017a): Digitalisierung für mehr Optionen und Teilhabe im Alter. Bertelsmann Stiftung, Bielefeld.

WEISS, C./M. Lutze/S. S. Gissendanner & Verena Peters (2017b): Nutzen und Finanzierung technischer Assistenzsysteme aus Sicht der Pflegeversicherung und weiterer Akteure der Verantwortungsgemeinschaft am Beispiel der Quartiersvernetzung. Abschlussbericht. Gefördert vom Bundesministerium für Gesundheit (BMG). Berlin.

WEISS, C. et al. (2013): Abschlussbericht zur Studie Unterstützung Pflegebedürftiger durch technische Assistenzsysteme. https://www.demografie-portal.de/DE/Service/Publikationen/_altes-Format/Technische_Assistenzsysteme_Pflege.html l Zugriff am 05.03.2021.

Wirth, L. M./M. Hülsken-Giesler (2020): Wenn nicht jetzt, wann dann? In: Pflegewissenschaft – Sonderausgabe: Die Corona-Pandemie: Interdisziplinäre Aspekte der Corona-Pandemie und deren Implikationen für Pflege und Gesellschaft, 118–121.

Wirth, L. M./S. Daxberger/M. Peters/M. Hülsken-Giesler (2020): Raum für Innovation – Möglichkeiten und Begrenzungen der Indirekten Steuerung für innovative Organisationsprozesse in der ambulanten Pflege. In: Pfannstiel, M./M. Kassel/C. Rasche (Hrsg.): Innovation und Innovationsmanagement im Gesundheitswesen. Springer, Gabler, Wiesbaden, S. 273–289.

Wirth, L. M./M. Peters/S. Daxberger/M. Hülsken-Giesler (2019): Verantwortung ohne Befähigung – wie Führungs- und Fachkräfte in der ambulanten Pflege systematisch überfordert werden: Analyse und erste Gestaltungsansätze. In: Zeitschrift für Führung und Personalmanagement in der Gesundheitswirtschaft 5(1), 53–62.

Teil I: Grundlegende Reflexionen

Andreas Kruse / Eric Schmitt

Der Beitrag der Technik zur Förderung von Lebensqualität und Teilhabe im Alter

1. Statt einer Einleitung: Versuch der Würdigung eines bedeutenden wissenschaftlichen Werks

In diesem Beitrag soll – auch bei Konzentration auf das Thema „Technik in der Pflege" – mit einigen grundlegenden Überlegungen zum Wesen der Pflege und zu deren Bedeutung für die innere Verarbeitung der Verletzlichkeit im hohen Alter begonnen werden. Denn das theoretisch-konzeptionell sowie ethisch geführte Nachdenken über das Wesen der Pflege und die Forschung zum Einfluss der Pflege auf die innere Verarbeitung der Verletzlichkeit in Grenzsituationen bilden zentrale Beiträge von Hartmut Remmers zum Gesamtkorpus der Pflegewissenschaft. In seinem Nachdenken über das Wesen der Pflege eröffnen sich Hartmut Remmers ganz unterschiedliche Perspektiven, aus denen nachfolgend fünf ausgewählt seien: (1.) die Leibperspektive, (2.) die Antlitz-Perspektive, (3.) die Beziehungsperspektive, (4.) die Ressourcenperspektive und schließlich (5.) die Würdeperspektive.

Um mit der ersten Perspektive zu beginnen: „Leib" wird – in einer metaphorischen Annäherung – vielfach im Sinne des „beseelten Körpers" umschrieben. Damit ist gemeint, dass unsere Wahrnehmungen, Empfindungen und Emotionen nicht unabhängig von unserem Körper verstanden werden können; sie sind durch den Körper vermittelt oder drücken sich durch den Körper aus. Zudem bildet der Körper ein zentrales Beziehungsorgan: Interaktionen mit anderen Menschen teilen sich immer auch körperlich mit, sie werden immer durch körperliche Prozesse begleitet. Und auch kognitive Prozesse weisen vielfach eine körperliche Dimension auf, wie uns dies zum Beispiel Studien zum *Leibgedächtnis* zeigen – übrigens auch Studien zum Leibgedächtnis bei Menschen mit Demenz (siehe Beiträge in Kruse 2010a): Wenn wir Informationen über bestimmte Räume oder Orte speichern, dann ist dies eng verknüpft mit Stellungen unseres Körpers sowie Aktionen im Raum. Und es sind diese Stellungen unseres Körpers, es sind diese Aktionen im Raum, die uns noch nach vielen Jahren sehr präzise Erinnerungen an ebendiese Räume vermitteln. In den Arbeiten von Hartmut Remmers werden vor allem Wahrnehmungs-, Empfindungs- und Gefühlsprozesse sowie Interaktionen mit Patientinnen und Patienten thematisiert, wenn er pflegerische Prozesse aus einer Leibperspektive beschreibt. Damit macht er auch deutlich, welches Gewicht die vorsichtige Annäherung, der Respekt nicht nur vor der Menschenwürde allgemein, sondern auch vor dem Leib (als wichtigem Eindrucks-, Ausdrucks- und Beziehungsorgan) für ein tieferes Verständnis der Pflege besitzt. Die *palpatorischen*, also die Körperberührung betreffenden Prozesse der Pflege bilden nicht eines von vielen Merkmalen der Pflege, sondern vielmehr ein zentrales Merkmal der Pflege, da sich auch über diese Prozesse der Respekt vor der Würde des Menschen mitteilt, unsere Haltung gegenüber dem kranken oder sterbenden Menschen offenbart und Beziehungsqualitäten zum Ausdruck kommen (ausführlich in Remmers 2000; Remmers et al. 2012). Bei der Integration von technischen Produkten in die Konzeption von Pflege wie auch in praktische Pflegeprozesse darf nicht übersehen werden: Pflege wird sich nie allein auf technische Assistenz stützen können (in dem Sinne, dass Technik Pflege „leisten" würde), denn Pflege ist zutiefst körperliche Berührung und in dieser Berührung zum Ausdruck gebrachte „Haltung".

Um mit der zweiten, der „Antlitz-Perspektive" fortzusetzen: In den Arbeiten des Philosophen Emmanuel Levinas (1995) wird ausführlich dargelegt, wie wichtig es für das Menschsein sowie für tiefgreifende Beziehungen zwischen Menschen ist, dass wir *uns von dem Antlitz des Anderen berühren lassen* – und in dem Antlitz des Anderen dessen unbedingtes Angewiesensein, dessen unbedingten Anspruch auf unsere Solidarität wahrnehmen (siehe auch Løgstrup 1989). Ausgangspunkt unseres Erlebens und Verhaltens bildet *der Andere* mit seinem unbedingten Anspruch auf Achtung, auf Respekt – wie auch wir mit unserem Erscheinen diesen unbedingten Anspruch an den Anderen richten. Für die Pflege ist diese „Antlitz-Perspektive" – nämlich den Anderen in seiner Verletzlichkeit und in seinem unbedingten Anspruch auf Solidarität, auf Achtung und Respekt zu begreifen – von größter Bedeutung, wie Hartmut Remmers in seiner Monografie „Pflegerisches Handeln. Wissenschafts- und Ethikdiskurse zur Konturierung der Pflegewissenschaft" (Remmers 2000) als einen Cantus firmus herausarbeitet. Daraus folgt zwangsläufig, dass Pflege in *Reflexionen über die Conditio humana* und dabei auch über die *Verletzlichkeit* als Aspekt der Conditio humana ihren Ausgang nimmt (ausführlich in Springhart/Thomas 2017) und dabei zugleich eine fachlich wie ethisch fundierte Haltung gegenüber der Verletzlichkeit des Menschen entwickelt: Wie kann das Individuum bei der inneren Verarbeitung und äußeren Bewältigung der Verletzlichkeit unterstützt werden (fachliche Perspektive)? Inwiefern ist sichergestellt, dass es in der Erfahrung der Verletzlichkeit hohe Solidarität und Achtung durch andere Menschen (nämlich in unserem Falle: Pflege leistende Menschen) spürt und vor jeder

Form der Demütigung (Margalit 2012) bewahrt bleibt? Hier wird auch deutlich, wie anspruchsvoll – fachlich und ethisch – die Integration von Technik in Pflegeprozesse ist: Denn Technik darf nicht den Anspruch erheben, diese grundlegende *pathische* Dimension des oder der Pflegenden „ersetzen" zu wollen; sie muss vielmehr Möglichkeiten eröffnen, diese pathische Dimension noch weiter zu *stärken*. Das kann sie zum Beispiel in der Hinsicht, als sie dem oder der Pflegenden bestimmte – instrumentelle, praktische, funktionelle – Aufgaben abnimmt (Entlastungsfunktion) und damit Raum für den Ausdruck des pathischen Geschehens schafft. Manfred Hülsken-Giesler, viele Jahre Assistent von Hartmut Remmers, hat in einer grundlegenden Schrift zum „Spannungsfeld von Mimesis und Maschinenlogik" diesen Aspekt von Technik ausführlich und überzeugend dargelegt und damit eine wichtigen interpretatorischen Zugang zu den Potenzialen und Risiken von Technik in der Pflege geschaffen (Hülsken-Giesler 2008).

Die „Antlitz-Perspektive" verweist auf eine dritte, nämlich die „Beziehungsperspektive": So wie die Medizin einmal charakterisiert wurde als „Medizin in Bewegung" (Siebeck 1983), so kann und soll auch die Pflege als „Pflege in Bewegung" charakterisiert werden. Gemeint ist damit, dass sich der bzw. die Pflegende von seinem bzw. ihrem Gegenüber berühren lässt, mitschwingt, sich ergreifen lässt – und begreift, was ihn bzw. sie ergreift. Pflege ist im Kern sehr viel näher am Patienten als die Medizin (was keinerlei Zurücksetzung der Medizin bedeuten soll): Die intensive körperliche Begleitung, die vielfach auch intime Zonen des kranken Menschen berührt, ist – wenn sie gelingt – Ausgangspunkt einer Beziehung, die die verschiedenen Dimensionen des Menschen berühren kann: die körperliche, die seelische, die geistige, die spirituelle, die sozialkommunikative und die alltagspraktische Dimension; dies zeigt sich auch bei Menschen mit einer Demenz sehr deutlich (Kruse 2012; Remmers 2010a). Diese Beziehungsperspektive stellt ein *bedeutsames Potenzial* zur Unterstützung des Patienten bei der inneren Verarbeitung und äußeren Bewältigung seiner Gesamtsituation dar – und dies heißt: die Beziehungsdimension der Pflege weist auch eine *heilende* Funktion auf, wenn sich diese Dimension ausreichend verwirklichen kann. Diese Perspektive von Pflege ausführlich zu erörtern und für ein umfassendes – fachlich wie ethisch fundiertes – Verständnis von Pflege fruchtbar zu machen, ist eine zentrale Aufgabe pflegewissenschaftlicher Forschung, wie Hartmut Remmers an vielen Stellen hervorhebt (zum Beispiel Remmers 2014). Technik kann diese Beziehungsdimension nicht ersetzen und darf auch nicht den Anspruch erheben, dies zu tun (Hülsken-Giesler 2008). Bei aller Notwendigkeit der technischen Assistenz in der Pflege, bei aller Sinnhaftigkeit, im Kontext von Pflege auch auf Robotertechnologie zurückzugreifen, um sensorische Stimulation von Menschen mit Demenz zu fördern: ohne die unmittelbare Beziehungserfahrung bleibt jede technische Assistenz, bleibt jede Robotertechnologie blass. Die Resonanz (Rosa 2016) finden Menschen – auch jene mit Demenz – primär in den Beziehungen zu anderen Menschen, und dies gilt vor allem in Phasen erhöhter Verletzlichkeit (Kruse 2017a). In Arbeiten zu Konfliktfeldern in der Palliativversorgung und Hospizversorgung wurde aufgezeigt, wie sehr gerade dieser fehlende „Resonanzboden" zu einem konflikthaften Verhältnis zwischen dem Patienten einerseits und den Pflegenden andererseits führt (Marquard et al. 2018).

Die vierte Perspektive, die mit „Ressourcenperspektive" umschrieben werden soll, wird von Hartmut Remmers auch für solche Pflegekontexte entwickelt, in denen *prima facie* keine Ressourcen erkennbar zu sein scheinen, in denen diese aber *secunda facie* – nämlich bei genauerer Betrachtung und Analyse – sehr deutlich aufscheinen. Zu nennen sind hier seine pflegewissenschaftlichen Arbeiten auf dem Gebiet der Demenzforschung (Remmers 2010a) wie auch auf dem Gebiet der Palliative-Care-Forschung (Remmers/Kruse 2014). Die Entwicklung und Verwirklichung einer Ressourcenperspektive erfordert ein Vorgehen, das konsequent nach möglichen Kräften (oder Stärken) eines schwerkranken oder sterbenden Menschen fragt wie auch nach möglichen Entwicklungspotenzialen in der inneren Verarbeitung und äußeren Bewältigung einer gesundheitlichen Grenzsituation. Für die Pflegewissenschaft hat Hartmut Remmers den Begriff der *Mäeutik*, also der Hebammenkunst fruchtbar gemacht, wobei er diesen ausdrücklich in die ideengeschichtliche Tradition des Sokratischen Dialogs (man verhilft einer Person dadurch zur Erkenntnis, dass man sie durch geeignete Fragen dazu führt, den in Rede stehenden Gegenstand selbst zu erkunden) stellt. Im Kontext der Heidelberger Demenz- und Palliative-Care-Forschung ist dieses Konzept von größtem Nutzen, korrespondiert es doch mit den „Inseln des Selbst" (Kruse 2012), auf die wir in dieser Forschung immer wieder stoßen konnten: Es handelt sich bei den „Inseln des Selbst" um Erinnerungszeichen, die auf biografisch bedeutsame Erlebnisse, Personen und Begegnungen verweisen. Aber auch die Tatsache, dass Menschen selbst in schwerer Krankheit das Potenzial zu seelisch-geistiger Entwicklung zeigen können – zum Beispiel in der Hinsicht, dass sie zu einer wachsenden Akzeptanz der Erkrankung und des herannahenden Todes gelangen und / oder sich aktiv an einer rehabilitativen Pflege beteiligen – weist auf die Angemessenheit des Konzepts der Mäeutik hin. Die von Hartmut Remmers betonte Ressourcenperspektive stellt eine bedeutende konzeptionelle Rahmung der *rehabilitativen Pflege* dar, die aus unserer Sicht auch leistungsrechtlich viel stärker ausgebaut werden sollte – indem nämlich Leistungen des SGB V und des SGB XI gezielt zusammengeführt werden. In der rehabilitativen Pflege erkennen wir ein großes Potenzial zur Umsetzung theoretischer und empirischer Erkenntnisse der Pflegeforschung, die auf die Erhaltung bzw. Wiedererlangung von Kompetenzen zielen (Remmers et al. 2013).

Kommen wir schließlich zur fünften Perspektive, die wir mit dem Begriff der „Würdeperspektive" umschreiben möchten. Für die Haltung von Hartmut Remmers gegenüber chronisch kranken, pflegebedürftigen und sterbenden Menschen ist die Überzeugung konstitutiv, dass die Würde des Menschen nicht an bestimmte Eigenschaften, nicht an bestimmte Leistungen gebunden ist, die dieser zeigt bzw. erbringt. Zudem geht er von der grundlegenden Annahme aus, dass die Würde des Individuums in besonderer Weise in der Beziehung zu anderen Menschen lebendig wird, dass sich diese in der Beziehung zu anderen Menschen in besonderem Maße verwirklichen kann. Auch aus diesem Grunde ist es notwendig, Pflege – in Wissenschaft und Praxis – immer auch von der Haltung her zu begreifen, die einem bedürftigen Menschen entgegengebracht wird, sowie von der Beziehung, die mit diesem hergestellt wird (siehe dazu die Beiträge in Remmers 2010b). Besonders eindrücklich wurde diese Perspektive in einer Arbeit entwickelt, die sich mit der Begleitung, Betreuung und Pflege von Patientinnen und Patienten mit einem apallischen Syndrom beschäftigte (Remmers et al. 2012). Solange der Mensch lebt, erhebt er den grundlegenden Anspruch an uns, in seiner Würde geachtet zu werden. Dies bedeutet, sich auch einem apallischen Patienten in einer Weise zu nähern, dass in allen Aktionen und Reaktionen der Pflegenden der tiefe Respekt vor der Person des Patienten zum Ausdruck kommt – wenn auch der Person-Begriff in vielen Fällen als ein *Ideal* verstanden werden mag. Mit einem derartigen Würdeverständnis ist sichergestellt, dass man nicht über den Menschen hinweg entscheidet, dass man dessen Würde, dass man dessen Lebensqualität nicht *von außen* grundlegendend in Frage stellt, nur weil man selbst glaubt, dass „ein derartiges Leben" kein würdevolles mehr sein könne, dass man sich in einer solchen Situation keine Lebensqualität mehr vorstellen kann (ausführlich dazu Kruse 2017b).

2. Technik und altersfreundliche Kultur

Die Verfügbarkeit und Nutzung von Technik ermöglicht, erleichtert und unterstützt eine an individuellen Bedürfnissen, Interessen und Präferenzen orientierte Lebensführung. Gerade auch im höheren Lebensalter, wenn die Verletzlichkeit des Menschen spürbar zunimmt und die Möglichkeiten der Aufrechterhaltung eines weitgehend selbständigen, selbst- und mitverantwortlichen Lebens zunehmend von Gegebenheiten der sozialen, räumlichen, infrastrukturellen und institutionellen Umwelt abhängt, kann Technik Selbstständigkeit, Kommunikation und Mobilität unterstützen, dabei helfen, bereits eingetretene Fähigkeitsdefizite oder allmählich nachlassende Fertigkeiten zu kompensieren, zu neuen Aktivitäten anregen und neue Optionen der Alltagsgestaltung eröffnen. Aus gerontologischer Perspektive ist Technikentwicklung nicht zuletzt als potenzieller Beitrag zur Entwicklung einer altersfreundlichen Kultur von Interesse; entsprechend steht Technikentwicklung in der Pflege nicht allein (und auch nicht notwendigerweise primär) unter der Zielsetzung der Kompensation zunehmender Funktionsverluste; sie zielt vielmehr ausdrücklich auch auf die Realisierung von Entwicklungsmöglichkeiten, unabhängig vom Vorliegen verschiedener Beeinträchtigungen nach wie vor bestehender Potenziale der Selbst- und Weltgestaltung (Charness/Schaie 2003; Kruse 2012). Andererseits wird aus gerontologischer Perspektive aber auch darauf hingewiesen, dass sich die verstärkte Nutzung von Technik im Kontext der Betreuung und Versorgung älterer Menschen durchaus auch negativ auf deren Lebensqualität auswirken kann, indem etwa durch Einfühlungsvermögen und Zuwendung gekennzeichnete Kontakte durch technische Überwachung ersetzt werden und verloren gehen, im Dienste des Funktionierens von Technik unangemessene Ansprüche an ältere Menschen gestellt werden oder die Nutzung von Technik mit einem Verlust der Privatsphäre verbunden ist (Fehling/Dassen 2017; Lindenberger et al. 2011; Manzeschke et al. 2013). Die hier angesprochenen Risiken verweisen auf die Notwendigkeit, ältere Menschen in stärkerem Maße an der Entwicklung von Technik zu beteiligen, die ethische Dimension von Techniknutzung in der Pflege und Versorgung zu erkennen, Einsatz und Lösungen auf die individuellen Bedürfnisse der Betroffenen abzustimmen (Klein/Schlömer 2018; Kuhlmann et al. 2018). So zeigen etwa Erfahrungen mit dem Einsatz emotionaler Roboter in Pflegekontexten, dass psychosoziale Bedürfnislagen der gepflegten die Roboterakzeptanz und -nutzung nicht nur fördern, sondern auch behindern können und das Gelingen der Interaktion zwischen Gepflegten und Roboter wesentlich vom Engagement der Pflegenden abhängt (Baisch et al. 2018). Unabhängig davon kann festgestellt werden, dass „Welfare Technologies" in Medien, Politik und Wirtschaft wachsendes Interesse entgegengebracht wird, da diese nicht nur Bedürfnissen älterer Menschen nach Sicherheit und Selbständigkeit entgegenkommen, Pflegende entlasten und Auswirkungen des Fachkräftemangels in der Pflege lindern können (Hülsken-Giesler 2017), sondern als zukunftsträchtiger Wachstumsmarkt nicht zuletzt auch wirtschaftliche Chancen (Deutscher Bundestag 2016; Heinze 2018) eröffnen.

3. Technik als Beitrag zur Unterstützung selbständiger Lebensführung in Privathaushalten

In der Generali Altersstudie 2013 (Institut für Demoskopie Allensbach und Generali Zukunftsfonds 2013), einer repräsentativen Erhebung zur Lebenssituation der 65–85-Jährigen in Deutschland, bezeichneten lediglich 31 Prozent der Befragten ihre Wohnung als altersgerecht, 65 Prozent meinten, diese sei für ältere Menschen nur eingeschränkt geeignet. Von letzteren geben 8 Prozent an, mit ihrer nicht altersgerechten Wohnsituation Probleme zu haben, wobei dieser Anteil erwartungsgemäß deutlich mit dem Lebensalter korreliert: unter den 65–69-Jährigen liegt dieser bei nur 4 Prozent, unter den 75–79-Jährigen bereits bei 9 Prozent und unter den 80–85-Jährigen bei immerhin 14 Prozent.

Als besonders wichtige Maßnahme zur altersgerechten Gestaltung der eigenen Wohnung stufen 65 Prozent ein barrierefreies Badezimmer, 59 Prozent die Möglichkeit, Treppen zu vermeiden, 53 Prozent ein Hausnotrufsystem, 34 Prozent eine altersgerechte Küche, 25 Prozent eine elektronische Sicherung der Wohnung, 23 Prozent die Übermittlung medizinischer Daten an den Hausarzt und 20 Prozent eine automatische Erinnerung, wenn Medikamente eingenommen werden müssen, ein. Dabei wäre jeweils der deutlich größere Teil (> 70 %) jener Personen, die eine Maßnahme als besonders wichtig erachtet, auch bereit, einen Großteil der anfallenden Kosten selbst zu tragen. Insgesamt verdeutlichen die Ergebnisse, dass der Beitrag der Technik zu altersgerechtem Wohnen von den älteren Menschen sehr wohl gesehen wird. In Übereinstimmung mit Befunden anderer Untersuchungen ist festzustellen, dass die Einschätzung, ältere Menschen seien technischen Innovationen gegenüber eher reserviert, hätten hier erhebliche Berührungsängste, nicht zutrifft (Fünfter Altenbericht der Bundesregierung 2006; Claßen 2012).

Unter der Voraussetzung, dass ein selbständiges Leben in der eigenen Wohnung alleine nicht mehr möglich ist, würden 59 Prozent ein Leben in der eigenen Wohnung mit Unterstützung durch einen ambulanten Pflegedienst bevorzugen, 31 Prozent würden dann am liebsten in einem Seniorenwohnheim mit eigener Wohnung leben. Ein Leben im Seniorenwohnheim im eigenen Zimmer (21 %), ein Leben bei den eigenen Kindern (20 %) und ein Leben in einer Wohnung in einem Mehrgenerationenhaus (19 %) erscheinen für jeweils etwa ein Fünftel, ein Leben in einer Wohngemeinschaft mit anderen älteren Menschen für 12 Prozent als präferierte Alternative. Dabei zeigten sich in Abhängigkeit von der Schulbildung deutliche Unterschiede in der Präferenz der einzelnen Alternativen, insbesondere mit Blick auf innovative Wohnformen. Unter den Älteren mit hoher Schulbildung liegt etwa der Anteil jener, die ein Leben im Mehrgenerationenhaus als eine von mehreren möglichen Präferenzen angaben, mit 26 Prozent doppelt so hoch wie jener, die ein Leben bei Kindern oder Enkeln als eine mögliche Präferenz wählten, während unter den Älteren mit einfacher Schulbildung der Anteil jener, der ein Leben bei Kindern oder Enkeln präferiert mit 28 Prozent 2,5 mal höher liegt als der Anteil jener, die das Leben in einem Mehrgenerationenhaus als eine mögliche Präferenz angeben.

Auch wenn das Vorliegen einer (fortgeschrittenen) Demenz den häufigsten Grund für den Umzug in eine stationäre Einrichtung bildet, leben zwei Drittel der

Demenzkranken in Privathaushalten, ein erheblicher Teil auch alleine, wobei letzterer im Zuge des demografischen Wandels weiter zunehmen wird. Auch bei Vorliegen einer Demenz ziehen es Menschen im Allgemeinen vor, in der eigenen Wohnung bzw. der gewohnten Umgebung zu bleiben. Wie für ältere Menschen generell, gilt auch für Demenzkranke: (a.) Im Vergleich zu jüngeren Menschen wird weit mehr Zeit in der Wohnung verbracht, (b.) Freizeitinteressen und Freizeitaktivitäten konzentrieren sich stärker auf den innerhäuslichen Bereich und das unmittelbare Wohnumfeld, (c.) subjektiv angemessenes Wohnen ist eine Voraussetzung für die Verwirklichung weiterer zentraler Bedürfnisse, z. B. sozialen Partizipation und Aufrechterhaltung des Freundes- und Bekanntenkreises, Rückzugsmöglichkeiten und Privatheit oder die Wahrung persönlicher Identität, (d.) der Wohnung kommt damit erhebliche Bedeutung für die Lebenszufriedenheit und Lebensqualität zu.

Gerade im Falle sensorischer und motorischer Einbußen stellt die Implementierung von Sensorsystemen im vertrauten Wohnumfeld eine für die Vermeidung von Verletzungen bedeutende Maßnahme dar. Diese Sensorsysteme erfassen typische und abweichende Bewegungsmuster (grundlegend dazu schon Mix et al. 2000; Körtke et al. 2006). Damit wird ein Beitrag zur Vermeidung von Stürzen geleistet, die ihrerseits eine der häufigsten Ursachen für die Einschränkung bzw. den Verlust der Selbstständigkeit bilden (Renteln-Kruse/Krause 2004). 30 Prozent der über 65-Jährigen stürzen mindestens einmal pro Jahr, bei über 80-jährigen steigt diese Zahl auf über 80 Prozent. In mehr als 20 Prozent der Fälle tritt eine Verletzung, zumeist eine Fraktur (fast 60 % der Fälle) auf. Konventionelle Maßnahmen zur Erfassung möglicher Sturzrisiken können dabei nur etwa ein Sechstel der Sturzereignisse verhindern. Entsprechend wird die Notwendigkeit der Implementierung neuer assistierender Technologien zur Überwachung relevanter Bewegungsparameter wie auch zum frühzeitigen Erkennen von Stürzen in der Wohnung betont (Becker/Pfeiffer 2012).

Im Fünften Altenbericht der Bundesregierung (Deutscher Bundestag 2006) werden fünf Gestaltungsbereiche differenziert, in denen Informations- und Kommunikationstechnik für die Unterstützung zu Hause lebender beeinträchtigter oder älterer Menschen genutzt werden können: (1.) Haus-Notruf-Systeme, die zu einem Serviceruf erweitert werden können, der auch zur Vermittlung von Kontakten und Dienstleistungen genutzt werden kann, (2.) die internet-basierte Schaffung von Informations-, Orientierungs- und Kommunikationsmöglichkeiten, zum Beispiel in Form von Email-Kontakten, Kontaktbörsen oder Chatrooms, (3.) die Einrichtung von Servicezentralen, die unter der Nutzung der Videokonferenztechnologie mit älteren Menschen Netzwerke bilden, wobei die angebotenen Leistungen vom seelsorgerischen Gespräch über die Vermittlung von Dienstleistungen bis hin zum virtuellen Kaffeeklatsch reichen können. In diesem Zusammenhang wird auf verschiedene Modellprojekte verwiesen, die – auch wenn es nicht gelungen ist, ein tragfähiges Business-Modell zu entwickeln – regionale Bedeutung behalten haben, (4.) in der Gestaltung von sogenannten „Smart Homes" verwirklichte technische Lösungen, die Wohn- und Lebensqualität und Sicherheit erhöhen und insbesondere für ältere und beeinträchtigte Menschen die Aufrechterhaltung eines selbständigen Lebens erleichtern sollen – mit Heinze (2012) ist hier kritisch anzumerken, dass sich die meisten Angebote nach wie vor zu stark am technisch Machbaren und weniger an den finanziellen Möglichkeiten, Bedürfnissen, Interessen und Präferenzen der Zielgruppe älterer Menschen orientieren, (5.) Monitoringdienste, die es erlauben, relevante medizinische Daten wie auch Indikatoren der aktuellen Befindlichkeit und Bedürfnislage kontinuierlich zu beobachten und im Bedarfsfalle zu vermitteln – zu nennen sind hier etwa automatisierte Verfahren der Messung und Überwachung von Vitalparametern, Sturzmelder oder die Beratung und Unterstützung pflegender Angehöriger mithilfe bildbasierter Übertragungstechnik.

Mit Heinze (2012) ist davon auszugehen, dass – vor dem Hintergrund einer steigenden Anzahl pflegebedürftiger Menschen, die vorzugsweise zu Hause versorgt werden möchten, im Vergleich zu früheren Generationen neuen Technologien und e-Health positiver gegenüberstehen, und deren Wohnungen zunehmend über die informationstechnischen Voraussetzungen verfügen – der „Gesundheitsstandort Haushalt" erheblich an Bedeutung gewinnen wird. Der Patient kann hier einen PC oder einen Fernseher als Kommunikationsmedium nutzen, mit dessen Hilfe er die jeweils interessierenden medizinischen Vitalparameter (z. B. Gewicht, Blutdruck, Herzfrequenz) an ein lokales medizinisches Versorgungszentrum übertragen kann, von dem er im Gegenzug regelmäßig individuelles Feedback und positive Bestätigung, Anweisungen, Verhaltensregeln und Tipps sowie auf seinen Bedarf abgestimmte Schulungen erhält.

Durch den Einsatz neuer Technologien, die in der Lage sind, für die Diagnosestellung und Behandlung wichtige gesundheitliche Informationen zu erfassen und sicher zu übermitteln, besteht für Patienten die Möglichkeit, ohne großen Aufwand den Kontakt zu betreuenden medizinischen Einrichtungen zu halten, wodurch die Weiterbetreuung nach Klinikentlassung erheblich erleichtert wird. Entsprechend birgt eine Ausweitung der Telemedizin auch das Potenzial, sorgende Gemeinschaften (Klie 2014) zu entlasten, zum Teil auch nachhaltige Betreuungs- und Unterstützungsleistungen in sorgenden Gemeinschaften überhaupt erst zu ermöglichen. Für Ärzte ergibt sich die Möglichkeit, auf effizientem Weg Zweitmeinungen einzuholen und Diagnosen abzusichern. Auf dem Telemedizin-Portal der Fraunhofer-Gesellschaft finden sich mehr als 200 innovative Projekte, in denen sichere Datenleitungen von Krankenhäusern und niedergelassenen Ärzten für die Übermittlung von Gesundheitsdaten genutzt werden. So werden im Projekt CCS Telehealth Ostsachsen zur Verdeutlichung der Leistungsfähigkeit einer Telemedizinplattform drei Anwendungen entwickelt: die Etablierung einer Fern-Anwendung für die Versorgung und kontinuierliche Nachsorge von Patienten mit Herzschwäche (Telecoaching), die Organisation der ambulanten Nachsorge von Schlaganfallpatienten durch Case Manager (Tele-Stroke) und die Erfassung von Gewebeschnitten und deren Übermittlung an die Partnerklinik zur Zweitbefundung (Telepathologie). Mit dem am 1. Januar 2016 in Kraft getretenen „Gesetz für sichere digitale Kommunikation und Anwendungen im Gesundheitswesen“ soll die Nutzung moderner Informations- und Kommunikationstechnologien im Gesundheitswesen gefördert und dadurch die Qualität und Wirtschaftlichkeit der Versorgung verbessert werden. Telemedizinische Leistungen sollen erweitert und mit Zuschlägen gefördert werden.

4. Technik als Beitrag zur Förderung von Lebensqualität und Teilhabe bei Demenz

Ein hinreichendes Alter vorausgesetzt, bedeutet die Entwicklung einer Demenz ein realistisches Szenario: Im statistischen Mittel wird dies bei nahezu jedem dritten Mann und jeder zweiten Frau über 65 Jahre im weiteren Altersverlauf der Fall sein, unter den 90-Jährigen und Älteren ist im Mittel bei jedem zehnten davon auszugehen, dass innerhalb des nächsten Jahres eine demenzielle Erkrankung neu diagnostiziert wird. Die Prävalenz (1,5 Mio. Erkrankte) liegt im Vergleich zur Inzidenzrate vergleichsweise niedrig, weil die Lebenserwartung bei Demenz nicht sehr hoch ist: in Deutschland sterben pro Jahr etwa 250.000 demenzkranke Menschen, im Durchschnitt leben die Menschen nach der Diagnose noch 7 Jahre, es gibt allerdings Fälle, in denen die Betroffenen noch 20 Jahre mit der Erkrankung leben. Etwa 70 Prozent der Erkrankungen entfallen auf die Frauen und nur 30 Prozent auf die Männer. Dieser Unterschied erklärt sich vor allem aus der für Frauen höheren Lebenserwartung. Darüber hinaus finden sich Hinweise, dass Frauen mit einer Demenz länger überleben und im sehr hohen Alter ein leicht höheres Neuerkrankungsrisiko haben als Männer.

Mit Blick auf die von James Fries (1990, 2003) vorgeschlagene These der Morbiditätskompression kann festgestellt werden, dass sich gegenwärtig keine stichhaltigen Belege für eine Veränderung des altersspezifischen Erkrankungsrisikos finden. Unter der Voraussetzung, dass in Prävention und Therapie kein Durchbruch gelingt, ist bis zum Jahr 2050 mindestens von einer Verdopplung der Gesamtzahl demenzkranker Menschen auszugehen. Bei Fortsetzung eines in manchen Studien beobachteten Trends zu einer längeren Überlebensdauer der Erkrankten und bei stärker steigender Lebenserwartung als in der eher konservativen Bevölkerungsvorausschätzung des Statistischen Bundesamtes angenommen, sind auch deutlich höhere Zuwachsraten möglich.

4.1. Verlauf der Erkrankung und Möglichkeiten der Intervention

Schon in ihren Anfangsstadien sind neurodegenerative Demenzen (deren häufigste Form die Alzheimer-Demenz bildet) durch Störungen des deklarativen Gedächtnisses charakterisiert: Die Erinnerung an vorgegebene konkrete Inhalte, so zum Beispiel an Wörter auf einer Liste, ist nach einer längeren Zeitspanne nicht mehr möglich. Die unmittelbare Merkfähigkeit, also die Erinnerung unmittelbar nach Vorgabe der Inhalte, ist weniger stark beeinträchtigt. Weitere Defizite des Denkens betreffen Wortfindung und Wortflüssigkeit sowie die Fähigkeit, Figuren zu erkennen, diese zusammenzufügen oder zu zeichnen (konstruktiven Apraxie). Das Altgedächtnis bleibt zunächst weitgehend intakt. Dagegen sind bei einer ausführlichen Testung Störungen der Denkabläufe, insbesondere bei der Bewältigung komplexer Aufgaben, nachweisbar. Im weiteren Verlauf der Erkrankung sind neu erworbene Inhalte vor den Altgedächtnisinhalten betroffen (Ribotsche Regel). Diese Reihenfolge gilt auch für Störungen des Denkens, indem sich in den zu späteren Zeitpunkten des Lebenslaufs erworbenen Leistungen eher Defizite zeigen als in den zu früheren Zeitpunkten des Lebenslaufs ausgebildeten Fähigkeiten.

Charakteristisch für mittelschwere Demenzen ist eine hochgradige Vergesslichkeit, die nicht nur auf neue Gedächtnisinhalte beschränkt ist, sondern auch mehr und mehr auf das Altgedächtnis übergreift. Das analytische Denken, vor allem das Erkennen von Zusammenhängen und das Planen von Handlungsabläufen, ist erheblich eingeschränkt, die sprachlichen Äußerungen verarmen auf ein floskelhaftes Niveau und werden vor allem durch falsche Wortbildungen sowie durch ständiges Wiederholen von Wörtern oder Satzteilen beeinträchtigt. Andererseits versuchen demenzkranke Menschen häufig, Gedächtnislücken auszufüllen und geraten dabei ins Fabulieren. Bewegungsabläufe und Handlungsfolgen werden auch bei alltäglichen Verrichtungen, etwa dem Ankleiden oder dem Gebrauch von Geräten, nicht mehr vollständig beherrscht oder können gar nicht mehr ausgeführt werden. Störungen der Lese- bzw. Rechenfähigkeit bilden weitere, häufige Störungen. Bei etwa einem Drittel der Betroffenen kommt es zu Wahnbildungen und Wahrnehmungsstörungen.

Im Spätstadium sind schließlich alle höheren emotionalen Funktionen und Denkfunktionen bis zu ihrem Erlöschen beeinträchtigt. Selbst die Orientierung zur eigenen Person oder die Erinnerung biografischer Schlüsselerlebnisse sind oft völlig verschüttet, sprachliche Äußerungen beschränken sich auf einzelne Worte oder einfache Sätze mit fehlerhaftem Satzbau. Das Sprachverständnis ist erheblich eingeschränkt oder vollständig aufgehoben. Häufig erscheinen die in der kindlichen Entwicklung auftretenden Reaktionsmuster erneut: Beispiele hierfür sind das Spiegelzeichen oder das TV-Phänomen, bei dem Personen im Fernsehen nicht als fiktiv erlebt, sondern als real anwesend verkannt werden. In der Endphase der Erkrankung sind die Betroffenen meist bettlägerig und durch die hiermit verbundenen typischen Komplikationen gefährdet.

Unabhängig davon, dass sich der Verlauf neurodegenerativer Demenzen idealtypisch als kontinuierliches Veränderungsgeschehen darstellen lässt, finden sich in der kognitiven und nicht-kognitiven Symptomatik in den verschiedenen Stadien der Erkrankung wie auch in der Progredienz erhebliche interindividuelle Unterschiede. Daneben bestehen erhebliche Unterschiede zwischen verschiedenen Demenzformen, auf die in der vorliegenden Arbeit nicht näher eingegangen werden kann. An dieser Stelle sei lediglich erwähnt, dass etwa bei der Frontotemporalen Demenz initial vor allem Persönlichkeitsveränderungen und Verhaltensauffälligkeiten im Vordergrund stehen, Störungen des deklarativen Gedächtnisses weit weniger auffällig sind, während die Lewy-Körperchen-Demenz insbesondere durch starke Schwankungen in der kognitiven Leistungsfähigkeit, optische Halluzinationen sowie eine begleitende Parkinson-Symptomatik (Hypokinese, Rigor) gekennzeichnet ist (Schröder et al. 2004). Des Weiteren findet sich, zum Teil bedingt durch psychische und Verhaltenssymptome, z. B. Apathie, Agitiertheit, Aggressivität, Wahn, Halluzinationen und Depression, ein hohes Maß an intraindividueller Variabilität. Studien, in denen bildgebende Verfahren für die Demenzdiagnostik eingesetzt wurden, verdeutlichen, dass die im individuellen Fall beobachtbaren Defizite im Bereich der kognitiven Leistungsfähigkeit nicht allein durch das Fortschreiten neurodegenerativer Prozesse erklärt werden können. Kognitive Reserven verlängern die Zeitspanne, in der pathologische Hirnprozesse wie sie bei einer Demenz auftreten soweit kompensiert werden können, dass keine eindeutigen Defizite der geistigen Leistungsfähigkeit erkennbar werden.

4.2. Technik, Frühdiagnostik, kognitive Reserve und Aktivierung

Neuere Studien zu protektiven Faktoren bei Demenz legen nahe, dass rege geistige Tätigkeit, Bildung, berufliche Fertigkeiten, Sprachvermögen sowie ein reges Sozialleben zum Aufbau kognitiver Reserven beitragen, die verbesserte Kompensationsmöglichkeiten zur Folge haben (Prince et al. 2012). Auch wenn aktuell weder Präventionsmaßnahmen, die ein Auftreten neurodegenerativer Demenzen verhindern könnten, noch therapeutische Maßnahmen, die die Progredienz der Erkrankung stoppen oder diese heilen könnten, zur Verfügung stehen, ist die kognitive und nicht-kognitive Symptomatik durch pharmakologische und psychosoziale Interventionen beeinflussbar (Pantel et al. 2010). Entscheidend ist hier, dass das Vorliegen einer Demenz möglichst frühzeitig erkannt wird. Dies zum einen, um den Betroffenen und ihren Angehörigen zu ermöglichen, sich auf die im Laufe der Erkrankung zunehmenden Verluste und die mit diesen einhergehenden Belastungen und Anforderungen zumindest in Teilen einzustellen, rechtliche, finanzielle und sonstige Entscheidungen frühzeitig zu treffen (Ding-Greiner 2010; Schröder/Pantel 2011). Zahlreiche Studien belegen, dass sowohl pharmakologische als auch psychosoziale Interventionen vor allem in früheren Stadien der Erkrankung positive Auswirkungen haben. Dies gilt insbesondere für Interventionen mit dem Ziel, die kognitive Leistungsfähigkeit zu beeinflussen. An dieser Stelle sei darauf hingewiesen, dass – auch wenn die kognitive Plastizität mit fortschreitendem Alter zurückgeht – Menschen auch im hohen Alter in der Lage sind, Neues zu lernen, insbesondere auch Strategien zu erwerben, durch die die zunehmenden Alternsverluste in basalen kognitiven Fähigkeiten (in Grenzen) kompensiert werden können. Studien zu den Möglichkeiten der Steigerung kognitiver Leistungsfähigkeit durch kognitives und körperliches Training sprechen dafür, dass Trainingsgewinne bei höherem Ausgangsniveau stärker ausfallen und nachhaltiger sind (Singer et al. 2003). Interventionsstudien sprechen dafür, dass auch Menschen mit MCI erheblich von kognitiven Trainings profitieren können (Hampstead et al. 2012), während etwaige Verbesserungen bei Menschen mit Demenz globalere Maße wie den allgemeinen neuropsychologischen Status oder die Lebensqualität nicht beeinflussen (Davis et al. 2001).

Vor dem Hintergrund der getroffenen Aussagen zu den in verschiedenen Stadien der Erkrankung bestehenden Interventionsmöglichkeiten sei zunächst auf die Möglichkeit einer detaillierten Erfassung relevanter Symptome und ihrer Entwicklung verwiesen, dies sowohl im Sinne einer beiläufigen Testung von zentralen Aspekten kognitiver Leistungsfähigkeit wie im Kontext der Beobachtung von psychischen Symptomen, Verhaltensauffälligkeiten und Emotionalität. Des Weiteren bietet die Integration von Technik Möglichkeiten körperlicher und kognitiver Aktivierung, dies sowohl im Sinne von Anregungen, vorhandene Fähigkeiten und Fertigkeiten im Kontext von als angenehm empfundenen Tätigkeiten zu nutzen, wie im Sinne von systematischen Trainings, die in Bezug auf konkrete Inhalte wie auch in Bezug auf formale Aspekte (Zeitpunkt, Dauer, Sequenzierung) an Schwankungen von Befindlichkeit und Leistungsfähigkeit ebenso angepasst werden können wie an individuelle Kompensationsbedarfe und Interessen. Innovationen durch Technik sind entsprechend sowohl im Bereich der Diagnostik wie auch im Bereich der Planung, Umsetzung und Evaluation von Interventionsmaßnahmen zu sehen.

4.3. Bezogenheit und Selbstgestaltung als zentrale Bedürfnisse (auch) bei Demenz

In demokratischen Gesellschaften haben Menschen unabhängig von Art und Ausmaß vorliegender Beeinträchtigungen ein Recht auf Teilhabe. Dieses legitimiert sich vor dem Hintergrund der Erkenntnis, dass die Verwirklichung von Teilhabe – die Möglichkeit für eigene Bedürfnisse, Interessen und Präferenzen einzutreten, die eigene Entwicklung wie auch die Entwicklung von Gesellschaft aktiv mitzugestalten, Verantwortung für sich selbst und andere zu übernehmen – als ein grundlegendes menschliches Bedürfnis zu verstehen ist.

Auch im sehr hohen Alter, auch unter der Bedingung ausgeprägter Verletzlichkeit lassen sich Menschen von dem Motiv leiten, ihr Leben entsprechend eigenen Bedürfnissen, Neigungen, Werten und Zielen zu gestalten (Autopoiesis). Individuelle Reaktionen wie Protest und Anklage, Selbstvorwürfe, abnehmendes Engagement, Antriebsverlust und Niedergeschlagenheit lassen sich nicht selten auf eine befürchtete oder eingetretene Einengung der Selbstgestaltung zurückführen, gerade bei Demenz werden Verhaltensauffälligkeiten, die durch die erlebte Einengung der Selbstgestaltung bedingt oder mitbedingt sind, vielfach als Verhaltensstörungen (fehl-)interpretiert. Eine genaue Analyse des Erlebens und Verhaltens demenzkranker Menschen zeigt weiterhin, dass die Erfahrung von Bezogenheit in allen Phasen der Demenz entscheidende Bedeutung für das Wohlbefinden besitzt. Für die soziale Umwelt des demenzkranken Menschen stellt sich entsprechend die Aufgabe, (a.) demenzkranke Menschen nicht aus vertrauten sozialen Kontexten auszuschließen, auch wenn sie zur verbalen Kommunikation nicht mehr in der Lage sind und ihre aktuelle Befindlichkeit und Motivlage nur aus Mimik und Gestik erschlossen werden kann, (b.) sich primär an den aktuellen Bedürfnissen und Neigungen wie auch an den Ressourcen eines demenzkranken Menschen zu orientieren und nicht allein eine pathologische und defizitorientierte Sicht dieses Menschen einzunehmen, (c.) nicht über *die* demenzkranken Menschen zu generalisieren, sondern deren Verschiedenartigkeit genauso zu erkennen wie die Verschiedenartigkeit jener Menschen, bei denen keine Demenz vorliegt, (d.) keine Graduierung der Menschenwürde in der Hinsicht vorzunehmen, dass demenzkranke Menschen „weniger" Menschenwürde besäßen, die grundsätzliche Unterscheidung zwischen demenzkranken Menschen als psychopathologisch „auffälligen" und nicht-demenzkranken Menschen als psychopathologisch „unauffälligen" zu vermeiden. Zudem sollte (e.) bedacht werden, dass die Kommunikation mit demenzkranken Menschen ein hohes Maß an Kontinuität und Zeit erfordert (Kruse 2010b). In Pflegeforschung und Pflegepraxis wird seit Jahren hervorgehoben, dass die ethisch fundierte Forderung, wonach der Mensch auch in der letzten Phase seines Lebens die Möglichkeit haben muss, seine Würde zu leben, mit den konkreten

Arbeitsbedingungen in Pflegeeinrichtungen vielfach nicht in Übereinstimmung zu bringen ist.

Für pflegende Angehörige, Ehrenamtliche und Pflegefachpersonen kann aus dem Übersehen der bis in späte Stadien der Erkrankung erhaltenen Erlebens- und Ausdrucksfähigkeit – Resten des Selbst, die sich in Unterstützungskontexten aktualisieren – der Eindruck resultieren, eigene Bemühungen würden von den Erkrankten nicht nur nicht anerkannt, sondern kämen diesem genau betrachtet gar nicht mehr zugute, was dazu beiträgt, dass noch vorhandene Reziprozität in Beziehungen nicht erkannt, eigenes Handeln als sinnlos erfahren, auf eine den Interessen und Präferenzen des Erkrankten gerecht werdende Gestaltung der Beziehung verzichtet wird. Schließlich hat die Annahme, im Verlauf demenzieller Erkrankungen gingen Wert und Würde des Menschen zunehmend verloren, zur Folge, dass ältere Menschen Möglichkeiten der Gestaltung eigenen Alterns, insbesondere des Aufrechterhaltens und Lebens von Bezogenheit, übersehen und eine unnötig pessimistische Perspektive auf eigenes Altern entwickeln (Kruse 2010b).

Die Integration von Technik in den Alltag demenzkranker Menschen eröffnet zahlreiche Optionen der Förderung von Bezogenheit und Selbstgestaltung. Der Einsatz entsprechender Technik ist nicht selten eine Voraussetzung dafür, dass dem Wunsch, in der eigenen Wohnung zu verbleiben, entsprochen werden kann. Mit Hilfe von Technik können durch Vergesslichkeit bedingte Gefährdungen (z.B. vergessene Herdplatte) erkannt und vermieden, im Bedarfsfall können Bezugspersonen über notwendige Unterstützung informiert werden. Des Weiteren können intelligente technische Systeme dazu beitragen, dass demenzkranke Menschen ihren Alltag weiterhin auf der Grundlage eigener Bedürfnisse und Präferenzen gestalten können, indem sie routinisierte Handlungsabläufe und wiederkehrende Aufgaben übernehmen, prüfen ob Vorhaben realisiert wurden oder an das prospektive Gedächtnis durch Kontrollfragen und Erinnerungen unterstützen. Auf die Bedeutung von Technik im Kontext von körperlicher und kognitiver Aktivierung wurde bereits hingewiesen. An dieser Stelle sei hinzugefügt, dass die Verfügbarkeit von Technik nicht zuletzt auch Möglichkeiten der Alltagsgestaltung eröffnet, die Beschäftigung mit Technik (z.B. im Kontext von Spielen, aber auch im Kontext der gedanklichen Beschäftigung mit persönlich wichtigen Personen und Dingen). Mit Blick auf Bezogenheit ist festzustellen, dass die Integration von Technik es demenzkranken Menschen ermöglichen kann, selbst Einfluss darauf zu nehmen, zu welchem Zeitpunkt Kontakt mit welchen Menschen aufgenommen werden soll, zum Teil sind die Möglichkeiten der Aufnahme von Kontakt auch an die Nutzung von Technik gebunden, wenn Kontaktpersonen nicht im näheren Umwelt verfügbar sind und/ oder die Mobilität der Betroffenen stark eingeschränkt ist.

4.4. Selbstaktualisierung als motivationale Grundlage der Ressourcenverwirklichung

Selbstaktualisierung beschreibt die Tendenz des Psychischen, sich auszudrücken, sich mitzuteilen, sich zu differenzieren. Dabei ist für das Verständnis der Selbstaktualisierung die Erkenntnis wichtig, dass die Persönlichkeit viele Qualitäten umfasst, in denen sich die Tendenz des Psychischen zur Selbstaktualisierung verwirklichen kann. Zu nennen sind hier kognitive, emotionale, empfindungsbezogene, ästhetische, sozial-kommunikative und alltagspraktischen Qualitäten. Die im Alter deutlicher hervortretenden Veränderungen in körperlichen, zum Teil auch in kognitiven Funktionen führen unserer Annahme zufolge zu einem Dominanzwechsel jener Qualitäten, in denen sich die Selbstaktualisierung zeigt. So ist in den sozialen Beziehungen vielfach eine zunehmende Konzentration auf jene Personen erkennbar, zu denen besondere emotionale Bindungen bestehen, so gewinnen im Alter die ästhetischen Qualitäten zunehmend an Gewicht, so ist bei demenzkranken Menschen eine deutlich höhere Akzentuierung emotionaler Qualitäten im Verhalten erkennbar.

Vor dem Hintergrund der Annahme, dass die Selbstaktualisierungstendenz eine grundlegende Tendenz des Psychischen darstellt, nach Goldstein (1939) sogar das zentrale Motiv menschlichen Erlebens und Verhaltens, ergibt sich die weitere Annahme, dass auch im Falle einer weit fortgeschrittenen Demenz eine Selbstaktualisierungstendenz deutlich erkennbar ist. In Arbeiten zur Lebensqualität demenzkranker Menschen konnte gezeigt werden, dass auch bei weit fortgeschrittener Demenz Selbstaktualisierungstendenzen erkennbar sind, wenn die situativen Bedingungen den demenzkranken Menschen zu stimulieren, aktivieren und motivieren vermögen, wenn sich also in bestimmten Situationen das Erleben der Stimmigkeit einstellen kann – was vor allem in jenen Situationen der Fall ist, die biografische Bezüge aufweisen und (damit) Reste des Selbst berühren.

Die Selbstaktualisierungstendenz bildet unserer Annahme zufolge die zentrale motivationale Grundlage für die Verwirklichung jener Ressourcen, über die der demenzkranke Mensch auch bei einer weit fortgeschrittenen Demenz verfügt. Es lässt sich beobachten, dass bei demenzkranken Menschen die emotionalen, empfindungsbezogenen, sozial-kommunikativen, alltagspraktischen und körperlichen Ressourcen deutlich länger fortbestehen als die kognitiven Ressourcen. Eine theoretisch-konzeptionelle oder anwendungsbezogen-praktische Annäherung, die den Menschen – und damit auch den demenzkranken Menschen – primär oder sogar ausschließlich von dessen kognitiven Ressourcen her begreift, unterliegt der Gefahr, die zahlreichen weiteren Ressourcen der Person zu übersehen. Und damit begrenzt sie von vornherein die thematische Breite des Stimulations-, Aktivations- und Motivationsansatzes und schmälert deren möglichen Erfolg.

Arbeiten aus der Interventionsforschung zeigen, dass emotionale, empfindungsbezogene, sozialkommunikative, alltagspraktische und körperliche Ressourcen unter angemessenen Stimulations-, Aktivations- und Motivationsbedingungen zum Teil bis weit in die Krankheit hinein verwirklicht werden können und auf diesem Wege zum Wohlbefinden des Menschen beitragen. Bei der Verwirklichung dieser Ressourcen werden zudem immer wieder Bezüge zur Biografie – zu den in der Biografie ausgebildeten Werten, Neigungen, Vorlieben, Interessen, Kompetenzen – offenbar, die den Schluss erlauben, dass auch in den späten Phasen der Erkrankung Reste des Selbst erkennbar sind. Diese Reste des Selbst verweisen ausdrücklich auf die Person, sie geben Zeugnis von dieser. Wenn hier von Resten des Selbst gesprochen wird, so ist damit nicht gemeint, dass ein Teil der Person verloren gegangen wäre: Personalität ist diesem Verständnis zufolge nicht an bestimmte Fähigkeiten gebunden. Vielmehr vertreten wir die Auffassung, dass sich die Personalität des Menschen nun in einer anderen Weise ausdrückt.

Auch wenn die Sensibilität für demenzielle Erkrankungen als ein mögliches Schicksal persönlich nahestehender Menschen wie der eigenen Person zugenommen hat, ist über diese nach wie vor viel zu wenig bekannt, werden die bei fortgeschrittener Demenz auftretenden kognitiven Einbußen nach wie vor von den meisten Menschen als Bedrohung der Person in ihrer Ganzheit betrachtet. Für die Betroffenen kann dies zur Folge haben, dass sich andere Menschen von ihnen zurückziehen, ein Engagement in Beziehungen zunehmend unmöglich wird und ihnen mögliche, für die Aufrechterhaltung einer selbst- und mitverantwortlichen Lebensführung und sozialer Teilhabe notwendige, Unterstützungsmöglichkeiten zum Teil vorenthalten bleiben. Hinzu kommt, dass die Antizipation des weiteren Krankheitsverlaufs als zunehmender Verlust von Personalität für die Erkrankten mit erheblichen Belastungen, nicht selten auch Depressionen, verbunden ist.

Die Tendenz zur Selbstaktualisierung kann mit Hilfe von Technik unterstützt und gefördert werden. Aus Gesprächen mit den betroffenen Menschen und Angehörigen, wo dies nicht möglich ist auch allein durch eine detaillierte Beobachtung des individuellen Erlebens und Verhaltens der demenzkranken Menschen in verschiedenen Alltagssituationen, können begründete Annahmen über im individuellen Fall bedeutsame Reste des Selbst und Situationen, in denen diese – von positiven Emotionen begleitet – aktualisiert werden. So können etwa durch die Präsentation von Bildmaterial und Musik Erinnerungen und Emotionen gefördert werden, die dazu beitragen, dass demenzkranke Menschen ihre aktuelle Situation in stärkerem Maße als stimmig erfahren.

4.5. Lebensqualität bei Demenz

Generell haben Fragen der Lebensqualität bei Demenz erheblich an Bedeutung gewonnen. Diese Aussage gilt nicht nur für die gerontologische und pflegewissenschaftliche Forschung, sondern auch für die Bewertung stationärer, teilstationärer und ambulanter Versorgung – das Institut für Gerontologie der Universität Heidelberg arbeitet seit Jahren bei der Evaluation von stationären Einrichtungen mit Blick auf Lebensqualität bei Demenz eng mit MDK-Spitzenverbänden zusammen.

In dem vom Bundesministerium für Familie, Senioren, Frauen und Jugend 2003–2009 geförderten Projekt wurden im Prozess der Entwicklung, Implementierung, Evaluation und Optimierung eines Instruments zur Erfassung von Lebensqualität demenzkranke Menschen, Angehörige und Pflegefachpersonen in über 1.600 stationären Einrichtungen untersucht. In Abbildung 1 ist das bei der Entwicklung des HILDE Projekts (HILDE steht für Heidelberger Instrument zur Erfassung von Lebensqualität bei Demenz) zugrunde gelegte multidimensionales Verständnis von Lebensqualität bei Demenz dargestellt, das sowohl objektive als auch subjektive Merkmale der Person und ihrer Umwelt berücksichtigt (Becker et al. 2010).

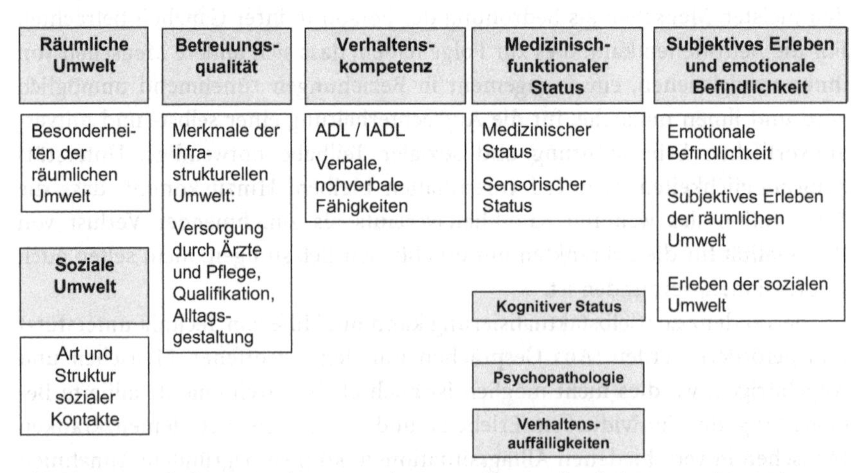

Abbildung 1: Multidimensionales Verständnis von Lebensqualität bei Demenz (HILDE)

Charakteristisch für das hier vertretene Verständnis von Lebensqualität ist (1) eine Ressourcen- und Kompetenz-Perspektive, bei der Erfassung von Lebensqualität geht es nicht alleine und auch nicht primär um die Frage nach Defiziten und auf diesen gründenden Beeinträchtigungen, sondern vor allem um die Frage, welche Möglichkeiten einer selbständigen, selbstverantwortlichen und mitverantwortlichen Lebensführung bestehen und unter welchen Voraussetzungen diese realisiert werden können, (2) eine Umweltperspektive, die die Frage nach relevanten Merkmalen der Person um die Frage nach den jeweils bestehenden Möglichkeiten der Kompensation, Anregung und Unterstützung durch die die Gestaltung der räumlichen, sozialen, institutionellen und infrastrukturellen Umwelt ergänzt, (3) die Berücksichtigung von Selbstgestaltung und Selbstaktualisierung als zentralen Motiven des Menschen auch bei Demenz.

In mehreren empirischen Studien hat sich das Instrument für die Planung und Evaluation individualisierter Interventionsmaßnahmen bewährt. Demenzkranke Menschen dürfen nicht auf kognitive Defizite reduziert werden. Bis in späte Stadien der Erkrankungen ist ein differenziertes emotionales Erleben nachweisbar, auch wenn verbale Kommunikation nicht mehr möglich ist, werden Bedürfnisse und Präferenzen mimisch und gestisch ausgedrückt; entsprechend besteht bis in die späten Phasen der Erkrankung die Möglichkeit (und Aufgabe) individualisierter Betreuung und Versorgung.

Die vielfältigen Funktionen, die Technik im Kontext von Bemühungen um eine Förderung der Lebensqualität demenzkranker Menschen übernehmen kann, seien abschließend am Beispiel einer Forschungskooperation zwischen dem Karlsruher Institut für Technologie (KIT) und dem Institut für Gerontologie der Universität Heidelberg veranschaulicht. In dem innerhalb der Heidelberg Karlsruhe Research Partnership (HEIKA) geförderten Projekt „Technische Unterstützung zur kognitiven und sozialen Aktivierung von Menschen mit Demenz“ wurde als Aktivierungsangebot für die Teilnehmer ambulanter und stationärer Demenzgruppen ein Memory-Spiel eingesetzt, das auf einem Tablet-PC mit individualisiertem Material gespielt wird, wobei neben Bildern auch Musik und kurze Videosequenzen als Material verwendet wurden (Schultz et al. 2014).

In diesem Projekt kam Technik (a) die Funktion der sensorischen Stimulation zu, einer Form der basalen Stimulation, die sich positiv auf Wohlbefinden auswirkt, (b) hatte die Tablet-Anwendung Aufforderungscharakter, bietet die Möglichkeit, positiv bewertete Handlungsfolgen zu initiieren; auch die Aktivierung positiv bewerteter Handlungen trug zu einer Erhöhung subjektiven Wohlbefindens bei, nicht zuletzt auch deshalb, weil Möglichkeiten der Gestaltung der eigenen Situation eröffnet wurden und so auch die Erfahrung von Selbstwirksamkeit gestützt wurde, (c) stimulierte die Beschäftigung mit dem Tablet die Nutzung kognitiver Fähigkeiten, (d) förderte sie durch die Repräsentation von vertrauten, persönlich bedeutsamen und positiv bewerteten Personen, Gegenständen und Ereignissen die Tendenz zur Selbstaktualisierung und die Erfahrung von Stimmigkeit, (e) wurde durch das Spielen in der Gruppe die Interaktion mit anderen erleichtert und das Erleben von Bezogenheit gefördert, (f) führte das individualisierte Material zum Auftreten spontaner, positiv erlebter Erinnerungen, (g) konnte durch die Abbildung von vertrauten Räumen, das

Erlernen von Orientierung in diesen Räumen unterstützt werden (Putze et al. 2015).

Die Ergebnisse der als Kombination von Verhaltensbeobachtung und Interviews mit Betroffenen, Angehörigen und Betreuern realisierten Projektevaluation belegen zum einen, dass auch Menschen mit weiter fortgeschrittenen demenziellen Erkrankungen in der Lage sind, die entwickelte Anwendung selbständig, ohne umfangreichere Unterstützung durch das Pflegepersonal, zu nutzen, zum anderen, dass die Teilnehmer ambulanter und stationärer Demenzgruppen unabhängig vom Schweregrad der Erkrankung von der angebotenen Technik profitieren, insofern die Aktivität vor allem positive Auswirkungen das emotionale Erleben aber auch auf das Auftreten von Verhaltensauffälligkeiten und Kontakte zu anderen Angehörigen der Gruppe hat (Ehret et al. 2017).

5. Abschluss

Eine bedeutende Zukunftsaufgabe ist nicht nur in der Weiterentwicklung von Technologien zu sehen, sondern auch in der Entwicklung von gesellschaftlichen Konzepten, die darauf zielen, soziale Ungleichheit im Hinblick auf die Versorgung mit innovativen technischen Produkten abzubauen. Die von Hans Jonas bereits in den 1980er Jahren ausgesprochene Warnung, dass hochwertige technische Produkte – die die Lebensqualität, ja sogar die Mortalität beeinflussen – nur von jenen Menschen erworben werden können, die über ausreichende finanzielle Ressourcen verfügen, sodass diese Ressourcen letzten Endes über die Lebensdauer mitentscheiden (Jonas 1986), sei hier stellvertretend für ethische Mahnungen genannt. Es ist zu fordern, dass auch im Hinblick auf die Ausstattung mit Informations- und Kommunikationstechnologie soziale Ungleichheit abgebaut wird. Im Grunde sollten alle Haushalte auf diese Technologie zurückgreifen können – und jene Haushalte, die die entsprechenden finanziellen Ressourcen nicht vorhalten können, sollten hinsichtlich der Ausstattung eine Förderung durch staatliche Programme erhalten.

Literatur

Baisch, S./T. Kolling/S. Rühl/B. Klein/J. Pantel/F. Oswald/M. Knopf (2018): Emotionale Roboter im Pflegekontext. Empirische Analyse des bisherigen Einsatzes und der Wirkungen von Paro und Pleo. In: Zeitschrift für Gerontologie & Geriatrie, 51,16–24.

Becker, C./K. Pfeiffer (2012): Technik in Pflege und Rehabilitation. In: H.-W. Wahl/C. Tesch-Römer/J.P. Ziegelmann (Hrsg.): Angewandte Gerontologie. Interventionen für ein gutes Altern in 100 Schlüsselbegriffen. Kohlhammer, Stuttgart, S. 507–512.

Becker, S./R. Kaspar/A. Kruse (2010): H.I.L.DE. – Heidelberger Instrument zur Erfassung der Lebensqualität bei Demenz. Huber, Bern.

Charness, N./K. W. Schaie (2003): Impact of technology on successful aging. Springer, New York.

Classen, K. (2012): Technik im Alltag. In: H.-W. Wahl/C. Tesch-Römer/J.P. Ziegelmann (Hrsg.): Angewandte Gerontologie. Interventionen für ein gutes Altern in 100 Schlüsselbegriffen. Kohlhammer, Stuttgart, S. 499–506.

Davis, R.N./P.J. Massman/R.S. Doody (2001): Cognitive intervention in Alzheimer Disease: A randomized placebo-controlled study. In: Alzheimer Disease and Associated Disorders, 15, 1–9.

Deutscher Bundestag (2006): Fünfter Bericht zur Lage der älteren Generation in der Bundesrepublik Deutschland. Potenziale des Alters in Wirtschaft und Gesellschaft. Der Beitrag älterer Menschen zum Zusammenhalt der Generationen. Bundestagsdrucksache 16/2190. Deutscher Bundestag, Berlin.

Deutscher Bundestag (2016): Siebter Bericht zur Lage der älteren Generation in der Bundesrepublik Deutschland. Sorge und Mitverantwortung in der Kommune. Aufbau und Sicherung zukunftsfähiger Gemeinschaften. Bundestagsdrucksache 18/10210. Deutscher Bundestag, Berlin.

Ding-Greiner, C. (2010): Demenz vom Alzheimer-Typ. Grundlagen und Begleiterkrankungen. In: A. Kruse (Hrsg.): Lebensqualität bei Demenz? Zum gesellschaftlichen und individuellen Umgang mit einer Grenzsituation im Alter. Akademische Verlagsgesellschaft, Heidelberg, S. 281–296.

Ehret, S./F. Putze/H. Miller-Teynor/A. Kruse/T. Schultz (2017): Technikbasiertes Spiel von Tagespflegebesuchern mit und ohne Demenz. Effekte, Heuristiken und Korrelate. In: Zeitschrift für Gerontologie & Geriatrie, 50(1), 35–44.

Fehling, P./T. Dassen (2017): Retrospektive und prospektive Deutung technischer Innovationen in Pflegeheimen: eine qualitative Studie. In: Pflegewissenschaft 9/10, 417–426.

Fries, J.F. (1990): The compression of morbidity: Near or fear? In: The Milbank Quarterly, 67, 209–232.

Fries, J.F. (2003): Measuring and monitoring success in compressing morbidity. In: Annals of Internal Medicine, 139, 455–459.

Goldstein, K. (1939): The organism. A holistic approach to biology derived from pathological data in man. Zone Books, New York.

Hampstead, B.M./A.Y. Stringer/R.F. Stilla et al. (2012): Mnemonic strategy training partially restores hippocampal activity in patients with mild cognitive impairment. In: Hippocampus, 22, 1652–1658.

Heinze, R.G. (2012): Der Paradigmenwandel als Gestaltungsaufgabe: Ambivalenzen der Ökonomisierung und Aktivierung des Alterns. In: A. Kruse (Hrsg.): Gutes Leben im hohen Alter. Das Altern in seinen Entwicklungsmöglichkeiten und Entwicklungsgrenzen verstehen. Akademische Verlagsgesellschaft, Heidelberg, S. 173–204.

Heinze, R.G. (2018): Alter und Technik. In: Kühnemund, H./U. Fachinger (Hrsg.): Alter und Technik. Sozialwissenschaftliche Befunde und Perspektiven. Vechtaer Beiträge zur Gerontologie, Vechta, S. 15–32.

Hülsken-Giesler, M. (2008): Der Zugang zum Anderen. Zur theoretischen Rekonstruktion von Professionalisierungsstrategien pflegerischen Handelns im Spannungsfeld von Mimesis und Maschinenlogik. Vandenhoeck & Ruprecht unipress, Universitätsverlag Osnabrück, Göttingen.

Hülsken-Giesler, M. (2017): Pflege zwischen Technik und Menschlichkeit. http://landespflegekongress.de/wp-content/uploads/2017/01/Vortrag-Prof.-Manfred-H%C3%BClsken-Giesler_1.-Landespflegedialog-12.05.17_Altenpflege-und-Technik.pdf Zugegriffen: 15.03.2021.

Institut für Demoskopie Allensbach und Generali Zukunftsfonds (2013): Generali Altersstudie 2013. Wie ältere Menschen leben, denken und sich engagieren. Fischer, Frankfurt.

Jonas, H. (1986): Prinzip Verantwortung. Suhrkamp, Frankfurt.

Klein, B./I. Schlömer (2018): A robotic shower system. Acceptance and ethical issues. In: Zeitschrift für Gerontologie & Geriatrie, 51, 25–31.

Klie, T. (2014): Wen kümmern die Alten? Auf dem Weg in eine sorgende Gemeinschaft. Patmos, München.

Körtke, H./R. G. Heinze/K. Bockhorst/N. Mirow/R. Körfer (2006): Telemedizinisch basierte Rehabilitation: Nachhaltigkeit von Nutzen. In: Deutsches Ärzteblatt 103, 2921–2924.

Kruse, A. (2010a): Lebensqualität bei Demenz? Zum gesellschaftlichen und individuellen Umgang mit einer Grenzsituation im Alter. Akademische Verlagsgesellschaft, Heidelberg.

Kruse, A. (2010b): Menschenbild und Menschenwürde als grundlegende Kategorien der Lebensqualität demenzkranker Menschen. In: A. Kruse (Hrsg.): Lebensqualität bei Demenz? Zum gesellschaftlichen und individuellen Umgang mit einer Grenzsituation im Alter. Akademische Verlagsgesellschaft, Heidelberg, S. 3–25.

Kruse, A. (2012): Die Bedeutung von Informations- und Kommunikationstechnologie für eine Anthropologie des Alters. In: A. Kruse (Hrsg.): Kreativität und Medien im Alter. Universitätsverlag Winter, Heidelberg, S. 9–27.

Kruse, A. (2017a): Lebensphase hohes Alter – Verletzlichkeit und Reife. Springer, Heidelberg.

Kruse, A. (2017b): Würde aus der Perspektive der Gerontologie, In: Bents, H./A. Kämmerer (Hrsg.): Psychotherapie und Würde – Herausforderungen in der psychotherapeutischen Praxis. Springer, Berlin, S. 61–76.

Kuhlmann, A./V. Reuter/R. Schramek/T. Dimitrov/M. Görnig/E.M. Matip/O. Matthies (2018): Our Puppet – Pflegeunterstützung mit einer interaktiven Puppe für pflegende Angehörige. Chancen und Herausforderungen im sozialen und technischen Entwicklungsprozess. In: Zeitschrift für Gerontologie & Geriatrie, 51, 3–8.

Levinas, E. (1995): Zwischen uns. Versuche über das Denken an den Anderen. Carl Hanser, München.

Løgstrup, K.E. (1989): Die ethische Forderung. Mohr Siebeck, Tübingen.

Lindenberger, U./J. Nehmer/E. Steinhagen-Thiessen/J. Delius/M. Schellenbach (Hrsg.) (2011): Altern und Technik. Wissenschaftliche Verlagsgesellschaft, Stuttgart.

Manzeschke, A./K. Weber/E. Rother/H. Fangerau (2013): Ethische Fragen im Bereich Altersgerechter Assistenzsysteme. VDI/VDE, Berlin.

MARGALIT, A. (2012): Politik der Würde. Über Achtung und Verachtung. Suhrkamp, Frankfurt.

MARQUARD, S./M. Garthaus/B. Wendelstein/H. Remmers/A. Kruse (2018): Konflikte am Lebensende. Erfahrungen in Pflegebeziehungen aus der Sicht schwer kranker und sterbender Menschen. In. Zeitschrift für Palliativmedizin, 19, 110–115.

MIX, S./M. Borchelt/R. Nieczaj/G. Trilhof/E. Steinhagen-Thiessen (2000): Telematik in der Geriatrie – Potentiale, Probleme und Anwendungserfahrungen. In: Zeitschrift für Gerontologie & Geriatrie, 33, 195–204.

PANTEL, J./J. Haberstroh/J. Schröder (2010): Psychopharmaka im Altenpflegeheim – zum Wohle der Bewohner? In: Kruse, A. (Hrsg.): Lebensqualität bei Demenz. Zum gesellschaftlichen und individuellen Umgang mit einer Grenzsituation im Alter. Akademische Verlagsgesellschaft, Heidelberg, S. 317–336.

PRINCE, M./D. Acosta/C.P. Ferri/M. Guerra et al. (2012): Dementia incidence and mortality in middle-income countries, and associations with indicators of cognitive reserve: a 10/66 Dementia Research Group population-based cohort study. In: The Lancet, 380, 50–58.

PUTZE, F./T. Schultz/S. Ehret/H. Miller-Teynor/A. Kruse (2015): Model-Based Evaluation of Playing Strategies in a Memo Game for Elderly Users. In: Proceedings of IEEE International Conference on Systems, Man and Cybernetics, S. 929–934.

REMMERS, H. (2000): Pflegerisches Handeln. Wissenschafts- und Ethikdiskurse zur Konturierung der Pflegewissenschaft. Huber, Bern.

REMMERS, H. (2010a): Der Beitrag der Palliativpflege zur Lebensqualität demenzkranker Menschen. In: Kruse, A. (Hrsg.): Lebensqualität bei Demenz? Akademische Verlagsgesellschaft, Heidelberg, S. 117–137.

REMMERS, H. (Hrsg.) (2010b): Bioethics, care and gender. Herausforderungen für Medizin, Pflege und Politik. Vandenhoeck & Ruprecht unipress, Universitätsverlag Osnabrück, Göttingen.

REMMERS, H. (2014): Die „ganzheitliche Sicht“ im Umgang mit alten Menschen in der ärztlichen Praxis. In: Schumpelick, V./B. Vogel (Hrsg.): Demografischer Wandel und Gesundheit. Lösungsansätze und Perspektiven. Herder, Freiburg, S. 100–117.

REMMERS, H./N. Dütthorn/M. Garthaus (2013): Neue Pflege – Pflegerische Betreuung im Kontext rehabilitativer, präventiver und palliativer Pflegepotenziale. In: Hoppe, H.P. (Hrsg.): Pflege im Umbruch. Schlütersche, Hannover, S. 45–69.

REMMERS, H./M. Hülsken-Giesler/M. Zimansky (2012): Wachkoma, Apallisches Syndrom: Wie tot sind Apalliker? In: Anderheiden, M./W. U. Eckart (Hrsg.): Handbuch Sterben und Menschenwürde (Band 1). de Gruyter, Berlin, S. 671–695.

REMMERS, H./A. Kruse (2014): Gestaltung des Lebensendes – End of Life Care. In: Wahl, H.W./A. Kruse (Hrsg.): Lebensläufe im Wandel. Kohlhammer, Stuttgart, S. 215–231.

RENTELN-KRUSE, W. von/T. Krause (2004): Sturzereignisse stationärer geriatrischer Patienten – Ergebnisse einer 3-jährigen prospektiven Erfassung. In: Zeitschrift für Gerontologie und Geriatrie, 37, 9–14.

ROSA, H. (2016): Resonanz. Eine Soziologie der Weltbeziehung. Suhrkamp, Frankfurt.

SCHRÖDER, J./J. Pantel/H. Förstl (2004): Demenzielle Erkrankungen – Ein Überblick. In: Kruse, A./M. Martin (Hrsg.): Enzyklopädie der Gerontologie. Huber, Bern, S. 224–239.

SCHRÖDER J./J. Pantel (2011): Die leichte kognitive Beeinträchtigung – Klinik, Diagnostik, Therapie und Prävention im Vorfeld der Alzheimer Demenz. Schattauer, Stuttgart.

Schultz, T./F. Putze/R. Mikut et al. (2014): Technische Unterstützung für Menschen mit Demenz – Ein Überblick. In: Schultz, T./F. Putze/A. Kruse (Hrsg.): Technische Unterstützung für Menschen mit Demenz. KIT Scientific Publishing, Karlsruhe, S. 1–16.

Siebeck, R. (1983): Medizin in Bewegung. Thieme, Stuttgart.

Singer, T./U. Lindenberger/P. B. Baltes (2003): Plasticity of memory for new learning in very old age: A story of major loss? In: Psychology and Aging, 18, 306–317.

Springhart, H./G. Thomas (Hrsg) (2017): Exploring vulnerability. Vandenhoeck & Ruprecht, Göttingen.

Heiner Friesacher

Neue Technologien im Blick des Anerkennungs- und des Resonanzparadigmas

1. Einleitung – Moderne Technologien als Herausforderung der Gesellschaftstheorie

Technik ist ein lebensbestimmendes Element der Moderne. Es ist ein Medium der gesellschaftlichen Vermittlung und Erzeugung von Strukturen, sowohl in der Produktion als auch im Bereich der Kommunikation. Technik ist somit untrennbar verbunden mit dem Sozialen, wir sprechen von komplexen soziotechnischen Systemen, um diesen Zusammenhang deutlich zu machen. Technik und Wissenschaft dringen tief in unsere Selbst-, Sozial- und Umweltverhältnisse ein. Moderne Technologien ermöglichen vielfach Handlungsoptionen, die ohne Technik nicht denkbar wären. So sind Kommunikation und Interaktion über Distanzen realisierbar, können Informationen in kürzester Zeit übermittelt und verknüpft werden. Die Digitalisierung der Lebens- und Arbeitswelt führt zu grundlegend neuen Formen der Zusammenarbeit, der Organisation und der Gestaltung von Prozessen, besonders auch im Gesundheitswesen (Kuhlmey et al. 2019; Bendel 2018; Klein et al. 2018; Daum 2017; FIAP 2017; Hagemann 2017; Gesellschaft für Informatik 2017; BmfG 2017; Kunze 2017; Weber 2017).

Die rasante Entwicklung der Robotik eröffnet vielfältige Optionen im Bereich der Pflege und Gesundheitsversorgung. Besonders im Bereich der Entlastung des Pflegepersonals und zur Unterstützung für zu Hause lebende pflegebedürftige Menschen gibt es eine kaum noch zu überschauende Anzahl von Systemen (vgl. Bendel 2018; Klein et al. 2018). Alle diese Entwicklungen stellen enorme Herausforderungen dar. Der technische Fortschritt hat (beabsichtigte) Wirkungen und (nicht beabsichtigte) Nebenwirkungen. Viele Folgen lassen sich nur schwer ein- und abschätzen. So ist nicht klar, welche Auswirkungen die exponentiellen Steigerungsraten der Rechenleistung der Computer haben und was die Beschleunigung von Prozessen für das Soziale zu bedeuten hat. Was bewirken Interaktionen, die nicht mehr analog leiblich und sinnlich erfahren werden, sondern digital vermittelt sind? Welche Auswirkungen haben die Zusammenführung von Gesundheitsdaten und die computergestützte Analyse zur Berechnung von Handlungsoptionen? Was passiert, wenn der Algorithmus der Maschine über die menschliche Expertise gestellt wird? Und wie soll damit umgegangen werden, wenn durch den Einsatz moderner Techniken die Selbständigkeit von zu Pflegenden zunimmt und damit der Grad der Pflegebedürftigkeit abnimmt?

Alle diese Fragen und Probleme stellen gesellschaftliche Herausforderungen dar. Das ist das originäre Feld der Gesellschaftstheorie. Wissenschaften, Technologien und die ökonomische Sphäre sind Teil dieser gesellschaftlichen Verhältnisse und das Selbstverständnis dessen, was wir darunter verstehen, ist immer schon gesellschaftlich vermittelt. Technik als Reflexionsbegriff zu verwenden und alles als Technik zu bezeichnen, „was wir meinen, wenn wir allgemein über Technik reden" (Grunwald/Julliard 2005, S. 140), lenkt hin zu den Bedeutungen der Dinge, und diese Bedeutungen sind immer soziokulturell geprägt.

Gesellschaft als soziotechnisches System ist ein Gegenstand der Kritischen Theorie, hier im Sinne der Frankfurter Schule als die Form der Gesellschaftskritik, die neben einer Kritik der sozialen Verhältnisse auch an der Herstellung vernünftiger Zustände interessiert ist. Technikkritik wird somit mit den Mitteln der Gesellschaftskritik realisiert (Stahl 2012; Schmid Noerr 2001). Dabei setzt sich die Kritische Theorie ebenso von normativ neutralen, rein beschreibenden und erklärenden Ansätzen der Soziologie ab wie auch von Ethikkonzeptionen, die sich jeglichem Bezug zu gesellschaftlichen Diskursen enthalten (Manzei 2013). Wie die Paradigmen der Anerkennung und der Resonanz in diesen normativen theoriekritischen Rahmen einzuordnen sind, soll nach der knappen Rekonstruktion des Programms und der Grundzüge Kritischer Theorie aufgezeigt werden.

2. Kritische Theorie – Prämissen, Grundlagen, Programm

Der Terminus Kritische Theorie bezieht sich auf das Theorieprogramm der Frankfurter Schule, jener Richtung der Sozialphilosophie, die mit der Gründung des Instituts für Sozialforschung in Frankfurt am Main Anfang der 20er Jahre des letzten Jahrhunderts ihren Anfang nahm. Ideengeschichtlicher Ausgangspunkt der Kritischen Theorie ist Georg Lukács (1968) linkshegelianische Deutung der Gesellschaftskritik von Marx in dem Essay-Band „Geschichte und Klassenbewusstsein" von 1923. Der Begriff der Verdinglichung spielt dabei die zentrale Rolle, wobei die Begründungen schwanken zwischen einer eher funktionalistischen Argumentation, die darauf abzielt zu zeigen, dass der ausufernde Kapitalismus dazu neigt, alle Bereiche des Lebens dem Muster des Warentausches anzugleichen, und einer Argumentationslinie, die mit der Anknüpfung an Max Weber eher den Prozess der Rationalisierung ins Zentrum rückt und auf die Ausdehnung des zweckrationalen Handlungsmusters hinweist. Welcher Denkfigur man auch immer folgen mag, für Lukács ist die Verdinglichung zur „zweiten Natur" des Menschen geworden, sich selbst, andere Akteure und die umgebende Welt werden nur noch als dingliche Objekte wahrgenommen (Lukács 1968, S. 260). Wie sehr diese Idee auch das Anerkennungsparadigma und das Resonanzparadigma geprägt haben, werden wir später noch zeigen. Doch zunächst sollen einige Prämissen der Kritischen Theorie aufgezeigt werden.

Max Horkheimer, der zweite Direktor des Instituts (nach Carl Grünberg), kritisiert zunächst die Philosophie des Idealismus und erweitert sie mittels Hegelscher Denkfiguren zu einer Sozialphilosophie. Zwar bleibt das Individuum Ausgangspunkt aller Überlegungen, aber dieses steht in einem dialektischen Verhältnis zum Ganzen. Die gesellschaftlichen Rahmenbedingungen werden zum Gegenstand philosophischer Reflexion. Es geht Horkheimer um die grundsätzlichen Zusammenhänge zwischen dem wirtschaftlichen Leben der Gesellschaft und der psychischen Entwicklung der Einzelnen (Horkheimer 1981 [1931]). Mit seinem 1937 publizierten Aufsatz „Traditionelle und Kritische Theorie" unternimmt Horkheimer den Versuch, die Programmatik der Frankfurter Schule darzulegen. In Abgrenzung vom bürgerlichen Wissenschaftsbetrieb und von der traditionellen Theorie mit ihrer am naturwissenschaftlichen Ideal orientierten Methodik erscheint eine Idee von Theorie, in der Kritik an herrschaftlichen Zuständen, eine Ökonomiekritik und eine emanzipatorische Perspektive entwickelt werden (Horkheimer 1992 [1937]).

Dahinter stehen zwei „Basisannahmen", die bei aller Differenz des ‚Inneren Kerns' (Horkheimer/Adorno) zur ‚Peripherie' (Marcuse, Benjamin, Fromm) und zur ‚zweiten' (Habermas), ‚dritten' (Honneth) und jüngsten Generation (Jaeggi, Rosa, Forst) der Frankfurter Schule wie ein roter Faden erkennbar sind: die Annahme einer „Struktur der Herrschaft hinter den Erscheinungen" und die Annahme eines Gegenortes von „Autonomie und Kritik" (Reckwitz 2006, S. 4). Die erste Annahme macht deutlich, dass moderne Gesellschaften nicht so zu verstehen sind, wie sie auf den ersten Blick erscheinen (freiheitlich, gerecht…). Kritische Theorie schaut hinter die oberflächlichen Strukturen und zeigt die mehr oder weniger versteckten Herrschaftsverhältnisse auf. Diese Form immanenter Kritik nutzt die in den sozialen Praktiken eingelagerten Normen und zeigt die Widersprüche und Krisen auf. Somit verfährt die Kritik transformativ, indem sie sowohl die Praxis anhand von Normen kritisiert als auch die Normen selbst (Jaeggi 2014). Die zweite Annahme sucht nach gesellschaftlichen Gegenorten, aus denen normative Elemente erwachsen können.

Bei Horkheimer und Adorno (1986 [1944]) wird der Herrschaftszusammenhang als einer der technischen Rationalität und Verdinglichung beschrieben, der

Gegenort von Autonomie und auch von eigentlicher Vernunft findet sich eher vage im Nicht-Identischen, in der Mimesis oder auch in einer ästhetischen Praxis (Adorno 1985; 1966). Problematisch ist bei dieser Konzeption der enge Rationalitätsbegriff und die Ausblendung des Sozialen, denn neben der Sphäre des Marktes scheint es keine anderen Dimensionen sozialen Handelns zu geben. Erst bei Habermas (1981; 1971) gelingt mit der kommunikationstheoretischen Transformation und dem ‚Verständigungsparadigma' eine Erweiterung der ursprünglichen Kritischen Theorie. Den normativen Grund verortet Habermas nicht in einem subjektiven Geist, sondern – anknüpfend an so unterschiedliche Denktraditionen wie Pragmatismus, Hermeneutik und analytische Sprachphilosophie – in der Sprache bzw. den Sprechakten. In der Kommunikation, die immer schon auf Verständigung angelegt und damit vernünftig ist, verortet Habermas die normative Basis. Sprachliche Kommunikation ist damit neben der zweckrationalen Arbeit die grundlegende Bedingung für den Erhalt der Gesellschaft. Mit der Möglichkeit und Notwendigkeit der Selbstreflexion zur Identitätsentwicklung der Subjekte als weitere, neben Arbeit und Interaktion dritte Klasse von Reproduktionsaufgaben kann Habermas ein emanzipatorisches Erkenntnisinteresse etablieren.

Grundsätzlich ist auch Habermas' handlungstheoretischer und mit systemtheoretischen Anleihen versehener Ansatz dualistisch konzipiert und folgt der kritischen Doppelstruktur: Einer auf Interaktion und Verständigung basierenden und zu vernünftigen Diskursen fähigen Lebenswelt stehen die zweckrational strukturierten, von Macht und Geld gesteuerten Systeme gegenüber. Mit dieser theoriekonstruktiven Festlegung kann Macht allerdings nur noch auf der Ebene der Systemintegration konzipiert werden, Prozesse von Zwang, strategischer Einflussnahme und Machtausübung unterhalb dieser Stufe fallen damit weitgehend aus dem Blick (Honneth 1986, S. 329–331). Es wiederholen sich die schon in der Kritik an der Technokratiethese theoretisch ‚grundgelegten' Irrtümer (Habermas 1971, S. 48ff., besonders ab S. 81ff.). In dieser These (u. a. vertreten durch Autoren wie Schelsky und Gehlen) wird eine zunehmende Technisierung vieler Bereiche der Gesellschaft gesehen, mit der problematischen Folge einer Verselbständigung der Technik und der Unterordnung der gesellschaftlichen Entwicklung unter die Sachzwänge technischer Operationen. Habermas deutet die Technokratiethese als eine zu einseitige und verkürzte Sichtweise, die als soziologisches Pendant zur wissenschaftslogischen Position des Positivismus von „demselben ‚halbierten Rationalismus' gekennzeichnet sein (muß), der auch den erkenntnistheoretischen Positivismus charakterisiert hatte" (Honneth 1986, S. 275).

Die Überwindung dieser eingeschränkten Position vollzieht Habermas mit der für seine weiteren Arbeiten zentralen Unterscheidung von Arbeit und Interaktion. Mit diesen beiden Begriffen sind die zwei Prozesse der gesellschaftlichen

Rationalisierung verbunden. Dabei dehnen sich die Subsysteme zweckrationalen Handelns infolge des wissenschaftlich-technischen Fortschritts immer weiter aus. Die Aufgabe einer kritischen (Gesellschafts)theorie besteht angesichts dieser Krisensituation im Bewusstmachen der verschütteten Dimension der kommunikativen Rationalisierung. Die Fixierung auf die strikte Gegenüberstellung von Arbeit und Interaktion und das Festhalten an Grundüberzeugungen der Technokratiethese führen zu einem zu einseitig konzipierten, rein technisch organisierten und normfreien Handlungsbereich der Arbeit als System, der der kommunikativen Alltagswelt diametral gegenübersteht.

Technik ist bei Habermas eine neutrale Entität, ein Mittel der Daseinssicherung und Effizienzsteigerung. Als problematisch erscheint dann die „Kolonialisierung der Lebenswelt" durch die technische Sphäre (Habermas 1981, S. 452ff.). Eine Kritik der verdinglichenden Folgen von Technik als eine normativ reflexive Wiederaneignung technischer Praktiken ist bei Habermas nicht vorstellbar. Eine Transformation dieser Praktiken ist nicht denkbar, lediglich eine Ergänzung durch eine andere Art der Rationalität: Dem zweckrationalen Handlungsmuster wird so eine symbolisch vermittelte Interaktion gegenübergestellt. Verdinglichung wird als ein Übergriff der systemischen Rationalität auf die kommunikativ koordinierte Sphäre der Lebenswelt konzeptualisiert. Mit der systemtheoretischen Umstellung der Verdinglichungstheorie werden die normativen Dimensionen technischer Kooperation unterschlagen, Technik als formale Rationalität verschleiert jegliche Normativität zweckrationalen Handelns, die Frage nach der Verdinglichung der Technik gerät vollkommen aus dem Blick (Stahl 2012).

Die Einführung des Systembegriffs führt zu einem direkten ‚Anschluss' der Individuen an soziale Handlungssysteme, in denen Rationalisierungsprozesse „übersubjektiv" stattfinden sollen. Damit vergibt Habermas die in seiner kommunikationstheoretischen Gesellschaftstheorie durchaus vorhandene aber vernachlässigte ‚Alternative' zur Erklärung gesellschaftlicher Entwicklungen. Der gesellschaftliche Rationalisierungsprozess ließe sich mit der Einführung der Kategorie der sozialen Gruppen als fortwährende Auseinandersetzung um die Gestaltung und Entwicklung gesellschaftlicher Institutionen interpretieren. „Habermas aber lässt handelnde Gruppen im kategorialen Ansatz seiner Gesellschaftstheorie nicht zu [...] die mittlere Stufe einer Praxis sozial integrierter Gruppen" bleibt unberücksichtigt (Honneth 1986, S. 314). Damit wird die Möglichkeit vergeben, die gesellschaftliche Entwicklung nicht aus der Logik der Rationalisierung, sondern aus der Dynamik sozialer Kämpfe um Anerkennung zu interpretieren.

Auch die allzu verengte und starre Handlungstypologie, die die Gegenüberstellung von kommunikativem und zweckrationalem Handeln darstellt, muss für eine Technikkritik aufgebrochen werden. So gibt es durchaus Handlungsformen gegenüber Objekten und Dingen, die nicht in einer reinen Zweck-Mittel-Logik aufgehen, wie z. B. im Spiel und dem spielerischen Umgang mit Dingen, bei der künstlerischen Bearbeitung von Materie und auch beim Umgang mit dem menschlichen Körper bzw. Leib. Das Anerkennungs- und auch das Resonanzparadigma ermöglichen eine Konzeption, die weder an einer strikten kategorialen Trennung von Mensch und Maschine festhält (was z. B. bei der Anwendung von Exoskeletten zur Unterstützung der Bewegung oder bei implantierten Chips schwierig wäre) noch darin aufgeht, die Grenze zwischen Mensch und Technik, zwischen Natürlichem und Künstlichem einfach zu verwischen (wie z. B. im Ansatz der Akteur-Netzwerk-Theorie (ANT), vgl. Latour 2001; Artner u. a. 2017; Manz 2015), denn mit der Preisgabe jeder Art von Differenzierungen wird die Kritik unmöglich bzw. lediglich affirmativ.

3. Kritische Theorie der Natur und Technik

Die Kritische Theorie hat, bei aller Fokussierung auf Gesellschaft und sozialphilosophische Problemstellungen, schon seit ihrer Anfangszeit bis hin zu den aktuellen Protagonisten eine Auseinandersetzung mit Technik und Technologie geleistet. So besteht ja gerade die Pointe der Kritischen Theorie darin, den Zusammenhang von Technik und Herrschaft aufzuzeigen und die „Auslöschung von Qualitäten und Erfahrungsmöglichkeiten" durch die Technisierung deutlich zu machen (Kogge 2008, S. 948). Anschlüsse an diese von Horkheimer und Adorno (1986 [1944]) und Marcuse (1998 [1967]) vertretene Konzeption finden sich z. B. in Arbeiten von Feenberg (2003; 2002), der sowohl an Marcuse als auch an Ideen von Habermas anschließt.

Von der „Technik als Ideologie" spricht schon der Soziologe Friedrich Jonas 1965 (einige Jahre vor Habermas) und er sieht die Gesellschaft zu einer rational konstruierten Gesellschaftsmaschine mutiert. Diese kulturpessimistische Kritik der Technik findet sich zwar auch bei Marcuse wieder, allerdings in einer auf politische Veränderung abzielenden Art und Weise. Marcuse kritisiert das technische Denken als eindimensionales Denken, darin werden Schein und Sein, Wirklichkeit und Wahrheit gleichgesetzt (Marcuse 1998, S. 140). Eine Ablehnung der Technik wie bei Jonas vertritt Marcuse nicht, er setzt stattdessen auf die Ermöglichung einer alternativen Wissenschaft und Technik. Eine über die technische Vernunft hinausgehende Konzeption kann eine humanisierte Natur schaffen. Doch dafür bedarf es einer kritischen Theorie der Natur und Technik.

Die Hauptvertreter der Frankfurter Schule haben das nicht geleistet. Natur wird in einer positivistischen Lesart gedeutet. Naturwissenschaft wird seit Horkheimer (1992 [1937]) als reine Tatsachenwissenschaft angesehen. Die Entstehungsbedingungen moderner Naturwissenschaften bleiben unberücksichtigt. Die strikte Trennung zwischen Natur- und Geistes- bzw. Sozialwissenschaften und die klare Unterscheidung zwischen Entstehungs- und Begründungskontext hängen eng mit der vom Neukantianismus geprägten Auffassung zweier völlig unterschiedlicher Wissenschaftstraditionen zusammen. Spätestens mit der antipositivistischen Wende in der empirisch-analytischen Wissenschaftstheorie sollte aber deutlich geworden sein, dass diese starren Positionen brüchig geworden sind. Eine pauschale Etikettierung der Naturwissenschaften als positivistische traditionelle Theorie erweist sich als unhaltbar. Die enge Verflochtenheit von Gesellschaft und Natur als Umwelt des einzelnen Menschen ermöglicht Konzeptionen einer sozialen Naturwissenschaft (Böhme/Grebe 1993) und einer Theorie der gesellschaftlichen Naturverhältnisse (Becker/Jahn 2003), die als kritische Theorien der Natur und Technik ein Interesse an vernünftigen Zuständen nicht nur in der Gesellschaft, sondern auch in und mit der Natur haben.

Eine fruchtbare kritische Theorie der Natur und Technik muss in der Lage sein zu sagen, was vernünftige gesellschaftliche Naturverhältnisse sind. Dabei bezieht sich Natur sowohl auf die äußere Natur (die Umwelt), als auch auf die Natur, die wir selbst sind, des Leibes. Die Kritik arbeitet mit den Begriffen der Entfremdung und Verdinglichung, der Technisierung des Leibes, der Disziplinierung und Instrumentalisierung. Dies setzt eine kritische Konzeption der Leiblichkeit voraus, wie sie in Ansätzen bei Böhme (2008; 2003; 1999) und bei Manzei (2003a und b) zu finden sind. Ein zentraler Bezugspunkt einer kritisch konzipierten Theorie der (inneren) Natur und Technik ist der Begriff des Leibkörpers. Mit diesem Doppelbegriff kann das, was objektiv gegeben ist (der Körper), zugleich aus der Perspektive der Selbsterfahrung (des Leibes) bestimmt werden.

Der menschliche Körper ist durch Technologien manipulier-, gestalt- und veränderbar. Die Grenzziehungen zwischen Mensch und Maschine, Körper und Technik, Natürlichem und Künstlichem, Leben und Tod werden zwar verschoben, sie werden damit aber keinesfalls gänzlich aufgehoben. Die Entwicklungen in den biomedizinischen Technologien haben die Existenzweise des Menschen überhaupt zur Disposition gestellt, die Biomedizinierung des Lebens und damit Technisierung der menschlichen Natur erfasst alle Bereiche des Menschseins.

Eine kritische Theorie der Natur und Technik steht vor einem Dilemma: „weder ist ein normativer Bezug auf eine unvermittelte Natur noch möglich, noch läßt sich der Naturbegriff abschaffen ohne das Andere, *das mit der technischen Verfügung nicht Identische,* zu eskamotieren". Ein möglicher Ausweg wäre, „*genau dieses Dilemma anzuerkennen.* Anzuerkennen, dass *der menschliche Körper durch medizinische Technologie gleichzeitig gestaltbar sowie auch letztlich unverfügbar* ist" (Manzei 2003a, S. 214, Hervorhebungen im Original, H. F.). Im Zentrum einer kritischen Konzeption steht damit nicht die Entgegensetzung eines unverfügbaren Substanzkerns der inneren Natur des Menschen gegenüber der Technisierung, sondern die Existenzweise und Unausdeutbarkeit des Menschen gegen die technologische Deutungsmacht. Das Verhältnis von Leibkörper und Technik ist als ein wechselseitiges zu denken, zwischen Ermöglichung und Begrenzung. Die Thematisierung von negativen leiblichen Erfahrungen kann als Ausgangspunkt von Widerstand fungieren. Das Erfahren von Objektivierung, Missachtung und verminderter Aufmerksamkeit äußert sich zuallererst auf der leiblichen Ebene. Diese Formen der Verdinglichung und Entfremdung lassen sich als Anerkennungsvergessenheit und Resonanzverlust thematisieren.

4. Anerkennung und Resonanz als Paradigmen Kritischer Theorie

Mit den beiden Begriffen der Anerkennung und der Resonanz stehen zwei paradigmatisch eigenständige, sich aber dennoch ergänzende und gegenseitig befruchtende Konzeptionen neuerer Kritischer Theorie zur Verfügung. In Anknüpfung und auch Absetzung von der ‚älteren' und ‚mittleren' Kritische Theorie der Frankfurter Schule liegen hier Theorieentwürfe vor, die eine (Technik)Kritik ermöglichen, die nicht von einer negativen Geschichte der Moderne als einer „Verdinglichungskatastrophe" (Rosa 2016, S. 585) ausgehen wie in der älteren Kritischen Theorie, und auch nicht die Modernisierung am Zuwachs kommunikativer Rationalität und gelingender Verständigung festmachen, wie bei Habermas, dabei aber affektive und leibliche Dimensionen und die Beziehung zu den Dingen weitgehend ausschließen. Die Anerkennungs- und die Resonanztheorie konzipieren gelingende Selbst- und Weltverhältnisse als leiblich erfahrbare, emotional und existentiell bedeutsame Begegnungen und ermöglichen erst so eine komplexe, weil umfassendere Idee des guten Lebens und gelingender Praxis.

4.1 Zur Theorie der Anerkennung

Der Begriff der Anerkennung ist zunächst wesentlich unschärfer als der im Anschluss an Kant konzipierte und in seiner Bedeutung eher konsistente Begriff der Achtung. Begriffsgeschichtlich gibt es Vorläufer wie die frühen Freundschaftsvorstellungen in der klassischen griechischen Mythologie, die Gefühlstheorien der Aufklärung und Ausführungen bei Hegel und Fichte. Anerkennung wird – neben der Autonomie – zu einem wichtigen Begriff in der Konzeption der Menschenwürde. Diese basiert auf der wechselseitigen Anerkennung autonomer Vernunftwesen, wobei Autonomie nach Kant sich in nicht-empirischer Qualität zeigt, also keine Eigenschaft ist, die man in unterschiedlichem Maße besitzt (wie den empirischen Aspekt der Selbstbestimmung), sondern eine Bestimmung meint, die jedem Menschen als Menschen zukommt (Rothhaar 2013). Die wechselseitige Achtung des Anderen mündet letztendlich in einer Anerkennungsrelation, die bei Fichte als dyadische gedacht ist und bei Hegel zu einer dreidimensionalen Konzeption mit den Sphären der Familie, des Staates und des Marktes als eine erste Anerkennungstheorie ausbuchstabiert wird. An beide schließt Honneth in seiner Theorie und Ethik der Anerkennung an und er verbindet diese Überlegungen unter anderem mit Anknüpfungen an so unterschiedliche Ansätze wie die von Mead, Lukács und Cavell (Honneth 2015; 2010; 2005; 2003a; 2003b; 2003c; 2000).

Honneths Sozialphilosophie basiert auf der Annahme, dass das beziehungsstiftende Band der Gesellschaft die Anerkennungsverhältnisse sind. Diese realisieren sich in den drei Formen der Liebe bzw. Freundschaft, der rechtlichen Achtung und der sozialen Wertschätzung und ermöglichen erst das Entstehen von Selbstvertrauen, Selbstachtung und Selbstwertschätzung, ohne die eine Identitätsbildung und soziale Integration nicht gelingen können. In institutionalisierter Form finden sich die drei Dimensionen in der Realisierung von Nahbeziehungen, in den Prozessen der demokratischen Willensbildung und im wirtschaftlichen Handeln als Marktteilnehmer. In offenen Gesellschaften lassen sich die je unterschiedlichen Anerkennungsformen artikulieren, man kann ihnen qua Gesetz zur Durchsetzung verhelfen und man kann um sie kämpfen (Honneth 2011). Die Aufgabe einer kritischen Sozialphilosophie besteht darin, soziale Pathologien, die sich in vielfältigen Formen der Missachtung, Demütigung und Stigmatisierung zeigen, zu diagnostizieren, zu analysieren und zu überwinden. So sind Misshandlungen, Entzug von emotionaler Zuwendung und mangelnde körperliche Nähe Missachtungsformen, die in Nahbeziehungen die physische Integrität bedrohen. Verletzungen der Privat- und Intimsphäre als Formen der Entrechtung bedrohen die soziale Integrität, während Stigmatisierungen und Herabwürdigung von Lebensweisen die Würde des Menschen verletzen (Honneth 2003a, S. 212ff.).

Den drei normativ gehaltvollen und ausdifferenzierten Anerkennungsformen geht aber noch eine Art von Anerkennung voraus, die eine elementare, vorrationale und transzendentale Bedingung darstellt: die existentielle Anteilnahme bzw. „vorgängige Identifikation" des Anderen als Menschen. Diese bis ins Affektive hineinreichende Haltung hat nichtepistemischen Charakter und grenzt sich von dem ab, was wir heute als Teilnahmeperspektive bezeichnen, sie liegt dieser quasi voraus (Honneth 2015, S. 171; 2005, S. 29ff., S. 46ff.; Cavell 2002). Das Anerkennen geht dem Erkennen voraus, d.h. dem objektivierend-erkennenden Weltverhältnis liegt eine Schicht der existentiellen Anteilnahme zu Grunde. Mit der handlungstheoretischen Interpretation des Lukácsschen Verdinglichungsbegriffs lässt sich Verdinglichung als Vergessenheit oder Leugnung der elementaren Anerkennung deuten. Verdinglichung ist, im Unterschied zur

Instrumentalisierung, bei der wir nicht von menschlichen Eigenschaften abstrahieren müssen, eine Haltung und Handlung, in der jemand als „ein Ding" behandelt wird, „bar jeder menschlichen Eigenschaft" (Honneth 2015, S. 167; vgl. Margalit 1999, S. 114ff.).

Die Ursache der Verdinglichung kann in einem Typus von Praxis gesehen werden, die, wenn sie einmal habitualisiert und routinemäßig ausgeübt wird, zu einem Verdrängen bis zum völligen Verschwinden existentieller Involviertheit führt. Die Technisierung und Ökonomisierung in allen Bereichen der Gesellschaft im Allgemeinen und die spezifischen Entwicklungen im Gesundheitsbereich – Stichworte sind hier: von der Fürsorgebeziehung zur Dienstleistungsbeziehung, Maschinisierung, medizinische Fabriken, Prozessoptimierung – führen zu einer Anerkennungsvergessenheit, in der die Subjekte ihrer Resonanzerfahrung und Responsivität verlustig gehen (Honneth 2007, S. 45ff.). Anerkennung und Resonanz sind, trotz einiger erheblicher Unterschiede (Rosa 2016, S. 331ff.), durchaus verwandte Konzepte. Denn Anerkennungserfahrungen sind grundlegend für die Möglichkeit der Ausbildung resonanter Weltbeziehungen.

4.2 Zur Theorie der Beschleunigung und der Resonanz

Der Soziologe Hartmut Rosa ist ein Vertreter der jüngsten Generation der Kritischen Theorie. Seine Theorie der Beschleunigung und seine Resonanztheorie sind dabei ergänzend zu sehen. „Wenn Beschleunigung das Problem ist, dann ist Resonanz vielleicht die Lösung" (Rosa 2016, S. 13; Neuhann/Kaczynski 2016). In seiner Theorie der Beschleunigung (Rosa 2005; 2012; 2009) entwirft Rosa eine kritische Theorie der Zeitverhältnisse, in der die Kategorien der Beschleunigung die analytisch-zeitdiagnostische und der Begriff der Entfremdung die normativ-diagnostische Zentralkategorie darstellen. Nach Rosa zeichnet sich die moderne Gesellschaft durch eine permanente Beschleunigung des Lebenstempos aus, dieses Merkmal ist geradezu paradigmatisch für die Spätmoderne. Techniken ermöglichen Zeitgewinne durch Beschleunigung, gleichzeitig haben wir das Gefühl, keine Zeit zu haben und immer gestresst zu sein. Zeitersparnis und Zeitnot sind der Kern sozialer Beschleunigung.

Jede scheinbare Zeitersparnis, in der Pflege z.B. durch technische Innovationen wie die digitalisierte Pflegedokumentation oder Telepräsenzroboter, wird durch Verdichtung von Arbeitsabläufen, Prozessoptimierungen und Rationalisierungen wieder aufgesogen. Dieses Paradoxon der modernen Welt lässt sich nur mit der Logik der Beschleunigung entschlüsseln. Für die Pflege ist dieses Thema deshalb hoch relevant, da Pflegebedürftigsein und Kranksein Situationen sind, welche eher durch Langsamkeit und Entschleunigung geprägt sind, also quasi nicht mehr integrierbar sind in eine zeitlich eng getaktete, auf Wachstum,

Beschleunigung und Innovationsverdichtung ausgerichtete Gesellschaft (Rosa 2016, S. 44ff.; Rosa 2005, S. 11ff.; Gröning 2014, S. 27ff.).

Es lassen sich drei Dimensionen sozialer Beschleunigung aufzeigen, die empirisch eng miteinander verknüpft sind. Neben der Beschleunigung des Lebenstempos und der Beschleunigung des sozialen Wandels ist es vor allem die technische Beschleunigung, die quasi wie ein Katalysator auf die anderen Bereiche einwirkt. Durch die Steigerung der Geschwindigkeit beim Transport, bei der Produktion und bei der Kommunikation verändern sich die Verhältnisse zum Raum, zu den Dingen und die Sozialverhältnisse. Die gemeinsame Logik der Veränderungen der Beziehungen (z.B. zu anderen Menschen) lässt sich mit Begriffen wie „verflüssigt, d.h. transitorisch, rasch veränderbar und kontingent" (Rosa 2005, S. 170) beschreiben. Menschliche Interaktionen sind aber nicht beliebig zeitlich zu beschleunigen, sollen sie nicht der Resonanzfähigkeit verlustig gehen. Denn das Einlassen auf andere Menschen erfordert einen gemeinsamen ‚Takt', ein ‚Einschwingen' auf den Rhythmus des anderen. „Die Beschleunigung der Subjekt-Welt-Interaktion, so lässt sich vermutlich zeigen, vermindert oder gefährdet die Chance auf Responsivitäts- oder Resonanzerfahrungen: Das Entstehen von ‚Resonanzen' zwischen Menschen, oder zwischen Menschen und Dingen, erfordert Prozesse der Anverwandlung oder des wechselseitigen ‚Einschwingens', die sich kaum oder jedenfalls nicht beliebig beschleunigen lassen, während instrumentelle Interaktionen nahezu unbegrenzt akzelerationsfähig erscheinen" (Rosa 2009, S. 36).

Die Steigerung der Handlungsgeschwindigkeit als Ausdruck der Beschleunigung des Lebenstempos ist in der Pflege gut sichtbar und spürbar: immer mehr Handlungen pro Zeiteinheit, die einzelnen Handlungen werden immer schneller durchgeführt und oftmals müssen mehrere Handlungen gleichzeitig ausgeführt werden (Multitasking). Die Rationalisierung und Rationierung der Pflegearbeit führt zu einer ablauf- und verrichtungsorientierten Pflege, die Folge dieser permanenten Steigerungslogik ist eine zunehmende Entfremdung, und zwar von sich selbst, von anderen und auch von den uns umgebenden Dingen (Gröning 2014; Rosa 2005; 2016). Der menschliche Leibkörper ist eben nicht beliebig ‚anschlussfähig' an technisch mögliche Prozesse. Menschenzeit und Maschinenzeit sind nicht eins zu eins kompatibel, darauf wies Schrems (1994) schon vor vielen Jahren hin. Gerade in der Langzeitpflege im Umgang mit multimorbiden und chronisch kranken Menschen dauert alles länger, wird vieles mühsamer. Durch Steigerung der Geschwindigkeit können keine Resonanzen entstehen, diese sind für eine gelingende und nicht-entfremdete Selbst- und Weltbeziehung aber unabdingbar. Rosa schließt die Beziehungen zu den Dingen ausdrücklich mit ein, er vollzieht eine ‚materielle Wende' in der Kritischen Theorie, die aber nicht die Grenzen zwischen Mensch und Maschine, Leiblichkeit und Körperlichkeit verwischt.

Resonanzbeziehungen realisieren sich in drei Dimensionen, die Rosa als Resonanzachsen bezeichnet. Diese entsprechen den funktional differenzierten Handlungssphären moderner Gesellschaften: Die horizontale Achse betrifft die sozialen Beziehungen, die diagonale die Objektbeziehungen und die vertikale zielt auf die Welt, das Dasein und das Leben als Ganzes, schließt also auch Transzendenz- und ästhetische Erfahrungen mit ein (Rosa 2016, S. 331 ff.).

Resonanzen bilden den Maßstab und ermöglichen eine empirisch gesättigte und normativ gehaltvolle Kritik der Weltverhältnisse, sie liefern den „unhintergehbaren Maßstab für eine Soziologie des guten Lebens" (Rosa 2016, S. 58) und nehmen quasi Anerkennungsverhältnisse mit auf, denn diese sind eine wesentliche Bedingung für eine gelingende Identitätsbildung.

5. Moderne Technologien in der Perspektive der Anerkennung und Resonanz

Die Technisierung im Gesundheitsbereich hat Auswirkungen auf das Handeln der professionellen Akteure wie auch auf die zu Pflegenden in den verschiedenen Handlungsfeldern. So unterschiedlich die Ziele moderner Technologien sind – wie z. B. Kostendämpfung im Gesundheits- und Pflegewesen durch den Einsatz von Telemedizin und EDV-basierter Dokumentation, dem Fachkräftemangel abhelfen und Entlastung für die Pflege schaffen durch Robotiksysteme, älteren und hilfebedürftigen Menschen ein selbstbestimmtes Leben in den eigenen vier Wänden ermöglichen und deren soziale Teilhabe realisieren durch intelligente Wohnungen und unterstützende Systeme (Bendel 2018; Hagemann 2017; Weber 2017; Klein et al. 2018; Gesellschaft für Informatik 2017; BauA 2015; Hielscher et al. 2015; Hielscher 2014) – nehmen sie Einfluss auf die Wahrnehmung, die Prioritätensetzung, die Interaktions- und Beziehungsgestaltung und damit auf die soziale Welt.

Die Digitalisierung, die Einführung EDV-basierter Pflegedokumentationen mit der Verknüpfung klinischer Daten mit betriebswirtschaftlichen Parametern und eine an ökonomischen Kriterien ausgerichtete Gesamtstrategie der Gesundheitsversorgung haben zu einer Anpassung aller Akteure an die systemischen Erfordernisse der institutionellen Arrangements geführt. Mit der Denkfigur des ‚Unternehmers seiner Selbst' oder des ‚Arbeitskraftunternehmers' lassen sich sowohl Ärzte und Pflegende als auch die zu Pflegenden im Sinne neoliberaler Subjektbildung formen. Dabei kommt eine eigentümliche Umkehrung der Idee der Anerkennung in den Blick, nämlich die ideologische Verzerrung von Praktiken der Anerkennung nicht als Ermächtigung der Subjekte, sondern als Erzeugung von systemkonformen Verhalten. Diese trägt dann eher zur Reproduktion herrschender Verhältnisse bei als zu deren Abbau (Honneth 2010, 103ff.). Die scheinbaren Freiheiten (schnelle Verfügbarkeit von Informationen, Optionenvielfalt, Wahlfreiheit), die zum Kernbestand der Idee des autonomen Subjekts gehören, entpuppen sich bei genauer Analyse als Fiktion.

Die permanenten Wettbewerbs- und Steigerungszwänge haben zu neuen Steuerungsinstrumenten und prozessoptimierten Verfahrensweisen geführt, die den Logiken der Beschleunigung und der Kybernetik folgen und die Subjekte unter permanenten Druck setzen bei gleichzeitig erhöhter individueller Verantwortung und Risikoübernahme. Als Problem erweist sich die Tatsache, dass die Entwicklungen im Gesundheitswesen primär eine Kostenreduktion als Zielgröße anvisieren. So geraten die Konzepte der Digitalisierung und Technisierung in den Sog der Ökonomisierung und Optimierung. Wie in der industriellen Güterproduktion und wie in klassischen Dienstleitungsberufen ist menschliche Arbeit an vielen Stellen zwar durch Technik ersetzbar, aber im Bereich des ‚Hilfehandelns' mit seinen existentiellen, leiblichen und äußerst vulnerablen Dimensionen lässt sich menschliche Zuwendung und fürsorgliches Handeln nicht durch Technik substituieren (Friesacher 2019; Meißner 2017, S. 167). Die fatalen Auswirkungen einer durchrationalisierten, fabrikmäßig organisierten und prozessoptimierten Krankenversorgung sind hinlänglich analysiert und beschrieben (Beine/Turczynski 2017; Deutscher Ethikrat 2016; Maio 2014).

Das Menschenbild einer technisierten und ökonomisierten Sphäre des Sozialen entspricht weniger dem der Aufklärung als dem der Kybernetik. Der scheinbare Freiheits- und Autonomiezuwachs z.B. durch technische Systeme geht von der Grundidee der Problemlösung aus: Der Mensch ist Teil eines Systems. Als Mensch-Maschine-Einheit lässt er sich steuern und sein Verhalten kann vorhergesagt werden, die Algorithmen sind das zentrale Element in der Konzeption eines lernenden Systems bzw. eines lernenden Organismus. Der Mensch ist in diesem Arrangement nur noch ein verdinglichter, und zwar sowohl der Betroffene als auch der Helfer: Denn wer will sich dem Zwang eines zukünftig vielleicht weltweit vernetzten und automatisierten Systems mit sich selbst immer weiter aktualisierenden und optimierenden Daten entziehen, welches über alle relevanten Informationen verfügt und therapierelevante Entscheidungen in Echtzeit treffen kann?

Keine Helferinnen und Helfer (Ärztinnen und Ärzte, Pflegende) und schon gar keine Kranken und zu Pflegenden werden sich der Logik und dem Algorithmus der Maschine widersetzen können, die menschliche Expertise verliert gegenüber der inhaltsleeren Beschleunigung von Rechenprozessen. Damit fallen ganz wesentliche Elemente helfender Arbeit aber weg bzw. werden in ihrer Bedeutung herabgestuft. Basale Verstehensprozesse wie „entgegenkommendes Verstehen" (Hogrebe 2007, S. 27f.) und grundlegende Formen der Anerkennung wie Anteilnahme, Involviertheit und affektive Betroffenheit (Honneth 2015; Cavell 2002) realisieren sich in der sozialen Praxis der Pflege auf einer leiblichen und vorrationalen, vortheoretischen und vorbegrifflichen Ebene, sie entziehen sich somit auch der Technisierung bzw. der technischen Verfügbarkeit (Friesacher 2019, 2016; Hülsken-Giesler 2016).

Wird diese vorgängige Anerkennung vergessen bzw. bewusst ignoriert, entwickeln wir nach Honneth (2005, S. 69–70) „die Tendenz, andere Menschen bloß wie empfindungslose Objekte wahrzunehmen [...] das soll bedeuten, daß wir mit der Amnesie die Fähigkeit verlieren, die Verhaltensäußerungen anderer Personen direkt als Aufforderungen zu einer eigenen Reaktion zu verstehen; zwar sind wir kognitiv gewiß noch in der Lage, das ganze Spektrum menschlicher Expressionen wahrzunehmen, aber uns fehlt gewissermaßen das Verbundenheitsgefühl, das erforderlich wäre, um von dem Wahrgenommenen auch affiziert zu sein. Insofern entspricht jenem Vergessen vorgängiger Anerkennung, das ich als Kern aller Vorgänge der Verdinglichung begreifen möchte, auf der anderen Seite tatsächlich auch das Ergebnis einer perzeptiven Verdinglichung der Welt: die soziale Umwelt erscheint, nahezu wie in der Wahrnehmungswelt des Autisten, als eine Totalität bloß beobachtbarer Objekte, denen jede psychische Regung oder Empfindung fehlt".

Grundlegend für das Selbstverständnis und das Selbstverhältnis des Menschen und seiner Selbstkonstitution ist die Anerkennung von Pflegebedürftigkeit, Behinderung und Krankheit durch andere. Ohne diese Anerkennung ist weder die Selbstwertschätzung durch die Solidarität anderer möglich, noch gelingt die soziale Wertschätzung (Honneth 2003a). Wir beobachten in den letzten Jahren eine zunehmende Medikalisierung des Alters, die nicht ohne Auswirkungen auf das Selbstverhältnis bleibt (Schnabel 2015). Alter ist aus einer medikalisierenden Perspektive zunächst etwas Defizitäres: Verluste in vielfältiger Hinsicht wie z. B. körperlicher und oft auch geistiger Abbau, Verlangsamung, Vereinsamung, Passivität. In diesem Klima entsteht schnell die Forderung, dass (technische) Hilfen in Anspruch genommen werden müssen, um diese Defizite zu kompensieren.

Welche „Normierungsroutinen" werden durch altersgerechte Technik etabliert? Welche sozialen Zwänge entstehen durch „dominante Bilder des medikalisierten bzw. technisch unterstützten Alter(n)s?" (Manzeschke et al. 2013, S. 20). Wieviel Selbstoptimierung wird im Alter erwartet? Techniken zum Erhalt der Autonomie und Selbstbestimmung reichen von technischen Hilfen bei der Mobilität und beim Hören und Sehen bis hin zur Beratung und Förderung der Selbstmanagementkompetenz über das Internet. Zugang zu Informationen und mehr Selbststeuerungskompetenz bedeutet aber noch nicht automatisch mehr Partizipation und Einflussnahme, er kann auch bedeuten, dass sogenannte ‚Nutzer' in die Pflicht genommen werden, Mängel im Gesundheitssystem möglichst kosteneffizient auszugleichen. Ausgestattet mit mehr Expertise könnten so Auswirkungen von Unter-, Über- und Fehlversorgung (weniger von Ungleichversorgung) im Gesundheitswesen überbrückt werden. Zu Ende gedacht könnten dann auch professionelle Angebote zurückgefahren und durch Selbstmanagementprogramme notdürftig ersetzt werden (Steffen 2017).

Damit wären zweierlei Auswirkungen verbunden: zum einen ein Wegfall von emotionaler Zuwendung und Fürsorgearbeit von Seiten professioneller Helfer. Somit würde Anerkennung in einem grundlegenden Bereich, nämlich der Bedürfnis- und Affektnatur, nicht mehr gegeben sein. Zum anderen verbirgt sich dahinter die mehr oder weniger unterschwellige Forderung an die ‚Nutzer', Risikoverhalten zu minimieren und ihr Gesundheitsbewusstsein zu optimieren. Diese Gouvernementalisierung des Nutzerverhaltens mittels Sozialtechnologien und Techniken des Selbst wären dann weniger Strategien zum Empowerment der Betroffenen, sondern eher Steuerungsmechanismen im Rahmen eines ökonomisierten Gesundheitsmarktes (Friesacher 2010).

Der Wegfall von Anerkennung in Form von Fürsorge- bzw. Caring-Arbeit (Friesacher 2019) wird durch Robotik möglicherweise forciert. Deutliche Akzeptanzprobleme gibt es deshalb beim Einsatz in Feldern, in denen menschliche Interaktionen und analoge Body-to-body Begegnungen im Vordergrund stehen (Kuhlmey et al. 2019). So stellen Klein et al. (2018) fest, dass es nur schwerlich akzeptiert wird, „dass eine Maschine eine soziale und emotionale Interaktion übernehmen" (ebd., 124) soll. Deutlich formuliert es eine Interviewteilnehmerin in dem Band: „Der menschliche Faktor ist einfach auch ein großer Verhinderungsgrund in dieser Branche" (der Pflege, H. F.) (ebd., S. 165). Das Menschliche wird zum Störfaktor, ethische und soziale Bedenken sind eher Bremser in einem potentiell riesigen Wachstumsmarkt.

6. Schlussbetrachtung und Ausblick

Ob die Chancen oder die Gefahren der Digitalisierung und Technisierung im Vordergrund stehen werden, hängt von deren Nutzung und sinnvollen Einbettung in ein Gesamtkonzept ab. Geht es vordergründig um Kostensenkung oder um eine qualitative Verbesserung der Leistungsangebote? Geht es um normiertes Alter(n) oder um Akzeptanz des Anderen? Welche Gesundheit wollen wir? Anerkennung und Resonanz als zentrale Begriffe neuerer Kritischer Theorie bieten ein Begriffsrepertoire, mit deren Hilfe eine Kritik der Technologisierung möglich ist. Sie bilden ein Koordinatensystem für eine kritische, normative und empirisch gesättigte Konzeption Kritischer Theorie der Technik, die anschlussfähig ist an bisherige kritische Diskurse, ohne deren Einseitigkeiten und Verkürzungen zu übernehmen.

So erweist sich das Ideal der Autonomie, die empirisch belegbar als Selbstbestimmung und Optionenvielfalt zum Kernbestands unserer westlichen Moderne gehört, als durchaus ambivalentes Konzept. Die Idee der Autonomie bedarf neben der individuellen Selbstbestimmung auch immer der kollektiven Autonomie in Form demokratischer Willensbildung. Die strukturellen Bedingungen unseres Lebens sind nur dann wirklich auch unsere eigenen, wenn es Möglichkeiten der Partizipation und Mitgestaltung gibt. Autonomie ist aber immer auch an Authentizität geknüpft, an die Überzeugung, das eigene Leben ist auch tatsächlich ‚mein Leben' und entspricht auch meinen Vorstellungen vom guten Leben.

Diese Frage nach dem guten Leben muss nicht essentialistisch oder metaphysisch (schon gar nicht in einem starken Sinn) beantwortet und begründet werden, sondern ein gutes Leben wäre ein nicht-entfremdetes und nicht-verdinglichtes Leben. Ein Leben, bei dem es gelingt, „sich zu sich und den Verhältnissen, in denen man lebt und von denen man bestimmt ist, in Beziehung zu setzen, sie sich aneignen zu können" (Jaeggi 2005, S. 51). Ohne emotionale Zuwendung, Achtung und Wertschätzung bleiben die Resonanzachsen starr und stumm. Wie und ob Anerkennung und Resonanz in einer digitalisierten und technisierten (Pflege)Welt möglich ist, wird sich zeigen. Die Hoffnung, dass die Diffusion digitaler Technologien in allen Bereichen des Lebens, Arbeiten und Wirtschaftens zu mehr Demokratisierungsprozessen und Partizipation führt, kann wohl als verfehlt bezeichnet werden. Die Machtkonzentration liegt in den Händen weniger großer Unternehmen. Der „digitale Kapitalismus", dessen „operativer Kern" ein System proprietärer Märkte bildet, radikalisiert die Effekte des Kapitalismus, besonders die soziale Ungleichheit. Man kann ihn auch „in einem umfassenderen Sinn [als] ein neues gesellschaftliches Herrschaftsformat" beschreiben (Staab 2019, S. 20, S. 27 u. S. 301). Diese Tendenzen sollten bei der Betrachtung und Entwicklung digitaler Technologien auf jeden Fall mitbedacht werden.

Literatur

Adorno, T. W. (1966): Negative Dialektik. Suhrkamp, Frankfurt am Main.

Adorno, T. W. (1985) [1951]: Minima Moralia. Reflexionen aus dem beschädigten Leben. Suhrkamp, Frankfurt am Main.

Artner, L./I. Atzl/A. Depner/A. Heitmann-Möller/C. Kollewe (Hrsg.) (2017): Pflegedinge. Materialitäten in Pflege und Care. Transcript, Bielefeld.

Becker, E./T. Jahn (2003): Umrisse einer kritischen Theorie gesellschaftlicher Naturverhältnisse. In: Böhme, G./A. Manzei (Hrsg.): Kritische Theorie der Technik und der Natur. Fink, München, S. 91–112.

Beine K. H./J. Turczynski (2017): Tatort Krankenhaus. Wie ein kaputtes System Misshandlungen und Morde an Kranken fördert. Droemer, München.

Bendel, O. (Hrsg.) (2018): Pflegeroboter. Springer Gabler (Open- Access- Publikation). https://doi.org/10.1007/978-3-658-22698-5 (Zugriff am 19.09.2019).

Böhme, G. (1999): Kritische Theorie der Natur. In: Zeitschrift für Kritische Theorie, H. 9, 59–71.

Böhme, G. (2003): Leibsein als Aufgabe. Leibphilosophie in pragmatischer Hinsicht. Die Graue Edition, SFG Servicecenter Fachverlage, Kusterdingen.

Böhme, G. (2008): Ethik leiblicher Existenz. Über unseren Umgang mit der eigenen Natur. Suhrkamp, Frankfurt am Main.

Böhme, G./J. Grebe (1993): Soziale Naturwissenschaft. Über die wissenschaftliche Bearbeitung der Stoffwechselbeziehung Mensch-Natur. In: Böhme, G.: Alternativen der Wissenschaft, 2. Aufl. Frankfurt am Main, S. 245–270.

Bundesanstalt für Arbeitsschutz und Arbeitsmedizin (BAuA) (Hrsg.) (2015): Intelligente Technik in der beruflichen Pflege. Von den Chancen und Risiken einer Pflege 4.0. Initiative Neue Qualität der Arbeit. Berlin. https://www.baua.de/DE/Angebote/Publikationen/Kooperation/INQA-Intelligente-Technik-in-der-Pflege.html Zugegriffen: 27.08.2018.

Bundesministerium für Gesundheit (Hrsg.) (2017): ePflege. Informations- und Kommunikationstechnologie für die Pflege. Studie durchgeführt von Roland Berger GmbH, Deutsches Institut für angewandte Pflegeforschung e. V. und Philosophisch-Theologische Hochschule Vallendar, Pflegewissenschaftliche Fakultät, Lehrstuhl für Gemeindenahe Pflege. Berlin. https://www.dip.de/projekte/projekt-details/?tx_ttnews%5BbackPid%5D=59&tx_ttnews%5Btt_news%5D=263&cHash=7024e5a39f38a9bb217ba7066c4a45eb Zugegriffen: 27.08.2018.

Cavell, S. (2002): Wissen und Anerkennen. In: Cavell, S./D. Sparti/E. Hammer (Hrsg.): Die Unheimlichkeit des Gewöhnlichen und andere philosophische Essays. Fischer, Frankfurt am Main, S. 39–73.

Daum, M. (2017): Digitalisierung und Technisierung der Pflege in Deutschland. Erstellt von INPUT Consulting gGmbH im Auftrag von DAA-Stiftung Bildung und Beruf. Hamburg, Stuttgart. https://www.daa-stiftung.de/fileadmin/user_upload/digitalisierung_und_technisierung_der_pflege_2.pdf Zugegriffen: 27.08.2018.

Deutscher Ethikrat (2016): Patientenwohl als ethischer Maßstab für das Krankenhaus. Stellungnahme. Berlin. https://www.ethikrat.org/fileadmin/Publikationen/Stellungnahmen/deutsch/stellungnahme-patientenwohl-als-ethischer-massstab-fuer-das-krankenhaus.pdf Zugegriffen: 27.08.2018.

Feenberg, A. (2002): Transforming technology. A critical theory revisited. Oxford University Press, Oxford.

Feenberg, A. (2003): Heidegger and Marcuse: Zerfall und Rettung der Aufklärung. In: Böhme, G./A. Manzei (Hrsg.): Kritische Theorie der Technik und der Natur. Fink, München, S. 39–53.

Forschungsinstitut für innovative Arbeitsgestaltung und Prävention e. V. (FIAP) (2017): Innovative Kompetenzentwicklung in der Altenpflege. Eine Branche auf neuen Qualifizierungswegen. Gelsenkirchen. -https://www.maxq.net/Media/maxQ/Dokumente/TRANSITION_Nr.1-17_HYBRICO.pdf Zugegriffen: 27.08.2018.

Friesacher, H. (2010). Nutzerorientierung. Zur normativen Umcodierung des Patienten. In: Paul, B./H. Schmidt-Semisch (Hrsg.): Risiko Gesundheit. Zu den Risiken und Nebenwirkungen der Gesundheitsgesellschaft. VS, Wiesbaden, S. 55–72.

Friesacher, H. (2016): Professionalisierung und Caring – passt das überhaupt zusammen? In: Kleibe, V./C. Urban-Huser (Hrsg.): Caring – Pflicht oder Kür? Gestaltungsspielräume für eine fürsorgliche Pflegepraxis. Facultas, Wien, S. 55–71.

Friesacher, H. (2019): Fürsorge – trotz oder mit Technik? In: Hauck, C./C. Uzarewicz (Hrsg.): I, robot – I, Care. Möglichkeiten und Grenzen neuer Technologien in der Pflege. De Gruyter, Berlin, S. 27–48.

Gesellschaft für Informatik e. V. (Hrsg.) (2017): Leitlinien Pflege 4.0. Handlungsempfehlungen für die Entwicklung und den Erwerb Digitaler Kompetenzen in Pflegeberufen. Berlin. https://gi.de/fileadmin/GI/Hauptseite/Aktuelles/Aktionen/Pflege_4.0/GI_Leitlinien_Digitale_Kompetenzen_in_der_Pflege_2017-06-09_web.pdf Zugegriffen: 27.08.2018.

Gröning, K. (2014): Entweihung und Scham. Grenzsituationen in der Pflege alter Menschen. 6., umfassend überarbeitete Aufl. Mabuse, Frankfurt am Main.

Grunwald, A./Y. Julliard (2005): Technik als Reflexionsbegriff. Zur semantischen Struktur des Redens über Technik. In: Philosophia naturalis, 42. Jg., H. 1, 127–157.

Habermas, J. (1971): Technik und Wissenschaft als „Ideologie", 5. Aufl. Suhrkamp, Frankfurt am Main.

Habermas, J. (1981): Theorie des kommunikativen Handelns, Bd. 1 u. 2. Suhrkamp, Frankfurt am Main.

Hagemann, T. (2017): Digitalisierung und technische Assistenz im Sozial- und Gesundheitswesen. In: Ders. (Hrsg.): Gestaltung des Sozial- und Gesundheitswesens im Zeitalter von Digitalisierung und technischer Assistenz. Nomos, Baden-Baden, S. 9–17.

Hielscher, V. (2014): Technikeinsatz und Arbeit in der Altenpflege. Ergebnisse einer internationalen Literaturrecherche. Unter Mitarbeit von Niklas Richter. Iso-Report Nr. 1. Saarbrücken. https://www.iso-institut.de/wp-content/uploads/2018/11/iso-Report_Nr.1_Hielscher_Technikeinsatz_2014.pdf Zugegriffen: 27.08.2018.

Hielscher, V./L. Nock/S. Kirchen-Peters (2015): Technikeinsatz in der Altenpflege. Potenziale und Probleme in empirischer Perspektive. Nomos, Baden-Baden.

Hogrebe, W. (2007): Das Dunkle Du. In: Ders.: Die Wirklichkeit des Denkens. Vorträge der Gadamer Professur. Herausgegeben und mit einleitenden Texten versehen von Jens Halfwassen und Markus Gasbriel. Winter, Heidelberg, S. 11–35.

Honneth, A. (1986): Kritik der Macht. Reflexionsstufen einer kritischen Gesellschaftstheorie. Suhrkamp, Frankfurt am Main.

Honneth, A. (2000): Das Andere der Gerechtigkeit. Aufsätze zur praktischen Philosophie. Suhrkamp, Frankfurt am Main.

Honneth, A. (2003a) [1992]: Kampf um Anerkennung. Zur moralischen Grammatik sozialer Konflikte. Mit einem neuen Nachwort. Suhrkamp, Frankfurt am Main.

Honneth, A. (2003b): Umverteilung als Anerkennung. Eine Erwiderung auf Nancy Fraser. In: Fraser, N./A. Honneth: Umverteilung oder Anerkennung? Eine politisch-philosophische Kontroverse. Suhrkamp, Frankfurt am Main, S. 129–224.

Honneth, A. (2003c): Unsichtbarkeit. Stationen einer Theorie der Intersubjektivität. Suhrkamp, Frankfurt am Main.

HONNETH, A. (2005): Verdinglichung. Eine anerkennungstheoretische Studie. Suhrkamp, Frankfurt am Main.

HONNETH, A. (2007): Eine soziale Pathologie der Vernunft. Zur intellektuellen Erbschaft der Kritischen Theorie. In: Ders.: Pathologien der Vernunft. Geschichte und Gegenwart der Kritischen Theorie. Suhrkamp, Frankfurt am Main, S. 28–56.

HONNETH, A. (2010): Das Ich im Wir. Studien zur Anerkennungstheorie. Suhrkamp, Berlin.

HONNETH, A. (2011): Das Recht der Freiheit. Grundriß einer demokratischen Sittlichkeit. Suhrkamp, Berlin.

HONNETH, A. (2015): Verdinglichung. Eine anerkennungstheoretische Studie. Erweiterte Ausgabe. Suhrkamp, Berlin.

HORKHEIMER, M. (1981) [1931]: Die gegenwärtige Lage der Sozialphilosophie und die Aufgaben eines Instituts für Sozialforschung. In: Ders.: Sozialphilosophische Studien. Aufsätze, Reden und Vorträge 1930–1972, herausgegeben von Werner Brede. Fischer, Frankfurt am Main, S. 33–46.

HORKHEIMER, M. (1992) [1937]: Traditionelle und kritische Theorie. In: Ders.: Traditionelle und kritische Theorie. Fünf Aufsätze. Fischer, Frankfurt am Main, S. 205–259. (Erstmals abgedruckt in: Zeitschrift für Sozialforschung, 6. Jg. (1937), H. 2, S. 245–292).

HORKHEIMER, M./T. W. Adorno (1986) [1944]: Dialektik der Aufklärung. Philosophische Fragmente. Mit einem Nachwort von Jürgen Habermas. Fischer, Frankfurt am Main.

HÜLSKEN-GIESLER, M. (2016): Körper und Leib als Ausgangspunkt eines mimetisch begründeten Pflegehandelns. In: Uschok, A. (Hrsg.): Körperbild und Körperbildstörungen. Hogrefe, Bern, S. 55–67.

JAEGGI, R. (2005): Entfremdung. Zur Aktualität eines sozialphilosophischen Problems. Campus, Frankfurt am Main.

JAEGGI, R. (2014): Kritik von Lebensformen. Suhrkamp, Berlin.

JONAS, F. (1965): Technik als Ideologie. In: Freyer, H./J. Papalekas/G. Weippert (Hrsg.): Technik im technischen Zeitalter. Stellungnahmen zur geschichtlichen Situation. Schilling, Düsseldorf, S. 119–136.

KLEIN, B./B. Graf/I. F. Schlömer/H. Roßberg/K. Röhricht/S. Baumgarten (2018): Robotik in der Gesundheitswirtschaft. Einsatzfelder und Potenziale. Herausgegeben von Stiftung Münch. Medhochzwei, Heidelberg.

KOGGE, W. (2008): Technologie des 21. Jahrhunderts. Perspektiven der Technikphilosophie. In: Deutsche Zeitschrift für Philosophie, 56. Jg., H. 6, 935–956.

KUHLMEY, A./Blüher, S/Nordheim, J/Zöllick, J. (2019): Technik in der Pflege – Einstellungen von professionell Pflegenden zu Chancen und Risiken neuer Technologien und technischer Assistenzsysteme. Abschlussbericht des Zentrum für Qualität in der Pflege (ZQP).

KUNZE, C. (2017): Technikgestaltung für die Pflegepraxis. Perspektiven und Herausforderungen. In: Pflege & Gesellschaft, 22. Jg., H. 2, 130–145.

LATOUR, B. (2001): Das Parlament der Dinge. Naturpolitik. Suhrkamp, Frankfurt am Main.

LUKÁCS, G. (1968) [1923]: Geschichte und Klassenbewusstsein. In: Ders.: Werke, Bd. 2, Luchterhand, Neuwied, S. 161–518.

MAIO, G. (2014): Geschäftsmodell Gesundheit. Wie der Markt die Heilkunst abschafft. Suhrkamp, Berlin.

MANZ, U. (2015): Ein anderer Blick auf die Dinge? Von „Pflegehilfsmitteln“ zu „Partizipanden des Tuns“. In: Pflege & Gesellschaft, 20. Jg., H. 3, 213–226.

MANZEI, A. (2003a): Eingedenken der Lebendigkeit im Subjekt? – Kritische Theorie und die anthropologischen Herausforderungen der biotechnologischen Medizin. In: Böhme, G./A. Manzei (Hrsg.): Kritische Theorie der Technik und der Natur. Fink, München, S. 199–220.

MANZEI, A. (2003b): Körper – Technik – Grenzen. Kritische Anthropologie am Beispiel der Transplantationsmedizin. LIT, Münster et al.

MANZEI, A. (2009): Neue betriebswirtschaftliche Steuerungsformen im Krankenhaus. Wie durch die Digitalisierung der Medizin ökonomische Sachzwänge in der Pflegepraxis entstehen. In: Pflege & Gesellschaft, 14. Jg., H. 1, 38–53.

MANZEI, A. (2013): Kritische Theorie der Technik. In: Grunwald, A. (Hrsg.): Handbuch Technikethik. Metzler, Stuttgart, S. 108–112.

MANZESCHKE, A./K. Weber/E. Rother/H. Fangerau (2013): Ethische Fragen im Bereich Altersgerechter Assistenzsysteme. Ergebnisse der Studie. München. https://www.interaktive-technologien.de/service/publikationen/ethische-fragen-im-bereich-altersgerechter-assistenzsysteme Zugegriffen: 27.08.2018.

MARCUSE, H. (1998) [1967]: Der eindimensionale Mensch. Studien zur Ideologie der fortgeschrittenen Industriegesellschaft. DTV, München.

MARGALIT, A. (1999): Politik der Würde. Über Achtung und Verachtung. Fischer, Frankfurt am Main.

MEISSNER, A. (2017): Technisierung der professionellen Pflege. Einfluss. Wirkung. Veränderung. In: Hagemann, T. (Hrsg.): Gestaltung des Sozial- und Gesundheitswesens im Zeitalter von Digitalisierung und technischer Assistenz. Nomos, Baden-Baden, S. 155–171.

NEUHANN, L./R. Kaczynski (2016): Rezension: Rosa, Hartmut: Resonanz. Eine Soziologie der Weltbeziehung. In: Zeitschrift für philosophische Literatur, 4. Jg., H. 3, 42–53.

NORDMANN, A. (2015): Technikphilosophie zur Einführung. 2. Aufl. Junius, Hamburg.

RECKWITZ, A. (2006): Kritische Gesellschaftstheorie heute. Zum Verhältnis von Poststrukturalismus und Kritischer Theorie. http://www.velbrueck-wissenschaft.de/pdfs/2006_reckwitz.pdf. Zugegriffen: 30.01.2018.

ROSA, H. (2005): Beschleunigung. Die Veränderung der Zeitstrukturen in der Moderne. Suhrkamp, Frankfurt am Main.

ROSA, H. (2009): Kritik der Zeitverhältnisse. Beschleunigung und Entfremdung als Schlüsselbegriffe der Sozialkritik. In: Jaeggi, R./T. Wesche (Hrsg.): Was ist Kritik? Suhrkamp, Frankfurt am Main, S. 23–54.

ROSA, H. (2012): Umrisse einer Kritischen Theorie der Geschwindigkeit. In: Ders.: Weltbeziehungen im Zeitalter der Beschleunigung. Umrisse einer neuen Gesellschaftskritik. Suhrkamp, Berlin, S. 269–323.

ROSA, H. (2016): Resonanz. Eine Soziologie der Weltbeziehung. Suhrkamp, Berlin.

ROTHHAAR, M. (2013): Menschenwürde qua Autonomie und Anerkennung: Kant und Fichte. In: Joerden, J. C./E. Hilgendorf/F. Thiele (Hrsg.): Menschenwürde und Medizin. Ein interdisziplinäres Handbuch. Duncker & Humblot, Berlin, S. 73–97.

SCHMID NOERR, G. (2001): Zur Sozialphilosophischen Kritik der Technik heute. In: Zeitschrift für kritische Theorie, H. 12, 51–67.

Schnabel, M. (2015): Reduktionistischer Blick auf Altern und Demenz: Medikalisierung. In: Brandenburg, H./H. Güther (Hrsg.): Lehrbuch Gerontologische Pflege. Hogrefe, Bern, S. 135–147.

Schrems, B. (1994): Zeitorganisation in der Krankenpflege. Zeitliche Dimension von Frauenarbeit am Beispiel der Pflegeberufe. Mabuse, Frankfurt am Main.

Staab, P. (2019): Digitaler Kapitalismus. Markt und Herrschaft in der Ökonomie der Unknappheit. Suhrkamp, Berlin.

Stahl, T. (2012): Verdinglichung und Herrschaft. Technikkritik als Kritik sozialer Praxis. In: Friesen, H./C. Lotz/J. Meier/M. Wolf (Hrsg.): Ding und Verdinglichung. Technik- und Sozialphilosophie nach Heidegger und der Kritischen Theorie. Fink, München, S. 299–324.

Steffen, H. T. (2017): Patientenautonomie durch e/mHealth. In: Hagemann, T. (Hrsg.): Gestaltung des Sozial- und Gesundheitswesens im Zeitalter von Digitalisierung und technischer Assistenz. Nomos, Baden-Baden, S. 307–320.

Weber, K. (2017): Demografie, Technik, Ethik. Methoden der normativen Gestaltung technisch gestützter Pflege. In: Pflege & Gesellschaft, 22. Jg., H. 4, 338–352.

Ursula Hübner

Digitalisierung, Künstliche Intelligenz und Big Data als Motor für Wandel in Pflege und Gesellschaft?

1. Digitalisierung und gesellschaftlicher Wandel

Digitalisierung erfasst mittlerweile fast alle Bereiche des täglichen Lebens und ist im privaten Umfeld für viele Menschen unmittelbar erfahrbar. Sie hat damit die Gesellschaft auf der Ebene der Konsumenten erreicht und ist längst nicht mehr nur ein Instrument der Kommunikation zwischen Institutionen und Geschäftspartnern. Bürgerinnen und Bürger in Deutschland und Europa besitzen Teilhabe an digitalen Ressourcen, wie beispielsweise

- dem weltweiten Zugang zu Informationen und Dokumenten jeder Art,
- der mobilen Kommunikation und Navigation,
- der Vernetzung über soziale Medien und
- der Durchführung von Transaktionen, Bestellungen und Automatisierung der davon betroffenen Prozesse.

Im Zuge der Verfügbarkeit dieser Dienste hat sich ein neuer Umgang mit Daten etablieren können, der auf eine stillschweigende Akzeptanz einer breiten Anwenderschicht stößt. Zunehmend werden Daten während der Nutzung von Suchmaschinen, Apps, Internetportalen und sozialen Medien im Gegenzug zur kostenfreien Bereitstellung dieser Anwendungen erhoben und analysiert, um darüber personalisierte Werbung und Information an die Konsumenten zu leiten. Anbieter von Navigationssystemen und Karten können den Standort der jeweiligen Person ermitteln. Weitere Daten werden im großen Stil über Telematik-Anwendungen in PKWs durch die jeweiligen Automobilhersteller ermittelt und gespeichert, um somit u.a. Service- und Sicherheitsleistungen anzubieten. Grundsätzlich ist das Internet der Dinge, z.B. im Haushalt ebenfalls ein großer Datenlieferant, auch wenn dieser noch nicht flächendeckend wirksam wird.

Man kann diese Entwicklung beklagen, Realität ist sie allemal geworden und selbst Kritikerinnen und Kritiker – auch aus dem Gesundheitswesen – sind im Privaten wie im Beruflichen zu Nutzerinnen und Nutzern geworden. Damit eröffnet sich das weite Feld von Big Data auch im Gesundheitswesen, denn Daten können gleichermaßen über die Konsumenten selbst im Sinne einer Selbstvermessung (quantified self) wie von Fachpersonen erhoben und potenziell an Dritte wie z. B. Ärztinnen und Ärzte oder Krankenkassen weitergeleitet werden. Anhand dieser Beispiele wird deutlich, dass Digitalisierung dazu beiträgt, große Mengen von Daten, Big Data, zu erzeugen, wenn das Konsumentenverhalten dies begünstigt. Big Data wird gerne durch die vier Vs beschrieben (Bellazzi 2014): volume (Größe), variety (Verschiedenheit), velocity (Geschwindigkeit) und veracity (Wahrhaftigkeit), in anderen Arbeiten kommen noch value (Nutzen) und variability (Variabilität) hinzu (Ristevski/Chen 2018). Dies zeigt, dass die Anforderungen nicht allein durch die Größenordnung gegeben werden, auch wenn dies der Name nahelegt.

Zur Datenauswertung dienen neben klassischen statistischen Verfahren explorative Methoden u. a. des Maschinellen Lernens, die in den Daten Muster beziehungsweise Abweichung von Mustern zu erkennen suchen. Darüber werden datengetriebene Verfahren der künstlichen Intelligenz beispielsweise für Entscheidungsunterstützung ermöglicht.

Auch wenn die Bausteine von Digitalisierung, Big Data und Künstlicher Intelligenz seit vielen Jahren beforscht werden, so ist erst in der letzten Zeit ein für die Allgemeinheit sichtbarer Effekt eingetreten. Die gesellschaftliche Bewertung dieser Entwicklungen ist heterogen und auch nicht immer in sich stimmig. Tatsache bleibt, dass diese Neuerungen Einfluss auf das Verhalten der Menschen in einer Gesellschaft und über deren Grenzen hinaus besitzen: auf das soziale Miteinander und die Kommunikationskultur, auf das Kaufverhalten und den Umgang mit Informationen allgemein, um nur einige Beispiele zu nennen.

Mit der Schaffung dieser neuen Realität wurde es nötig, die Gesetzgebung zum Schutz der Individuen vor Missbrauch ihrer Daten und zur Gewährleistung von Privatheit und Intimität den neuen Gegebenheiten anzupassen. Dieser Ansatz lag der Mitte 2018 in Kraft getretenen europäischen Datenschutz-Grundverordnung zugrunde (Europäische Union 2016).

Die Wissenschaft ist gleichsam in vielfältiger Art und Weise Wegbereiter und Wegbegleiter dieser Entwicklungen: über die Grundlageninformatik und deren Anwendungsdisziplinen, über die IT Adoptions- und Diffusionsforschung, die Akzeptanz- und Evaluationsforschung sowie die Forschung zu Technikfolgenabschätzung.

Nicht zuletzt werden Entwicklungen durch äußere Faktoren getrieben, wie die SARS-CoV-2 Pandemie zeigt. Schlagartig mussten sich viele Menschen mit Videokonferenzen vertraut machen sowie Schülerinnen und Schüler und Studierende mit online Lernen – um nur ein paar Beispiele aufzuzeigen.

Obwohl Informations- und Kommunikationstechnologie das private Leben vieler Menschen durchdringt, kann man nicht unmittelbar darauf schließen, wie

diese Technologie das berufliche Umfeld der Menschen in einer bestimmten Branche bestimmt, da hier häufig deutlich komplexere Rahmenbedingungen vorliegen (Hübner 2015). Dies gilt nicht zuletzt für das Gesundheitswesen,
- in dessen Zentrum das gesundheitliche Wohlergehen der Menschen steht,
- das durch Expertenorganisationen und einen umfangreichen, sich ständig erweiternden Wissensstand geprägt ist und
- dessen Prozesse nur bedingt planbar sind.

Es stellt sich daher die Frage, in welchem Spannungsfeld Digitalisierung im Gesundheitswesen und insbesondere in der Pflege einzuordnen ist und welche Dimensionen sie besitzt. Im Folgenden werden zehn Thesen aufgestellt, anhand welcher Merkmale Digitalisierung und die in ihrer Folge stehenden Verfahren von Big Data und Künstlicher Intelligenz zu beschreiben sind (Abb. 1). Diese werden mit Beispielen untermauert.

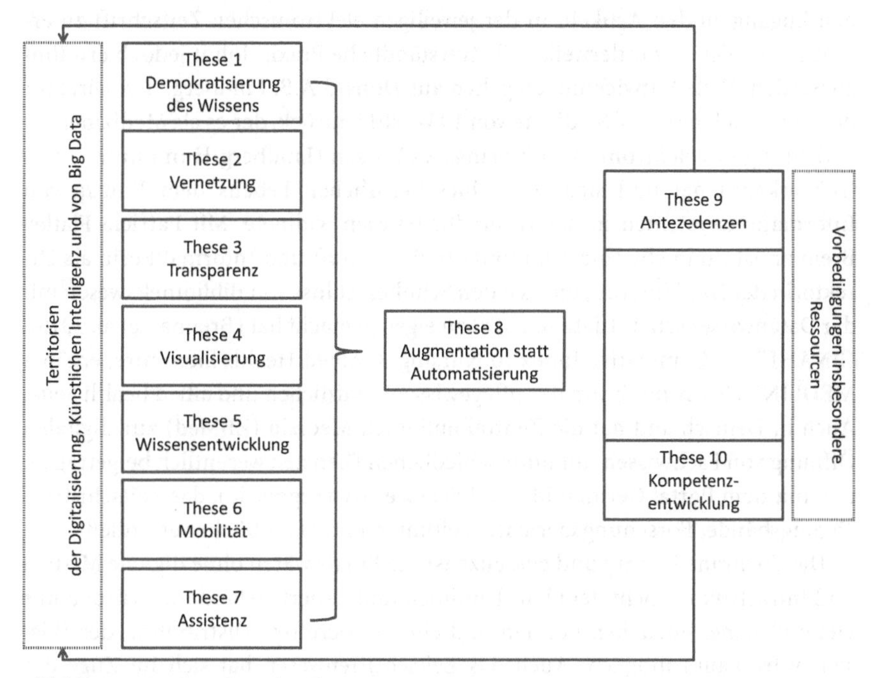

Abbildung 1: Struktur der zehn Thesen

2. Zehn Thesen zur Digitalisierung im Gesundheitswesen und insbesondere in der Pflege

2.1 These 1 – Demokratisierung des Wissens

Die Demokratisierung des Wissens geht allgemein einher mit einem offenen Zugang zu einer Vielzahl von heterogenen Informationsquellen für eine breite Bevölkerungsmehrheit. Im Gesundheitswesen betrifft das einerseits die Gesundheitsberufe selbst und andererseits die Betroffenen also Patient/innen und deren Familien und Freunde.

Die betroffenen Bibliotheken, allen voran die National Library of Medicine (NLM) in den USA, haben mit MEDLINE und dem Zugangsportal Pubmed Außerordentliches geleistet, um wissenschaftliche Veröffentlichungen im großen Stil leicht auffindbar zumachen und zunächst über die Abstracts, dann über den Zugang zu den Artikeln in der jeweiligen elektronischen Zeitschrift zu erschließen. Dies ist mittlerweile selbstverständliche Praxis, lohnt jedoch erwähnt zu werden. Viele Entwicklungen gehen auf Donald A.B. Lindberg, den Direktor der National Library of Medicine von 1984–2015 zurück, der es als Mediziner die Bedeutung des elektronischen Zugangs zu Wissen (Lindberg/Humphreys 2008) früh erkannt hat und sich zeit seines beruflichen Lebens dem Einzug von Informationssystemen in das Gesundheitswesen widmete. Mit Patricia Flatley Brennan ist nunmehr eine renommierte Pflegekraft und Informatikerin als Direktorin der NLM im Amt, die sich den Schulterschluss von Bibliothekswesen mit der Datenwissenschaft (data science) zu eigen gemacht hat (Brennan et al. 2018). CINAHL, der Cumulative Index to Nursing & Allied Health Literature, ergänzt MEDLINE elektronisch von der pflegewissenschaftlichen und allied health Seite. Auch in Deutschland hat die Zentralbibliothek Medizin (ZBMed) zur digitalen Öffnung von Fachwissen mit unterschiedlichen Diensten wesentlich beigetragen, u. a. mit dem Portal German Medical Science (www.egms.de), das Zeitschriften, Tagungsbände, Forschungsberichte, Leitlinien und Handbücher erschließt.

Die Cochrane Library und evidenzbasierte Praxis wären ohne digitale Medien und Infrastruktur nicht denkbar. Leitlinien und Expertenstandards würden nur viel mühsamer entstehen können und eine barrierefreie Distribution des Wissens wäre kaum möglich. Auch das Zeitschriftenwesen hat sich im Zuge der Umstellung auf elektronische Journale beziehungsweise der Ergänzung des traditionellen Angebots mit elektronischen Ausgaben grundlegend verändert und mit dem open access Modell wurde es ganz neu gedacht. So konnten darüber weitere Lesergruppen erschlossen werden (Eysenbach 2010) und ein anerkanntes alternatives Publikationskonzept geschaffen werden (Hoffecker et al. 2015).

Mittlerweile gründen auch bekannte Subskriptionszeitschriften einen open access Zweig (Koch et al. 2016).

Neben den Gesundheitsberufen sind auch die Betroffenen selbst Nutzer von frei verfügbaren Informationen, z. B. über Patientenversionen von Leitlinien, aber auch gerade über Medizin- und Gesundheitsportale und entsprechende Apps. Aus letzteren Optionen ergeben sich Herausforderungen, die insbesondere die Qualität der Informationen betreffen. Diese Chancen und Gefahren wurden früh erkannt. Eine der weltweit bekanntesten Organisationen, die sich seit 1996 diesem Thema widmet, ist Health On the Net (HON) mit Sitz in Genf, die über ein klar definiertes Regelwerk (HONcode) den Erstellungsprozess von Gesundheitswebseiten zertifiziert und damit dem Anwender unmittelbar die Glaubwürdigkeit der Informationen sichtbar macht (Boyer et al. 2017). Aber nicht alle Menschen suchen nach online verfügbaren Gesundheitsinformationen und nutzen glaubwürdige Gesundheits-Apps. Studien haben nachgewiesen, dass die Nutzung von gesundheitsbezogener Technologie von der Gesundheitskompetenz (health literacy) eines Menschen allgemein abhängt (Mackert et al. 2016). Ferner wurde immer wieder vor einem digital divide gewarnt, einem Graben, der zwischen Menschen mit und ohne Kenntnissen und Zugang zur digitalen Welt unterscheidet und letztere massiv benachteiligt (Nguyen et al. 2017).

Zusammenfassend kann festgestellt werden, dass Digitalisierung insbesondere in Form des Internets zu einer neuen Qualität von Wissensbereitstellung beigetragen und eine Wissensgesellschaft ermöglicht hat, die gerade dem Gesundheitswesen und der Pflege als wissensintensive Disziplin zugutekommt. Im Zusammenhang mit der Wissensgesellschaft wird auf die Bedeutung von Medienkompetenz, eHealth literacy und Weiterbildung verwiesen, um kritisch mit den dargebotenen Ressourcen umgehen zu können und nicht in einem Ozean von Informationen zu ertrinken. These 10 befasst sich gezielt mit Kompetenzen und Bildung.

2.2 These 2 – Vernetzung

Verwendet man den Begriff Einsatz von Informations- und Kommunikationstechnologie statt Digitalisierung wird deutlich, dass ähnlich wie mit älteren Formen von Technik, beispielsweise dem Telefon, eine neue Qualität des Austausches zwischen Menschen möglich wird, wenn genügend Teilnehmer diese Technologie anwenden. Angewendet auf das Gesundheitswesen kann Informations- und Kommunikationstechnologie zu einer Vernetzung der Sektoren und der Berufe führen. Dies geht im besten Fall mit Versorgungskontinuität (Rinner et al. 2016) und Interprofessionalität in der Patientenversorgung (Schaffler-Schaden et al. 2018) einher.

Mit den Protokollen des Internets ist eine grundsätzliche Plattform des Datenaustausches vorhanden, auf die weitere Standards aufbauen müssen, damit es zu einer Interoperabilität auf technischer, syntaktischer und semantischer Ebene möglicherweise sogar auf Organisations- und Serviceebene kommt (Blobel/Pharow 2009). Diese Interoperabilität betrifft längst nicht nur informationstechnische Aspekte, wie Datenformate, sondern ist eng mit fachlichem Wissen verknüpft und bedarf der Einbindung von Experten aus dem Gesundheitswesen. Fragen darüber, welche Daten oder Dokumente überhaupt in bestimmten Szenarien übermittelt werden sollen, mit welcher Priorität und welche Inhalte diese Datenfelder genau abbilden, sind unbedingt zu klären, um Interoperabilität herzustellen. Dies betrifft letztlich nicht nur die maschinelle Kommunikation, sondern auch die menschliche. Denn gerade wenn Grenzen jeder Art überschritten werden, gilt es auch für Menschen eine gemeinsame Sprache zu definieren. Eine Sektoren- und Berufsgruppen übergreifende Versorgung erhält im Zuge einer Gesellschaft mit ansteigendem Pflegebedarf und einer wachsenden Zahl von chronisch kranken Menschen neue Bedeutung.

In Deutschland wurde früh die Einbindung von Pflege in den Vernetzungsprozess über die Telematikinfrastruktur im Gesundheitswesen angemahnt (Hübner 2006). In den letzten Jahren gab es jedoch einen deutlichen Schub in Richtung Digitalisierung im Gesundheitswesen, der sich in der Gesetzgebung durch das Bundesgesundheitsministerium manifestiert und auch die Pflege einbezieht. So wurden persönliche elektronische Patientenakten (ePA), die von den Krankenkassen zur Verfügung gestellt werden, und Möglichkeiten der Abrechnung von Telemedizin im Terminservice- und Versorgungsgesetz (TSVG) festgeschrieben. Es folgte das Digitale Versorgungsgesetz (DVG) mit der expliziten Berücksichtigung von Pflege, der Ausweitung von Videosprechstunden, der Verankerung des Innovationsfonds der Krankenkassen und der Verordnung von Gesundheits-Apps durch den Arzt. Mit dem Patientendaten-Schutzgesetz (PDSG) wird die Nutzung der elektronischen Patientenakte (ePA) weiter spezifiziert, das eRezept und die eÜberweisung konzipiert.

Über den Deutschland weit konsentierten und von HL7 formal standardisierten ePflegebericht steht ein Dokumentenstandard zur Verfügung, der im Kreise von pflegerischen Experten aus allen Sektoren definiert worden ist und der das das pflegerische Entlassmanagement unterstützt (Hübner et al. 2010, Przysucha et al. 2019). Seine Machbarkeit und Nützlichkeit im Rahmen der Telematikinfrastruktur wurde nachgewiesen und insbesondere die Vollständigkeit der Informationen hervorgehoben (Schulte et al. 2017). Neben dem ePflegebericht, der viele administrative Daten mit dem eArztbrief teilt und zur Familie der Clinical Documents Architecture (CDA) gehört, wurde der eWundbericht als Addendum zu ePflegebericht und eArztbrief konzipiert und konsentiert (Hübner et al. 2016a). Weitere Dokumentspezifikationen dieser Art für pflegerische und interprofessionelle Anwendungen z. B. in der Hygiene befinden sich in der Entwicklung.

Im pflegerischen Bereich sind gerade Wundnetzwerke ein erfolgreiches Modell der interprofessionellen Zusammenarbeit, die elektronisch unterstützt werden kann, indem ein gemeinsamer elektronisch zugänglicher Dokumentenpool existiert (Kötte et al. 2016). Ob eine digitale Vernetzungsmöglichkeit tatsächlich die Netzwerkbildung vorantreibt, bleibt offen. Häufig steht ein Finanzierungmodell (Egbert/Hübner 2013) im Vordergrund beziehungsweise Fragen des Netzwerkmanagements dominieren eine digitale Vernetzung (Przysucha et al. 2018). IT kann sowohl Spannungen in Netzwerken verstärken, idealerweise wirkt IT jedoch als Übersetzer zwischen den Akteuren (Teckert/Litfin 2018).

Auch innerhalb von Organisationen kann Digitalisierung zu einer Vernetzung führen, beispielsweise zwischen Abteilungen oder zwischen pflegerischen Schichten (Flemming/Hübner 2013). Allgemein und speziell für Pflegeübergaben gilt, dass Dokumentation Kommunikation nicht ersetzen kann, da Kommunikation immer ein Gegenüber, einen Empfänger verlangt (Flemming 2016). So gesehen sind Dokumentationssysteme keine Kommunikationssysteme – weder in der papierbasierten noch in der digitalen Welt. Es können elektronische Patientenakten zwar die digitale und nicht-digitale Kommunikation innerhalb eines Netzwerkes oder einer Organisation ergänzen, aber nicht ersetzen, wie für Übergaben gezeigt wurde (Zendejas et al. 2011).

Neben der Patientenversorgung kann Vernetzung auch Forschungsverbünde unterstützen. Westra und Kollegen/innen formulierten dazu einen Aktionsplan, der auf Datenaustausch zwischen Forschungsinstitutionen setzt (Westra et al. 2015).

Es lässt sich festhalten: Vernetzung im Gesundheitswesen und in der Pflege ist ein mächtiges digitales Werkzeug, um insbesondere Versorgungskontinuität, Interprofessionalität und Forschung zu befördern. Nur in einer digitalen Umgebung ist ein zeitnaher und vollständiger Austausch von Patientendaten über organisatorische Grenzen hinweg möglich – vorausgesetzt Interoperabilität und ein geeignetes Management der Zusammenarbeit sind gegeben.

2.3 These 3 – Transparenz

Wenn Vernetzung Interoperabilität und Standards benötigt, so tut dies Transparenz in mindestens gleicher Art und Weise. Transparenz ist das Resultat einer regelmäßigen Auswertung von vergleichbaren Informationen. Auch wenn jegliche Form von Daten auswertbar sind, so sind es nur elektronisch verfügbare Daten, die regelmäßig und in großer Anzahl zeitnah analysiert werden können. Die von der Transparenz geforderte Vergleichbarkeit setzt syntaktische und semantische Strukturen und deren Definitionen voraus. Diese Strukturen werden von Klassifikationen und Terminologien geliefert, indem sie zu erfassende Entitäten, deren Begriffe und Ausprägungen bereitstellen. Auch in der Pflege gibt es seit vielen Jahren Klassifikationen und Terminologien, insbesondere für die Pflegediagnosen North American Nursing Diagnosis Association (NANDA), für die Pflegemaßnahmen Nursing Intervention Classification (NIC) und die Pflegeresultate Nursing Outcome Classification (NOC) (siehe http://kb.nanda.org/article/AA-00281/0/NANDA-I-NIC-NOC-for-Safe-Patient-Care.html) sowie für Pflegephänomene und Pflegeinterventionen allgemein die „Internationale Klassifikation der Pflegepraxis ICNP" (International Classification of Nursing Practice, https://www.icn.ch/what-we-do/projects/ehealth). Das Reference Terminology Model liefert kategoriale Strukturen zur Repräsentation von Pflegediagnosen und Pflegehandlungen in Terminologiesystemen allgemein (CSN EN ISO 18104, 2014) und ist nutzbar, um Klassifikationen zu vergleichen.

Auch wenn es viele gute Beispiele für Anwendungen in Europa gibt (Hübner 2011), so haben sich pflegerische Klassifikationen in Deutschland nur selektiv durchgesetzt. Durch finanzielle Anreize gestützt werden die Pflegekomplexmaßnahmen-Scores (PKMS) in vielen Krankenhäusern anhand entsprechender Dokumentation für hochaufwendige Pflege berechnet, um einen zusätzlichen Erlös zu erhalten. Dabei bauen die PKMS auf keiner Klassifikation im eigentlichen Sinne auf, sondern beinhalten Themen für Gründe und Maßnahmen, die mit einem Punktesystem für die einzelnen Leistungsbereiche versehen sind (Wieteck et al. 2018). Das ergebnisorientiertes Patienten Assessment (ePA-AC) ist ebenfalls eine Beschreibungsmethode und spezifisch für den Zustand eines Patienten ausgerichtet, der anhand von Themenfeldern beschrieben wird, um einen Selbstpflege-Index berechnen zu lassen (Hunstein 2009). Anhand dieser Kennzahl kann bestimmt werden, ob es sich um einen potenziellen PKMS Fall handelt. ePA-AC ist einsatzbar für Abfragen, das Berichtswesen, multidimensionale Analysen und Data Mining mit dem Ziel der Herstellung von Transparenz in der Pflege (Hunstein 2011).

Eine Klassifikation, die auf den Achsen der ICNP aufbaut, ist Apenio, die in das gleichnamige Dokumentationssystem integriert ist. Dieses System befindet sich seit einer Reihe von Jahren auf dem Markt, sowohl für Pflege im Krankenhaus wie in der Altenpflege (Güttler et al. 2010). Auch Spezialdokumentationen wie die Wunddokumentation sind darüber möglich (Goedecke/Güttler 2016).

Die bekannteste deutschsprachige Terminologie zur Erfassung von Pflegemaßnahmen in Kombination mit zugeordneten Zeitwerten ist LEP (Leistungserfassung in der Pflege), das auf die ICNP gemappt wurde (Baumberger et al. 2015) und mit ePA-AC (Baumberger/Hunstein 2009, Vollmer 2015) sowie mit Apenio kombiniert werden kann. Sie ermöglicht es, ein pflegerisches Tätigkeitsprofil sowie den zeitlichen Pflegeaufwand für unterschiedliche Betrachtungseinheiten auszuweisen, z. B. pro Organisationseinheit, pro Patient- oder Patientengruppe und longitudinal über die Zeit hinweg. Dem Pflegeaufwand kann die Personalbesetzung in Workload Analysen gegenübergestellt werden, um Minderbesetzungen quantitativ auszuweisen, aber auch um die Risiken von Minderbesetzung auf pflegesensitive Ergebnisse (Kim et al. 2018) und Überlebenschancen (McHugh et a. 2016) darzustellen.

Mit diesem kurzen Abriß ist die Anzahl von pflegerisch nutzbaren Klassifikationen nicht erschöpft. Der Vollständigkeit halber sollte noch ENP (European Nursing care Pathways, Wieteck et al. 2017), das Strukturmodell (Beikirch et al. 2017) und die „Internationale Klassifikation der Funktionsfähigkeit, Behinderung und Gesundheit" (ICF) der Weltgesundheitsorganisation sowie die Systematized Nomenclature of Medicine-Clinical Terms (SNOMED CT) erwähnt werden, die ebenfalls für die Formulierung von pflegerischen Sachverhalten nutzbar sind (Heinen et al., 2005, Kim et al 2014, Kieft et al. 2018).

Der Vorteil dieser elektronisch verfügbaren, strukturierten und inhaltlich standardisierten Daten ist die schnelle Auswertbarkeit und eine Vergleichbarkeit über Organisationsgrenzen und Ländergrenzen hinweg. Auch wenn freitextliche Daten maschinell analysiert werden können, so ist nur mit standardisierten Daten eine auf Gleichheit basierende Transparenz möglich. Diese Transparenz bietet viele Chancen, u. a. Qualität zu entwickeln und zu sichern, pflegerische Leistungen sichtbar zu machen und Erlöse zu sichern. Dies kann auf der Ebene einer Organisation oder eines Organisationsverbundes erfolgen, aber auch im Sinne von Minimal Nursing Data Sets auf Länderebene, wie beispielsweise für Österreich konzipiert (Ranegger et al. 2015), eingesetzt werden.

Big Data Verfahren wie Data Mining (Sellemann et al. 2012) sind mit Routinedaten aus elektronischen Patientenakten machbar und wie am Beispiel von Maschinellem Lernen gezeigt wurde (Zlontnik et al. 2015) praktisch nutzbar.

Ein häufiges Missverständnis ist, dass mit strukturierten und klassifizierten Daten das Gesamtbild eines Patienten verloren geht und er durch Etiketten stigmatisiert wird. Richtig ist, dass strukturierte und klassifizierte Daten keine narrative Darstellung des Patientenfalls ersetzen können, dies jedoch auch nicht sollen.

In der Gesamtschau lässt sich sagen, dass es auch in Deutschland eine Reihe von für die spezifische Situation ausgerichteten und validierten Klassifikationen und Terminologien gibt, die sich im praktischen Einsatz befinden. Ihre Bedeutung für die Schaffung von Transparenz ist erkannt. Allerdings bleibt diese Option auf einer landes- oder bundespolitischen Ebene ungenutzt.

2.4 These 4 – Visualisierung

Damit Patientinnen und Patienten bestmöglich behandelt werden können, müssen möglichst viele aktuelle Informationen über sie und ihr Umfeld bekannt sein, damit sich die für die Behandlung zuständigen Personen ein umfassendes Bild machen können. Im pflegerischen Alltag werden daher Daten und Informationen unterschiedlicher Art in einer elektronischen Akte oder einem Informationssystem gebündelt, insbesondere freitextliche und strukturierte Daten, Verlaufsgraphiken z. B. von Laborwerten, Warnungen bei Daten außerhalb des Normbereichs, Skizzen und Fotos. Vor diesem Hintergrund erfahren geeignete Visualisierungsmethoden und Dashbords zunehmende Aktualität (Dowding/Merill 2018). Grundsätzlich bietet eine elektronische Visualisierung eine flexible Darstellung beispielsweise über das Umschalten von einer Listendarstellung hin zu einer graphischen Verlaufsdarstellung oder das zeitweise Ausblenden von Informationen. Mit der Nutzung von hochauflösenden Kameras in Smartphones eröffnen sich neue Anwendungsfelder von Fotos zur Dokumentation am Point of Care. Die bekannteste Anwendung von Fotodokumentation war bereits vor den Zeiten der Digitalkamera die Wunddokumentation. Heute ist in fast jedem elektronischen Dokumentationssystem für Wunden die Funktion integriert, digitale Fotos abzulegen, in vielen können diese Fotos auch (semi-)automatisch hinsichtlich Umfang und Größe der Wunde ausgewertet werden (Hübner et al. 2016b). Der Vergleich von Wundbildern setzt jedoch voraus, dass die Bilder unter standardisierten Bedingungen aufgenommen werden. Digitale Fotos bieten sich an, im interprofessionellen Team zeitnah ausgetauscht zu werden, damit es zu einer Abstimmung über die Therapie kommt. Hier spielt die Vernetzung wiederum die entscheidende Rolle.

Grundsätzlich haben alle bildhaften Darstellungen den Vorteil einer sehr kompakten Wiedergabe von Informationen. Diese Tatsache machte man sich in dem Projekt cognIT zunutze, um die Komplexität von Patientenfällen in ihrer Gesamtheit über sogenannte cognitive maps auf einem digitalen Bord anzuzeigen. Diese maps entsprechen mentalen Landkarten, die das Wissen einer Pflegekraft über einen Fall mittels einer graphischen Symbolik abbildbar machen (Flemming et al. 2015). Solche Landkarten wurden in pflegerischen Übergabeszenarien zum Einsatz gebracht, um kognitive Prozesse wie Wahrnehmen, Erinnern und Planen zu unterstützen (Flemming 2016). Erfolgt eine Präsentation von Patienteninformationen in einer Teambesprechung auf einem Großbildschirm, auf dem alle beteiligten Personen die nötigen Informationen gleichzeitig und in der entsprechenden Größe dargeboten werden, entsteht eine Gruppenatmosphäre, die eine Diskussion zu dem Fall anregt (Hertzum/Simonsen 2008).

Neue Formen der Visualisierung erlauben es, virtuelle Welten (virtual reality) entstehen zu lassen oder die existierende Welt mit zusätzlichen Informationen anzureichern (augmented reality). Augmented Reality Ansätze bieten sich für Trainingszwecke an, zum Beispiel in der Anatomieausbildung (Aebersold et al. 2018), für die Rehabilitation von Patienten (Villiger et al. 2017) und für die Unterstützung von Tätigkeiten z.B. zur Dokumentationsassistenz (Wüller et al. 2018). Virtuelle und erweiterte Realität und ihr Einsatz im Gesundheitswesen sind ein aktives Forschungsfeld, bei dem neue technische Entwicklungen und Anwendungsfelder in der nahen Zukunft zu erwarten sind.

Visualisierung verbindet in einer untrennbaren Form Mensch und Technik und verlangt daher, den Menschen mit seinen Bedürfnissen und seinem Umfeld in das Zentrum der Entwicklungen zu stellen. Für alle Fälle von Visualisierung gilt daher zusammenfassend die Notwendigkeit einer sorgfältigen Evaluation der Gebrauchstauglichkeit (usability) und Nützlichkeit für das angestrebte Szenario. Visualisierung von Daten ermöglicht es dann im besten Fall, Zugang zu einer ansonsten hochabstrakten Welt von nicht greifbaren Fakten zu eröffnen. Visualisierung von Szenarien schafft es, eine Situation zu erschließen, die schwer zugänglich ist und schließlich bietet Visualisierung im Umfeld von serious games die Chance, neue Belohnungsstrategien aufzubauen (z.B. Klein et al. 2016).

2.5 These 5 – Wissensentwicklung

Pflege ist eine wissensintensive Disziplin, in der Wissen durch empirische Forschung entsteht, die durch Beobachtungen und Erfahrungen angeregt und durch professionelle Neugierde motiviert wird. Nicht zuletzt lässt sich daher der große Erfolg der Expertenstandards des Deutschen Netzwerkes für Pflegeentwicklung (DNQP) erklären.

Mit elektronisch vorliegenden großen Mengen von Routinedaten in hinreichend guter Qualität gibt es eine Quelle für die Entwicklung von Wissen oder die Bildung von Hypothesen. Big Data bietet daher auch eine Chance für die Pflege, die sowohl mit strukturierten Daten unter Verwendung von Terminologien und als auch mit unstrukturierten Daten, d.h. hochqualitativen Berichten, realisierbar ist. Strukturierte Daten, wie sie in These 3 zur Transparenz vorgestellt wurden, sind eine gute Voraussetzung und im deutschsprachigen Raum insbesondere mit LEP, ePA-AC, apenio, PKMS und ENP verfügbar. Dabei ist daran zu denken, dass ein Gesamtbild eines Patienten oder einer Patientin nicht nur über die Perspektive der Pflege (oder der Medizin) entsteht, sondern durch die Betroffenen selbst, deren persönliche Sichtweise erst zu einer ganzheitlichen Betrachtung im Sinne von co-created health (Procter/Wilson 2018) führt. Diese Betrachtung ist ähnlich einem Mosaik, eine Zusammenstellung einzelner und kleinster Bauteile, die durch die kognitive und intuitive Leistung der Pflegekraft in ihrer Rolle als Wissensexpertin oder Wissensexperte zusammengefügt werden.

Zu diesem Zweck darf keine Wissensquelle ungenutzt bleiben. Diese Maxime leitete den Deutschen Ethikrat in seinem Gutachten „Big Data und Gesundheit – Datensouveränität als informationelle Freiheitsgestaltung“ (Deutscher Ethikrat 2017). Das Gutachten verweist auf die Chancen, über große Datenmengen guter Qualität eine bislang nicht mögliche Stratifizierung vorzunehmen und darüber Untergruppen zu identifizieren, die sich anders verhalten als die Mehrheit. Damit ist der Weg hin zu einer individuelleren Versorgung möglich, die entscheidungsunterstützende Systeme miteinbezieht. In dem Gutachten werden ausdrücklich auch Daten erwähnt, die über Wearables direkt über die Betroffenen erhoben werden. Big Data erziele seine Wirkung durch die Zusammenführung verschiedener Datenquellen und die De- und Rekontextualisierung. Unter dem Leitgedanken der Datensouveränität erarbeitete der Ethikrat Prinzipien einer verantwortlichen informationellen Freiheitsgestaltung, die bestehende Regeln des Datenschutzes weiterentwickelt. Diese Prinzipien binden die Ziele (S. 262–280)

- Potenzial erschließen,
- individuelle Freiheit und Privatheit sichern,
- Gerechtigkeit und Solidarität sichern und
- Verantwortung und Vertrauen fördern

mit ein. Zentral bleibt die Einwilligung der Betroffenen, die in einem gestuften Verfahren erteilt werden kann. Es werden aber auch unter anderem gefordert, den „Einsatz von Algorithmen transparent [zu] machen und [zu] erläutern“ (S. 270–271) sowie „Datenprüfer [zu] etablieren“ (S. 278) und „Datentreuhandmodelle ein[zu]führen“ (S. 278–279). Ausdrücklich wird auch die „Digitale Bildung“ (S. 271) erwähnt (Deutscher Ethikrat 2017). Neu ist das Modell einer generellen „Datenspende“ (S. 44, 266) zum Zwecke der Mehrung des Gemeinwohls (Deutscher Ethikrat 2017).

Mit diesen Empfehlungen werden neue Wege beschritten, die Big Data in geordneter rechtssicherer und mit ethischen Prinzipen abgestimmter Art und Weise zukunftssicher ermöglichen. Die Entwicklung von pflegerischer Entscheidungsunterstützung erhält damit auch eine neue Qualität. Waren die Regeln in solchen Systemen bislang auf das Wissen in Expertenstandards, Leitlinien und Lehrbüchern beschränkt, so können nun Regeln und Muster in datengetriebenen Verfahren direkt aus den vorliegenden Daten extrahiert werden. In Forschungsverbünden, wie sie unter der These Vernetzung angesprochen wurden, können diese Daten gepoolt werden und sorgen für eine hohe Validität und Generalisierbarkeit. Sie können aber auch regional ausgewertet werden, um den lokalen Gegebenheiten (Struktur der Patienten, Art der Versorger, Verteilung von Pflegebedürftigkeit und Krankheiten) gerecht zu werden. Ziel ist es dabei, eine Auswertung möglichst in Echtzeit durchzuführen, um lange Latenzzeiten zwischen Datenerhebung und Ergebnisdistribution zu vermeiden.

Dass Entscheidungsunterstützung grundsätzlich in der Pflege funktioniert, zeigt das VAR System, das auf systematischen Reviews und Lehrbüchern basiert (https://www.varhealthcare.de/var/de/index.action). Es ist im norwegischen Gesundheitssystem auf Akzeptanz gestoßen, hat dort in der Pflege Einzug gehalten und findet zunehmend in anderen europäischen Ländern, wie z. B. Dänemark und jüngst auch im deutschsprachigen Raum, Beachtung. Die Entwickler, die vorwiegend aus der Pflege kommen, weisen darauf hin, dass VAR der Hilfestellung dient, nicht dem Ersatz von Pflegefachpersonen. Sie betonen das Potenzial, die Materialien für Bildungszwecke zu nutzen und bestehendes Wissen im klinischen Alltag zu hinterfragen sowie zu Diskussionen anzuregen (Rotegård 2017). Damit geht Entscheidungsunterstützung nicht mit Deprofessionalisierung sondern mit Professionalisierung und Stärkung von kritischem Denken einher.

Entscheidungsunterstützung in der pflegerischen bzw. interprofessionellen Versorgung findet sich auch in dem PosiThera Projekt zur Konzeption und Realisierung einer Prozessunterstützung und von kontextsensitiven Hilfen in der Wundversorgung. Entscheidungen werden durch den Einsatz von Regeln untermauert (Hübner et al. 2017) beziehungsweise beziehen sich auf Wissen, das in einem datengetriebenen Ansatz wie hier am Bespiel der Vermeidung von Amputationen beim Diabetischen Fußsyndrom aufgezeigt werden konnte (Hüsers et al. 2020).

Man kann festhalten, dass Big Data ein großes Potenzial auch für die Pflege besitzt und dass es eine ethische Grundlage dafür gibt. Damit Ergebnisse auf Basis von Literatur und Algorithmen akzeptiert werden, müssen entsprechende Kompetenzen im Umgang mit wissenschaftlicher Literatur vorliegen sowie analytische Fähigkeiten, die Datenauswertung einzuschätzen, ausgebildet werden (Hübner et al. 2020). Gerade Entscheidungsunterstützung bietet Chancen, die wissenschaftlichen Erkenntnisse in die Praxis zu tragen.

2.6 These 6 – Mobilität

Mobilität durch Informations- und Kommunikationstechnologie kann in mehrfacher Hinsicht verstanden werden. Sie spiegelt das Verständnis „nicht den Patienten oder die Patientin, sondern die Information zu bewegen“ als Mobilität der Information wider. In gleicher Weise reflektiert sie die mobile Erreichbarkeit von Pflegefachpersonen und Ärztinnen und Ärzten am Point of Care, d. h. an dem Ort, an dem sich der Patient oder die Patientin aufhält, als durch mobile Informationen unterstützte Mobilität der Leistungserbringer. Dies kann im stationären, ambulanten oder zunehmend im häuslichen Umfeld der Fall sein.

Mobile Endgeräte im Krankenhaus (Esdar et al. 2018) gehen genauso damit einher wie eine durch Smartphones unterstützte ambulante Pflege (Jeon/Park 2015). Durch Mobilität erschließt sich der häusliche Bereich der Patientinnen und Patienten als expliziter Versorgungsort. Nicht immer müssen dabei alle Leistungserbringer selbst mobil werden. Durch die Mobilität von Informationen ergibt sich auch häufig die Chance der Immobilität von Experten, die beispielsweise zum Zweck einer Konsultation ihre Wirkstätte nicht mehr verlassen müssen (Telekonsultation). Vor dem Hintergrund der besonderen Bedeutung von Mobilität in der Versorgung findet sich vielerorts der Begriff mHealth als Pendent zu eHealth. Die Begriffe werden jedoch nicht trennscharf zu Telemedizin bzw. Telepflege verwendet.

Beide Szenarien – Mobilität der Informationen und Mobilität von Pflegefachpersonen und anderen Leistungserbringerinnen und Leistungserbringern – stellen das bisherige Paradigma auf den Kopf, dass nämlich der Patient oder die Patientin den Ort wechseln muss, damit Versorgung stattfinden kann. Die Mobilität von Informationen geht insbesondere mit den technischen Optionen des Telemonitorings, der Telemedizin und Telepflege einher. Die Daten, wie EKG, Puls, Blutdruck, Gewicht und bestimmte Laborwerte, beispielsweise Blutzuckerwerte, werden durch ein Gerät direkt am oder im Patienten erhoben und an eine Leitstelle übermittelt, wo sie von einem Experten oder einer Expertin ausgewertet werden. Diese Datenerhebung bzw. Datenweiterleitung kann ohne Mitwirken der Patientinnen und Patienten, also vollkommen autonom (z.B. https://mysugr.com/de/, https://www.freestylelibre.de/libre, https://www.sidiary.de) unter ihrer Mitwirkung oder derjenigen einer Fachkraft, wie beispielsweise in dem Projekt AGnES (van den Berg et al. 2009) durch eine Arzthelferin oder einen Arzthelfer, erfolgen.

Mobilität von Informationen und die damit ermöglichte Mobilität von Leistungserbringern kann zur Lösung von aktuellen Versorgungsproblemen eingesetzt werden. Als vorrangiges Beispiel mögen hier die Versorgungsengpässe im ländlichen Raum genannt werden, d.h. die knappen Ressourcen an Ärztinnen und Ärzten und Pflegefachpersonen, die zu Versorgungslücken führen. Das, was sich in Deutschland als gesundheitspolitisches Problem darstellt, liegt in den Flächenländern Skandinaviens, in Kanada und Australien als geografisches Problem vor und wurde dort seit langem mit Telemedizin versucht zu lösen. Entsprechend gibt es gerade von Studien außerhalb Deutschlands eine Reihe wichtiger Erkenntnisse und nachgewiesener Verbesserungen hinsichtlich der Versorgungsqualität: Interventionen konnten früher eingeleitet werden, die Triage von Patienten verbesserte sich, die Lebensqualität stieg und die Anzahl der Verschlechterungen nahm ab (Bashshur et al. 2015, 2014). Auch ökonomisch wurden Effekte nachgewiesen: die Hospitalisierungsrate nahm ab, es kam zu weniger ungeplanten Wiederkehrern sowie zu geringeren Verweildauern und zu weniger Besuchen der Notfallambulanzen (Bashshur et al. 2014). Durch den

Wegfall von Reisen und Transporten von Patientinnen und Patienten konnten die entsprechenden Kosten erheblich gesenkt werden (Jones et al. 2004; Gray et al. 2010). Jedoch muss Telemedizin durch angemessene ambulante Strukturen untermauert sein, damit gerade Menschen mit ambulant sensitiven Diagnosen (Sundmacher et al. 2015), wozu viele chronische Erkrankungen gehören, von der Technologie profitieren.

Telemedizin in der Pflege bzw. Telepflege im engeren Sinn richtet sich häufig gerade an Chroniker oder Menschen mit eingeschränktem Selbstpflegevermögen, die mittels Technologie Hilfestellungen über Patientenedukation, Monitoring und Case Management erhalten (Souza-Junior et al. 2016). Signifikante, positive Effekte von mHealth Technologien wie Apps auf Smartphones oder Tablets konnten bei chronisch erkrankten Menschen nachgewiesen werden, die zu einem verbesserten Selbstmanagement (Whitehead/Seaton 2016) mittels Erinnerungsfunktionen, Überwachung der Symptome und über eine verbesserte Kommunikation mit den Behandlern führte (Lee et al. 2018). Damit können mHealth Werkzeuge zu einem Mittel werden, Patienten aktiv in den Versorgungsprozess einzubeziehen, ihnen mehr Verantwortung zu übertragen und im besten Fall auch zu Verhaltensänderungen (actionable information) zu führen.

Elektronische Kommunikation im Gesundheitswesen wird gelegentlich dafür kritisiert, dass sie menschliche Beziehungen einschränkt, die nur in einer persönlichen Begegnung gestaltet werden können. Dem gegenüber stehen eine Reihe von Anwendungsfällen, in denen elektronische Kommunikation sich für die jeweilige spezifische Situation bewährten, z. B. Telehealth durch Videokonferenzen als Mittel für kontrollierte Inventionen von Expertinnen und Experten, zur Einholung einer Expertenmeinung für Patientinnen und Patienten, als zusammengesetzte Maßnahme, um in den Dialog mit Patientinnen und Patienten zu treten und sie zu ermächtigen (patient empowerment), auch wenn die Technologie zusätzliche Ressourcen erforderte, hoch dynamisch und abhängig von technischen und organisatorischen Bedingungen ist und neue Kompetenzen erforderte (Ekeland et al. 2018).

Man kann festhalten, dass Mobilität ein mächtiges Argument für den Einsatz von Informations- und Kommunikationstechnologie in der Pflege ist, auch wenn Fragen der benötigten Ressourcen noch nicht alle geklärt sind. Letztlich gilt jedoch, dass ein Erstkontakt mit einem Patienten oder einer Patientin immer von Angesicht zu Angesicht erfolgen muss, damit ein Gesamteindruck entstehen kann.

2.7 These 7 – Assistenz

Nicht ganz leicht von mHealth, Telemedizin und Telemonitoring zu trennen sind intelligente Assistenzsysteme im Sinn von Ambient Assisted Living (AAL) und Smart Home. Beispielsweise kann eine App auf einem mobilen Endgerät, z. B. Smartphone oder Tablet, bereits auch als ein Assistent fungieren, z. B. zur Erinnerung an die Medikamenteneinnahme. Dieselbe Funktion kann jedoch auch über eine intelligente Medikamentenbox erfolgen, also über ein eigenständiges Gerät mit Assistenzfunktionen – im Gegensatz zu dem Multifunktionsgerät Smartphone. Ebenso ist ein (intelligenter) Rollator als eigenständiges dediziertes Gerät ein Assistenzsystem. Dabei unterscheidet sich der Rollator vom intelligenten Rollator durch die eingebaute Sensorik, die Verarbeitung der von den Sensoren gelieferten Signale und die Steuerung des Gerätes beispielsweise über die Bremsen (Hellström et al. 2016). Intelligente Assistenzsysteme integrieren dabei allgemein Sensoren, die beispielsweise akustische (z. B. Töne, Geräusche, Sprache), optische (z. B. Helligkeit), bioelektrische Signale (z. B. EKG) sowie Druck-, Bewegung-, Kraft- und Temperatursignale zwei- oder dreidimensional bzw. über der Zeit erfassen und an eine intelligente Schaltstelle weiterleiten, die die Signale interpretiert und gemäß der Interpretation eine Aktion veranlasst. Dabei kann die Aktion darin bestehen, dass wiederum ein Signal gesendet wird, das von einem Aktor beziehungsweise Effektor in eine mechanische Bewegung oder eine andere physikalische Größe, z. B. Warnton, umsetzt wird. Sensoren und Aktoren sind dabei komplementäre Bauteile in einem Regelkreis. Neuartig an diesen Sensoren ist ihre allgegenwärtige (d. h. ubiquitäre) Verfügbarkeit im häuslichen Umfeld, d. h. Ambient Living, in tragbaren Gegenständen und Kleidungsstücken, d. h. Wearables, und in Geräten jeder Art, z. B. auch in Smartphones. Dies wird dadurch möglich, dass viele von ihnen kabellos, klein und kostengünstig sind. Neuartig sind auch die Anwendungen und Dienstleistungen, die damit ermöglicht werden. Ziel und Motivation ist die Unterstützung von Menschen aller Altersgruppen, aber in erster Linie von älteren Menschen, ein selbstbestimmtes Leben in dem eigenen Wohnumfeld zu führen, den Aktivitäten des täglichen Lebens nachgehen zu können und Krankheiten – soweit es geht – selbstständig zu bewältigen.

Basisanwendungen von AAL sind dabei Notfallerkennung und –meldung, Krankheitsmanagement und Rückmeldung des Gesundheitsstatus einschließlich von Ratschlägen. Unter zusätzliche Anwendungen fallen Kommunikation und soziale Interaktion, Unterstützung im täglichen Leben sowie Unterhaltung (Haux et al. 2008). Waren in der Anfangszeit (2002–2011) Themen wie Sturzerkennung und Sturzprävention sowie das Management von Krankheiten, z. B. Diabetes mellitus, vorrangig, so traten danach (2012–2015) Methoden der Selbstvermessung, d. h. self-tracking und quantify yourself, in den Vordergrund

und Verfahren der 24 h Überwachung wurden realistisch, allerdings ohne dass die entsprechenden Auswertemethoden schritthielten und der medizinisch-pflegerische Nutzen sich nicht immer darstellen ließ (Haux et al. 2016). In den folgenden Jahren konnten sich assistierende Technologien weiter durchsetzen und erbrachten einen nachweisbaren Nutzen, wie beispielsweise in der Rehabilitation, wo eine signifikante positive Wirkung beispielsweise eines Exoskeletts bei der Wiedererlangung der Gehfähigkeit nach Schlaganfall in einer umfassenden Metaanalyse auf Basis von 95 randomisierten, kontrollierten Studien nachgewiesen werden konnte (Mehrholz et al. 2018).

Exoskelette zählen zu der Gruppe der AAL Roboter, die in die Klassen

- Hilfestellung zur Erlangung primärer Mobilität (z. B. Rollstuhl, Exoskelett der unteren Gliedmaßen),
- Hilfestellung zur Erlangung sekundärer Mobilität (z. B. Roboter zum Holen und Tragen) und zur Manipulation (z. B. Greifarm),
- Persönlicher Roboter zur Versorgung (z. B. für das Waschen, die Essensanreichung)
- Haushaltsroboter (z. B. Reinigungstätigkeiten),
- Roboter als Gefährte (z. B. für ein kognitives Training) und
- Roboter als emotionale Stütze (z. B. zur Unterhaltung)

unterteilt werden. Dabei besitzen Roboter nicht automatisch ein humanoides Aussehen, sondern sind durch ihre Kombination aus Sensoren und Aktoren/Effektoren gekoppelt und durch eine sichtbare Bewegung gekennzeichnet (Payr et al. 2015).

Gerade in Verbindung mit künstlicher Intelligenz erhalten (humanoide) Roboter erneut starke Aufmerksamkeit und wurden in der Pflege vereinfachend mit Digitalisierung gleichgesetzt. Hoffnungen und Befürchtungen wurden gleichermaßen in sie gelegt, um dem Pflegenotstand zu begegnen, indem Robotern pflegerische Tätigkeiten überlassen werden. Auch wenn Roboter ihren Platz im Gesundheitswesen finden können, so sind sie zur Automatisierung von wissensintensiven Tätigkeiten in Medizin und Pflege ungeeignet (Hübner 2018).

2.8 These 8 – Augmentierung statt Automatisierung

Während IT in vielen Branchen als Werkzeug und Chance zur Automatisierung genutzt wird, ist die Anwendung von IT in der unmittelbaren Patientenversorgung weniger von Automatisierung geprägt. Dies bedeutet nicht, dass Automatisierung im Gesundheitswesen nicht möglich ist, wie beispielsweise in der Materialwirtschaft, Logistik und der gesamten Supply Chain (Hübner/Elmhorst 2008). Soll jedoch IT wissensintensive Prozesse unterstützen, bewirkt sie eher eine Erweiterung, also Augmentation, des bisher Möglichen, als einen Ersatz von menschlichen Tätigkeiten. Diese Annahme wird durch die ersten sieben Thesen untermauert: Vergrößerung der Reichweite von Wissen (These 1: Demokratisierung), Erweiterung und Vertiefung der Kooperationen zwischen Leistungsempfängerinnen und Leistungsempfängern (These 2: Vernetzung), Schaffung von erweiterten Einsichten und Zusammenhängen (These 3: Transparenz), Gestaltung flexibler und neuer Sichtweisen (These 4: Visualisierung), Erweiterung des Wissenshorizontes (These 5: Wissensgestaltung), Erweiterung des Informationsradius und Überbrückung von geographischen Barrieren (These 6: Mobilität) sowie schließlich Hilfestellung für ein längeres Leben in der eigenen Umgebung und Überwindung von körperlichen und mentalen Einschränkungen (These 7: Assistenz). Diese ersten sechs Thesen betreffen vorrangig die Leistungsbringer, schließen den Patienten jedoch explizit ein und beinhalten Themen der Patientenermächtigung (patient empowerment) und der gemeinsam erzeugten Gesundheit (co-created health – Richards et al. 2016). These 7 widmet sich ausschließlich den Patientinnen und Patienten und nur nachgelagert den Leistungserbringerinnen und Leistungserbringern. In allen sieben Thesen wird deutlich, dass Digitalisierung eine neue, augmentierte Wirklichkeit erzeugt, die sich auf das Individuum, eine Organisation und die Gesellschaft auswirkt.

Davenport und Glover (Davenport/Glover 2018) sprechen im Zusammenhang von Künstlicher Intelligenz und Entscheidungsunterstützung von fünf neuen Rollen und Aufgaben für Ärztinnen und Ärzte und Pflegefachpersonen (clinicians), um das umzusetzen, was kognitive Methoden wie Künstliche Intelligenz versprechen, nämlich die Reduktion der kognitiven Arbeitsbelastung. Damit können sie sich im besten Fall in der Versorgung auf Wesentliches konzentriert, damit kann die diagnostische Genauigkeit erhöht, die Effizienz gesteigert und die Patientenerfahrung verbessert werden. Die fünf Rollen nach Davenport und Glover betreffen:

1. die Prozessgestaltung mittels Künstlicher Intelligenz,
2. die Konzentrierung auf die ureigenen menschlichen Fähigkeiten wie Empathie und interpersonelle Intelligenz,
3. die „kollegiale" Überwachung und Plausibilitätskontrolle der maschinellen Ergebnisse,
4. die Betreuung von Patienten mit besonderen Erkrankungen und
5. die Rolle des Entwicklers oder Ko-Entwicklers von Systemen der Künstlichen Intelligenz (Davenport/Glover 2018).

Gerade die beiden Rollen 1 und 5 gewinnen in einer neuen, augmentierten Wirklichkeit eine besondere Bedeutung dadurch, dass klinische Fachexpertinnen und Fachexperten Prozesse und Systeme konzipieren bzw. mitkonzipieren. Diese Forderung ist nicht neu und läuft seit langem unter dem Prinzip der partizipativen Entwicklung. Dort, wo Menschen und Maschinen jedoch in einem unmittelbaren Austausch stehen, können die Maschinen nicht inhaltlich von Informatikerinnen und Informatikern ausgestaltet werden. Hierzu werden spezifische Kompetenzen auch vonseiten der Kliniker verlangt, die eine Kommunikation mit Informatikerinnen und Informatikern ermöglichen. Auf Kompetenzen in einer digitalen Welt wird in These 10 spezifisch eingegangen.

These 8 wagt eine erste zusammenfassende Bewertung der vorangegangenen Thesen und prognostiziert, dass IT im Gesundheitswesen sein Potenzial dadurch entfaltet, dass es den Horizont und die Handlungsreichweite vergrößert.

2.9 These 9 – Antezedenzen

Eine Beschreibung der Möglichkeiten von Digitalisierung, Künstlicher Intelligenz und Big Data als Motor im Gesundheitswesen muss auch die Vorbedingungen berücksichtigen. Keine der in These 1 bis 7 aufgezeigten Veränderungen findet ohne geeignete Voraussetzungen statt. Dies spricht Fragen der Treiber und der Barrieren, der Akzeptanz, der Gesetzgebung, des Anreizsystems und der Ressourcen des Systems inklusive der Bildung, die gesondert in These 10 behandelt wird, an.

Eine zunächst einmal simple Betrachtung besagt, dass wer sich als innovativ einschätzt, auch IT nutzt; jedoch ebenfalls, dass wer IT besitzt, sich als innovativ erachtet (Hüsers et al. 2017). In der Tat konnte die Selbsteinschätzung der Innovationsfähigkeit den Unterschied zwischen deutschen und österreichischen Krankenhäusern erklären. Letztere besaßen signifikant häufiger digitale Anwendungen für eine Reihe von Anwendungsfeldern. Dies betraf gerade auch den Bereich Pflegedokumentation (Hüsers et al. 2017). Damit konnte sich ein bereits vor einigen Jahren beobachtetes Phänomen bestätigen, das seinerzeit mit der in Österreich per Gesetz geforderten Dokumentation von Pflegediagnosen erklärt wurde (Hübner et al. 2010). Die Gesetzgebung und ein damit verbundenes Anreizsystem, so wie es beispielsweise mit dem „Meaningful Use“ Programm bzw. dem HITECH Act in den USA implementiert wurde, hat vielerorts in Amerika dazu beigetragen, dass mehr elektronische Patientenakten zum Einsatz kommen (Adler-Milstein et al. 2017).

Ein gemeinsames Verständnis über IT zwischen der IT-Leitung und der Pflegedirektion in einem Krankenhaus wird durch partizipative Faktoren wie eine gemeinsame Leitung von IT-Projekten befördert, genauso wie durch eine entsprechende Anzahl von IT-Personal im Verhältnis zu der Anzahl der Pflegefachpersonen (Liebe et al. 2016). Dies schafft erst überhaupt eine grundsätzliche Möglichkeit zum persönlichen Austausch der beiden Gruppen.

Von Seiten der Software, hier der elektronischen Patientenakte, sind es die Faktoren a) Navigation durch die Software, b) die Funktionalität, c) die Dokumentationsstandards, d) die Auswirkung auf die Arbeitsbelastung und e) die Performanz der Software, die nach mehreren Jahren der Benutzung für Pflegefachpersonen den Ausschlag geben, Merkmale der Anwender dagegen weniger (Strudwick et al. 2018).

Unter den modellhaften Ansätzen zur Identifikation der Antezedenzen der Systemeffektivität sind das DeLone and McLean Modell, so wie es von Otieno und Kollegen für die elektronische Patientenakte entwickelt wurde, zu nennen. Es umfasst die Systemqualität, die Informationsqualität, die Anwenderzufriedenheit und die Nutzung und wurde auf einer breiten Datenbasis bestehend unter anderem aus der Einschätzung vieler Pflegefachpersonen erstellt und hinsichtlich seiner Gütekriterien bewertet (Otieno et al. 2008). Einen anderen Modellansatz verfolgten Ammenwerth und Kollegen mit dem Fit for Individual, Task, Technology Modell (FITT), das auf unterschiedliche Anwendungen aus der Pflege retrospektiv angewendet wurde, um den IT-Adoptionsgrad zu erfassen. Erfahrung der Anwender mit IT, Akzeptanz des Pflegeprozesses und das Zusammenspiel von Pflegedokumentationssystem und Arbeitsablauf zeichneten sich als wesentliche Einflussgrößen ab (Ammenwerth et al. 2006). Vollmer nutzte zur prozesshaften und begleitenden Evaluation der Einführung einer Pflegedokumentation die User Acceptance of Information Technology Theory mit den Faktoren erwartete Performanz, erwarteter Aufwand, sozialer Einfluss und begünstigende Bedingungen (Vollmer 2015). Aus der Perspektive der Bewertung, ob es sich bei einer digitalisierten Anwendung um eine Innovation handelt, postulierte Hübner sieben Thesen auf Basis von einschlägigen Veröffentlichungen: vier Thesen zur Bewertung der Innovation selbst, nämlich die relative Neuigkeit, die Nützlichkeit und die pilothafte Nutzung, die Unterstützung fortgeschrittener klinischer Praxis und die Integration in eine IT-Landschaft sowie drei weiterer Thesen zur Bewertung des Umfeldes, nämlich die Bereitschaft und Fähigkeit, sich auf einen evolutionären Prozess einzulassen, die Unterstützung vonseiten der IT-Leitung durch eine geregelte Vorgehensweise (governance) und die Herbeiführung eines damit einhergehenden soziokulturellen Wandels (Hübner 2015).

Zusammenfassend kann geurteilt werden, dass sich die Vorbedingungen für eine gelungene Adoption, für die Akzeptanz, für die Effektivität und Originalität (innovativeness) von digitalen Anwendungen (auch in der Pflege) empirisch und theoriebasiert gut untersucht sind. Aus der Fülle der Studien wurde hier eine Auswahl vorgestellt.

2.10 These 10 – Kompetenzentwicklung

Digitale Kompetenzen gehören zu den Ressourcen, die eine herausragende Rolle für eine erfolgreiche Adoption und Nutzung einnehmen. Sie spiegeln das wider, was allgemein unter Peopleware verstanden wird, also diejenigen Ressourcen, die eng verbunden sind mit dem Wissen und Können der Entscheider, der Anwender, der Administratoren und der Entwickler. Als hochgradig interdisziplinäres Anwendungsgebiet verlangt die Gesundheitsinformatik das Zusammenspiel aller Beteiligten, damit eine Entwicklung und eine Implementation in einer spezifischen Umgebung von Erfolg gekrönt ist. Die Partizipation der Anwender wurde bereits in These 9 erwähnt.

Vor dem Hintergrund dieser zentralen Bedeutung der digitalen Kompetenzen haben sich viele Fachgesellschaften mit der Frage befasst, welche Kernkompetenzen aus ihrer Sicht notwendig sind und entsprechende Empfehlungen veröffentlicht (Mantas et al. 2010, Kulikowski et al. 2012, Röhrig et al. 2013, GHWC 2015, Valenta et al. 2018). Diese Empfehlungen bauen auf Basiskompetenzen auf, d.h. Kompetenzen im praktischen Umgang mit digitalen Medien, und zielen verstärkt auf ein grundlegendes Verständnis der Voraussetzungen und Erfolgsfaktoren, der Auswirkungen auf die Arbeitswelt, auf die Chancen und Risiken, Konzepte und Methoden zur Bewertung ab. Dabei kann Kompetenzentwicklung auf allen Ebenen des lebenslangen Lernprozesses stattfinden und in formaler wie informeller Art und Weise erfolgen. Auch sogenannte Digital Natives müssen diese Kompetenzen erwerben, da sie für das Gesundheitswesen zugeschnitten sind und auf die Anwendung in einer spezifischen Professionalität bzw. Interprofessionalität abzielen.

Im internationalen Umfeld hat sich die TIGER Initiative (Technology Informatics Guiding Education Reform) 2006 zunächst in den USA, ab 2012 international etabliert und ist heute in 29 Ländern weltweit vertreten (https://www.himss.org/professionaldevelopment/tiger-initiative). Unter der Führung von Marion Ball, seinerzeit tätig bei IBM und jetzt Professorin an der University of Texas Arlington USA (Ball et al. 2011), Joyce Sensmeier HIMSS, Diane Skiba University of Colorado USA und anderen entwickelte sich ein Netzwerk von Wissenschaftlern und Praktikern, um Kompetenzen in Gesundheitsinformatik für Pflegefachpersonen zu beschreiben, entsprechende Kurse über eine virtuelle Lernumgebung (virtual learning environment – HIMSS VLE) zugänglich zu machen und den praktischen Austausch von Lehrenden und Lernenden zu ermöglichen. Mit seinem Recommendation Framework for Core Competencies (Hübner et al. 2018) beschritt TIGER neue Wege zur Ermittlung des digitalen Kompetenzportfolios für Pflegefachpersonen auf Basis eines umfassenden mixed methods Ansatzes: Studium der Literatur bzw. Empfehlungen, weltweite quantitative Befragung, Gruppendiskussionen (Egbert et al. 2018) und Fallstudien. Somit entstand ein Gitter aus Kompetenzen für bestimmte Rollen von Pflegefachpersonen (Patientenversorgung, Pflegemanagement, Qualitätssicherung in der Pflege, IT Management in der Pflege und Koordinierung der interprofessionellen Versorgung), deren Relevanz für die jeweilige Rolle und lokalen Fallstudien aus verschiedenen Ländern (Hübner et al. 2018).

Das Pendent zu dem internationalen Recommendation Framework auf der Ebene der deutschsprachigen D-A-CH Länder ist die Empfehlung „Welche Kernkompetenzen in Pflegeinformatik benötigen Angehörige von Pflegeberufen in den D-A-CH-Ländern?" der Deutschen Gesellschaft für Medizinische Informatik, Biometrie und Epidemiologie, der Österreichischen Gesellschaft für Pflegeinformatik und der Schweizerischen Interessensgruppe Pflegeinformatik innerhalb des Schweizer Berufsverbandes der Pflegefachfrauen und Pflegefachmänner. Die ersten zehn Kernkompetenzgebiete der Empfehlung über alle Rollen hinweg umfassen

1. Pflegedokumentation
2. Datenschutz und Datensicherheit
3. Qualitätssicherung und Qualitätsmanagement
4. Prozessmanagement
5. Projektmanagement
6. Informations- und Wissensmanagement in der Patientenversorgung
7. Informations- und Kommunikationssysteme
8. Ethik und IT
9. Grundlagen zur Pflegeinformatik
10. Entscheidungsunterstützung durch IT

Die Aufzählungsreihenfolge entspricht der empirisch ermittelten Relevanz der Kernkompetenzgebiete (Hübner et al. 2017). Diese Liste verdeutlicht die Zielrichtung der benötigten Kompetenzentwicklung für Pflegefachpersonen weg von einem operationalen technischen Verständnis hin zu einer umfassenden konzeptionellen Einordnung und Umsetzung auf Anwender- und Entscheiderebene. Benötigt wird ein Kompetenzmix aus technisch-konzeptionellem Wissen (z.B. Informations- und Kommunikationssysteme), aus Methoden (z.B. Prozessmanagement), Anwendungen (z.B. Dokumentation, Qualitätsmanagement, Entscheidungsunterstützung) und wesentlichen Voraussetzungen (z.B. Datenschutz und Datensicherheit) sowie einem Bewertungsraster (Ethik und IT).

Obwohl Empfehlungen für Gesundheitsinformatik in der Pflegeausbildung vorliegen und Weiterbildungen angeboten werden, haben sich digitale Inhalte in den pflegerischen Curricula bislang noch nicht flächendeckend verfestigen können. Denn obwohl es einige Hochschulen gibt, die Informatik bzw. Informationsmanagement entweder als Pflicht- oder als Wahlfach anbieten, konnte diese Tatsache nicht zu einer entsprechenden Multiplikation führen. Eine wesentliche Stoßrichtung wird es daher sein müssen, die Pflegepädagogen als Multiplikatoren digital zu befähigen.

3. Schlussfolgerungen

Die zehn Thesen zeigen grundlegende Territorien und Meilensteine der Digitalisierung in der Pflege auf, in denen sich ein Wandel für den Pflegeberuf und die Gesellschaft abzeichnet – in den einen mehr, in den anderen weniger. Dabei stellt sich Digitalisierung als ein zunächst wertneutrales Werkzeug dar, das zum Guten wie zum Schlechten eingesetzt werden. Dass die ersten sieben Thesen in erster Linie die Möglichkeiten skizzieren, liegt in der Tatsache begründet, dass das Potenzial von Digitalisierung gerade in der Pflege noch nicht vollständig (wissenschaftlich) ausgeleuchtet ist und entsprechende Schritte in und von der Praxis gewagt werden müssen. Wichtige Evaluationsstudien von Effekten von IT liegen vor, sie beziehen sich jedoch in erster Linie auf kurzfristige Wirkungen bezogen auf Wochen, Monate und einige Jahre. Methodisch aussagekräftige Langzeitstudien auf Basis hinreichend großer Datenmengen müssen das Bild ergänzen. Welche Folgen der Bau von Eisenbahnen haben würde, konnte seinerzeit 1835 mit der ersten deutschen Linie von Nürnberg nach Fürth noch nicht in seiner Gänze verstanden werden. Interessanterweise konnte diese Vernetzung nur durch Standardisierung erfolgen, indem die Eisenbahnuhr zum Richtmaß wurde (BR 2016). Dabei ist der Vergleich des Ausbaus von Eisenbahnen mit dem Ausbau einer digitalen Infrastruktur und ihrer Anwendungen durchaus zulässig, möglicherweise zieht Digitalisierung zusammen mit Big Data und Künstlicher Intelligenz in einem noch stärkeren Maße einen Wandel nach sich. Schließlich wirkt Digitalisierung in einer deutlich unmittelbareren Art und Weise auf die Kognition und das menschliche Verhalten. Schon heute wird beispielsweise ein Teil der Leistungen des Gedächtnisses, der Orientierung und der Wahrnehmung ausgelagert und Maschinen übertragen. Trotzdem behalten die Menschen ihre Fähigkeiten, sich zu erinnern, sich zurechtzufinden und etwas aufzunehmen und können sie möglicherweise noch spezifischer einsetzen.

Je mehr sich Pflege dazu bekennt, eine wissensintensive Disziplin zu sein, desto stärker wird der digitale Wandel positive Folgen für die Pflege selbst und die pflegerische Versorgung von Menschen nach sich ziehen. Den digitalen Wandel selbst gestalten und sich dabei als Akteur zu verstehen ist eine Grundhaltung im Sinne der Partizipation beziehungsweise Eigenverantwortlichkeit und eine Voraussetzung für eine gelingende Transformation. Dadurch, dass mobile Technologien auch für Patienten verfügbar sind, dass AAL Assistenzsysteme direkt den Patienten ansprechen, muss sich das Verhältnis Pflegekraft – Patient ändern. Patienten werden durch Technologie ermächtigt und Versorgung wird zu einem gemeinsam gestalteten Prozess (co-created health). Dieses Muster verwischt die klassischen Trennlinien und bedeutet nicht nur für Ärztinnen und Ärzte, sondern auch für Pflegefachpersonen einen Abbau von Hierarchie gegenüber dem Patienten. Alte sichere Positionen müssen verlassen werden. Diese Entwicklungen werden vermutlich einen größeren Wandel nach sich ziehen als eine verbesserte Arbeitsunterstützung der Pflegefachpersonen selbst. Viel von diesem Wandel liegt dabei nicht allein in der Hand der Ärztinnen und Ärzte und Pflegefachpersonen, sondern vielmehr in derjenigen der Patientinnen und Patienten und ihrer Angehörigen.

Denn es sind immer die Menschen, die mit ihrer Nutzung von Technologie, den Wandel herbeiführen – selbst wenn dieser Wandel extern getriggert wird, nicht die Technologie selbst, die selbst nur als Motor betätigt werden muss.

Literatur

Adler-Milstein, J./A. K. Jha (2017): HITECH Act Drove Large Gains. In: Hospital Electronic Health Record Adoption. In: Health Affairs, 36 (8), 1416–1422.

Aebersold, M./T. Voepel-Lewis/L. Cherara/M. Weber/C. Khouri/R. Levine/A. R. Tait (2018): Interactive Anatomy-Augmented Virtual Simulation Training. In: Clinical Simulation in Nursing, 15, 34–41.

Ammenwerth, E./C. Iller/C. Mahler (2006): IT-adoption and the interaction of task, technology and individuals: a fit framework and a case study. In: BMC Medical Informatics and Decision Making, 6, 3 (DOI: 10.1186/1472-6947-6-3).

Ball, M. J./J. V. Douglas/P. Hinton Walker (Eds.) (2011): Nursing Informatics: Where Technology and Caring Meet. 4. Aufl. Springer-Verlag London.

Bashshur, R. L./G. W. Shannon/B. R. Smith (2014): The empirical foundations of telemedicine interventions for chronic disease management. In: Telemedicine Journal and e-Health, 20 (9), 769–800.

Bashshur, R. L./G. W. Shannon/T. Tejasvi/J. C. Kvedar/M. Gates (2015): The empirical foundations of of teledermatology: a review of the research evidence. In: Telemedicine Journal and e-Health, 21 (12), 953–979.

Baumberger, D./D. Hunstein (2009): The linkage of nursing assessment and nursing workload. In: Studies in health technology and informatics, 146, 36–40.

Baumberger, D./K. Jansen/N. R. Hardiker/M. Studer/P. Tackenberg/P. König (2015): Mapping der Pflegeinterventionsklassifikation LEP Nursing 3 auf die internationale Klassifikation der Pflegepraxis (ICNP). ENI-Kongress 2015. 8. wissenschaftlicher Kongress für Informationstechnologie im Gesundheits-, Pflege- und Sozialbereich. Hall in Tirol, Österreich. https://docplayer.org/61892566-Mapping-der-pflegeinterventionsklassifikation-lep-nursing-3-auf-die-internationale-klassifikation-der-pflegepraxis-icnp.html. Zugegriffen: 12.11.2018.

Beikirch, E./H.-D. Nolting/M. Wipp (Hrsg.) (2017): Dokumentieren mit dem Strukturmodell. Grundlagen – Einführung – Management. 2. überarb. Aufl. Vincentz Verlag, Hannover.

Bellazzi, R. (2014): Big data and biomedical informatics: a challenging opportunity. In: Yearbook of medical informatics, 9 (1), 8–13.

Blobel, B./P. Pharow (2009): Analysis and Evaluation of EHR Approaches. In: Methods of Information in Medicine, 48, 162–169.

Boyer, C./A. Gaudinat/A. Hanbury/R. D. Appel/M. J. Ball/M. Carpentier/J. H. van Bemmel/ J.-P. Bergmans/D. Hochstrasser/D. Lindberg/R. Miller/J.-C. Peterschmitt/C. Safran/ M. Thonnet/A. Geissbühler (2017): Accessing Reliable Health Information on the Web: A Review of the HON Approach. In: Studies in health technology and informatics, 245, 1004–1008.

Bayrischer Rundfunk (2016): Geschichte der Eisenbahn. Der kurze Höhenflug des „Adler". 24.2. 2016. https://www.br.de/themen/wissen/eisenbahn-geschichte-adler-100 .html Zugegriffen: 11.11.2018.

Brennan, P. F./M. F. Chiang/L. Ohno-Machado (2018): Biomedical informatics and data science: evolving fields with significant overlap. In: Journal of the American Medical Informatics Association, 25 (1), 2–3.

CSN EN ISO 18104. Health informatics – Categorial structures for representation of nursing diagnoses and nursing actions in terminological systems (2014): https://www.en -standard.eu/csn-en-iso-18104-health-informatics-categorial-structures-for-represent ation-of-nursing-diagnoses-and-nursing-actions-in-terminological-systems/. Zugegriffen: 12.11.2018.

Egbert, N./U. Hübner (2013): Sichert die Integrierte Versorgung eine adäquate Informationsweiterleitung? In: WundManagement, 2, 54–60.

Egbert, N./J. Thye/W. O. Hackl/M. Müller-Staub/E. Ammenwerth/U. Hübner (2018): Competencies for nursing in a digital world. Methodology, results, and use of the DACH-recommendations for nursing informatics core competency areas in Austria, Germany, and Switzerland. In: Informatics for Health and Social Care, 27, 1–25.

Ekeland, A. G./A. H. Hansen/T. S. Bergmo (2018): Clinical Videoconferencing as eHealth: A Critical-Realist Review and Qualitative Meta-Synthesis. In: Journal of Medical Internet Research, 20 (10), 282.

Esdar, M./J.-D. Liebe/B. Babitsch/U. Hübner (2018): Going Mobile: An Empirical Model for Explaining Successful Information Logistics in Ward Rounds. In: Studies in Health Technology and Informatics, 248, 25–32.

Europäische Union. Verordnung (EU) 2016/679 des Europäischen Parlamentes und Rates vom 27. April 2016 zum Schutz natürlicher Personen bei der Verarbeitung personenbezogener Daten, zum freien Datenverkehr und zur Aufhebung der Richtlinie 95/ 46/EG (Datenschutz-Grundverordnung). Amtsblatt der Europäischen Union. 4.5. 2016. L 119/1- L 119/88.

Eysenbach, G. (2010): 10 Years Experience with Pioneering Open Access Publishing in Health Informatics: The Journal of Medical Internet Research (JMIR). In: Studies in Health Technology and Informatics, 160 (Pt 2), 1329–33.

Davenport, T. H./W. J. Glover (2018): Artificial Intelligence and the Augmentation of Health Care Decision Making. In: New England Journal of Medicine Catalyst. https://ca talyst.nejm.org/ai-technologies-augmentation-healthcare-decisions/ Zugegriffen: 6.11. 2018.

Deutscher Ethikrat (2017): Big Data und Gesundheit – Datensouveränität als informationelle Freiheitsgestaltung. https://www.ethikrat.org/themen/forschung-und-technik/big-data/ Zugegriffen: 12. 11. 2018.

Dowding, D./J. A. Merrill (2018): The Development of Heuristics for Evaluation of Dashboard Visualizations. In: Applied Clinical Informatics, 9 (3), 511–518.

Jeon, E./H.-A. Park (2015): Nursing Intervention using smartphone technologies; a systematic review and meta-analysis. In: Stud Health Technol Inform, 210, 321–5.

Flemming, D./U. Hübner (2013): How to improve change of shift handovers and collaborative grounding and what role does the electronic patient record system play? Results of a systematic literature review. In: International Journal of Medical Informatics, 82 (7), 580–92.

Flemming, D./M. Przysucha/U. Hübner (2015): Cognitive Maps to Visualise Clinical Cases in Handovers. Design, Implementation, Usability, and Attractiveness Testing. In: Methods of Information in Medicine, 54 (5), 412–423.

Flemming, D. (2015): Entwicklung und Evaluation eines elektronischen Systems zur Unterstützung der Informationsverarbeitung in pflegerischen Dienstübergaben. Dissertation. Universität Osnabrück https://repositorium.ub.uni-osnabrueck.de/handle/urn:nbn:de:gbv:700-2015121613719 Zugegriffen: 14. 11. 2018.

Global Health Workforce Council (GHWC) (n.d.): Global Academic Curricula Competencies for Health Information Professionals. Chicago, IL: The AHIMA Foundation 2015. http://www.ahima.org/about/global?tabid=council Zugegriffen: 10. 11. 2018.

Güttler, K./M. Schoska/S. Görres (Hrsg.) (2010): Pflegedokumentation mit IT Systemen – eine Symbiose von Wissenschaft, Technik und Praxis. Verlag Hans Huber, Bern.

Goedecke, T./K. Güttler (2016): Praxiserfahrungen mit der Anwendung einer IT-gestützten Wunddokumentation im Kontext der Pflegedokumentation – Erfahrungsbericht aus dem Augustahospital Anholt. In: WundManagement, 10 (4), 196–202.

Gray, L. C./N. R. Armfield/A. C. Smith (2010): Telemedicine for wound care: Current practice and future potential. In: Wound Practice and Research, 18 (4), 158–163, https://www.carepics.com/assets/pdfs/Telemedicine_for_Wound_Care_2010.pdf Zugegriffen: 14. 11. 2018.

Haux, R./J. Howe/M. Marschollek/M. Plischke/K.-H. Wolf (2008): Health-enabling technologies for pervasive health care: on services and ICT architecture paradigms. In: Informatics for Health and Social Care, 33 (2), 77–89.

Haux, R./S. Koch/N. Lovell/M. Marschollek/N. Nakashima/K.-H. Wolf (2016): Health-Enabling and Ambient Assistive Technologies: Past, Present, Future. In: Yearbook of Medical Informatics, 1, 76–91.

Heinen, M. M./T. van Achterberg/G. Roodbol/C. M. A. Frederiks (2005): Applying ICF in nursing practice: classifying elements of nursing diagnoses. International Council of Nurses. In: International Nursing Review, 52 (4), 304–312.

Hellström, T./O. Lindahl/T. Bäcklund/M. Karlsson/P. Hohnloser/A. Bråndal/X. Hu/P. Wester (2016): An intelligent rollator for mobility impaired persons, especially stroke patients. In: Journal of Medical Engineering & Technology, 40(5), 270–279.

Hertzum, M./J. Simonsen (2008): Positive effects of electronic patient records on three clinical activities. In: International Journal of Medical Informatics, 77 (12), 809–817.

HOFFECKER, L./M. Hastings-Tolsma/D. Vincent/H. Zuniga (2015): Selecting An Open Access Journal for Publication: Be Cautious. In: Online Journal of Issues in Nursing, 21 (1), 8.

HÜBNER, U. (2006): Telematik und Pflege: gewährleistet die elektronische Gesundheitskarte (eGK) eine verbesserte Versorgung für pflegebedürftige Bürgerinnen und Bürger? In: GMS Med Inform Biom Epidemiol 2(1):doc01 https://www.egms.de/static/de/journals/mibe/2006-2/mibe000020.shtml Zugegriffen: 11.11.2018.

HÜBNER, U./M. A. Elmhorst (Hrsg.) (2008): eBusiness in Healthcare. From eProcurement to Supply Chain Management. Springer-Verlag, London.

HÜBNER, U./D. Flemming/K. U. Heitmann/F. Oemig/S. Thun/A. Dickerson/M. Veenstra (2010): The Need for Standardised Documents in Continuity of Care: Results of Standardising the eNursing Summary. In: Studies in health technology and informatics, 160, 1169–73.

HÜBNER, U./E. Ammenwerth/D. Flemming/C. Schaubmayer/B. Sellemann (2010): IT adoption of clinical information systems in Austrian and German hospitals: results of a comparative survey with a focus on nursing. In: BMC Medical Informatics and Decision Making, 10, 8 (DOI: 10.1186/1472-6947-10-8).

HÜBNER, U. (2011): European Health Telematics. In: Ball, M. J./J. V. Douglas/P. Hinton Walker (Eds.) (2011): Nursing Informatics: Where Technology and Caring Meet. 4. Aufl. Springer-Verlag, London, S. 375–400.

HÜBNER, U. (2014): What are complex eHealth innovations and how do you measure them? In: Methods of Information in Medicine, 54, 319–27.

HÜBNER, U./G. Schulte/D. Flemming (2016a): Der elektronische Wundbericht als Grundlage für eine interprofessionelle Kommunikation in der intersektoralen Versorgung. In: Wund Management, 10 (4), 196–202.

HÜBNER, U./K. Krämer/S. Milde/J. Thye/N. Egbert (2016b): Szenarien zur Bewertung von elektronischen Wunddokumentationssystemen: Die Studie des AOK Bundesverbandes. In: Wund Management, 10 (4), 188–195.

HÜBNER, U./N. Egbert/W. Hackl/M. Lysser/G. Schulte/J. Thye/E. Ammenwerth (2017): Welche Kernkompetenzen in Pflegeinformatik benötigen Angehörige von Pflegeberufen in den D-A-CH-Ländern? Eine Empfehlung der GMDS, der ÖGPI und der IGPI. In: GMS Med Inform Biom Epidemiol, 13 (1) (DOI: 10.3205/mibe000169).

HÜBNER, U./M. Przysucha/S. Vogel/J. Hüsers/S. Wache/K. Güttler/S. Zebbities/W. Stamm/S. Lenkeit/A. Heumann/C. M. Stupp/B. Sellemann (2017): Intelligente Versorgung von Menschen mit chronischen Wunden. In: mdi – Forum der Medizin Dokumentation und Medizin Informatik, 19 (4), 108–111.

HÜBNER, U./T. Shaw/J. Thye/N. Egbert/H. de Fatima Marin/P. Chang/S. O'Connor/K. Day/M. Honey/R. Blake/E. Hovenga/D. Skiba/M. J. Ball (2018): Technology Informatics Guiding Education Reform – TIGER- An International Recommendations Framework of Core Competencies. In: Methods of Information in Medicine, 57, e30-e42 (DOI: 10.3414/ME17-01-0155).

HÜBNER, U. (2018): Die Roboterfalle. Kolumne. In: f&w 10/2018, S. 89.

HÜBNER, U./N. Egbert/G. Schulte (2020): Clinical Information System – Seen Through the Ethical Lens. In: IMIA Yearbook, 29(1), 104–114.

HÜSERS, J./U. Hübner/M. Esdar/E. Ammenwerth/W. O. Hackl/L. Naumann/J. D. Liebe (2017): Innovative Power of Health Care Organisations Affects IT Adoption: A bi-

National Health IT Benchmark Comparing Austria and Germany. In: Journal of Medical Systems, 41 (2), 33 (DOI: 10.1007/s10916-016-0671-6).

Hüsers, J./G. Hafer/J. Heggemann/S. Wischmeyer/S. M. John/U. Hübner (2020): Predicting the Amputation Risk for Patients with Diabetic Foot Ulceration – A Bayesian Decision Support Tool. In: BMC Medical Informatics and Decision Making, 20, 200 (DOI: 10.1186/s12911-020-01195-x).

Hunstein, D. (2011): Über den Pflegeprozess hinaus: Pflege mittels Routinedaten transparent und bewertbar machen. In: HeilberufeSCIENCE, 2, 25 (DOI: 10.1007/s16024-011-0017-8).

Hunstein, D. (2009): Das ergebnisorientierte Pflegeassessment Acute Care ePA-AC. In: Bartholomeyczik, S./M. Halek (Hrsg.): Assessmentinstrument in der Pflege. Wittener Schriften. Universität Witten-Herdecke, Witten, 2. Aufl., S. 60–78.

Jones, S. M./P. E. Banwell/P. G. Shakespeare (2004): Telemedicine in wound healing. In: International Wound Journal, 1 (4), 225–230.

Kieft, R. A./E. M. Vreeke/E. M de Groot/H. I. de Graaf-Waar/C. H. van Gool/N. Koster/H. Ten Napel/A. L. Francke/D. M. J. Delnoij (2017): Mapping the Dutch SNOMED CT subset to Omaha System, NANDA International and International Classification of Functioning, Disability and Health. In: International Journal of Medical Informatics, 111, 77–82.

Kim, C.-G./K.-S. Bae (2018): Relationship between nurse staffing level and adult nursing-sensitive outcomes in tertiary hospitals of Korea: Retrospective observational study. In: International Journal of Nursing Studies, 80, 155–164.

Kim, T. Y./N. Hardiker/A. Coenen (2014): Inter-terminology mapping of nursing problems. In: Journal of Biomedical Informatics, 49, 213–220.

Klein, F./C. Severijns/D. Albiez/E. Seljutin/M. Jovanovic/M. E. Hesar (2016): The Hygiene Games. Conference: The 13th International Congress on Nursing Informatics – NI2016 (DOI: 10.3233/978-1-61499-658-3-658).

Koch, S./R. Haux/O. Gefeller/I. N. Sarkar/D. Bergemann (2016): Methods Open – A New Journal Track Starting in 2017. In: Methods of Information in Medicine, 55(6), 478–480.

Kötte, B./S. Hanel/S. Völler (2016): Interdisziplinäre Wundversorgung via Tablet und App. In: WundManagement, 10(4), 211–213.

Kulikowski, C. A./E. H. Shortliffe/L. M. Currie/P. L. Elkin/L. E. Hunter/T. R. Johnson/I. J. Kalet/L. A. Lenert/M. A. Musen/J. G. Ozbolt/J. W. Smith/P. Z. Tarczy-Hornoch/J. J. Williamson (2012): AMIA Board white paper: definition of biomedical informatics and specification of core competencies for graduate education in the discipline. In: Journal of the American Medical Informatics Association, 19(6), 931–938.

Lee, J.-A./M. Choi/N. Jiang (2018): Effective behavioral intervention strategies using mobile health applications for chronic disease management: a systematic review. In: BMC Medical Informatics and Decision Making, 18(1), 12 (DOI: 10.1186/s12911-018-0591-0).

Liebe, J.-D./J. Hüsers/U. Hübner (2016): Investigating the roots of successful IT adoption processes – an empirical study exploring the shared awareness-knowledge of Directors of Nursing and Chief Information Officers. In: BMC Medical Informatics and Decision Making, 16, 10 (DOI: 10.1186/s12911-016-0244-0).

Lindberg, D./B. L. Humphreys (2008): Rising expectations: access to biomedical information. In: Yearbook of Medical Informatics, 3(1), 165–72 https://www.ncbi.nlm.nih.gov/pmc/articles/PMC2441483/ Zugegriffen: 14.11.2018.

Mackert, M./A. Mabry-Flynn/E. E. Donovan/K. Pounders (2016): Health Literacy and Health Information Technology Adoption: The Potential for a New Digital Divide. In: Journal of Medical Internet Research, 18(10), e264 (DOI: 10.2196/jmir.6349).

Mantas, J./E. Ammenwerth/G. Demiris/A. Hasman/R. Haux/W. Hersh et al. (2010): Recommendations of the International Medical Informatics Association (IMIA) on Education in Biomedical and Health Informatics. In: Methods of Information in Medici ne, 49(2), 105–120.

McHugh, M./M. Rochman/D. M. Sloane/R. A. Berg/M. E. Mancini/V. M. Nadkarni/ R. M. Merchant/L. H. Aiken (2016): American Heart Association's Get With The Guidelines-Resuscitation Investigators. Better Nurse Staffing and Nurse Work Environments Associated With Increased Survival of In-Hospital Cardiac Arrest Patients. In: Medical Care, 54(1), 74–80.

Mehrholz, J./M. Pohl/J. Kugler/B. Elsner (2018): The Improvement of Walking Ability Following Stroke. In: Deutsches Ärzteblatt, 115 (39), 639–645.

Nguyen, A./S. Mosadeghi/C. V. Almario (2017): Persistent digital divide in access to and use of the Internet as a resource for health information: Results from a California population-based study. In: International Journal of Medical Informatics, 103, 49–54.

Rotegård, A. K. (2017): VAR – ein entscheidungsunterstützendes System für die Pflege im Einsatz. 14. Workshop 2017: Entbürokratisierung in der Pflege: Wen macht sie glücklich? Netzwerk Versorgungskontinuität in der Region Osnabrück e.V. https://www.hs-osnabrueck.de/de/netzwerk-versorgungskontinuitaet/workshops/#c2786280 Zugegriffen: 14.11.2018.

Otieno, G. O./T. Hinako/A. Motohiro/K. Daisuke/N. Keiko (2008): Measuring effectiveness of electronic medical records systems: towards building a composite index for benchmarking hospitals. In: International Journal of Medical Informatics, 77 (10), 657–69.

Payr, S./F. Werner/K. Werner (2015): AAL robotics: state of the field and challenges. In: Studies in Health Technology and Informatics, 212, 117–124.

Procter, P. M./M. L. Wilson (2018): Nursing, Professional Curiosity and Big Data CoCreating eHealth. In: Studies in Health Technology and Informatics, 247, 186–190.

Przysucha, M./S. Vogel/J. Hüsers/S. Wache/B. Sellemann/U. Hübner (2018): Requirements for Collaborative Decision Support Systems in Wound Care: No Information Continuity Without Management Continuity. In: Studies in Health Technology and Informatics, 253, 133–137.

Przysucha, M./D. Flemming/G. Schulte/U. Hübner (2019): Der ePflegebericht als pflegerisches Instrument des Entlassmanagements und der Versorgungskontinuität. HL7 Mitteilungen, 43, 12–14.

Ranegger, R./W. O. Hackl/E. Ammenwerth (2015): Implementation of the Austrian Nursing Minimum Data Set (NMDS-AT): A Feasibility Study. In: BMC Medical Informatics and Decision Making, 15, 75.

Richards, T./R. Snow/S. Schroter (2016): Co-creating health: more than a dream. In: BMJ, 354 (DOI: 10.1136/bmj.i4550).

Rinner, C./S. K. Sauter/G. Endel/G. Heinze/S. Thurner/P. Klimek/G. Duftschmid (2016): Improving the informational continuity of care in diabetes mellitus treatment with a nationwide Shared EHR system: Estimates from Austrian claims data. In: International Journal of Medical Informatics, 92, 44–53.

RISTEVSKI, B./M. Chen (2018): Big Data Analytics in Medicine and Healthcare. In: Journal of integrative bioinformatics, 15 (3), 1–5.

RÖHRIG, R./J. Stausberg/M. Dugas (2013): Development of national competency-based learning objectives „Medical Informatics“ for undergraduate medical education. In: Methods of Information in Medicine, 52 (3), 184–188.

SCHAFFLER-SCHADEN, D./S. Pitzer/M. Schreier/J. Dellinger/B. Brandauer-Stickler/M. Lainer/M. Flamm/J. Osterbrink (2018): Improving medication appropriateness in nursing home residents by enhancing interprofessional cooperation: A study protocol. In: Journal of Interprofessional Care, 32 (4), 517–520.

SCHULTE, G./U. Hübner/O. Rienhoff/M. Quade/T. Rottmann/M. Fenske/N. Egbert/R. Kuhlisch/B. Sellemann (2017): Evaluation einer elektronisch unterstützten pflegerischen Überleitung zwischen Krankenhaus und Pflegeheim unter Nutzung einer Test-Telematikinfrastruktur: eine Fallanalyse. In: GMS Med Inform Biom Epidemiol, 13(1), Doc02 (20170718).

SELLEMANN, B./J. Stausberg/U. Hübner (2012): Nursing routine data as a basis for association analysis in the domain of nursing knowledge. AMIA. Articles from NI 2012: Proceedings of the 11th International Congress on Nursing Informatics, June 23–27, Montreal, Canada, S. 1–5 https://www.ncbi.nlm.nih.gov/pmc/articles/PMC3799158/ Zugegriffen: 14.11.2018.

SOUZA-JUNIOR, V. D./I. A. Costa Mendes/A. Mazzo/S. Godoy (2016): Application of telenursing in nursing practice: an integrative literature review. In: Applied Nursing Research, 29, 254–260.

STRUDWICK, G./L. McGillis Hall/L. Nagle/P. Trbovich (2018): Acute care nurses' perceptions of electronic health record use: A mixed method study. In: Nursing Open, 5 (4), 491–500.

SUNDMACHER, L./D. Fischbach/W. Schuettig/C. Naumann/U. Augustin/C. Faisst (2015): Which hospitalisations are ambulatory care-sensitive, to what degree, and how could the rates be reduced? Results of a group consensus study in Germany. In: Health Policy, 119 (11), 1415.1423.

TECKERT, Ö./T. Litfin (2018): Tensions in Health Care Networks and the Role of IT. In: Studies in Health Technology and Informatics, 253, 138–142.

VALENTA, A. L./E. S. Berner/S. A. Boren/G. J. Deckard/C. Eldredge/D. B. Fridsma/C. Gadd/Y. Gong/T. Johnson/J. Jones/E. LaVerne Manos/K. T. Phillips/N. K. Roderer/D. Rosendale/A. M. Turner/G. Tusch/J. J. Williamson/S. B. Johnson (2018): AMIA Board White Paper: AMIA 2017 core competencies for applied health informatics education at the master's degree level. In: Journal of the American Medical Informatics Association, ocy132, (DOI: 10.1093/jamia/ocy132).

VAN DEN BERG, N./T. Fiß/C. Meinke/R. Heymann/S. Scriba/W. Hoffmann (2009): GP-support by means of AGnES-practice assistants and the use of telecare devices in a sparsely populated region in Northern Germany-proof of concept. In: BMC Family Practice, 10, 44 (DOI: 10.1186/1471-2296-10-44).

VAUGHN, J./M. Lister/R. J. Shaw (2016): Piloting Augmented Reality Technology to Enhance Realism in Clinical Simulation. In: CIN: Computers, Informatics, Nursing, 34 (9), 402–5.

VILLIGER, M./J. Liviero/L. Awai/R. Stoop/P. Pyk/R. Clijsen/A. Curt/K. Eng/M. Bollige (2017): Home-Based Virtual Reality-Augmented Training Improves Lower Limb Muscle Strength, Balance, and Functional Mobility following Chronic Incomplete Spinal Cord Injury. In: Frontiers in Neurology, 28, 8, 635.

Vollmer, A.-M. (2015): Entwicklung und Anwendung eines Modells zur Untersuchung soziotechnischer Faktoren bei der Einführung neuer Informationssysteme im klinischen Bereich. Inauguraldissertation an der Friedrich-Alexander-Universität Erlangen-Nürnberg. https://opus4.kobv.de/opus4-fau/frontdoor/index/index/year/2015/docId/6724 Zugegriffen: 11.11.2018.

Westra, B. L./G. E. Latimer/S. A. Matney/J. I. Park/J. Sensmeier/R. L. Simpson/M. J. Swanson/J. J. Warren/C. W. Delaney (2015): A national action plan for sharable and comparable nursing data to support practice and translational research for transforming health care. In: Journal of the American Medical Informatics Association, 22 (3), 600–607.

Whitehead, L./P. Seaton (2016): The Effectiveness of Self-Management Mobile Phone and Tablet Apps in Long-term Condition Management: A Systematic Review. In: Journal of Medical Internet Research, 18 (5), e97 (DOI: 10.2196/jmir.4883).

Wieteck, P./S. Kraus/H. Mosebach/S. Berger (2017): Wissenschaftliche Hintergründe European Nursing care Pathways –Version 2.10. Thieme, RECOM Verlag. https://www.recom.eu/files/recom/40-wissen/enp-entwicklung/einleitung/ENP_Wissenschaftliche_Hintergruende_2017_DE.pdf. Zugegriffen: 12.11.2018.

Wieteck, P./S. Hausherr/T. Benthin/K. Hirt/M. Schindler/M. Ilin (2018): Handbuch 2018 für PKMS und OPS 9-20: Pflege im DRG-System: Kodierung und Dokumentation, pflegetherapeutische Konzepte, Diskussion und Pflegepersonaluntergrenzen Taschenbuch. 9. überarb. u. erw. Aufl. Thieme Verlag, RECOM Verlag, Stuttgart.

Wüller, H./J. Behrens/K. Klinker/M. Wiesche/H. Krcmar/H. Remmers (2018): Smart Glasses in Nursing – Situation Change and Further Usages Exemplified on a Wound Care Application. In: Studies in Health Technology and Informatics, 253, 191–195.

Zendejas, B./S. M. Ali/M. Huebner/D. R. Farley (2011): Handing over patient care: is it just the old broken telephone game? In: Journal of Surgical Education, 68 (6), 465–471.

Zlotnik, A./A. Gallardo-Antolín/M. Cuchí Alfaro/M. C. Pérez Pérez/J. M. Montero Martínez (2015): Emergency Department Visit Forecasting and Dynamic Nursing Staff Allocation Using Machine Learning Techniques With Readily Available Open-Source Software. In: CIN: Computers, Informatics, Nursing, 33 (8), 368–77.

Thomas Foth / Dave Holmes

Governing Through Lifestyle – Lalonde and The Biopolitical Management of Public Health in Canada[1]

1. Introduction

In 1974, the Long Range Health Planning Branch (LRHPB) of the Department of National Health and Welfare released a "green paper" entitled *A New Perspective on the Health of Canadians: A Working Document.* This report, better known as the Lalonde Report after the health minister at that time, was not a policy declaration but rather a thought experiment meant to formulate perspectives on health for Pierre Trudeau's liberal government. It not only reoriented the direction of health policies but inaugurated what the Director General of LRHPB, Hubert Laframboise, called later a "non-participatory policy development" (Laframboise 1990). Despite the fact that this document did not receive much media attention in Canada, Laframboise stated that by 1978, "the Working Document had become an integral element of health policy planning not only in Canada but in many other countries" (Ladramboise 1978 as cited in McKay 2000, p. 2). And indeed, the main concepts and ideas developed in this report, particularly the concept of "lifestyle," became the foundation of public health policies in many different European countries and the US (see, for example, Larsen 2012). Lindsey McKay (2000) concluded in her study, "Making the Lalonde Report," that the report remained "one of the most significant government documents produced in Canada's recent past" because of the "paradigm shift" it officially inaugurated "by giving birth to health promotion" (all quotes from, McKay 2000, p. 3).

However, the report also received harsh criticism from the moment it was released. The opposition parties in government criticized it as "solidly in the motherhood realm" and that it stated only what was already known – for ex-

1 Anmerkung der Herausgebenden: Bei diesem Beitrag handelt es sich um eine Reprint-Publikation. Die Erstveröffentlichung findet sich unter: Foth, T./D. Holmes (2018): Governing Through Lifestyle – The Lalonde Report and the Biopolitical Management of Public Health in Canada. In: Nursing Philosophy 19(4), e12222. Die Autoren bedanken sich bei Jayne Elliot für die Unterstützung bei der Bearbeitung des Manuskriptes.

ample, "it is better to be slim than fat" (as cited in McKay 2000, 2). Today, the report is criticized for over-simplifying the causes of ill health and for not having reflected on the fact that a citizen's behaviour is related to class, race, education, etc. However, we will highlight that the omission of socio-economic factors was not just due to neglect on the part of the LRHPB but more to the (neo)liberal rationale in which disparities are part and parcel of a society based on competition. Furthermore, what is seldom discussed is that this report not only propagated the (neo)liberal view of citizens as autonomous rational actors (*homo oeconomicus*), with personal responsibility for their health, but that it was a first step in the transformation of Medicare and went far beyond the question of health promotion. Health was no longer something that happened to a person but was created through personal choice and, therefore, one had to assume responsibility for one's behaviour (see, for example, Glouberman 2001). As McKay rightfully emphasized, "fate was replaced by risk" (McKay 2000, p. 17). We emphasize this aspect because the Lalonde report was published in the shaky economic climate of the 1960s and 70s that was used as justification for the refinancing of healthcare.

The report not only changed the conceptualization of health and how to govern the health of populations but recommended what Laframboise (1990) called "specific courses of action" (p. 319). These courses of action were differentiated into 5 criteria, 20 objectives and 5 strategies that were further differentiated into 64 recommended tactical measures. Many of the recommendations made in the report became guiding principles for governments for the transformations of their respective healthcare systems (see, for example, Larsen 2012). As Glouberman (2001) emphasized, "[a] great deal of health policy over the next 25 years could be described in terms of these tools" and the "tool of reorganization has been applied to every system of health care organization in Canada" (p. 13).

In what follows, we will not only describe what McKay called a paradigm shift, but will as well emphasize that the Lalonde report also clearly illustrates Foucault's definition of governmentality (see, for example, Bröckling, Krasmann/Lemke 2011b; Dean 2010; Foucault 2007; Walters 2012). According to Foucault's definition, government is the "conduct of conduct" that "entails any attempt to shape with some degree of deliberation aspects of behaviour according to particular sets of norms and for a variety of ends" (Dean 2010, p. 18). The report must be understood as a specific "technology of government" (Dean 1996) that enabled the inscription of knowledge within practices. Furthermore, it also demonstrated that biopolitics is a fundamental dimension of government, a concept that Foucault introduced to highlight that governments from the end of the 18th century on were increasingly concerned with the administration of life and the living beings of populations. The notion of biopower/biopolitics is often ignored in studies of governmentality. Interesting in the report is the impetus for it based on what could be called "biohistory" (about the concept of biohistory, see, Foucault 2014). The work of demographic historian Thomas McKeown, who studied the decrease of mortality in the 18th and 19th century in different European countries, became the theoretical justification of the Health Field Concept that the report introduced. Furthermore, one major incentive for the making of this report was the idea that the healthcare system was too expensive and ineffective, and thus it was used to justify an austerity program. The report therefore contributed to a neoliberal transformation of healthcare despite the fact that Canadian system of Medicare was based on the idea of universality, meaning citizens had equal access to healthcare independent of their socio-economic situation. As we will demonstrate, the Lalonde report undermined this foundation and initiated a profound reorientation, not only of the healthcare system, but even more importantly, it radically changed the way we think about our behaviour around health-related issues. This article will therefore discuss this dimension of the report in some detail and relate it to Foucault's notion of subjectivity and technologies of the self. Also, an analysis of the report enables a better understanding of the emergence of neoliberalism as a leading governmental rationality. Instead of understanding neoliberalism as a monolithic strategy of capitalism, the Lalonde report, published before neoliberalism became a leading rationale, demonstrates that neoliberalism must rather be understood as the result of the merging of different practices.

Thus, this article is divided into three sections. First, we will discuss the notion of governmentality and the role technologies of government play in the realization of governmental plans. We will then discuss the significance of biopolitics in governmentality. In the second section, we will discuss the Lalonde report and its significance for the administration of population health. Particular emphasis will be laid on the biohistorical background of the report and how it is related to a neoliberal reorientation of health promotion – what the significance of the concept of lifestyle was, and still is, for the responsibilization of individuals and the population at large for their health. Therefore, the critique here is not about whether or not the Lalonde report had a positive impact on the health of Canadians but rather what form of governmentality is at work in it. Section three discusses the redefinition of politics and its lack of concern with liberal-democratic decision-making processes.

2. Governmentality and the Biopolitical Management of Populations

2.1 What is Governmentality?

Through Foucault's concept of governmentality, we can begin to examine the exercise of power as the "conduct of conduct" (Foucault 2000, p. 341; 2008, p. 186). According to Walters, it is a "[f]ramework for analysis that begins with the observation that governance is a very widespread phenomenon, in no way confined to the sphere of the state, but something that goes whenever individuals and groups seek to shape their own conduct or the conduct of others (e.g. within families, workplaces, schools, etc.)" (Walters 2012, p. 11). However, much of Foucault's framework aimed "to generate a novel perspective on the state" (Foucault 2008, pp. 2–3; 76–78), and in what follows we will focus on this aspect of his research. Governmentality is a perspective that understands government in a "nominalistic" way; it does not focus primarily on the state, understood as made up of multiple institutions, but tries to "grasp its history and existence at the level of the specific arts, practices and techniques that have combined in different ways and at different times to make something called 'the state' thinkable and meaningful in the first place, and viable as a framework for conducting human behaviour" (Dean 2006, p. 10). Studies of governmentality try to diagnose specific formations of thinking, objectives, interventions and programs as well as breakdowns and oppositions to these configurations (Dean 2010). Thus, studies of governmentality are part of the "history of the present" (Foucault/Perrot 1980), "meaning that a critical inquiry arising from a question posed in the present is traced back in history to determine how we arrived at where we are now" (Foth et al. 2018, p. 4). From this perspective any analysis starts from moments in history when particular practices, situations or behaviours were problematized. These different forms of problematizations shaped people in such a way that they became manageable.

With the concept of governmentality, Foucault analyzed a new way of governing that occurred in the 16th century in Europe and was linked to the institutionalization of specific regimes of truth, disciplines, tactics and technologies (Dean 2010) that included in its broadest sense the governing of self, families and the state. Foucault argued that the "modern (Western) state is the result of a complex linkage between 'political' and 'pastoral power'" (Bröckling et al. 2011a, p. 3). Political power, closely related to early modern reason of state and "police sciences" and later to (neo)liberal rationalities, derived from Greek and Roman ideas of the polis based on law, universality, the public, etc. Pastoral power emerged from the "Christian religious conception centred upon the comprehensive guidance of the individual" (Bröckling et al. 2011a, p. 3). Pastoral power developed techniques of guidance that later extended into societies and became gradually secularized, particularly through resistance to religious leadership during the reformation and counter-reformation. Foucault demonstrated that these "pastoral techniques eventually produced forms of subjectivation from which the modern state and capitalist society could in turn develop" (Bröckling et al. 2011a, p. 3), and which constituted a revolutionary break with the concept of safeguarding and multiplying the power of the prince as the overriding goal of sovereign power. "'Political reason' represents an autonomous rationality derived neither from the theological-cosmological principles nor from the person of the prince. At the same time, the earlier goals of happiness, salvation, and well-being are now secularized and re-articulated in the framework of the 'political' problematic of the state" (Bröckling et al. 2011a, p. 3). Foucault defined this new "art of governing" as "a sort of complex of means and things. The things government must be concerned about [...] are men[sic] in their relationships, bonds, and complex involvements with things like wealth, resources, means of subsistence, and, of course, the territory with its borders, qualities, climate, dryness, fertility, and so on. 'Things' are men in their relationships with things like customs, habits, ways of acting and thinking. Finally, they are men in their relationships with things like accidents, misfortunes, famine epidemics and death" (Foucault 2007, p. 96). Government defined in this way is concerned about the "common welfare and salvation for all" and it is about the "conduct of conduct. 'Conduct of conduct' therefore includes both the individual as well as mass population and uses a wide range of technologies of power: law, discipline and apparatuses of security" (Foucault 2007, p. 108).

2.2 Liberal Governmentality

Technologies of security are the opposite of disciplinary technologies. German sociologist Jürgen Link distinguished between discipline and security by using the terms "norm" (discipline) and "normalization" (security). Within the complex of normativity, a binary norm exists from which an action is judged; it either conforms to the norm or it does not. Transgression of the norm is linked to sanctions against the abnormal. One has to conform to existing norms in order to be an intelligible being and for those who do not successfully adopt a norm, a subject status is denied (Link 2006). In contrast, in societies of security, the normal, according to Link, that which is acceptable, is based on accumulated mass-data and statistics, and defined through averages *en gros.* Within this discourse-complex, the boundary between normality and abnormality is drawn; it is an important technology of biopolitics. The "normal curve of distribution," symbolised by the Gaussian curve, positions most individuals within an array of average or maximal normality. The further one is detached from the average, the greater the threat of falling into abnormality. Normalism is thus systematic and historically limited to societies that accumulate mass-data. Two levels of meaning converge in the term normalism: evaluation and description. Normalism designates set value and just value; "the statistical mean itself [can become] a social norm, a norm of a second order" (Waldschmidt 2004, p. 191; translation ours).

The delineation between norm and normalization enables one to distinguish two different strategies. The strategy of discipline is the maximum compression of the normality-zone with the tendency to fixate and stabilize – a juridical repressive form of power. This strategy is linked to the necessity to normalize individuals from above and from outside. The rivalling strategy normalizes through "maximal expansion" and thus renders the zone of normality dynamic. This strategy constitutes "boundaries of normality" only provisionally and sees them, in principle, as reversible. This strategy is not based on obedience but rather on the willingness to "self-normalize" in view of uncertain "normality-boundaries" (Link, 2006, p. 51; translations ours). "Mechanisms of security" (Foucault 2007, p. 7) define an optimal medium within the range of variations and Foucault therefore distinguished between "legal norm, disciplinary normation and normalization of security technology" (Bröckling et al. 2011a, p. 5).

Security mechanisms emerged with liberal governmentality, which Foucault perceived as a specific art of government (Bröckling et al. 2011b). It was a manifestly new rationale about the employment of power in Western societies because it was concerned with population as a new target and it discovered the economy as a novel actuality. Government from the end of the 18th century on transformed into a distinctive activity using the knowledge and techniques developed in the humanities and political economy. The specificity of liberal forms of governments is that they "replace external regulation by inner production" (Bröckling et al. 2011a, p. 5). Liberalism "organizes the conditions under which individuals can make use of their freedoms," or in other words, freedom is not contrary to liberal governmentality but rather one of its tactical starting points of action. To make use of freedom as a mechanism of liberal governmentality means that the one governed is comprehended as an autonomous actor who is able to act and reason in numerous ways that are often unpredictable by authorities. Thus, to govern is to influence the field of possible actions and to work on the abilities to act – of selves and others (Miller/Rose 2009b; Rose 2005; Rose/Miller 1992). It involves the reinforcement and modelling of energies in both individual bodies and the population at large that seem otherwise to be unproductive or even self-destructive (Dean 2010). Therefore, government, "is any more or less calculated activity, undertaken by a multiplicity of authorities and agencies, employing a variety of techniques and forms of knowledge, that seeks to shape conduct by working through the desires, aspirations, interests and beliefs of various actors, for definite but shifting ends and with diverse sets of relatively unpredictable consequences, effects and outcomes" (Dean 2010, p. 18). According to Foucault, this form of governing "incites, it induces, it seduces, it makes easier or more difficult; it releases or contrives, makes more probable or less ... but it is always a way of acting upon one or more acting subjects by virtue of their acting or being capable of action. A set of actions upon other actions." (Foucault 2000, p. 341).

The idea of self-government and of the autonomous individual who was able to control and regulate his or her own conduct had emerged in the 17th century, and merged with liberal governmentality. From then on, liberal governmentality embraced the idea of the individual problematizing his or her conduct; governmentality is not only about the exercise of authority over others but also implies the ability to govern oneself. This becomes the ethical dimension of governmentality: the action of the self on self (Rose 1993, 2005; Rose/Miller 1992). Thus, government does not merely imply power relations and an external authority but additionally raises questions around identity and self. The focus of an analysis of governmentality is therefore on "the interrelations between regimes of self-government and technologies of controlling and shaping the conduct of individuals and collectives" (Bröckling et al. 2011a, p. 13). Embedded in the idea of government are considerations about how to direct human conduct toward specific ends. Governing oneself and others is always based on particular truths about life, existence and what human nature is, and these regimes of truth include scientific discourses like medicine, nursing, psychology, psychiatry, demography, etc. in their attempt to rule over individuals, communities or populations. Often, these discourses meet resistances and tactics to subvert them. As Walters (2012) highlights, "[s]ometimes curious and unexpected alliances arise out of these confrontations; new techniques of power may emerge, solidify and circulate" (p. 14). As should be clear by now, we believe that all government projects are based on forms of rationality regarding the question of governance. Rationality is understood as a form of thinking about how things are and how they ought to be. Thus, political rationality and expertise are intertwined, and the professions become part of state formations.

2.3 The Technological Dimension of Governmentality

One important dimension of studies of governmentality is the insight that political rationalities can only become effective if they connect to "material conditions of possibility" (Walters 2012, p. 61). Dean used the term "*techné* of government" to grasp the complex interplay of "means, mechanisms, procedures, instruments, tactics, technologies and vocabularies that constitute governmental authority and rule" (Dean 1996, p. 31). This technical dimension is also what differentiates studies of governmentality from an approach like the history of political ideas. Government can only be understood if its material mechanisms are analyzed. Foucault, in his lectures on biopolitics and governmentality, emphasized the importance of statistical practice in the problematization of the art of government, and the very idea of an apparatus of security and a society of normalization is tied to statistics that provide knowledge of the state and the wealth of the population. In what follows we will demonstrate that the governing of public health through the responsibilization of citizens was only made possible through the concept of lifestyle, which in turn was linked to epidemiological data. Rose (2005) called this form of government the "ethopolitical" governing of current societies that merge "cultural aspirations, images and desires about a healthier way of living … to a whole host of very quotidian techniques of inscription and self-management" (Walters 2012, p. 62).

The perspective of governmentality enables inquiring how multiple artefacts, technologies and instruments mediate power relations. Using approaches developed in Actor-Network Theory (ANT) helps to understand how technologies are necessary to render the present calculable and how problematizations of the present become thinkable. In our analysis of the Lalonde report we will demonstrate that in order to make health governable, there needed to be first of all standardized ways of measuring health by creating classifications and inventing recording methods. As Walters explained in another context, "[d]ata has to be written into forms and tables, inputted into spreadsheets, and transformed into durable and mobile forms such that it can be transported, accumulated and manipulated at certain 'centres of calculation' (Latour 2005, p. 178 as cited in Walters 2012) – sites like planning bureaux, boardrooms, cabinet offices, university seminars" (Walters 2012, p. 62). To identify lifestyle as a problem of government, an entire regime of "metrology" (Barry 2002) was necessary. Only through the interplay of semiotic-discursive and technical-material structure can the effects of power and truth be understood.

2.4 The Biopolitical Dimension of Governmentality

Foucault introduced the notion of biopower and biopolitcs first in his lecture series *Society Must be Defended* of 1975–1976 (Foucault 2003), in which he argued that the new non-disciplinary kind of power that had emerged from the middle of the 18th century forward was not directed towards the individual body but towards humans as "living beings." This rationality concentrated on humans as a species comprised of an ensemble of processes deriving from fertility, birth or mortality rates – all processes related to economic and political problems.

Biopolitics discovered population as a scientific, biological and political problem, understood as collective phenomena that have an impact on the economy. This definition of biopolitics is very close to Foucault's notion of governmentality, except that the emphasis shifts a bit, because biopolitics is specifically about phenomena occurring in a population composed of living beings. These phenomena are random and unpredictable in detail, but they establish constants on a collective level, which can be detected at the level of populations. They develop over long periods of time; hence, they are phenomena of series. Biopolitics is directed towards phenomena that are essentially "aleatory events that occur within a population that exists over a period of time" (Foucault 2003, p. 246).

Biopolitics uses mechanisms that are very different to those used by the disciplines but are part and parcel of governmentality. First of all, it uses statistical surveys and global measurements, intervening on a largescale dimension and implementing regulatory technologies in order to achieve and safeguard a form of equilibrium. Foucault wrote that "security mechanisms have to be installed around the random element in a population of living beings so as to optimize a state of life. Like disciplinary mechanisms, these mechanisms are designed to maximize and extract forces, but they work in very different ways. Unlike disciplines, they no longer train individuals by working at the level of the body itself" (Foucault 2003, p. 246). Thus, biopolitics is not only about targeting the individual as an individual body but, "on the contrary, of using overall mechanisms and acting in such a way as to achieve overall states of equilibration or regularity; it is, in a word, a matter of taking control of life and the biological processes of man-as-species and of ensuring that they are not disciplined, but regularized" (Foucault 2003, pp. 246–247).

Following the proposal of Thomas Lemke (2012) we understand biopolitics as part of the art of government we have outlined above. Foucault himself suggested that "[t]he theme was to have been 'biopolitics,' by which I meant the attempt, starting from the eighteenth century, to rationalize the problems posed to governmental practice by phenomena characteristic of a set of living beings forming a population: health, hygiene, birthrate, life expectancy, race…" (Foucault 2008, p. 317). This definition of biopolitics is closely related to what we are calling liberal governmentality and are describing as a particular political rationale characterized by specific political knowledge related to the specific object of the population understood as a "collective reality essentially independent of political intervention," and characterized by "its own dynamic and self-directing competency" (Lemke 2012, p. 176; see, also, Rabinow/Rose 2006). However, this autonomous dimension of a population does not mean that political interventions are impossible but rather that autonomy is the preferred staring point. Once the "nature" of the population is known (through statistical calculation of birth rates, mortality rates, or causes of illnesses) it is opened up for "policies and technologies aiming to optimize the biological life of the population" (Larsen 2012, p. 202).

3. The Lalonde Report

3.1 The Governmental Rationale behind the Report and its Regime of Truth

The authors of the Lalonde report made a surprising argument in the introduction. Both in the report, and in Laframboise's publications on the making of the report, the work of demographic historian McKeown and colleagues (Mc Lachlan/McKeown 1971; McKeown 1971; McKeown, Brown/Record 1972) becomes the central argument against the universally funded Canadian healthcare system, which was based on the idea that the health of the population would improve through the development of medical services and universal access to them. Based on epidemiological data, McKeown et al. explicitly denied that "[t]he continued growth of population in the late nineteenth and twentieth centuries in the presence of a declining birthrate is explained by the reduction of mortality largely from infectious disease brought about by hygienic improvements from about 1870 and by specific medical measures after the introduction of chemotherapy in 1935. The enormous growth of population between the 1700s and the mid-nineteenth century" could only be explained through the complex relationship "between agricultural and industrial developments or between both and the general improvement of living" (McKeown et al. 1972, p. 357). McKeown also provided a fundamental critique of medical knowledge: "nature was conceived in mechanistic terms, which in biology led to the idea that a living organism could be regarded as a machine which might be taken apart and reassembled if its structure and function were fully understood. In medicine the same concept led further to the belief that an understanding of disease processes and of the body's response to them would make it possible to intervene therapeutically, mainly by physical (surgical), chemical, or electrical methods" (McKeown 1971, p. 29).

Laframboise argued that McKeown "proved that the improvement of the health status of the people was far more a consequence of changes in lifestyle and the environment than it was a consequences of advances in medical sciences" (Laframboise 1990, p. 318). LRHPB policy analysts produced a series of pie-charts in 1973 entitled "Panorama of Mortality in Canada, 1971" that later became the visual centrepiece of the Lalonde report. These charts, compiled from statistical data on the causes of deaths according to age and sex, provided, according to Laframboise, "stunning proof that premature deaths derived principally from individual self-imposed hazards. [Seventy-five percent] of deaths between the ages of 5 and 30 were found to be due to automobile accidents, other accidents and suicide" and twice as many men compared to women died (Laframboise 1990, p. 318). As McKeown had argued, "people were not dying due to a lack of access to medical care but" because they lived a life prone to personal risk taking. People did not live longer because of advancements in bio-medical knowledge; the increase in longevity was rather linked to the way of living and the environment. In short, "medical intervention could do little to save victims of traffic accidents, coronary artery disease or suicide" (McKay 2000, p. 7).

The pie chart, the materialization of the regime of truth on which the Lalonde report was based, is an inscription device that translates statistical epidemiological data into a visualization which enables the reader to grasp the theoretical foundations of the report at a glance. Once these diagrams and images were created they became the object of scientific disputes but function as evidence for the health of the population that they represent, even though health itself can only be "seen" in the form of these inscriptions. Thus, the effective connection of multiple inscriptions becomes a *hard fact*, "and as more inscriptions are gathered together in order to prove the existence of a fact, it" becomes difficult to deny this fact (Foth 2012, p. 96). The pie charts seem a neutral representation and information but they actually create the health status of the Canadian population; the pie charts are "*performativ*" (Austin 2002). The compiling of complex data into pie charts has a simplifying effect because the complex territory of public health is mapped out in one-dimensional graphic representations that are considered the reality within networks of policy consultants, institutions, governmental agencies, scientific publications, research, etc. Law described these simplifications as "punctualisation," which happens when a network appears as "network packages – routines – that can, if precariously, be more or less taken for granted in the process of heterogeneous engineering" (Law 2010, p. 5). Punctualisation "makes it difficult for actors to recognize the active part that these simplified networks play in" interactions "because they work silently 'behind their backs,' strengthening their effectiveness." (Foth 2012, p. 97) The charts mapped out how public health had to be recognized and they were able to "travel," becoming "immutable mobile[s]" (Latour, 1986), which accounts for their power because they can be presented at expert conferences and used in different contexts. Indeed, these pie charts were presented in multiple conferences before the Lalonde report was even published (see, for example, McKay 2000).

Based on the statistical results and in cooperation with Statistics Canada, the policy consultants developed a formula for ranking the gravity of various causes of death. Each cause of death was factored in "to obtain the Potential Years of Life Lost (PYLL) relative to age 70." Laframboise argued that if someone died at age 20 from "individual self-imposed hazards" the loss of 50 years of potential life "far outweighs, in gravity, a death from a stroke at age 65" (Laframboise 1990, p. 318).

What was "left out" in this regime of truth that "demonstrated" that health status was influenced more by lifestyle and environment were considerations about the relationships between socio-economic conditions and health, social categorizations like race, class or gender, or a social justice right to equal access to health.

Furthermore, McKay emphasized that proponents of the report assumed that healthcare had advanced to the point that it could no longer contribute to the improvement of health. She quoted political planning consultant Joe Hauser, who stated that "[i]n spite of a large infusion of funds into the health care delivery system, the overall health status of Canadians did not appear to have significantly improved" (Hauser as quoted in McKay 2000, p. 8). As we will discuss later in more detail, this statement anticipated the neoliberal argument about the inefficient and costly delivery of social services. We will further highlight that the Lalonde report therefore provided a rationale for the cut backs in federal funding of Medicare.

3.2 The Four Elements of the Health Field Concept

The Lalonde report introduced the Health Field Concept, or a "sort of map of the health territory," as an overarching conceptual framework that included four elements: life style, environment, health care organization, and human biology (Lalonde 1981, p. 31).

3.2.1 Lifestyle, Power and Subjectivation

With the idea of "individually self-imposed hazards" the LRHPB developed the concept of "lifestyle" and connected personal behaviour and habits to the individual health condition. Laframboise contended that this element was the "most neglected aspect of health," defining it as "the agglomeration of decisions taken by individuals which have a significant effect on their health." The problem for him was that these decisions were based on "social values, many of which have been inherited from the past but some of which are shaped by contemporary society" (Laframboise 1973, p. 388). Thus, the basic idea of lifestyle was that individual "behaviour was an area of self-determination that could be changed" (McKay 2000, p. 9) – or, from a governmentality perspective, lifestyle was based on the idea of the "conduct of conduct" and "technologies of self," as we discussed in our theoretical section.

Congruent with this definition of lifestyle is the (neo)liberal conceptualization of subjects as rational actors and the vision to use empowerment in order to initiate social change. Lifestyle is, according to Laframboise, "at least partly related to morale" and the enemy of lifestyle health is "private pleasure, what Odin Anderson called 'a short-range hedonistic model'" (Laframboise 1973, p. 389). Thus, the Lalonde report is the materialization of what we called in our theoretical discussion, with reference to Rose (1999), the "ethopolitical" governing of societies. The Lalonde report summarized this perspective as follows: "Most Canadians by far prefer good health to illness, and a long life to a short one but, while individuals are prepared to sacrifice a certain amount of immediate pleasure in order to stay healthy, they are not prepared to forego all self-indulgence nor to tolerate all inconvenience in the interest of preventing illness" (Lalonde 1981, p. 15). Furthermore, North Americans in particular had too much faith in the "restorative power of doctors, hospitals and medical technology" (Laframboise 1973, p. 393). The problem was that the "technological advances of clinical medicine, the prepayment and organization of health services and the removal of health pollutants, have little effect on the decision of an obese person to reach for another piece of strawberry shortcake" (ibid., p. 389).

Interestingly, Laframboise explicitly connected the concept of lifestyle (and victim blaming) with a critique of the "prepayment" of health services - again anticipating the neoliberal critique of Medicare. However, his critique becomes even more pronounced when he emphasized that the "system often seems to demand that a person first be sick before he [sic] becomes an object of concern, and the preponderance of attention and resources is given to the 'sick care' system" (ibid, p. 389). However, these ideas also highlighted the fact that sometimes surprising coalitions emerge. By indirectly meeting the criticisms of Ivan Illich (2007), one of the most distinguished and radical social critics of medical power in the 1970s, who had criticized the bio-medical management of living and the power of medicine in Western societies, they demonstrated the necessity of a complex interplay of different technologies to combat "short-range pleasure" with "long-range health" perspectives. Joe Hauser, the Planning Consultant for Lifestyle, along with other policy consultants in the LRHPB, directed many qualitative and quantitative studies to prove that personal health habits were the underlying causes of ill-health. Investigations between fatal motor-vehicle accidents and the use of seat belts, for example, concluded that seat belts save lives. Other research studied the impact of tobacco on cardiovascular disease or the consequences of alcohol abuse. "In each instance, whether seatbelts, alcohol or tobacco, it was individual lifestyle choices that were seen to cause or avoid illness and death" (McKay 2000, p. 9). The big challenge for governing the health of the population through lifestyle was how to convince people to pay the price for good health "in terms of discipline and sacrifice," both of which depended on societal and individual values (Laframboise 1973, p. 393).

Studies of governmentality can help to better understand the rationale through which the Lalonde report envisioned behaviour modifications. The policy consultants of the LRHPB understood that lifestyle decisions could not be influenced through legislative measures alone but that they needed to be complemented by a complex interplay of different technologies and techniques. Television as a technique of persuasion could be "employed to modify behaviour," and "social marketing was promoted as a new hope that could change self-destructive health habits of Canadians" (McKay 2000, p. 9). "The philosophical issue" was "whether, and to what extent, government can get involved in the business of modifying human behaviour, even if it does so to improve health"; the Lalonde report concluded that "society, through government, owes it to itself to develop protective marketing techniques" (Lalonde 1981, p. 37). In 1973, for example, the Department of National Health invested in research on the possibility of changing the behaviour of obese people through social marketing. But persuasion had to compete with all the other "behaviour modification measures" underway. Laframboise suggested that new "largely unexplored" legislative measures should also be tried, "such as the compulsory treatment of drug abusers and the compulsory use of seat belts." He concluded that these measures would "not prevent all people from slow self-destruction but they can reduce the number and put breaks on the process" (Laframboise 1973, p. 389).

The last dimension of the lifestyle approach was the idea of empowerment. The consultants of the LRHPB recognized a surge of interest in fitness, jogging and health clubs. Joe Hauser, who organized the First National Conference on Fitness and Health in 1972, undertook a study tour to Sweden with the Fitness and Amateur Branch in order to observe how that government supported lifestyle modifications through the construction of bicycle paths and sport facilities. Sweden was the paradigm for the LRHPB because its population was prepared to make personal sacrifices to prevent diseases and therefore was the leading nation in regard to health status indicators. The idea of using empowerment in a systematic way in order to activate citizens to modify their lifestyle was institutionalized in 1978/79 with the creation of the Health Promotion Directorate (HPD). The Directorate's mandate was the development and implementation of programmes "which promote health and encourage the avoidance of health risks" (Anonymous 1988, p. 42). The directorate developed crosscutting health promotion initiatives that focused attention on healthy lifestyle choices with national, provincial and local governmental agencies and in partnership with professional and voluntary organizations and community groups. The way empowerment is invoked in the report is an example of how power works "beyond the state" (Miller/Rose 2009a, 2009b; Rose 2005). In her important book, *The Will to Empower*, Barbara Cruikshank (1999) argued "that individuals in a democracy" are transformed "into self-governing citizens through" what she called "technologies of citizenship" like "discourses, programs, and other tactics aimed at making individuals politically active and capable of self-government" through everyday practices of "voluntary associations, reform movements, and social service programs" (Cruikshank 1999, p. 1). As in the case of the HPD, empowerment is always a rapport founded on expertise and is a "democratically unaccountable exercise of power in that the relationship is typically initiated by one party seeking to empower another" (Cruikshank 1999, p. 72). Thus, the HPD materialized the dimension of liberal governmentality that governs through freedom. Subjects need to first of all perceive themselves as actors with the capacities to act and think, because only then a field for possible action opens up that can be governed though indirect means – by structuring the field of possible actions.

3.2.2 Environment

Closely related to the question of how to modify health behaviour is the physical and social environment "under which an individual [lives] and [in] which she or he has little or no personal choice in avoiding, such as the air breathed" (Laframboise 1973, p. 388). The Lalonde report suggested that food, water and other aspects of the environment that affect humans should be controlled and safeguarded (Lalonde 1981, p. 32). Laframboise (1973) emphasized that environmental elements are often considered "'trade-offs' between health protection, on the one hand, and economic, technological, social or personal advantages on the other" (p. 389); for example, the control of pollutants in automobile emissions will raise the cost of cars. But Laframboise also emphasized that control of the environment was almost all under the power of the government through legislative measures. However, he warned against corruption, because "governments are especially vulnerable to pressure groups" who might "[over-react] to a health hazard, causing grave economic or social damage in order to protect the public against a relatively minor hazard" (p. 389). The way the Lalonde report approached the question of health and healthcare through the environment is congruent with how Foucault described the "art of governing" as a "complex of means and things" discussed in our theoretical considerations.

3.2.3 Health Care Organization

This element of the healthcare system is traditionally considered the most important aspect of population health and has been subjected to many analyses and reports. In the Lalonde report, this element was "limited to the quantity, quality, arrangement, nature, and relationships of people and resources in the field of health case [sic] services" (Laframboise 1973, p. 388). Despite the large amount of data outlining its shortcomings, the system had been unresponsive to the recommendations made in many reports, which Laframboise attributed to the weak demand for major reforms by the public, health professions or health institutions. According to him, the only ones who were concerned about the rising healthcare costs were elected representatives and bureaucrats.

The authors of the report identified several major problems of the Canadian healthcare system. The most important was the rate of cost escalation that was "far in excess of the economic growth of the country." Another was the shared cost formula between the federal and provincial governments that encouraged the construction and use of hospitals, with expensive acute care beds, without considering alternative healthcare facilities and treatments. The focus remained on treating existing illnesses without any increase in funding for spreading information on health preventive measures. The authors also believed that the Canadian healthcare system harbored "conflicting goals," especially with the aim of "trying to control costs while removing all incentives to patients, physicians and hospitals to do so." They argued that the fee-for-service system led to "many physicians and dentists carrying out tasks which could be done by others, at a lower cost." They also stated that physicians were unevenly distributed among the specialities "as well as between urban and rural areas" (Lalonde 1981, pp. 28–29). To address these problems, Laframboise (1973) suggested lowering costs by reducing the number of acute hospitals beds as well as the number of expensive clinical personnel, along with finding alternatives to fee-for-service payments for them. He also advocated for establishing district boards headed by non-medical personnel with authority over the provision, levels and standards of care of all medical services, and for community clinics run on a team-medicine basis. Most tellingly, he wanted people involved in looking after their own health (p. 390). Both Laframboise and the Lalonde report also proposed that the federal government should increase pressure on the provinces to pursue these health-system reforms by putting "federal financing on a per capita basis" (ibid., p. 390). Instead of using its financial power to enforce the foundational principles of Medicare of universality, comprehensiveness and portability, implementing the new cost-sharing agreements would reduce the influence of the federal government on the provinces and would allow for variation among them (McKay 2000, p. 13).

This section clearly demonstrates the real intent of the Lalonde report: transform Medicare by implementing elements of New Governance, like undermining the licensure system of professionals, introducing free market principles through financial incentives, shifting responsibility from the healthcare and social system to individual citizens, reducing "big government" through regionalization, and using economic incentives to reduce the costs of healthcare provision. The "problems" identified in the report and the remedies proposed thus follow the neoliberal script, and ongoing transformations of Medicare are still using the arguments made in the Lalonde report (see, for example, Clemens/ Nadeem 2014; Kirby 2003; Romanow 2002).

3.2.4 Human Biology

This element included all aspects of an individual's physical and mental health developed as a result of basic human biology (Lalonde 1981, p. 31). The section was devoted to medico-technological research – the development of vaccines and antibiotics, or chemotherapy for mental illness or organ transplants – and explicitly referred to the "applied research in the lifestyle, environmental and health care organizational categories" (Laframboise 1973, p. 391).

At the beginning of the 1970s, the LRHPB completed a "Delphi study on the future of genetics" which "foresaw an explosion of knowledge and interest in the micro aspects of *human biology*" (Laframboise 1990, p. 318, original emphasis). In a footnote to her study, McKay mentions that the first version of the report included genetic counselling "referring to couples reviewing their genetic profiles to inform reproductive decision-making."

3.3 The Conceptual Model as a Mode of Governing

These four elements are brought together in what Laframboise (1973) called a "comprehensive" conceptual model that could be used as a tool for analysis. All activities and problems could be allocated to one or another of the four elements, and each element or quadrant could be linked to specific policy instruments. To solve lifestyle health problems "organized persuasion" was the adequate policy instrument: protection of health from environmental factors depended mainly on legislation; improvement of the healthcare system would come from re-organization; human biology was connected to scientific methods.

In order to demonstrate how the model could be used in practice, Laframboise (1973) applied the model to automobile accidents. According to him, data clearly demonstrated that deaths and injuries from automobile accidents could "be attributed to a large extent to the behaviour of individuals. Lifestyle choices of speeding, careless driving, impaired driving and failure to use seat belts" were the primary factors. However, the gravity of these accidents also depended on environmental factors, like the construction of vehicles and the design of highways. Organization, with its focus on healthcare delivery, provided ambulance services and helicopters as well as treatments in emergency departments. And finally, human biology concerned the development of "new life-saving technologies, treatment methods, attention to accidents in medical school curricula," etc. However, the analysis clearly revealed that lifestyle was the principal underlying cause. Thus, Laframboise concluded that "if, as can be foreseen, acts of individuals dominate, measures for using persuasion or coercion to alter the pattern of individual decision can be considered as well as legislative measures for protecting the individual against himself [sic]" (Laframboise 1973, p. 391). To mitigate deaths and injuries due to automobile accidents therefore required "a whole array" of measures "including the compulsory use of seat-belts, enforcement of traffic laws, random roadblock breathaliser tests, compulsory completion of a defensive driving course before licensing and so on" (ibid., p. 391).

Here we have another clear example of Foucault's notion of governing through the "conduct of conduct." It also provides another example of what is implied in governing, understood as the right disposition of things – governing means to influence the context of subjects in order to change their behaviour in the right direction. Last but not least, the way governing is defined here also highlights the complex interplay of very different kinds of power and instruments used for the governing of individuals and populations. The measures listed in the Laframboise article are a combination of disciplinary means targeting the individual (random roadblocks, driving courses, etc), sovereign power (compulsory use of seat belts, traffic laws, etc.), and government (social marketing, empowerment, and most important, persuasion or technologies of the self to convince the subject to behave in a responsible way or to commit to personal sacrifices to prevent disease). This complex interplay of different forms of power is what characterizes governmentality. Foucault emphasized that his analysis was not meant to imply that societies of sovereignty were replaced by disciplinary societies, which were then replaced by societies of governance. He used the image of the triangle to show the interplay of "sovereignty-discipline-government, which has as its primary target the population and as its essential mechanism apparatuses of security" (Foucault 2007, p. 219).

3.4 The Political Context or the Rise of the Neoliberal Rationale

As mentioned in our introduction, the Lalonde report appeared at a time when many Western "welfare" state institutions came under increased attack. The rising costs for healthcare and social welfare programs in times of economic downturn strengthened the neoliberal arguments for austerity measures and the downsizing of bureaucratic administrations. The discourse around costs and mechanisms to control them predated the Lalonde report; by 1974 health spending had fallen to 6.7 percent of the GNP. However, projections in the 1960s and 1970s predicted "that within the foreseeable future health care would absorb the entire public sector, and then the entire society" (Evans 1982, p. 330). The emergence of many movements related to women's rights, racism, government, etc. encountered the neoliberal critique of big centralized governments and their inefficient provision of services that kept, according to neoliberals, their citizens in a state of "serfdom" (Stedman Jones 2012). Since the early 1970s, when the Canadian federal government had to reimburse 50% of whatever the provinces chose to spend on healthcare, it has negotiated new modalities around the financing of Medicare. These concerns have led to numerous task forces and commissions as well as to private and public studies on how to get these expenditures under some sort of control. Laframboise described the federal government as being "caught up in a mania for program evaluation based on the application of quantitative methods, econometric techniques, and highly structured work programs" (Laframboise 1990, p. 320). The framework developed by the LRHPB in 1974 was in reality already in use in 1972 as a way to assess where the money went in the healthcare system (McKay 2000). The Policy Review Group charged with the evaluation of governmental programs used it as a basis to evaluate health expenditures (Glouberman 2001).

3.4.1 International Recognition and Dissemination of the Lalonde Report

Sir George Godber, the former Chief Medical Officer of Britain's Department of Health and Social Services, praised the Lalonde report for its "worldwide effect" on governments (Godber as cited in Laframboise 1990, p. 316). Laframboise argued that "[r]eviews and citations in professional journals were myriad and enthusiastic" (ibid., p. 316), and that Lalonde himself received international awards for the Health Field Concept. Authors like Milton Terris (1984) called the report a "world-class document" which "was and remains one of the great achievements of the modern public health movement" (p. 327). He even went so far as to categorize the report as a "second epidemiological revolution" that provided a "framework of an overall philosophical outlook." The US was only the first country to adopt the recommendations of the Lalonde report (Terris 1984); many other Western governments followed.

What is important to keep in mind is that the report's adoption happened at a time when neoliberalism became the leading rationale in many countries. For example, in the US the Reagan government systematically reduced federal aid to the states for preventive health programs and other community services by 35% and made further cuts in health services. The same happened in Great Britain where the Thatcher government undermined the NHS and encouraged the reprivatization of medical care. Both governments moved to "dismember our Medicare programs of national health insurance" and turn them over to private insurance companies (Terris 1984, p. 332).

The same happened in Canada with the continuous attempt to undermine the national health insurance system. From our perspective, the Lalonde report was an important tool that provided the theoretical foundations for reducing spending on healthcare. The decisive argument was that "if expansion of the health care system could not have much impact on mortality and morbidity, then neither could curtailing it down" (Evans 1982, p. 330). But what is even more important, the report helped to profoundly shift the perspective on healthcare and welfare in a neoliberal society.

In a welfare state, health was considered a collective responsibility and a right, and its production a service not a business. The Lalonde report dramatically ended this conceptualization. Based on the economic idea of consumer sovereignty the value framework defines healthcare production and its use as more properly governed by individual preferences and choices. The logical conclusion is that the allocation of resources is not a question of social policy but rather is linked to consumption choices of individuals. As Evans (1982) summarized, "[if] people choose to smoke and to purchase the (ineffective) services of lung cancer surgeons, then as sovereign consumers they should be free to do so. According to this set of political values, collective or governmental efforts to modify such behavior will by definition lower overall social welfare" (p. 327). However, the report provide not only a justification for cuts but it also shifted the role of the federal government to make it no longer responsible to protect against economic consequences of illness nor to assure nationwide standards of health care.

3.5 The Anti-Democratic Dimension of the Lalonde Report

In our final section of the analysis we want to focus on another aspect that is rarely mentioned in critical discussions of the Lalonde report, what Laframboise (1990) termed "non-participative policy development." We believe that this is another dimension of a neoliberal rationale, that is, the re-definition of principles of liberal democracy. In our understanding, the report was precedent setting in the way it was compiled. Laframboise emphasized that it was written "without the elaborate process of external and internal consultation usually followed in the production of a major government position paper," meaning that no federal-provincial consultations or discussions with "outside interest groups in the field of health" occurred, nor were there any preliminary publications of drafts, etc. (Laframboise 1990, p. 316). He stated that though it was widely believed government decisions were based on consultation and consensus this process should not be regarded as an "iron rule." He contended he knew exactly what he needed and asserted his colleagues could provide hard data as evidence. Laframboise openly admitted that politics is thus reduced to a series of technical decisions and regulations; consultations are considered "counter-productive" because it may mislead "interest groups into believing that they have the power to impose their will on elected officials" (ibid., p. 317).

What Laframboise developed was a completely new definition of democratic decision making and governmental procedures. As we discuss in more detail elsewhere (Foth et al. 2017), he highlighted processes that have become the leading principle of "New Governance" implemented in all areas of society. Wendy Brown called this transformation the "undoing of the demos" characterized by decision-making processes that are re-defined as merely technical questions addressed by networks of different experts.

Laframboise called the LRHPB a "free-wheeling think tank" composed of epidemiologists, policy consultants, statisticians and accountants. As is typical for the proponents of New Governance, he emphasized the "flat" structures that avoided "internal hierarchies" of "Chiefs and Indians" [sic] that "created a club-like atmosphere in which ideas were traded freely and in which various specialists gladly coordinated their particular interests without the need for direction from above" (ibid., p. 320). Again, this characterization of the work of the think tank meets the neoliberal critique of the bureaucratic centralized state's "top-down" approach and favours the New Governance's promise of "bottom-up" politics.

Literatur

ANONYMOUS (1988): The Health Promotion Directorate: Health and Welfare Canada. In: Hygie, VII (3), 43.

AUSTIN, J. L. (2002): Zur Theorie der Sprechakte (How to do things with words). Reclam, Stuttgart.

BARRY, A. (2002): The anti-political economy. In: Economy and Society (31), 284.

BRÖCKLING, U./S. Krasmann/T. Lemke (2011a): From Foucault's Lectures at the Collège des France to Studies of Governmentality. An Introduction. In: Bröckling, U./S. Krasmann/T. Lemke (Eds.): Governmentality Current Issues and Future Challenges. Routledge, New York, London, 1.

BRÖCKLING, U./S. Krasmann/T. Lemke (Eds.) (2011b): Governmentality Current Issues and Future Challenges. Routledge, New York, London.

CLEMENS, J./E. Nadeem (2014): First, Do No Harm: How the Canada Health Act Obstructs Reform and Innovation. (Journal, Electronic), June 24, 2018. https://www.macdonaldlaurier.ca/files/pdf/How-the-Canada-Health-Act-Obstructs-Reform-and-Innovation-June-2012.pdf.

CRUIKSHANK, B. (1999): The will to empower. Democratic citizens and other subjects. Cornell University Press, Ithaca, London.

DEAN, M. (1996): Putting the technological into government. In: History of the Human Sciences, 9(3), 47–68.

DEAN, M. (2006): Gouvernmentality. Power and rule in modern society. Sage, London.

Dean, M. (2010): Governmentality. Power and Rule in Modern Society (2nd edition ed.). Sage, Los Angeles, London, New Delhi, Singapore, Washington DC.

Evans, R. (1982): A Retrospective on the "New Perspective". In: Journal of Health Politics, Policy and Law, 7(2), 344.

Foth, T. (2012): Nurses, medical records and the killing of sick persons before, during and after the Nazi regime in Germany. In: Nursing inquiry, 20(2), 93–100.

Foth, T./J. Lange/K. Smith (2018): Nursing history as philosophy - towards a critical history of nursing. In: Nursing Philosophy, 19(3), e12210.

Foth, T./H. Remmers/D. Holmes/S. Kreutzer/M. Hülsken-Giesler (2017): Introduction. In: Foth, T./D. Holmes/M. Hülsken-Giesler/S. Kreutzer/H. Remmers (Eds.): Critical Approaches in Nursing Theory and Nursing Research. Implications for Nursing Practice. V&R unipress, University Osnabrück, Göttingen, 9–32.

Foucault, M. (2000): The Subject of Power. In: Faubion, J. D. (Ed.): Power. New Press, New York, 327–345.

Foucault, M. (2003): Society must be defended. Lectures at the Collège de France 1975–1976. Picador, New York.

Foucault, M. (2007): Security, Territory, Population. Lectures at the Collège de France, 1977–78. Palgrave Macmillan, Hampshire, New York.

Foucault, M. (2008): The birth of biopolitics. Lectures at the Collège de France, 1978–79. Palgrave Macmillan, Houndmills, Basingstoke, Hampshire, New York.

Foucault, M. (2014): Bio-history and bio-politics. In: Foucault Studies (18), 130.

Foucault, M./M. Perrot (1980): L'Impossible prison: recherches sur le système pénitentiaire au XIXe siècle. Éditions du Seuil, Paris.

Glouberman, S. (2001): Towards a New Perspective on Health Policy. https://secure.patientscanada.ca/sites/secure.patientscanada.ca/files/TNP.pdf Zugegriffen: 15.03.2020.

Kirby, M. (2003): Reforming Health Protection and promotion in Canada: Time to Act. https://sencanada.ca/content/sen/committee/372/soci/rep/repfinnov03-e.htm Zugegriffen: 15.03.2020.

Laframboise, H. (1973): Health policy: breaking the problem down into more namageable segments. In: Canadian Medical Association journal, 108(3), 393.

Laframboise, H. (1990): Non-Participative Policy Development: The Genesis of "A New Perspective on the Health of Canadians". In: Journal of Public Health Policy, 11(3), 316–322.

Lalonde, M. (1981): A New Perspective on the Health of Canadians a working document. April 1974. http://www.phac-aspc.gc.ca/ph-sp/pdf/perspect-eng.pdf Zugegriffen: 15.03.2020.

Larsen, L. T. (2012): The Birth of Lifestyle Politics. The Biopolitical Management of Lifestyle Disease in the United States and Denmark. In: Bröckling, U./S. Krasmann/T. Lemke (Eds.): Governmentality. Current Issues and Future Chalenges. Routledge, New York, 201–224.

Latour, B. (1986): Visualisation and Cognition: Thinking with Eyes and Hands. In: Knowledge and Society 6, 1–40.

Law, J. (2010): Notes on the Theory of the Actor Network: Ordering, Strategy and Heterogeneity. Web Page.

LEMKE, T. (2012): Beyond Foucault. From Biopolitics to the Government of Life. In: Bröckling, U./S. Krasmann/T. Lemke (Eds.): Governmentality Current Issues and Future Challenges. Routledge, New York, London.
LINK, J. (2006): Versuch über den Normalismus. Wie Normalität produziert wird. Vandenhoeck und Ruprecht, Göttingen.
Mc LACHLAN, G./T. McKeown (Eds.) (1971): Medical history and medical care: a symposium of perspectives arranged by the Nuffield Provincial Hospitals Trust and the Josiah Macy Jr. Foundation. Oxford University Press for the Nuffield Provincial Hospitals Trust, London, New York.
McKAY, L. (2000): Making the Lalonde Report. Towards a New Perspective on Health Project, Health network, CPRN. Backgroundpaper http://rcrpp.org/documents/ACFQQqr3M.PDF Zugegriffen: 15. 03. 2020.
McKEOWN, T. (1971): A Historical Appraisal of the Medical Task. In: McLachlan, G./T. McKeown (Eds.): Medical history and medical care: a symposium of perspectives arranged by the Nuffield Provincial Hospitals Trust and the Josiah Macy Jr. Foundation. University Press for the Nuffield Provincial Hospitals Trust, London, New York Oxford.
McKEOWN, T./R. G. Brown/R. G. Record (1972): An interpretation of the modern rise of population in Europe. In: Population Studies, 26(3), 345–382. doi:10.1080/00324728.1972.10405908.
MILLER, P./N. Rose (2009a): Governing the Present. Administering Economic, Social and Personal Life. Oolity, Cambridge.
MILLER, P./N. Rose (2009b): Political Power beyond the State. Problematics of Government. In: Governing the Present. Polity Press, Cambridge, 53–83.
RABINOW, P./N. Rose (2006): Biopower today. BioSocieties(1), 195–217.
ROMANOW, R. J. (2002): Building on Values. The Future of Health Care in Canada. (CP32-85/2002E-IN). http://publications.gc.ca/collections/Collection/CP32-85-2002E.pdf Zugegriffen: 15. 03. 2020.
ROSE, N. (1993): Government, authority and expertise in advanced liberalism. In: Economy and Society, 22(3), 283–299.
ROSE, N. (2005): Powers of Freedom. Reframing Political Thought. Cambridge University Press, Cambridge.
ROSE, N./P. Miller (1992): Political Power beyond the State: Problematics of Government. In: The British journal of sociology, 43(2), 173–205.
STEDMAN Jones, D. (2012): Masters of the Universe. Hayek, Friedman, and the Birth of Neoliberal Politics. Princeton Univers. Press, Princeton, Oxford.
TERRIS, M. (1984): Newer Perspectives on the Health of Canadians: Beyond the Lalonde Report. The Rosenstadt Lecture. In: Journal of Public Health Policy, 5(3), 327–337. doi:10.2307/3342158
WALDSCHMIDT, A. (2004): Normalität. In: Bröckling, U./S. Krasmann/T. Lemke (Eds.): Glossar der Gegenwart. Suhrkamp, Frankfurt a.M., 190–196.
WALTERS, W. (2012): Governmentality. Critical Encounters. Routledge, New York.

Bettina-Johanna Krings / Nora Weinberger

Who cares about care? Vier Thesen zum Diskurs über Technik in der Pflege

> „Hinter diesen Trends [einer wachsenden technischen Umgestaltung der Pflege] verbergen sich indessen Kollisionen zweier unvereinbarer Eigenlogiken: einer Logik persönlicher Zuwendung und Hilfe, die nur wenig formalisierbar ist, und einer gegenläufigen Logik von Ökonomie sowie planender Verwaltung und Organisation" (Remmers 2015, 11).

1. Einleitung

Visionen zu einer Technisierung der geriatrischen Pflege erzeugen seit einigen Jahren eine hohe Resonanz in Wissenschaft und Öffentlichkeit und haben zu einer ungeahnten Mobilisierung von Forschungstätigkeiten im Feld der Pflege geführt. Die gesellschaftlichen Herausforderungen, die diese Aktivitäten adressieren sollen, beziehen sich auf Prognosen des demographischen Wandels in modernen Gesellschaften, die eine starke Überalterung der Gesellschaft in naher Zukunft vorsehen. Genauer gesagt thematisieren und problematisieren diese Prognosen weitgehend den Zusammenhang zwischen dem stetig wachsenden Anteil hochbetagter Menschen bei gleichzeitiger Verknappung der monetären und personalen Ausstattung des Pflegesektors in Deutschland. Auf diesen Annahmen basierend wird häufig mit dem ‚Schreckgespenst Pflegenotstand' ein Szenarium entworfen, das die Gewährleistung einer umfangreichen und angemessenen Pflegeleistung für viele Menschen am Ende ihres Lebens in Frage stellt. Gleichzeitig wird die Annahme prominent formuliert, dass geriatrische Pflege zukünftig nicht mehr über ein solidarisch ausgerichtetes Sozialversicherungssystem abgedeckt werden kann. Die Pflege von alten Menschen wird somit als ein gesellschaftlicher Bereich ausgewiesen, der in naher Zukunft, laut dieser Diskurse, nicht mehr die nötigen Ressourcen zur Verfügung stellen kann, um alten Menschen eine würdevolle pflegerische Fürsorge zu gewähren.

Dieses Szenarium nährt die Vorstellung, verstärkt technische Artefakte zu entwickeln und in der Pflege einzusetzen, um dem präsumtiven Ressourcenmangel im Feld der geriatrischen Pflege die Spitze zu nehmen. Dieses Anliegen wird in besonderem Maße mit dem politischen Leitsatz „ambulant vor stationär“ (Schaeffer/Ewers 2002) verknüpft, bei dem das häusliche Pflegearrangement von unterschiedlichen Technologietypen unterstützt, entlastet und auch ersetzt werden soll. Die Technologietypen sind hierbei vielfältig und reichen von Ambient Assisted Living-Systemen (AAL), über technische Vernetzungssysteme bis zu technischen Monitoring-, Planungs- und Kontrollsystemen (Fraunhofer 2014). Hierbei spielen Entwicklungen auf der Basis elektronisch gestützter Informationssysteme (Weinberger et al. 2016; Weinberger et al. 2014, Hielscher et al. 2014) eine herausragende Rolle, die an technische Entwicklungen in der akutstationären Versorgung anknüpfen, aber auch neue Formen technischer Eingriffstiefen darstellen (Hülsken-Giesler 2008, Hülsken-Giesler/Krings 2015). Aus einer technischen Perspektive heraus befindet sich ein großer Teil dieser Technologien zwar schon im marktreifen Stadium, der Einsatz in der Praxis vollzieht sich jedoch schleppend. Dies ist nach Ansicht von Experten mit verschiedensten Hindernissen verbunden, wie beispielsweise dem Zweifel an der Wirksamkeit (Roine et al. 2001; Hersh et al. 2001), der noch fehlenden Kosteneffizienz (Whitten et al. 2002), dem Mangel an „Technik-Modulen“ in der Pflegeausbildung (Hülsken-Giesler 2010), rechtlichen Unsicherheiten und den noch bestehenden technischen Problemen (Viitanen et al. 2011).

Insgesamt kann hier eine Diskrepanz zwischen den Vorstellungen im Hinblick auf technische Unterstützungssysteme in der geriatrischen Pflege und der tatsächlichen Relevanz, die diese Technologien in der Praxis haben, festgestellt werden (Krings/Weinberger 2017, 2018). Die Problemdefinitionen für den Einsatz dieser Technologien erscheinen in den Forschungskontexten häufig ungenau, vage und werden den vielseitigen geriatrischen Pflegekontexten wenig bis gar nicht gerecht. Was die intensiv geführten Debatten jedoch zeigen, so die These der Autorinnen, ist, dass im Mittelpunkt dieser technisch geprägten Pflegevisionen mehr die Technik steht als die Pflege als professioneller Handlungsrahmen mit ihren vielseitigen sozialen Gestaltungsanforderung. Ganz im Sinne des Philosophen Hans Blumenbergs scheinen hierbei die „Impulse nicht mehr von den menschlichen und gesellschaftlichen Vorgegebenheiten aus[zugehen], sondern vom technischen Produkt seinerseits, das darin von der verwandten auf Autonomie gerichteten Struktur der Wirtschaft mächtig unterstützt wird“ (Blumenberg 2015, S. 10). Diese Beobachtung ist der Ausgangspunkt des vorliegenden Artikels, von dem heraus die Autorinnen dafür plädieren, zunächst geriatrische Pflegeräume und deren (zukünftige) Problemstellungen auszudifferenzieren, um daran Reflexionen zu Technikeinsätzen zu diskutieren. Erst mit der weitreichenden Kenntnis sowie der sozialen Anerkennung der Problemstellungen sollte der Bedarf an neuen Technologien identifiziert und untersucht werden. Insofern sollten die Rahmenbedingungen der Pflege nicht an technologischen Veränderungsdruck angepasst werden, sondern – *vice versa* – die individuellen Bedürfnisse der Pflegenden *und* Gepflegten sollten in ihren jeweiligen unterschiedlichen situativen Anforderungen an Pflege in den Mittelpunkt der Betrachtung gerückt werden (siehe hierzu auch Mol et al. 2010; Hülsken-Giesler/Krings 2015). Erst aus dieser Analyse heraus sollten konkrete soziale und ethische Anforderungen an Technikentwicklung sowohl im Hinblick auf die Anforderungen an das Pflegepersonal als auch im Hinblick auf die zu Pflegenden entwickelt werden.

Vor dieser Perspektive werden mit Blick auf die Intention des vorliegenden Bandes im Folgenden vier Thesen formuliert und diskutiert, die einerseits auf der Basis des Diskurses der „Technik in der Pflege", andererseits auf der Basis vielfältiger Forschungserfahrungen der Autorinnen in diesem Feld gemacht wurden. Hierbei soll es darum gehen, einen Perspektivenwechsel zu diskutieren, der kritische und konstruktive Hinweise im Hinblick auf die oben genannten Debatten generieren soll. Aus diesen theoretischen Befunden heraus werden abschließend konzeptionelle Schlussfolgerungen für mögliche Forschungsansätze zum Themenfeld diskutiert.

2. Vier Thesen

These 1: Technisierungsprozesse sowie die Visionen der Technisierung haben längst alle gesellschaftlichen Bereiche erreicht. Die geriatrische Pflege erlebt aktuell eine ‚nachholende' Entwicklung im Hinblick auf diese Technisierungsprozesse.

Heute durchdringen vielseitige digitale Technologien als ein allgegenwärtiges Artefakt alle gesellschaftlichen Bereiche. Moderne Informations- und Kommunikationstechnologien bestimmen inzwischen das soziale Miteinander und die Organisation von Verwaltungen, die Produktionssysteme sowie große soziotechnische Infrastruktursysteme. Vor allem in der Industrie wird inzwischen vor einer ‚Vierten industriellen Revolution' gesprochen, die auf Basis digitaler Optionen vorangetrieben wird (Brynjolfsson/McAfee 2011, 2014, vgl. sektoraler Wandel in Walwei 2016). Dieser Technisierungsprozess hat ebenfalls längst die Medizin sowie die medizinische und pflegerische Versorgung erreicht. So werden seit etwa zwei Jahrzehnten digitale Technologien in der medizinischen Diagnostik, den Behandlungsmethoden sowie in der Pflegedokumentation eingesetzt (Manzei 2003). Diese Entwicklung gilt insbesondere für die akutstationäre Krankenpflege, deren professionelle Ausgestaltung historisch eng an die medizinische Technisierung gekoppelt war und noch immer ist (Jaufmann 1998, 2002; Hülsken-Giesler 2008). In der ambulanten und stationären geriatrischen Pflege sah dies bis vor wenigen Jahren noch anders aus. Gegenwärtig wird nun aber auch die Zukunft der geriatrischen Pflege stark an die Dynamik der Digitalisierung gebunden. Seitens der Technikentwickler werden dabei verschiedene Angebote gemacht. Am prominentesten werden zwei Konzepte diskutiert, die sich zunächst komplementär gegenüberstehen. Zum einen ‚Ambient Assisted Living' (AAL), in dem der Wohnraum von pflegebedürftigen Personen durch Technik optimiert wird. Dazu gehören intelligente Notrufeinrichtungen zur Erhöhung der Sicherheit der alten Menschen, der Einsatz von Sturzmatten/-detektoren und IT-gestützte Telemedizin zur Übermittlung von Informationen zur Diagnostik und Therapie über räumliche oder zeitliche Distanzen zwischen Arzt und Patient oder zwischen verschiedenen Ärzten. Zum anderen die Servicerobotik, bei der mobile Robotersysteme den zu Pflegenden aber auch den Pflegefachpersonen assistieren können. Zu diesen gehören beispielweise der CARE-O-BOT, der sich frei in Räumen bewegen und neben anderem mit einem Greifarm Becher mit Wasser auf einem Tablett anreichen kann oder CASERO, der sich in stationären Pflegeeinrichtungen in festgelegten Bahnen bewegt und für Botengänge, wie das Transportieren von Wäsche sowie für nächtliche Kontrollgänge über die Flure eingesetzt werden könnte[1]. Zudem wird für die ambulante und stationäre geriatrische Pflege die Entwicklung von Systemen zur interaktiven Bestimmung des Gesundheits- und Befindlichkeitsstatus, Assistenzsysteme zur Optimierung von Pflegeprozessen oder technische Vernetzungssysteme bis zu technisch basierten Monitoring-, Planungs- und Kontrollsystemen oder Hebehilfen durch Technikunternehmen und -forscher vorangetrieben (Fraunhofer 2014), um nur einige Beispiele zu nennen. Daneben wird der Einsatz von ‚social robots' oder ebenfalls der ‚emotional robots' in ambulanten und/ oder (teil)stationären Pflegezusammenhängen thematisiert (Meyer 2011). Hierzu zählt unter anderem die Robbe „Paro", die unter ihrem Fell über Sensorik verfügt, über die das Streicheln der Patienten erkannt werden kann. Darauf reagiert Paro mit der Bewegung des Schwanzes sowie des Kopfs und der Augen. Darüber hinaus ‚antwortet' der Roboter auf Geräusche und er kann Namen lernen. Eingesetzt werden soll Paro zu sozial-therapeutischen Zwecken (u. a. Pfadenhauer/Dukat 2016, S. 36). So kann der Zuwendungsroboter, nach Barbara Klein, die emotionale Arbeit unterstützen und in bestimmten Situationen eine Ergänzung in der pflegerischen Arbeit darstellen (Wallenfels 2016, S. 45).

Der Bedarf dieser vielfältigen Technisierung in der geriatrischen Pflege wird – wie oben schon eingeführt – dabei aus den Annahmen zum demographischen Wandel abgeleitet (vgl. Tzou et al. 2009; Hans et al. 2002, sowie Sparrow et

1 Detailliertere Informationen sind unter https://www.care-o-bot.de/de/care-o-bot-4.html und http://www.mlr.de/unternehmen/news/news-einzelansicht/article/24-mai-2016-mlr-praesentiert-serviceroboter-casero-4/ zu finden.

al. 2006). Zwei Aspekte werden hierbei in der Regel als Gründe genannt. Der signifikant steigende Anteil alter Menschen, die in den nächsten Jahrzehnten pflegebedürftig werden und die gleichbleibende bzw. nur geringfügig ansteigende Anzahl von Pflegefachpersonen in naher Zukunft. Vor diesem Hintergrund wird der Einsatz von Technologien in Pflegesettings als ein wichtiges Argument herangezogen, um den Mangel an Pflegefachpersonen langfristig kompensieren zu können. Weitere Argumente für den steigenden Einsatz von Technologien sind die Erhaltung und Erhöhung der Autonomie von kranken und alten Menschen, eine Unterstützung und Substitution von körperlich anstrengender Aufgaben im Zusammenhang mit dem Heben und Tragen von älteren Menschen, die Unterstützung von älteren Menschen bei der Erfüllung psychischer und sozialer Bedürfnisse, das Stärken der Würde und des Selbstbestimmungsrechts älterer Menschen sowie der Erhalt der Lebensqualität so lange wie möglich und grundsätzlich eine Qualitätsverbesserung in der geriatrischen Versorgung (Dominguez-Rué/Nierling 2016; vgl. kritisch Mol et al. 2010). Diese Argumente werden für die Förderung der Technisierung der Pflege von kranken und alten Menschen herangezogen, wobei häufig der Bezug zu den zu fördernden Technologien wenig hergestellt wird. Dies gilt ebenso für forschungspolitische Ausschreibungen auf Bundes- und europäischer Ebene, wo aktuell eine Vielzahl von Programmen zu technischen Innovationen und Visionen vorangetrieben wird[2].

All dies führt zu einer dezidiert normativen Ausrichtung der Forschungsperspektive in Richtung Technology-Push[3]. Das heißt, ingenieurswissenschaftliche und deren reflexive Anstrengungen werden vor allem vor der Fragestellung entwickelt, welche Hürden es zu überwinden gilt, um zu entwickelnde Technologien sinnvoll und förderlich für die aktuelle und zukünftige Versorgung kranker und alter Menschen einsetzen zu können. Was zugleich in diesen Debatten auffällt, ist die Alternativlosigkeit, mit der teilweise der Einsatz von Technologien als einzige Problemlösungsstrategie diskutiert wird (Dobroć et

2 Als Beispiele seien Auszüge aus zwei Bekanntmachungen des BMBF angeführt: (1) Förderprogramm ‚Pflegeinnovationen zur Unterstützung informell und professionell Pflegender': „Dabei ist der Gedanke leitend, dass technologische Innovationen […] dazu beitragen müssen, […] Pflegende zu unterstützen und mehr Freiraum für zwischenmenschliche Zuwendung zu eröffnen" [https://www.bmbf.de/foerderungen/bekanntmachung.php?B=973] und (2) Förderprogramm ‚Innovationen für eine qualitätsvolle und bedarfsgerechte Pflege': „Bei der Sicherstellung einer qualitätsvollen und bedarfsgerechten Pflege kommen der Entwicklung und dem Einsatz innovativer Lösungen der Mensch-Technik-Interaktion eine zentrale Bedeutung zu." [https://www.bmbf.de/foerderungen/bekanntmachung-1237.html]

3 Nach Herstatt und Lettl (2000, 2) wird Technology-push wie folgt beschrieben „A situation where an emerging technology or a new combination of existing technologies provide the driving force for an innovative product and problem solution in the market place. In certain cases it is even possible that the new technology, when it is transformed into radical product or process innovations, achieves its own market position."

al. 2018). Die zentrale Perspektive der Forschungsaktivitäten richtet sich vor diesem Hintergrund weitgehend auf die Frage, wie die Akzeptanz von Technologien in der geriatrischen Pflege erhöht werden kann, ohne dass Vertrauensverluste im Hinblick auf die Qualität der geriatrischen Pflege entstehen. Die Technisierung der geriatrischen Pflege scheint hierbei weitgehend gesetzt und Forschung orientiert sich an der Erzeugung von sozialer Zustimmung im gesamten Pflegesetting. Diese Fragestellung schließt nahezu aus, was eine ‚gute' geriatrische Pflege sein könnte bzw. auf welcher (Werte)Basis eine zukünftige pflegerische Versorgung von alten und kranken Menschen gestaltet werden sollte, um ein ‚gutes' Leben auch in der letzten Lebensphase führen zu können.

These 2: Im Rahmen der wissenschaftlich-technischen Diskurse zum Technikeinsatz in der Pflege dominieren normative Denkfiguren im Hinblick auf Technikprogramme. Auf der Basis dieser Denkfiguren finden fundamentale Transformationsprozesse in der geriatrischen Pflege statt, deren Folgen weitgehend unbemerkt bleiben.

Wie in These 1 resümiert, fokussieren sich neuere Ausschreibungen zur geriatrischen Versorgung auf Bundes- und europäischer Ebene in besonderem Maße auf die Entwicklung von Technikprogrammen für die Ausgestaltung der geriatrischen Pflege. Diese werden auf der Basis bestimmter normativer Denkfiguren formuliert, die weitgehend unhinterfragt bleiben. So sollen beispielsweise zeitaufwändige Tätigkeiten im Pflegebereich durch technische Lösungen substituiert werden, wie beispielsweise das Überwachen von Menschen in der ambulanten Pflege. Dies kann freilich von Fall zu Fall eine wichtige Maßnahme sein, gleichzeitig ist Zeit *per se* ein wichtiger Bestandteil in Pflege- und Fürsorgekonzepten, so dass hier Kürzungen des Zeitbudgets im Sinne der Pflegequalität gut abgewägt werden sollten. Dies findet jedoch in den seltensten Fällen statt (Aulenbacher/Dammayr 2014). Die Debatten über „Technik in der Pflege", die faktischen Möglichkeiten, die Technologien in bestimmten Kontexten schaffen sowie die Auseinandersetzungen mit diesen technischen Dimensionen, verändern das Pflegesetting auf signifikante Art und Weise. Diese Veränderungen bleiben weitgehend unbeobachtet und werden – wenn überhaupt – erst ex post wahrgenommen und bewertet. Nach Ansicht der Autorinnen geht es hierbei freilich nicht um eine negative Bewertung technischer Artefakte, sondern um die Frage, *wie* und *auf welche Weise* das technologische Innovationsgeschehen die Diskurse, und die Ausgestaltung des Pflegebereichs als gesellschaftlichem Feld dominieren, beeinflussen und prägen (Bijker et al. 1987; Dobroć et al. 2018). So führt beispielsweise der Zweck, physisch anspruchsvolle Pflegearbeit technisch zu unterstützen in den meisten Fällen auch zu einer Veränderung von Arbeitsprozessen und kann gegebenenfalls zu einer Umstrukturierung von Pflegearbeit durch Technik führen. Denn durch den ‚material turn' der geriatrischen Versorgung wird es zunehmend möglich sein, Pflege in verschiedene Tätigkeitsfelder zu splitten und diese unterschiedlichen Personengruppen zuzuweisen (Roberts/Mort 2009). So wird der Pflegeprozess in seiner Ganzheitlichkeit aufgespalten und in seine Einzelaspekte unterteilt (Hülsken-Giesler 2008). Diese klassische Form der Rationalisierung des Arbeitsprozesses wird ihrerseits auf der Basis neuer organisatorischer Modelle sowie innovativer digitaler Technologien koordiniert und kontrolliert. So hat eine technik- und organisationsinduzierte Veränderung der Pflegeabläufe zu neuen Organisations- und Geschäftsmodellen mit signifikanten Effizienzsteigerungen und monetären Kostenersparnissen in der Pflege geführt Aus arbeits-und pflegewissenschaftlicher Perspektive wurden diese Veränderungen schon vielfach kritisch diskutiert (Manzei/Schmiede 2014).

Darüber hinaus verändern neue sozio-technische Systeme die Versorgungsorte und Zeiten von Pflege, was den Alltag sowie die Lebensgewohnheiten der zu Pflegenden stark beeinflussen kann: So dringt erstens bspw. IT-gestützte Telemedizin in den privaten Wohnraum ein: „‚home' can be, and has often been, a meeting place and a site of hospitality, of looking outwards. It is both an intimate space and the place from where people grow, change and move away (and return). But telecare, […], assumes that by bringing together the home and the call centre […], some form of ‚care' is provided; ‚care at home' is brought about by means of actions taken in a remote call centre" (Roberts/Mort 2009, 142). Zweitens können durch die intrusive Technik im privaten Wohnraum medizinische und pflegerische Dienstleistungen, wie z. B. Blutzuckerkontrolle, über räumliche Distanzen hinweg zu jeder Zeit erbracht werden (Hülsken-Giesler 2015, S. 10).

Ein wichtiger Aspekt im Rahmen dieser Veränderung ist, dass verbinden sich häusliche und stationäre Pflege miteinander verbinden lassen, wenn bestimmte Handlungen durch IT-gestützte Telemedizin ‚online' durchgeführt werden können. Diese Modelle stecken erst in den Anfängen, es werden jedoch neue kreative Aspekte durch die Aufhebung der Grenzen zwischen Arztpraxen, Krankenhäusern und mobilen Pflegedienstleistern vermutet, die zu völlig neuen Pflegemodellen führen könnten. Allerdings sollten diese durch Geschäftsmodelle abgesichert werden, um u. a. Klarheiten in der Entscheidungshoheit und Verantwortlichkeit sowie rechtliche Rahmenbedingungen für Pflegearbeit festzulegen. Hier sollten bei der Umsetzung neuer Modelle tragfähige Finanzierungsmodelle gefunden werden, die alle Akteure in den Nutzen sozio-technischer Assistenzsysteme mit einbeziehen.

Ein weiterer Aspekt im Hinblick auf Veränderungen im Pflegesektor bezieht sich auf den Wandel der Mensch-Technik-Interaktionen. Die Technisierung von Handlungsabläufen kann nur durch die Standardisierung und Formalisierung dieser Abläufe gewährleistet werden. Diese finden auf der technischen und organisatorischen Ebene statt und können verstärkt zum Wandel technisch-vermittelter Pflegekonzepte beitragen (Schulz-Schaeffer/Funken 2008) wie oben schon kurz angerissen wurde. Über diese Standardisierungsprozesse werden Pflegeumgebungen neu konstituiert, es kann leicht zu einer „erhöhte[n] Rigidität entsprechender Abläufe" (ebd., S. 14) kommen, die sich auch kontraproduktiv zum Pflegebedarf entwickeln kann (Manzei/Schmiede 2014, Hülsken-Giesler 2008). Darüber hinaus können diese Veränderungen auch zu neuen sozio-kulturellen Rollen im Rahmen der Pflegeverhältnisse führen wie die Trennung von pflegerischem Fachpersonal und pflegeunterstützendem Personal zeigt. Darüber hinaus werden mit dem Einsatz von Robotern multidimensionale Interaktionsformen konstituiert, die völlig neue Mensch-Maschine-Interaktionen schaffen. So wird beispielsweise mit der Roboterrobbe über Geräusche und Gesten interagiert, mit dem Trinkroboter können zu Pflegende über eine standardisierte Sprache im Austausch stehen, der Beschützer „Hobbit"[4] erkennt, wann man gestürzt ist und Hilfe braucht. Das kann zur Folge haben, dass ‚social robots' Auswirkungen auf die bisherige soziale Ordnung und die Ausgestaltung der Beziehung zwischen Pflegebedürftigen und Pflegefachpersonen haben sowie in der Ausgestaltung der Pflegenden untereinander. Es bleibt zu vermuten, dass sich die kommunikativen, taktilen aber auch empathischen Arbeitsanteile zu Ungunsten standardisierter und formaler Pflegeräume verändern können[5]. Freilich stellt diese Entwicklung keine einseitige Notwendigkeit dar, sondern sie beschreibt zunächst Veränderungsprozesse, die ex-post beobachtet werden (können). So zeigen die Erfahrungen auch in anderen Arbeitsfeldern, dass die wechselseitige oder einseitige Einflussnahme zwischen Technik und Arbeitenden oder zwischen Technik und Anwendern die sozio-technischen Kontexte sehr stark verändert, was vielseitige Auswirkungen auf unterschiedlichen Ebenen nach sich zieht (Hielscher et al. 2015). Wichtig scheint jedoch auch im Bereich der Pflege zu sein, diese Veränderungen kritisch unter Einbezug partizipativer Methoden zu begleiten und gegebenenfalls zu korrigieren.

Technisierungsprozesse sind komplex und vor allem im Bereich der Informationstechnologien wird es zunehmend schwierig, kausale Folgewirkungen zu identifizieren. Dies gilt (auch) für Technisierungsprogramme in der Pflege, wo die Erfahrungen der letzten Jahrzehnte gezeigt haben, dass eine große Vielfalt an Veränderungsprozessen stattgefunden hat. Eine endgültige Bewertung wird allerdings aufgrund der Komplexität der Prozesse auch hier schwierig wie Hülsken-Giesler (2008, 271) eindrücklich beschreibt. Basierend auf einem Zitat von

4 Siehe zu den Einsatzmöglichkeiten: http://hobbit.acin.tuwien.ac.at/.

5 Diese Aussage soll nicht als negative Bewertung verstanden werden. Herauszuheben ist zunächst, dass sich die qualitativen Anforderungen in der Pflege in den letzten Jahrzehnten im Hinblick auf einen Wissensanstieg stark verändert haben, der von den Pflegewissenschaften selbst vorangetrieben wurde (Gruber et al. 2005).

Watson (2001) formuliert er, „technische und computertechnische Innovationen [eröffnen] heute „paradoxical possibilities of deepening depersonalization, as well as deepening human connections". Diese Paradoxien vorab sichtbar zu machen und im Rahmen der zu entwickelnden Pflegeräume zu reflektieren, könnten wichtige Schritte im Hinblick auf zukünftige und integrierte geriatrische Pflegekonzepte sein.

These 3: Technische „Assistenten" sollen zeitliche Freiräume zur Erhöhung der Qualität des pflegerischen Handelns schaffen. Empirisch lassen sich diese Freiräume in aktuellen Pflegesettings aber kaum beobachten. Im Gegenteil, Pflege gerät zunehmend mehr unter das Primat der Rationierung und der Kosteneffizienz.

Mit der zunehmenden Bedeutung sowie der Übernahme medizinischer Prämissen im Rahmen der Pflege in Krankenhäusern wurde der Pflegeberuf seit Beginn des 19. Jahrhunderts mehr und mehr zu einem Beruf der Zuarbeit und Assistenz im Hinblick auf die ärztliche Gesundheitsversorgung (Nolte/Kreutzer 2010; Nolte 2011). Diese Assistenztätigkeit veränderte sich ihrerseits radikal im Lichte des wissenschaftlich-medizinischen Fortschritts und bildete vielseitige Spezialisierungen wie beispielsweise die Pflege in der Intensivmedizin, die Pflege von Säuglingen und Kindern und/oder die Pflege von alten Menschen aus. So entwickelte sich Pflegearbeit relativ konfliktfrei in einem langen historischen Prozess zu einer interaktiven Dienstleistung (Dunkel/Weihrich 2012) in einer institutionalisierten Gesundheitsversorgung und bildete spezifische Charakteristika im Hinblick auf die eigene Professionalisierung aus (Feuerstein/Badura 1991; Remmers 2000). Seit Beginn der 1990er Jahre kam es aber mit der Entstehung von Pflegemärkten auf Basis des Gesundheitsstrukturgesetzes (GSG 1993) und der Pflegeversicherung (1995) zu einem „Paradigmenwechsel" (Gerlinger 2014) der deutschen Gesundheitspolitik. Es wurden eine Reihe von Steuerungsinstrumenten eingeführt, die die „Anreizstrukturen für die Akteure nachhaltig veränderten" (ebd., S. 39). Was jedoch die Systemlogik nachhaltig und dauerhaft veränderte, war die Umstellung des Gesundheitssektors im Hinblick auf eine wettbewerbszentrierte Gesundheitsversorgung. Als dezidiertes Ziel, Wettbewerb als Strukturprinzip in den Gesundheitssektor einzuführen, wird bis in die jüngste Zeit vom Bundesministerium für Gesundheit (Zitat in: Manzei et al. 2014, S. 11) vertreten: „Wettbewerb im Gesundheitswesen nützt den Patientinnen und Patienten. Sie erhalten so eine größere Wahlfreiheit und am Ende eine bessere Behandlung. Wettbewerb im Gesundheitswesen ist also kein Selbstzweck, sondern der Weg zu einer besseren medizinischen Qualität, zu mehr Effizienz und zu weniger Bürokratie."

Der politisch intendierte Umbau des Gesundheitssystems im Hinblick auf marktorientierte Steuerungsmechanismen wurde und wird unter dem Stichwort der „Ökonomisierung" des Gesundheitssektors in (sozial)wissenschaftlichen Debatten weitgehend kritisch diskutiert. Unter Ökonomisierung wird hierbei ein komplexer Prozess verstanden, der eine zunehmende „Überlagerung medizinischer und pflegerischer Werte, Handlungsmaximen und Entscheidungskriterien mit betriebswirtschaftlichen Argumenten" (ebd., S. 14) beschreibt. Dieser Veränderungsprozess selbst wurde stufenweise initiiert, wobei es sich hier um ein historisch gewachsenes und komplexes Netzwerk von Akteuren und deren Handlungslogiken handelt. Diese seit 1992 in Kraft getretenen Gesundheitsreformgesetze führten insgesamt dazu, dass Steuerungsinstrumente eingesetzt wurden, die zwei zentrale Impulse setzten (vgl. Gerlinger 2014, S. 40): (1) unter dem Stichwort der „Eigenverantwortung" wurden finanzielle Anreize für Individualakteure geschaffen, die sich bei der Inanspruchnahme und Bewilligung von Krankenkassenleistungen zunehmend mehr am Ziel der Mengenbegrenzung orientieren; (2) diese Grundausrichtung wurde genutzt, um den Leistungsanspruch an ein umfassendes und solidarisch ausgerichtetes Gesundheitssystem zu drosseln und an die direkte Kostenbeteiligung der Versicherten zu knüpfen (ebd. 2014; 2013). So erfolge neben der konkreten Einführung von Steuerungsinstrumenten auch eine erfolgreiche normative Umwidmung des Gesundheitssektors. Dieser hat sich inzwischen zu einer marktorientierten „Zukunftsbranche" entwickelt, in dem, laut öffentlichen Verlautbarungen, eine Intensivierung der „Standortkonkurrenz die Senkung von Produktionskosten und unternehmerischer Abgaben erforderlich machen" (ebd. 2014, S. 64).

Diese politischen Entwicklungen haben die gesamtgesellschaftliche medizinische Versorgung und insbesondere die Pflege als interaktive Dienstleistung in besonderem Maße verändert. Pflege nach Fallpauschalen und „Pflege im Minutentakt" (Remmers 2015), eingebettet in rationelle, effiziente betriebswirtschaftlich ausgerichtete Pflegepraxis sind inzwischen an der Tagesordnung. Wie auch die jüngsten Koalitionsverhandlungen gezeigt haben, soll dem Pflegenotstand zwar – laut politischer Programmatik – entgegengewirkt werden. Allerdings weisen die oben angesprochenen Entwicklungen und ihre Effekte in eine gegensätzliche Richtung. Insofern scheint es auch notwendig, aktuelle Diskurse um „Technik in der Pflege" im Licht der sozio-politischen Ausgestaltung des Pflegesektors zu reflektieren und zu bewerten. Der Einsatz von Technologien ist von diesen Rahmenbedingungen nicht unbenommen. Im Gegenteil, die Erfahrungen zeigen, dass die technische Ausgestaltung vor den normativen Prämissen einer effizienteren Gestaltung des Pflegehandelns geplant und eingeführt wird. Hierbei kann es vor der Logik von Kostensenkungen auch zu einer Einsparung von Pflegepersonal kommen (Hielscher et al. 2015), obgleich die Qualität des pflegerischen Handelns im Hinblick auf Zeitersparnisse gerade durch den Einsatz von neuen Technologien erhöht werden *sollte*. Hier zeigt sich, ähnlich wie in benachbarten gesellschaftlichen Bereichen, dass die Konstruktion und Gestaltung sozio-technischer Felder immer auf der Basis sozialer Normen vorgenommen werden. Das heißt, die Ausstattung durch Technik führt nicht automatisch zu einem „Upgrading" der Pflege (ebd., S. 13). Gerade hier scheint es notwendig die Frage zu reflektieren, welche Zielstellungen und welchen Funktionen Technologien im Rahmen von Pflegehandeln übernehmen sollen. Darüber hinaus wäre es auch sinnvoll, die Wünschbarkeit dieser Entwicklungen auf der Basis ethischer Debatten zu überprüfen.

These 4: Es gibt eine große Lücke zwischen technisch vermittelter ‚Fürsorge' und den Visionen von Fürsorge in der Gesellschaft. Fürsorge als soziale und öffentliche Aufgabe der Gesundheitsversorgung und der Lebenswelt jedes Menschen erfordert Räume, in denen die spezifischen Anforderungen an Pflege und Fürsorge anerkannt und erfüllt werden (können).

Die gesellschaftlichen Debatten um die „Technik in der Pflege" haben in hohem Maße dazu beigetragen, die „Krise und Zukunft von Care" (Aulenbacher/Dammayr 2014) in hochindustrialisierten Gesellschaften offenzulegen und (erneut) zu diskutieren. Die Definition von „care" weist im Gegensatz zum deutschen Begriff der „Pflege" umfassender auf den Begriff der gesellschaftlichen Fürsorge. Fürsorge steht hierbei einerseits für die (freiwillige) Sorgetätigkeit für andere, die auch die Sorge für sich selbst einschließt. Andererseits steht er jedoch auch für ein soziales Konzept der Reziprozität von Fürsorge empfangen *und* Fürsorge spenden je nach bestimmten Lebensphasen (Aulenbacher/Dammayr 2014, Brückner 2010). Diese umfassende und integrale Begriffsbeschreibung weitet und sensibilisiert das Feld im Hinblick auf die gesellschaftliche Organisation von Sorge- und Pflegearbeit, die seit vielen Jahrzehnten im Rahmen der feministischen Theorie und Praxis geführt wird (vgl. kritisch im Hinblick auf Arbeitsmigration etwa Lutz 2009, Hochschild 2000). Die öffentlichen Diskussionen um zukünftige Pflegenotstände in der geriatrischen Pflege haben diese Debatten wieder enorm aktualisiert, da einerseits der Mangel an zeitlichen Ressourcen bei vielen Menschen Sorgeverpflichtungen zu besonderen Belastungen und Überforderungen führt. Andererseits bilden Doppelbelastungen wie die Erwerbsarbeit *und* die Übernahme von Sorgeverpflichtungen der Kinder und/oder der Eltern, den Ausgangspunkt für häufig prekäre oder überfordernde Lebenslagen. Dies bezieht sich noch immer in der Regel auf weibliche Biographien (Winker 2015). „So werden unter Care-Arbeit sowohl die Gesamtheit der familialen Sorgearbeit als auch Erziehungs- und Betreuungstätigkeiten in Institutionen wie Kindergärten, Schulen, Altersheimen verstanden" (ebd., S. 23). Hierbei ist es kaum möglich, „sinnvolle Trennlinien zwischen Haushaltsarbeit und Sorgearbeit zu ziehen. […] Oft finden Putzen und Kochen beispielsweise neben und mit den zu betreuenden Kindern oder zu pflegenden Personen statt" (ebd., S. 25).

Diese Situation spitzt sich häufig durch das dezidierte Ziel im Rahmen der Pflegeversicherung zu; „vorrangig die häusliche Pflege und die Pflegebereitschaft der Angehörigen und Nachbarn zu unterstützen" (§3SGB XI) bei gleichzeitiger Deckelung der Bedarfsdeckung von Pflegebedürftigen (ebd., S. 47). Hier schnappt die Falle für viele pflegende Angehörige zu: die fehlende Bedarfsdeckung führt in der ambulanten Pflege aus Kostengründen zu einer extrem engen Taktung ambulanter Pflegeleistungen, viele aktivierende Leistungen werden nicht finanziert (Rothgang 2011) und müssen durch eigene Pflegeleistungen kompensiert werden. Diese Problemlage ist nicht neu, sondern wird seit vielen Jahrzehnten beobachtet und wird sich durch die zunehmende Berufstätigkeit sowie die demographische Entwicklung in den nächsten Jahren noch verschärfen. Was sich allerdings in allen hochindustrialisierten Gesellschaften abzeichnet, ist „eine Verlagerung nichtbezahlter Care-Arbeit in den Sektor bezahlter Dienstleistungen" (Aulenbacher/Dammayr 2014, S. 79ff.), was den Kostendruck auf diese Tätigkeiten erhöht, gleichzeitig diese Tätigkeiten marktförmig umwidmet (Daly/Lewis 2000).

Diese Spannungsfelder spiegeln sich ebenfalls in den aktuellen Debatten um avancierte Technologien in der Pflege. Denn einerseits folgen die normativen Anforderungen an Technologien immer noch den marktförmigen Erwartungen wie Steigerungsraten und Effizienz, Gleichzeitig gibt es ethische Anforderungen an eine verlässliche und liebevolle Versorgung im Alter. Tatsächlich bestehen jedoch derzeit wenige Visionen, wie die Räume für Care und/oder menschliche Fürsorge im Rahmen eines technisch-wissenschaftlichen-ökonomischen Komplexes von Pflege (Hülsken-Giesler 2006; Barnard 2005; Friesacher 2008; Manzei et al. 2014) entwickelt werden können. Hierbei stellt sich jedoch dringlich die Frage, wie (Pflege-)Bedürfnisse von alten Menschen in die Diskussion von solidarischer Pflege integriert werden können. Dies scheint auch vor dem Hintergrund wichtig, dass es in der zukünftigen Pflegearbeit auch darauf ankommen wird, die unterstützende professionelle Pflege und Fürsorge „auf spezifische Belange des – oftmals erst zu entwickelnden – sozialen Netzwerkes und schließlich auch des Wohnquartiers auszurichten" (Remmers 2017). Pflege und Fürsorge kann nicht von Individuen autonom geleistet werden, sondern sollte als eine umfassende, mit anderen verbundene Tätigkeit verstanden werden. Vor einer umfassenden Sichtweise beschränkt sich Fürsorge nicht auf die geriatrische Pflege, sondern „on the most general level, we suggest that caring be viewed as a species activity that includes everything that we do maintain, continue, and repair our ‚world' so that we can live in it as well as possible. That would include our bodies, ourselves, and our environment, all of which we seek to interweave in a complex, life-sustaining web." (Fisher/Tronto 1990 in: Artner et al. 2017, S. 25)

3. Who cares about care? Ein Perspektivenwechsel für die Forschung zu „Technik in der Pflege"

Die Pflege als gesellschaftliches Berufsfeld ist längst als eine sozio-technische Arbeitsumgebung definiert. Für die geriatrische Pflege gilt dies noch nicht in vollem Maße, was dazu geführt hat, dass sie aktuell sehr stark in den Fokus von „Modernisierungs"- und Technisierungsprozessen gerät. Vor der Perspektive vielfältiger gesellschaftlicher Entwicklungen werden hier für die nächsten Jahrzehnte dramatische Engpässe in der geriatrischen Pflege erwartet. Diese sind – neben soziokulturellen Aspekten – auf eine Vielzahl von Weichenstellungen zurückzuführen, die jahrzehntelang die politische Ausgestaltung dieses Feldes geprägt haben. Dennoch werden seit einigen Jahren vielseitige Technikentwicklungen lanciert, die als Hoffnungsträger betrachtet werden, um diese zukünftigen Probleme zu lösen. Angespornt durch die rasante Entwicklung informationstechnischer Optionen werden hier vielfältige Anwendungsfelder erschlossen. Dass hier vielversprechende und innovative Entwicklungen entstehen werden, scheint unbenommen und eine notwendige Bedingung der Gesamtentwicklung. Dennoch scheint esangebracht, dass ein Perspektivenwechsel im Feld der „Technik in der Pflege" initiiert wird. Die oben vorgestellten Thesen sollten kritische Impulse geben, um den Blick jenseits der Technology-push-Ansätze zu weiten, historisch gewachsene Strukturen und Zusammenhänge des Pflegesektors in den Blick zu nehmen und neue Fragestellungen im Hinblick auf aktuelle und zukünftige Herausforderungen des gesellschaftlichen Feldes der Pflege zu formulieren. Darüber hinaus sollen die Thesen auch darauf hinweisen, dass es zunehmend wichtig und notwendig wird, die hinter Technikentwicklung und -zustimmung verborgenen Normen und Werte in die Erforschung mit einzubeziehen und zu hinterfragen. Aus wissenschaftlicher Perspektive sollten diese Werte wie beispielsweise „Solidarität" und/oder „Gerechtigkeit" für die gesellschaftliche Entwicklung der medizinischen Versorgung und Pflege kritisch diskutiert werden. Nur so können Impulse für neue (solidarische) Pflegekonzepte entstehen, diein ganzheitliche Lebenskonzepte integriert sind.

Häufig handelt es sich in diesen Pflege- und Fürsorgekontexten um die letzte Lebensphase von alten Menschen, deren Bedürfnisse sich gerade in diesen Pflegekontext offenbaren als „[...] the tension between infinite ambitions, dreams and desires on the one hand, and vulnerable, limited, decaying physical existence on the other – between self and body" (Cole 1986, S. 5). Diese Bedürfnisse und die gesellschaftliche Vorstellung von Fürsorge als Ausgangspunkte für die geriatrische Pflege zu nehmen, würde tatsächlich völlig neue Sichtweisen auf Pflege eröffnen, aber auch für die Technologien, die man hier einsetzen könnte. Demzufolge könnte und sollte zunächst das Augenmerk darauf werden, welche Pflege und welche Fürsorge wir uns in unserem Leben wünschen. Diese offene Fragestellung lässt Raum für weitaus mehr Möglichkeiten als technisch initiierte Pflege im Rahmen von funktionalen Zweck-Mittelrelationen. Jedoch braucht es hierbei neue Visionen und auch Mut, um sich auf neue Formen der Fürsorge (neu) einzulassen.

Literatur

AULENBACHER, B./M. Dammayr (2014): Für sich und andere sorgen. Krise und Zukunft von care in der modernen Gesellschaft. Weinheim, Basel.

BARNARD, A. (2005): Understanding Technological Competence through Philosophy of Technology and Nursing. In: Locsin, R. C. (Ed.): Technological Competency as Caring in Nursing: A Model for Practice. Indianapolis, S. 13–40.

BLUMENBERG, H. (2015): Schriften zur Technik. Frankfurt am Main.

BIJKER, W. E./T. Hughes/T. Pinch (1987): The Social Construction of Technological systems. New directions in the sociology and history of technology. Cambridge.

BRYNJOLFSSON, E./A. MacFee (2011): Race against the Machine: How the digital revolution is accelerating innovation, driving productivity, and irreversibly transforming employment and the economy. Lexington.

BRYNJOLFSSON, E./A. MacFee (2014): The Second Machine Age: Work, Progress, and Prosperity in a Time of Brilliant Technologies. New York, and London.

COLE, T. (1986): The tattered web of cultural meanings. In: Cole, T./S. A. Gadow (Ed.) (1986): What does it mean to grow old? Reflections from the humanities. Durham, S. 3–7.

DALY, M./J. Lewis (2000): The concept of social care and the analysis of contemporary welfare states. In: British Journal of Sociology, 51, 281–298.

DOBROĆ, P./B.-J. Krings/C. Schneider/N. Wulf (2018): Alternativen als Programm. Plädoyer für einen Perspektivenwechsel in der Technikfolgenabschätzung. In: Technikfolgenabschätzung - Theorie und Praxis, 27. Jg., H 1, 28–33.

DOMINGUEZ-RUE, E./L. Nierling (2016): Ageing and Technology. Perspectives from the Social Sciences. Transcript, Bielefeld.

DUNKEL, W./M. Weihrich (Hrsg.) (2012): Interaktive Arbeit. Theorie, Praxis und Gestaltung von Dienstleistungsbeziehungen. Springer, Wiesbaden.

FRAUNHOFER (2014): Weiter vorn, Zeitschrift für Forschung, Technik und Innovation 2, München.

FEUERSTEIN, G./B. Badura (1991): Patientenorientierung durch Gesundheitsförderung im Krankenhaus: zur Technisierung, Organisationsentwicklung, Arbeitsbelastung und Humanität im modernen Medizinbetrieb. Düsseldorf.

FRIESACHER, H. (2008): Theorie und Praxis pflegerischen Handelns. Begründung und Entwurf einer kritischen Theorie der Pflegewissenschaft. Vandenhoeck & Ruprecht unipress, Universitätsverlag Osnabrück, Göttingen.

GERLINGER, T. (2014): Gesundheitsreform in Deutschland. In: Manzei, A./R. Schmiede (Hrsg.): 20 Jahre Wettbewerb im Gesundheitswesen. Theoretische und empirische Analysen zur Ökonomisierung der Medizin und Pflege. Springer, Wiesbaden, S. 35–69.

GRUBER, E./M. Kastner (2005): Gesundheit und Pflege an der Fachhochschule? In: Schriftenreihe des Fachhochschulrates 11, Wien.

HANS, M./B. Graf/R. D. Schraft (2002): Robotic Home Assistant Care-O-bot: Past – Present – Future. In: Proceedings of the 11th IEEE International Symposium on Robot and Human Interactive Communication. Berlin, S. 380–385.

HERSH, W. R/M. Helfand/J. Wallace/D. Kraemer et al. (2001): Clinical Outcomes Resulting from Telemedicine Interventions: A Systematic Review. In: BMC Medical Informatics and Decision Making, 1. Jg., H 5 (DOI 10.1186/1472-6947-1-5).

HERSTATT C./C. Lettl (2000): Management of „technology push" development projects. Working Paper No. 5. Technology and Innovation Management at the Technische Universität Hamburg-Harburg (DOI 10.15480/882.104).

HIELSCHER, V./L. Nock/S. Kirchen-Peters (2015): Technikeinsatz in der Altenpflege. Potenziale und Probleme in empirischer Perspektive. Nomos Verlagsgesellschaft, Baden-Baden.

HIELSCHER, V./S. Kirchen-Peters/C. Sowinski (2015): Technologisierung der Pflegearbeit? Wissenschaftlicher Diskurs und Praxisentwicklung in der stationären und ambulanten Langzeitpflege. In: Pflege & Gesellschaft, 20. Jg., H1, 5–19.

HOCHSCHILD, A. R. (2000): Global Care Chains and Emotional Surplus Value. In: Hutton, W./A. Giddens (Hrsg.): On the Edge: Living with Global Capitalism. London, S. 130–146.

HÜLSKEN-GIESLER, M. (2008): Der Zugang zum Anderen. Zur theoretischen Rekonstruktion von Professionalisierungsstrategien pflegerischen Handelns im Spannungsfeld von Mimesis und Maschinenlogik. Vandenhoeck & Ruprecht unipress, Universitätsverlag Osnabrück, Göttingen.

HÜLSKEN-GIESLER, M. (2010): Technikkompetenzen in der Pflege – Anforderungen im Kontext der Etablierung neuer Technologien in der Gesundheitsversorgung. In: Pflege und Gesellschaft, 15(4), 330–352.

HÜLSKEN-GIESLER, M. (2015). Neue Technologien in der Pflege: Wo stehen wir – was ist zu erwarten? In Bundesanstalt für Arbeitsschutz und Arbeitsmedizin (Hrsg.): Intelligente Technik in der beruflichen Pflege. Von den Chancen und Risiken einer Pflege 4.0, Dortmund, S. 10–13.

HÜLSKEN-GIESLER, M./B.-J. Krings (2015): Technik und Pflege in einer Gesellschaft des langen Lebens. In: Technikfolgenabschätzung – Theorie und Praxis, 24. Jg., H2, 4–11.

JAUFMANN, D. (1998): Pflege und Technik: Eine neue Qualität von Dienstleistungsarbeit? In: Jahrbuch sozialwissenschaftliche Technikberichterstattung 1997. München, Berlin, S. 95–145.

JAUFMANN, D. (2002): Technikeinsatz und Innovationspotentiale in der häuslichen Pflege: Optionen, Erfahrungen und Reflexionen. In: Schaeffer, D./M. Ewers (Hrsg.): Ambulant vor stationär. Perspektiven für eine integrierte ambulante Pflege Schwerkranker. Verlag Hans Huber, Bern, S. 320–332.

KRINGS, B.-J./N. Weinberger (2018): Assistant without Master? Some Conceptual Implications of Assistive Robotics in Health Care. In: Technologies, 6, 13; (DOI:10.3390/technologies6010013).

Krings, B.-J./N. Weinberger (2017): Kann es technische Assistenten in der Pflege geben? Überlegungen zum Begriff der Assistenz in Pflegekontexten. In: Biniok, P./E. Lettkemann (Hrsg.): Assistive Gesellschaft. Multidisziplinäre Erkundungen zur Sozialform „Assistenz". Springer, Wiesbaden, S. 183–201.

Lutz, H. (2007): Vom Weltmarkt in den Privathaushalt. Die neuen Dienstmädchen im Zeitalter der Globalisierung. Barbara Budrich, Opladen & Farmington.

Manzei, A./M. Schnabel/R. Schmiede (2014): Embedded Competition – Oder wie kann man die Auswirkungen wettbewerblicher Regulierung im Gesundheitswesen messen? In: Manzei, A./R. Schmiede (Hrsg.): 20 Jahre Wettbewerb im Gesundheitswesen. Theoretische und empirische Analysen zur Ökonomisierung der Medizin und Pflege. Springer, Wiesbaden, S. 11–31.

Manzei, A./R. Schmiede (Hrsg.) (2014): 20 Jahre Wettbewerb im Gesundheitswesen. Theoretische und empirische Analysen zur Ökonomisierung der Medizin und Pflege. Springer, Wiesbaden.

Meyer, S. (2011): Mein Freund der Roboter? Servicerobotik für Ältere, eine Antwort auf den demographischen Wandel? Frankfurt.

Milligan, C./C. Roberts/M. Mort (2011): Telecare and older people: Who cares where? In: Social Science & Medicine 72(3), 347–354.

Mol, A./I. Moser/J. Pols (Ed.) (2010): Care in Practice – On Tinkering in Clinics, Homes and Farms. Transcript, Bielefeld.

Nolte, K. (2011): Pflegende und ihre Kranken im 19. Jahrhundert. In: Atzl, I. (Hrsg.) (2011): Who cares? Geschichte und Alltag der Krankenpflege. Mabuse, Frankfurt am Main, S. 33–42.

Nolte, K./S. Kreutzer (2010): Seelsorgerin „im Kleinen" Krankenseelsorge durch Diakonissen im 19. und 20. Jahrhundert. In: Zeitschrift für medizinische Ethik 56, 45–56.

Remmers, H. (2017): Stellungnahme zum Thema „Pflege/Pflegewissenschaft im Wandel der Zeit". CareTRIALOG. https://www.caretrialog.de/?id=119&tx_ttnews[category_id]=8-2-34-49&tx_ttnews[tt_news]=2770&cHash=7e5d42454ea0d7f28337eefc1f4ba8b4 Zugegriffen 15.03.2018.

Remmers, H. (2015): Natürlichkeit und Künstlichkeit. Zur Analyse und Bewertung von Technik in der Pflege des Menschen. In: Technikfolgenabschätzung – Theorie und Praxis, 2. Jg., H2, 11–20.

Remmers, H. (2000): Pflegerisches Handeln. Wissenschafts- und Ethikdiskurse zur Konturierung der Pflegewissenschaft. Verlag Hans Huber, Bern.

Roberts, C./M. Mort (2009): Reshaping what counts as care: Older people, work and new technologies. In: European Journal of Disability Research, 3(2), 138–158.

Roine, R./A. Ohinmaa/D. Hailey (2001): Assessing Telemedicine: A Systematic Review of the Literature. In: Canadian Medical Association Journal, 165 (2001), 765–771.

Rothgang, H. (2011): Solidarität in der Pflegeversicherung: Das Verhältnis von Sozialer Pflegeversicherung und Privater Pflegepflichtversicherung. In: Sozialer Fortschritt, 60 (4/5), 81–87.

Schaeffer, D./M. Ewers (Hrsg.) (2002): Ambulant vor stationär. Perspektiven für eine integrierte ambulante Pflege Schwerkranker. Verlag Hans Huber, Bern.

Schulz-Schaeffer, I./C. Funken (2008): Informalisierung als Komplement der Informatisierung von Arbeit. In: Schulz-Schaffer, I./C. Funken (Hrsg.): Digitalisierung der

Arbeitswelt. Zur Neuordnung formaler und informeller Prozesse in Unternehmen. Springer, Wiesbaden, S. 11–42.

Sparrow, R./L. Sparrow (2006): In the hands of machines? The future of aged care. In: Mind and Machines, Vol. 16, No. 2, 141–161.

Tzou, J.-H./F.-C. Chiang (2009): The development of the mobile robot for taking care of elderly people. In: Proceedings of the 4th IEEE International Conference on Innovative Computing, Information and Control, S. 540–543.

Viitanen, J./M. Nieminen/H. Hypponen/T. Lveri (2011): Finnish Physicians' Experiences with Computer-supported Patient Information Exchange and Communication in Clinical work. In: International Journal of Electronic Healthcare, Vol. 6, No. 2–4, 153–173.

Wallenfels, M. (2016): Pflege 4.0. Die Zukunft der Pflege durch Roboter. In: IT in der Pflege, ProCare, 8, 42–45.

Walwei, U. (2016): Digitalization and structural labour market problems: the case of Germany, ILO Research Paper No. 17, International Labour Office, Genf.

Weinberger, N./B.-J. Krings/M. Decker (2016): Enabling a mobile and independent way of life for people with dementia – Needs-oriented technology development. In: Dominguez-Rué, E./L. Nierling (Ed.): Ageing and technology. Perspectives from the social sciences. Transcript, Bielefeld, S. 183–204.

Weinberger, N./M. Decker/B.-J. Krings (2014): Pflege von Menschen mit Demenz – Bedarfsorientierte Technikgestaltung. In: Schultz, T./F. Putze/A. Kruse (Hrsg.): Technische Unterstützung für Menschen mit Demenz. KIT Scientific Publishing, Karlsruhe, S. 61–74.

Whitten, P. S./F. S. Mair/A. Haycox/C. R. May et al. (2002): Systematic review of cost effectiveness studies of telemedicine interventions. In: British Medical Journal 324, 1434–1437.

Karsten Weber

Technik in der Pflege: Bestandsaufnahme, Entwicklungsmöglichkeiten und normative Bewertung[1]

1. Vorbemerkungen

Während dieser Text abgefasst wurde, fanden Anfang 2018 die Koalitionsverhandlungen zwischen CDU, CSU und SPD zur Bildung einer Koalitionsregierung im Bund statt. Im schließlich verabschiedeten Text (der zunächst keinen Koalitionsvertrag darstellte, da die Mitglieder der SPD noch das letzte Wort hatten), waren auch Maßnahmen enthalten, die zur Verbesserung der Pflege beitragen sollten. Überhaupt wurde in dieser Zeit sehr viel und teilweise sehr emotional eingefärbt über den sogenannten ‚Pflegenotstand' in Deutschland diskutiert. Dass die Bedingungen im deutschen Gesundheits- und Pflegesystem alles andere als gut sind, obwohl bspw. 2017 zum ersten Mal mehr als eine Milliarde Euro pro Tag dafür ausgegeben wurden, ist kaum umstritten – wie daran etwas zu ändern wäre, hingegen schon.

Wenn nun Maßnahmen vorgeschlagen werden, um die Bedingungen im deutschen Gesundheits- und Pflegesystem signifikant zu verbessern, geht es unweigerlich auch um Interessen bestimmter gesellschaftlicher Gruppen und um Ressourcen, die aufgebracht werden müssten. Da Ressourcen stets begrenzt sind und Interessen häufig im Widerstreit zueinander stehen, bleibt es nicht aus, dass nicht alle Interessen gleichermaßen berücksichtigt und dass Ressourcen nicht an alle Interessengruppen in gleicher Weise ausgeschüttet werden können. Entsprechende Entscheidungen gilt es daher gut zu begründen; damit betritt man das weite Feld der Gesundheitsökonomie und einer damit stets verbundenen Gerechtigkeitsdebatte. Allerdings wird dieser normative Makroaspekt des Technikeinsatzes in der Pflege im vorliegenden Text zwar immer wieder gestreift, aber letztlich nicht ausführlich oder ins Detail gehend angesprochen. Es bedürfte deutlich mehr als

1 Der vorliegende Text stellt eine stark erweiterte und erheblich überarbeitete Fassung eines Aufsatzes in der Zeitschrift „Evangelium und Wissenschaft" dar (Weber 2018).

nur eines Aufsatzes in einem Sammelband, um diesem Themenkomplex auch nur ansatzweise gerecht werden zu können.[2]

Im Grunde gilt die gerade geäußerte Einschränkung aber auch für die Betrachtungen auf der Mikroebene darüber, unter welchen Bedingungen der Einsatz von Technik in der Pflege mit ethischen Überlegungen in Einklang gebracht werden könnte. Die Zahl der verschiedenen theoretischen Positionen hierzu ist zu groß, um sie alle in einem Text abbilden zu können. Das ist aber insofern nicht notwendig, da viele, wenn nicht sogar alle der im vorliegenden Band auftauchenden Texte letztlich normative Überlegungen beinhalten und damit auch Begründungsstrukturen gegen den Einsatz von Technik, gegen den Einsatz bestimmter Technik oder für den Einsatz von Technik – gegebenenfalls unter bestimmten einschränkenden Bedingungen – liefern werden.

Der für die normative Bewertung von Technik notwendige Platz wird außerdem dadurch eingeschränkt werden, dass diese Evaluation nur möglich ist, wenn zumindest in aller Kürze ein Blick auf die Entwicklung von Pflegetechnik geworfen wird; das ist mit den Worten ‚Bestandsaufnahme' und ‚Entwicklungsmöglichkeiten' im Titel des vorliegenden Textes gemeint. Die Vergangenheit determiniert – zumindest zu einem Teil – die Zukunft, denn bisherige Entscheidungen bspw. in Hinsicht auf die Förderung von Pflegetechnik durch die öffentliche Hand führen zu einer pfadabhängigen Entwicklung bzw. zu dem, was man oft als Lock-in bezeichnet. Derzeit scheint dieser Lock-in noch nicht unabwendbar; es ist nun auch eine normative Frage, wie die zukünftige technische Entwicklung vorangetrieben wird.

Noch eine letzte Vorbemerkung: Wenn im Folgenden von ‚Pflege' gesprochen wird, so ist das im weiteren Sinne inklusiv gemeint, weil bspw. Kontexte wie die Pflege physisch und/oder psychisch gehandicapter Personen oder die Pflege in Krankenhäusern mitgedacht werden. Ausgangspunkt der Debatte über den Einsatz von Technik in der Pflege war jedoch die ambulante und stationäre Pflege alter und hochbetagter Menschen sowohl in ihrer professionellen Gestalt durch entsprechende Pflegefachpersonen als auch in Form der informellen Pflege bspw. durch Angehörige. Daher gelten die folgenden Bemerkungen im Grunde für das gesamte Gesundheitswesen; trotzdem wird – nicht zuletzt auch um der Lesbarkeit willen – meist nur von ‚Pflege' gesprochen. Es muss also klar sein, dass dies eine verkürzende Formulierung ist.

2 Zumindest die volkswirtschaftliche und damit auch gesundheitsökonomische Seite dieses Themas wird im vorliegenden Band kompetent durch Uwe Fachinger dargelegt.

2. Die Genese der Technik für die Pflege

2.1 Gesellschaftliche und volkswirtschaftliche Hintergründe

In der Überschrift dieses Abschnitts steckt ein klein wenig Sarkasmus, da dort von „Technik *für* die Pflege" die Rede ist. Damit soll angedeutet werden, dass vieles, was in den letzten Jahren beforscht und entwickelt wurde, für den Einsatz in der Pflege gedacht war, aber dort tatsächlich nie angekommen ist. Allein über die Ursachen hierfür nachzudenken wäre einen eigenen Text wert, denn darin würden dann nicht nur die (unvermeidlichen) Schwächen der deutschen Forschungsförderung zutage treten, sondern auch die teilweise weitgehend an der Realität vorbeigehenden Vorstellungen jener, die die technische Entwicklung bisher vorantrieben. Damit aber würden auch normative Fragen aufgeworfen, denn schließlich werden mit entsprechenden Forschungs- und Entwicklungsprojekten Ressourcen verbraucht, die an anderer Stelle fehlen. Es bedürfte also einer halbwegs plausiblen Begründung, die unweigerlich normative Anteile hätte, warum für bestimmte Vorhaben Mittel zur Verfügung gestellt werden und für andere eben nicht. Doch muss es hier bei einem Hinweis auf solche Fragen bleiben.

Wie viele andere Industrieländer ebenfalls befindet sich die Bundesrepublik Deutschland bzgl. ihrer Bevölkerungsstruktur und -entwicklung schon seit geraumer Zeit in einer sogenannten ‚posttransformativen' Phase (Schulz 2000): Sofern sich am derzeitigen Reproduktionsverhalten der in Deutschland lebenden Menschen nichts Wesentliches ändern sollte, wird die Population schrumpfen. Für eine wesentliche Veränderung in diesem Bereich spricht derzeit kaum etwas; die seit wenigen Jahren stattfindende starke Migration nach Deutschland wird diesen Schrumpfungs- und Veralterungsprozess vermutlich ebenfalls nicht aufhalten, sondern allenfalls verlangsamen können.[3] Drei quantitative Veränderungen der Population, die zusammengenommen für die Frage der zukünftigen Gestaltung der Pflege in Deutschland (und wie oben bemerkt: nicht nur dort) von größter Relevanz sind, charakterisieren den demografischen Wandel: Die durchschnittliche Lebenserwartung steigt kontinuierlich, wie man sehr eindrücklich den Daten des Statistischen Bundesamtes entnehmen kann (bspw. Destatis 2017), der Anteil der Alten und Hochbetagten an der Gesamtbevölkerung wächst und der Anteil der jüngeren Generationen schrumpft entsprechend.

3 Eine eher skeptische Sicht ist nicht nur in Bezug auf die demografischen Aspekte der Migration angeraten, sondern auch in Hinblick auf die Hoffnung der Entlastung der Solidarsysteme und der öffentlichen Haushalte, wie Holger Bonin (2014) in einem Gutachten im Auftrag der Bertelsmann-Stiftung herausarbeitet.

In der öffentlichen Debatte wird häufig unterschlagen, zumindest aber nicht explizit darauf hingewiesen, dass diese Veränderungen lange bekannt sind und keine wirklich neue Nachricht darstellen. Um dies zu verdeutlichen, soll ausnahmsweise der Autor selbst als Beispiel herangezogen werden: Wer wie ich in den 1990er Jahren soziologische Seminare und/oder Vorlesungen bspw. zur Familien- und/oder Bevölkerungssoziologie besuchte, lernte aus den verfügbaren Lehrbüchern, die in der Regel in den 1980er Jahren veröffentlicht worden waren und auf Daten und Hochrechnungen aus den 1970er Jahren basierten, dass in Deutschland schon damals ein massiver Wandel in der Zusammensetzung der Bevölkerung stattfand, der bis heute anhält. So haben unter anderem die sexuelle Revolution und die Möglichkeit der effektiven Schwangerschaftsverhütung, die Emanzipation der Frauen sowie neue gesellschaftlich akzeptierte Leitbilder von Ehe und Familie zu einem massiven Rückgang der Geburtenrate beigetragen. Dass mit diesen Veränderungen weitreichende gesellschaftliche Herausforderungen verbunden sein würden, konnte man in den entsprechenden Lehr- und Fachbüchern in der Regel ebenfalls nachlesen. Daher war allen, die es wissen wollten, schon damals, als Norbert Blüm in seiner 16-jährigen Amtszeit als Bundesminister für Arbeit und Sozialordnung den Slogan „Die Rente ist sicher" gebetsmühlenhaft wiederholte, sonnenklar, dass die tatsächliche Bevölkerungsentwicklung dieser Behauptung Hohn sprach.

Das klingt nicht nur polemisch, es ist so gemeint. Der politische Umgang mit wissenschaftlichen Erkenntnissen hat eine sehr stark normative Seite insbesondere dann, wenn begründete Warnungen aufgrund politischer Nichtopportunität einfach nicht zur Kenntnis genommen werden. Das gilt nicht nur für den demografischen Wandel, sondern bspw. auch für die Nachhaltigkeits- und Umweltdebatte, die alle drei im Übrigen in engster Weise miteinander zusammenhängen. Eine schrumpfende Bevölkerung böte für die Erreichung ökologischer Nachhaltigkeit größte Chancen, doch für die soziale und ökonomische Dimension der Nachhaltigkeit ist der demografische Wandel zumindest eine Herausforderung, wenn nicht sogar eine erhebliche Bedrohung, da bspw. weniger Konsum durch weniger Menschen weniger Wertschöpfung und damit weniger Steueraufkommen und weniger Sozialabgaben bedeuten – Steuern und Abgaben stellen jedoch die Basis unseres Sozialstaates und daher auch der Gesundheits- und Pflegeversorgung dar.

Es bleibt festzuhalten, dass mehrere Jahrzehnte lang wenig bis nichts getan wurde, um dem immer deutlicher sichtbar werdenden Menetekel des Pflegenotstands, der wie schon angedeutet eng mit dem demografischen Wandel verbunden ist, wirksame Politik entgegenzusetzen. Das betrifft alle in Deutschland lebenden Menschen – je nach Lebensphase in unterschiedlichen Rollen: als Steuer- und Abgabenzahlerin, als Rentner, als Pflegekraft usf. An dieser (unvollständigen) Aufzählung wird dann auch bereits sichtbar, dass der demografische Wandel und die damit einhergehenden veränderten volkswirtschaftlichen Rahmenbedingungen zahlreiche gesundheitsökonomisch und sozialpolitisch brisante Fragen aufwirft, insbesondere jene nach einer *gerechten* Gestaltung der Pflege (Weber/Haug 2005), das heißt nach der gerechten Verteilung des Nutzens und der Lasten der Pflege.

Wie oben schon bemerkt hat der demografische Wandel in Deutschland mehrere Facetten, denn es findet nicht nur ein Anstieg der durchschnittlichen Lebenserwartung statt, sondern es wächst der Anteil der Alten und Hochbetagten und gleichzeitig schrumpft der Anteil der jüngeren Generationen; anders formuliert stehen den Alten immer weniger Junge gegenüber. Das hat weitreichende Konsequenzen, bspw. in Bezug auf die Lasten, die die wirtschaftlich aktiven Bevölkerungsteile zu tragen haben. Denn es muss klar sein, dass alle in Anspruch genommenen Gesundheits- und Pflegedienstleistungen in letzter Hinsicht immer von den Nachfragern selbst finanziert werden müssen: „Ultimately, of course, the people pay all health care costs. Thus, when we say that health care monies come from different sources, we really mean that dollars take different routes on their way from consumers to providers of care.“ (McCarthy 1987, S. 206).

Hierin unterscheiden sich Gesundheitsversorgungssysteme, die durch Steuern, solidarische Versicherungssysteme, direkte Zahlungen oder private Versicherungen getragen werden, in keiner Weise. Es gibt, auch wenn manche öffentlichen Debatten einen anderen Eindruck erwecken mögen, keine geheimen Quellen, aus denen Ressourcen sprudeln könnten; es gibt allenfalls unterschiedliche Antworten auf die Frage, wer in dem obigen Zitat mit „people“ gemeint sein könnte – in Bezug auf Deutschland betrifft das den Teil der Diskussion um die Finanzierung des Gesundheitswesens, in dem nach einer Bürgerversicherung, einer allgemeinen Versicherungspflicht oder einer Beitragspflicht für Einkommen aus Kapital gerufen wird. Solche Debatten, gleich welche Position man darin einnehmen mag, beinhalten immer auch Auseinandersetzungen um die Antwort auf die Frage, wie eine *gerechte* bzw. *faire* Finanzierung der Pflege- und Gesundheitssysteme auszusehen hätte.

Solange sich aber die Solidarsysteme im Wesentlichen aus Beiträgen finanzieren, die auf Einkommen aus unselbständiger Arbeit erhoben werden, gibt es für die Zukunft nur folgende Alternativen, wobei eine Entscheidung für eine davon vor allem für die Versicherten wie die Wahl zwischen Skylla und Charybdis oder zwischen Teufel und Beelzebub erscheinen muss:

- Wird die tatsächliche Lebensarbeitszeit in Deutschland in den kommenden Jahren nicht verlängert und so der Anteil der Erwerbstätigen an der Bevölkerung stabilisiert, werden die Beiträge der Versicherten für Renten-, Pflege- und Krankenversicherung steigen müssen, sofern (annähernd) gleichblei-

bende Ressourcen für die Versorgung (nicht nur) alter und hochbetagter Menschen zur Verfügung stehen sollen.
- Sollen jedoch weder die Lebensarbeitszeit noch die Beiträge der Versicherten für Renten-, Pflege- und Krankenversicherung steigen, werden für Pflege und Gesundheit unweigerlich weniger Ressourcen zur Verfügung stehen.

Beide Varianten werfen weitreichende Gerechtigkeitsfragen auf, denn es besteht die Gefahr, dass Lasten einseitig den jüngeren Generationen aufgebürdet werden, die jedoch im Alter nicht mehr einen äquivalenten Nutzen erzielen könnten. Dies stellt die intergenerationelle Gerechtigkeit des Gesundheits- und Pflegeversorgungssystems mehr als deutlich infrage. Zudem gilt es eine wichtige Randbedingung zu beachten, denn die für Gesundheit und Pflege zur Verfügung stehenden Ressourcen sind doppelt begrenzt: Es existiert die prinzipielle Limitierung der verfügbaren Ressourcen, da jede Volkswirtschaft nur eine bestimmte Wertschöpfung erzielen kann und eine unbegrenzte Verschuldung nicht möglich ist. Doch es wäre weder möglich noch sinnvoll, die verfügbaren Ressourcen ausschließlich für Gesundheit und Pflege zu nutzen, denn es gibt noch weitere gesellschaftliche Aufgaben, die finanziert werden müssen, bspw. Bildung, Justiz, Infrastruktur oder Verteidigung (Childress 1989). Steigende Kosten und/oder schrumpfende Ressourcen zwingen nicht nur zur Entscheidung, wer diese Kosten zu welchen Anteilen tragen soll, sondern auch zu der Abwägung, wer bzw. welches gesellschaftliche Subsystem welche Leistungen empfangen soll.[4]

Diese Herausforderung wird verstärkt dadurch, dass die Aufwendungen für Pflege und Gesundheit durch den medizinisch-technischen Fortschritt und den wachsenden Betreuungsaufwand für Alte und Hochbetagte zusätzlich steigen werden (Bowles/Greiner 2012 sowie Werding 2014). Es muss daher davon ausgegangen werden, dass die Gesamtkosten der Gesundheits- und Pflegeversorgung insgesamt auch weiterhin zunehmen werden, sofern nicht erhebliche Eingriffe in deren Strukturen und Versorgungsleistungen vorgenommen werden. 2015 lagen dem Statistischen Bundesamt zufolge die Ausgaben für Pflege und Gesundheit insgesamt bei rund 344 Milliarden Euro; das sind im Durchschnitt 4.213 Euro pro Einwohnerin und Einwohner. Aus volkswirtschaftlicher Perspektive bedeuten diese Zahlen, dass immerhin 11,3 Prozent des Bruttoinlands-

4 Da das für Pflege und Gesundheit zur Verfügung stehende Budget also nicht beliebig ausgedehnt werden kann, scheint eine Rationierung der Leistungen bei steigenden Kosten auch ungeachtet des demografischen Wandels unvermeidlich. Dies ist jedoch eine normative Debatte, die im vorliegenden Text nur angesprochen werden soll, aber nicht ausgeführt werden kann. Allerdings kann man die kontroverse Diskussion um den Einsatz von Technik in der Pflege als Rationierungsdiskurs verstehen. In diesem Fall ist ein Blick in die umfangreiche normative Literatur zur Rationierung in der Medizin sehr lehrreich (Hinweise dazu bspw. in Weber/Haug 2005).

produktes bzw. ungefähr jeder neunte in Deutschland erwirtschaftete Euro für Pflege und Gesundheit ausgegeben wurden.[5] Vergleicht man die Ausgaben im Jahr 2015 mit jenen aus 2014, so findet man eine Steigerung um 4,5 Prozent; das heißt, dass die Ausgaben damit deutlich stärker als das Bruttoinlandsprodukt stiegen. Sollte sich dieser Trend verfestigen, wäre das volkswirtschaftlich sehr bedenklich; gerechtigkeitstheoretisch stellt sich, wie schon bemerkt, die Frage nach der fairen Verteilung von Lasten und Nutzen, denn ohne eine solche faire Verteilung wird es langfristig schwierig sein den sozialen Frieden zu erhalten.

Damit sind die (normativen) Herausforderungen des demografischen Wandels aus einer Makroperspektive aber beileibe noch nicht erschöpft, denn auch die Situation auf dem Arbeitsmarkt für Pflege- und Gesundheitsberufe wird sich aller Voraussicht nach weiter verschärfen. Schon heute kann der dortige Arbeitskräftebedarf nicht mehr gedeckt werden – mit all den damit verbundenen negativen Konsequenzen für die gepflegten, aber ebenso für die pflegenden Personen. Eine Lebensarbeitszeitverlängerung, die für eine Stabilisierung der Einnahmeseite der solidarischen Sicherungssysteme wichtig wäre, wird gerade für die Beschäftigten im Pflege- und Gesundheitsbereich zu erheblich schwierigeren Bedingungen führen, denn schon heute sind die physischen und psychischen Belastungen in diesen Berufsfeldern oftmals kaum mehr zu (er-)tragen. Schon daran wird ersichtlich, dass Entscheidungen über Veränderungen im Pflege- und Gesundheitsbereich nicht nur aus ökonomischer Perspektive wohldurchdacht sein sollten, sondern auch aus normativer Sicht, denn es wird unweigerlich Interessen geben, die nicht oder nur unzureichend bedient werden können. Dies bedarf der Rechtfertigung.

2.2 Technikgenese

Die Frage, wer die wachsende Zahl alter und hochbetagter Menschen in Zukunft mit welchen Ressourcen und in welcher Qualität versorgen wird, stellt sich also in drängendster Form und betrifft alle in Deutschland lebenden Menschen, denn – so trivial diese Aussage auch sein mag – alt werden wir fast alle und pflegebedürftig vermutlich viele von uns.

5 Zum Vergleich: Für das Bildungswesen, für Wissenschaft, Forschung und kulturelle Angelegenheiten wurden im Jahr 2015 zusammen 4,1 Prozent des BIP durch die öffentliche Hand ausgegeben, für Verteidigung 1,2 Prozent. Begreift man insbesondere Bildungsausgaben als Zukunftsinvestitionen in die jüngeren Generationen, so wird sehr schnell deutlich, dass die hier skizzierte Debatte einen massiven Generationenkonflikt berührt, der dadurch verschärft wird, dass aufgrund der Bevölkerungsstruktur politische Mehrheiten von den älteren Generationen abhängen.

Angesichts der skizzierten Herausforderungen wird nun seit einigen Jahren intensiv über die Nutzung von Technik zur Unterstützung der Arbeit in der Gesundheits- und Pflegeversorgung diskutiert. Beginnend mit 2008 hat allein das Bundesministerium für Bildung und Forschung (BMBF) geschätzt über 100 Millionen Euro in Forschungs- und Entwicklungsprojekte investiert, in denen entsprechende Technik entwickelt werden sollte. Dazu kommen weitere erhebliche Mittel, denn sowohl auf Bundes- als auch auf Länderebene unterstütz(t)en andere Ministerien oder Förderorganisationen entsprechende Forschungs- und Entwicklungsprojekte ebenfalls in erheblichem Umfang; auch die EU engagiert(e) sich in diesem Bereich mit Fördermitteln. Die so angestoßenen Forschungs- und Entwicklungsvorhaben sollen darauf hinauslaufen, als Lösung für die oben angedeuteten Herausforderungen zukünftig umfassend Technik in der Pflege zu nutzen. Es wurde die Idee der sogenannten ‚altersgerechten Assistenzsysteme' aus der Taufe gehoben. Das BMBF definierte diese Idee so:

> Unter „Ambient Assisted Living" (AAL) werden Konzepte, Produkte und Dienstleistungen verstanden, die neue Technologien und soziales Umfeld miteinander verbinden und verbessern mit dem Ziel, die Lebensqualität für Menschen in allen Lebensabschnitten, vor allem im Alter, zu erhöhen. Übersetzen könnte man AAL am besten mit „Altersgerechte Assistenzsysteme für ein gesundes und unabhängiges Leben". Damit wird auch schon skizziert, dass AAL in erster Linie etwas mit dem Individuum in seiner direkten Umwelt zu tun hat.[6]

Auch wenn das BMBF lieber von ‚altersgerechten Assistenzsystemen' als von ‚Ambient Assisted Living' spricht und inzwischen eher die Rede von ‚Mensch-Technik-Interaktion' ist, können zumindest die ersten Projekte, die in diesem Bereich gefördert wurden, ihre konzeptionelle Herkunft nicht verleugnen. In einer Zeit, als Computer für den Massenmarkt ‚Sinclair ZX80/ZX81' und ‚Commodore C64' hießen, der letztere auch liebevoll ‚Brotkasten' genannt, also Mitte und Ende der 1980er Jahre, wurden Visionen des Computereinsatzes entwickelt, die mit den damals geläufigen Geräten kaum mehr etwas gemeinsam hatten – zumindest was deren Aussehen betraf. Insbesondere eine technische Vision Mark Weisers (1991, S. 94) war hierfür stilbildend:

> The most profound technologies are those that disappear. They weave themselves into the fabric of everyday life until they are indistinguishable from it. […] We are therefore trying to conceive a new way of thinking about computers, one that takes into account the human world and allows the computers themselves to vanish into the background.

Weiser skizzierte damit eine Technologie, die in Bezug auf ihre Funktionalität einen hohen Grad an Autonomie besitzen und gleichzeitig nicht mehr als Technik

6 Dieses Zitat stand früher auf der vom BMBF eingerichteten Webseite www.aal-deutschland.de, die es heute allerdings nicht mehr gibt.

erkennbar sein, sondern unsichtbar in der Umwelt aufgehen sollte. Dies wurde in der Folge mit Ausdrücken wie ‚Ambient Intelligence', ‚Ubiquitous Computing' und ‚Pervasive Computing' benannt (zur Übersicht siehe Weber 2012). Weisers Idee stieß neue Entwicklungen an und führte letztlich dazu, dass wir heute von ‚Smart Home', ‚Ambient Assisted Living' oder ‚altersgerechten Assistenzsystemen' sprechen. Allen diesen Konzepten ist gemein, dass die Technik sich möglichst unauffällig – daher der Ausdruck ‚ambient' – in das Leben der Nutzerinnen und Nutzer einfügen soll.

Altersgerechte Assistenzsysteme treten heute vielgestaltig auf, denn es werden bspw. Computerspiele dazugezählt, die die geistige Fitness und Leistungsfähigkeit insbesondere von alten und hochbetagten Menschen erhalten helfen sollen, sowie Telemonitoring- und Telecare-Systeme zur Unterstützung der ärztlichen Versorgung vor allem in ländlichen und abgelegenen Regionen. Ebenso werden Pflegeroboter wie die Robbe ‚Paro' oder Serviceroboter wie ‚Care-o-bot', aber auch SmartHome-Produkte und handelsübliche Haushaltsroboter als altersgerechte Assistenzsysteme angesehen. Dazu kommen Systeme wie der tragbare Hausnotrufknopf oder speziell für ältere Menschen angepasste Apps und Programme für Smartphones und Tablet-PCs, die bspw. Erinnerungsfunktionen beinhalten, sowie tragbare Sensoren, die u. a. in die Kleidung integriert sind, Körperfunktionen überwachen und den Pflegedienst automatisch benachrichtigen, wenn die gemessenen Werte Anlass zur Sorge geben. Auch der schon genannte Bereich der Hausautomation (‚SmartHome') wird oft zu den altersgerechten Assistenzsystemen gerechnet, sofern damit erreicht werden kann, dass alte und hochbetagte Menschen ihren Alltag ohne fremde Hilfe (besser) bewältigen können. Ein wichtiges Charakteristikum solcher altersgerechten Assistenzsysteme ist, dass sie Aufgaben technisch erfüllen sollen, die bisher ein Mensch erbringen musste. Dabei müssen sie in der Regel umfangreiche Daten über das körperliche Wohlbefinden der gepflegten Personen dauerhaft sammeln und verarbeiten – die normative Frage nach dem Schutz der Privatsphäre und nach Datenschutz drängt sich daher geradezu auf.

Zusätzlich stand bei der Forschung und Entwicklung altersgerechter Assistenzsysteme im Vordergrund, alten und hochbetagten Menschen, die selbständig in den eigenen vier Wänden leben, Sicherheit zu geben, sofern ein Notfall auftauchen sollte. Dies verdeutlicht am besten das Beispiel der Sturzmatte: Hierbei handelt es sich um eine druckempfindliche Matte, die bspw. im Sanitärbereich ausgelegt wird (da dort viele Stürze passieren). Stürzt nun eine Person bspw. aufgrund von Kreislaufproblemen oder eines Schlaganfalls, wird dies mithilfe von Sensoren in der Sturzmatte erkannt und der Pflege- und/oder der Rettungsdienst alarmiert. Mutatis mutandis kann man daher formulieren, dass ein zweites gemeinsames Charakteristikum altersgerechter Assistenzsysteme ist, dass sie dazu dienen sollen, das selbständige Leben alter und hochbetagter

Menschen in deren eigenen vier Wänden, gegebenenfalls aber auch im Heim, sicher zu gestalten dadurch, dass im gesundheitlichen Notfall schnell Hilfe zur Stelle ist, ohne dass dabei die dauerhafte Präsenz einer menschlichen Pflegekraft notwendig wäre.

Dass mit dieser Vorentscheidung für technisch statt von Menschen erbrachte Pflegeleistungen potenziell ein auch therapeutisch relevanter Verlust einhergehen könnte, wird weiter unten noch einmal angesprochen. Hier soll die Anmerkung genügen, dass die Priorisierung technisch gestützter Pflege, die insbesondere das oben skizzierte Arbeitskräfte- und Kostenproblem adressieren soll, menschliche Zuwendung und Kontakte in der Pflege verringern kann – beides ist auch aus normativer Sicht problematisch, wenn man menschliche Fürsorge als normativen Anspruch der Gepflegten gegenüber den Pflegenden und vielleicht gegenüber der Gesellschaft ansieht. Hier spielen anthropologische und/oder religiöse Vorannahmen, die stets wertgeladen sind, eine wichtige Rolle. Die normative Auseinandersetzung um Pflegetechnik bedarf daher eines – zumindest in Hinsicht auf die öffentliche Debatte – viel offeneren Umgangs über die Vorannahmen, die die Pflege rahmen sollen.

2.3 Ziele für den Einsatz von Technik in der Pflege

Wirft man einen Blick in die inzwischen recht umfangreiche Literatur zu Pflegetechnik, findet man ganz verschiedene Ziele, die durch deren Einsatz erreicht werden sollen: So sollen altersgerechte Assistenzsysteme zur Kostendämpfung im Pflege- und Gesundheitsversorgungssystem beitragen, dem Arbeitskräftemangel abhelfen, die Beschäftigten im Gesundheits- und Pflegedienst ebenso wie die informell Pflegenden von der Verrichtung physisch und/oder psychisch anstrengender Tätigkeiten entlasten, die Versorgung mit Gesundheits- und Pflegedienstleistungen auch in dünn besiedelten bzw. abgelegenen Regionen sicherstellen, pflege- und hilfsbedürftigen Menschen solange wie möglich ein selbstbestimmtes Leben in den eigenen vier Wänden ermöglichen sowie nicht zuletzt neue Märkte öffnen und damit wohlstandsfördernd oder zumindest sichernd wirken.

Die Reihenfolge dieser Ziele ist hier zufällig gewählt worden, doch es ist klar, dass je nach Interessenlage und Stakeholdergruppe die Ziele ganz unterschiedlich priorisiert werden. Ein Pflegedienstanbieter stellt vermutlich Kostensenkungen sowie den Ersatz von Arbeitskräften in den Vordergrund und wird nicht bekümmert sein, wenn außerdem der Krankenstand der Beschäftigten sinkt; die zu versorgenden Personen werden das selbstbestimmte Leben, Versorgungssicherheit und ebenfalls Kostensenkungen begrüßen, aber vielleicht Bedenken haben, wenn bisher von Personen erbrachte Leistungen nur noch technisch geleistet werden. Pflegefachpersonen, Angehörige, die Kostenträger, die Gesellschaft: Wenn man diese Personen, Gruppen und Institutionen als Stakeholder begreift, werden diese mit größter Wahrscheinlichkeit ganz unterschiedliche Erwartungen an Pflegetechnik richten. Die Erfüllung von Erwartungen eines Stakeholders kann nun dazu führen, dass andere Stakeholdererwartungen nicht umgesetzt werden – Konflikte sind somit zu erwarten und Konfliktlösungen benötigen normativ gehaltvolle Begründungen.

3. Plausible Entwicklungslinien

Derzeit ist es sehr schwer klare Trends zu benennen, wie sich der Einsatz von Technik in der Pflege zukünftig gestalten könnte. Es gibt zwar einige Potenzialstudien (bspw. VDI/VDE-IT 2011 und Fachinger et al. 2012), Überlegungen zu möglichen Geschäftsmodellen (siehe bspw. die Beiträge in Gersch/Liesenfeld 2012 oder Schelisch 2016) und darüber, wie Pflegetechnik erfolgreich in den Markt gebracht werden könnte, doch systematische Studien zur aktuellen Verbreitung altersgerechter Assistenzsysteme liegen nicht vor – es gibt also keinen (quantitativen) Überblick darüber, wer wo in welchem Umfang und zu welchen Konditionen entsprechende Systeme einsetzt. Existierende Studien zu ökonomischen Potenzialen altersgerechter Assistenzsysteme lassen kaum oder keine zuverlässigen Aussagen über praktisch gangbare Finanzierungsmöglichkeiten oder über die tatsächlich gegebene Zahlungsbereitschaft aufseiten der möglichen Nutzerinnen und Nutzer zu. Hinzu kommt, dass Studien über mögliche Geschäftsmodelle meist Pilotprojekte betrachten, die durch die öffentliche Hand gefördert wurden und damit nicht kosteneffizient sein mussten. In beiden Fällen lassen sich auf Basis der gewonnenen Erkenntnisse nur sehr bedingt, wenn überhaupt, Prognosen für die nähere Zukunft ableiten. In einer ethischen Begleitstudie zu altersgerechten Assistenzsystemen, an welcher der Autor mitwirkte, wurde das ökonomische Problem schon vor einigen Jahren folgendermaßen beschrieben:

> [E]in Nachweis zur Kosteneffizienz der technischen Systeme [steht] noch aus. […] Die Zahlungsbereitschaft der potenziellen Nutzer von altersgerechten Assistenzsystemen wird als erhebliche Barriere für einen schnellen Markteintritt angeführt. Es fehle derzeit an Geschäftsmodellen mit tragfähigen Finanzierungskonzepten […]. Da auch die Kranken- und Pflegekassen aktuell sehr zurückhaltend mit Finanzierungszusagen sind, […] sei zu erwarten, dass die Produkte zunächst ausschließlich privat finanziert würden und erst bei Nachweis eines ökonomischen oder gesundheitlichen Nutzens eine Aufnahme in den Leistungskatalog der Kranken- und Pflegekasse erwogen werde […]. (Manzeschke et al. 2013, S. 10)

Heute könnte man dem bereits Gesagten hinzufügen, dass die breite Einführung von Pflegetechnik bestehende Abhängigkeiten von Personen- bzw. Berufsgruppen möglicherweise abbauen wird, aber dass dies zu neuen Abhängigkeiten führen kann. Denn technische Systeme müssen zunächst entwickelt, dann in den Einsatz gebracht und währenddessen gewartet werden. Angesichts des aktuellen Mangels bspw. an IT-Fachkräften – die in diesem Fall noch dazu sozial-, gesundheits- und pflegewissenschaftliche Kenntnisse mitbringen sollten, um mit ihren Klientinnen und Klienten auf angemessene Weise interagieren zu können – scheint diese Verschiebung jedoch durchaus risikobehaftet zu sein. Es müsste bspw. geklärt werden, welche Konsequenzen der Ausfall der Pflegetechnik für die Gepflegten und andere Stakeholder hätte und ob solche potenziell gefährlichen Situationen sicher bewältigt werden könnten. Systematische Risikoabschätzungen liegen für altersgerechte Assistenzsysteme jedoch nicht vor – auch weil diese Technik noch nicht allzu weit verbreitet ist und somit reale Erfahrungen fehlen.

In jedem Fall müsste Pflegetechnik verlässlich, einfach zu bedienen, unauffällig im Gebrauch und nicht zuletzt kostengünstig sein – Anforderungen, die nicht leicht zu erfüllen sind bzw. die sich tendenziell sogar wechselseitig widersprechen können. Aus normativer Sicht bedeutet das gerade Gesagte jedoch vor allem, dass derzeit technische Systeme ohne systematische Folgenforschung und Risikoabschätzungen in den Verkehr gebracht werden, noch dazu in einem Umfeld, das in der Regel durch die besondere Vulnerabilität der betroffenen Personen geprägt wird. Weder erscheint diese Vorgehensweise besonders verantwortungsvoll noch sind die Verantwortlichkeiten für möglicherweise eintretende Schäden klar festgelegt.

Es bleibt also festzuhalten, dass jede Aussage über den zukünftigen Einsatz altersgerechter Assistenzsysteme unter dem Vorbehalt steht, dass Fragen nach Finanzierung, Sicherheitskonzepten, Verantwortungszuweisung, Risikovorsorge und vermutlich vielen weiteren normativ relevanten Aspekten nicht oder zumindest nicht ausreichend beantwortet sind. Angesichts der eher geringen Erfahrungsbasis und den gerade genannten Defiziten sind Prognosen in Hinsicht auf die zukünftige Nutzung von Technik in der Pflege seriös nicht zu stellen. Vermutlich wird sich der Trend verfestigen, dass solche Systeme als Ergänzung zu üblichen Pflegedienstleistungen angeboten werden und dies in der Regel auf dem zweiten Gesundheitsmarkt in eher hochpreisigen Pflegesettings. Angesichts der heute ausgezahlten und in Zukunft zu erwartenden Durchschnittsrenten ist daher zu befürchten, dass viele pflegebedürftige Personen, die einen Nutzen aus der Anwendung solcher Technik ziehen könnten, gar nicht in deren Genuss kommen werden, da sie in Anbetracht der für sie verfügbaren Mittel nicht in der Lage sein werden, altersgerechte Assistenzsysteme zu bezahlen. Dies würde sich erst dann ändern, wenn altersgerechte Assistenzsysteme regelmäßig über den Pflegehilfsmittelkatalog finanziert werden würden. Es ist offensichtlich, dass die aktuelle Situation in jedem Fall aber Fragen nach der Gerechtigkeit und Fairness in Bezug auf den Zugang zu Pflegetechnik aufwirft.

Es ist aber ebenso denkbar, dass es jenseits einer punktuellen Nutzung solcher Technik gar nicht zu einem flächendeckenden Einsatz kommen wird, da belastbare Aussagen zur Wirksamkeit altersgerechter Assistenzsysteme bis heute fehlen. Sybille Meyer (2016, S. 18) betont dazu, dass aus den Ergebnissen von Feldversuchen und Modellprojekten nicht ersichtlich werden würde, ob altersgerechte Assistenzsysteme tatsächlich die versprochenen Wirkungen hätten; die existierenden Bewertungen beruhten nicht auf empirisch basierten, systematischen Wirksamkeitsstudien, sondern ausschließlich auf Experteneinschätzungen, deren Aussagekraft begrenzt sei.

Es wäre jedoch zu früh, aufgrund dieser Einschätzung nun Entwarnung zu geben. Sollten technische Assistenzsysteme doch noch als Regelleistung in den Pflegehilfsmittelkatalog aufgenommen werden – bspw. aufgrund politischer Opportunitätserwägungen und/oder massiver Lobbytätigkeit –, dann müsste dies den Beitragszahlerinnen und -zahlern der Solidarsysteme sehr zu denken geben. Denn sollten in Zukunft die Solidarsysteme für die Kosten altersgerechter Assistenztechnik aufkommen, gäbe es bezüglich der Kosten-Nutzen-Relation nach heutigem Stand keinerlei empirisch gesicherte Erkenntnis. Nicht, dass die Finanzierung von Gesundheitsleistungen, deren Wirksamkeit nicht nachgewiesen ist bzw. deren Unwirksamkeit vielfach nachgewiesen wurde, etwas Neues wäre – man denke bspw. an Homöopathie –, doch dies bedeutete eine sehr fatalistische Haltung, die angesichts der schwierigen Ressourcensituation im Gesundheits- und Pflegebereich unverantwortlich wäre.

Tatsächlich ist die Erkenntnislage aber noch desolater, denn nicht nur für die direkten Wirkungen altersgerechter Assistenzsysteme gibt es bisher keine belastbaren Erkenntnisse, sondern ebenfalls nicht für deren sekundäre Effekte, die aus einer gesundheitsökonomischen Sicht jedoch oft im Vordergrund stehen:

> Es existieren hohe Erwartungen an die Leistungsfähigkeit assistiver Technologien. Da in die Betreuung und Pflege viele Akteure eingebunden sind, ist neben der direkten Wirkung von Assistenzsystemen beim Anwender ein indirekter Nutzen bei Dritten relevant. Dies können Kosteneinsparungen bei Versicherungsträgern durch vermiedene Krankenhausaufenthalte oder Arztbesuche oder das Vermeiden eines notwendigen Umzugs ins Pflegeheim sein. Auch für diese indirekten Wirkungen ist bisher noch kein Nutzennachweis in der Praxis erbracht. Nicht zuletzt deshalb mangelt es unter anderem noch an der Bereitschaft von Leistungsträgern oder Kommunen, sich an der Finanzierung der meist für den Anwender zu teuren technischen Lösungen zu beteiligen. (Meyer 2016, S. 18)

4. Normative Überlegungen zur Technik in der Pflege

4.1 Das Problem fehlender Erfahrungswerte

Angesichts der klaren Aussagen, die in den Zitaten von Sybille Meyer enthalten sind, stellt sich die Frage, welche Technik in der Pflege auf Basis rationaler Begründungen überhaupt genutzt werden sollte. Denn bisher mangelt es offensichtlich an Erkenntnissen, die einen Mehrwert dieser Technik gegenüber den bisherigen Vorgehensweisen nahelegen. Stellt man diese Frage so, geht es also noch nicht darum, ob der Einsatz normativ begründbar oder abzulehnen wäre, sondern ausschließlich darum, ob diese Technik einen instrumentellen Wert besitzt – also bspw., ob alle oder wenigstens einige der oben genannten Ziele des Einsatzes altersgerechter Assistenzsysteme erreicht werden können.

Da keine verlässlichen Daten über die Zahl und die Art des Einsatzes altersgerechter Assistenzsysteme existieren, können über deren Kostenwirksamkeit derzeit keine verlässlichen Aussagen getroffen werden – weder in positiver wie negativer Hinsicht. Ob durch solche Systeme menschliche Arbeitskraft bereits eingespart wird, kann folgerichtig ebenfalls nicht festgestellt werden. Einige existierende und im Gebrauch befindliche Hilfsmittel können die Pflegefachpersonen insbesondere bei physisch belastenden Tätigkeiten unterstützen, doch wiederum existieren keine systematischen Untersuchungen, inwieweit eingesetzte Systeme tatsächlich und in welchem Umfang bspw. Fehlzeiten und/oder Erkrankungen der Pflegefachpersonen verringern helfen. Die Forschungslage ist in diesem Bereich als mangelhaft zu bezeichnen.[7]

Serviceroboter, die selbständig Leistungen einer Pflegefachkraft oder gar einer Ärztin oder eines Arztes erbringen könnten, gibt es trotz aller Hochglanzbroschüren und bunten Webseiten bisher noch nicht – und es ist keine allzu gewagte Prognose, dass sich daran so schnell auch nichts ändern wird, da die technischen, organisatorischen und rechtlichen Hürden immens sind, ganz abgesehen von der ungeklärten Frage, ob Serviceroboter im Pflegealltag überhaupt auf Akzeptanz stoßen würden. Die Versorgung mit Gesundheits- und Pflegedienstleistungen in dünn besiedelten Regionen wird sich daher auf längere Sicht auf telemedizinische Beratung u. Ä. beschränken; doch selbst dies setzt zunächst

7 Eine Ursache hierfür ist, dass es für jene Wissenschaftlerinnen und Wissenschaftler, die solche Fragen empirisch beantworten könnten, nur sehr wenige Möglichkeiten gibt, eine finanzielle Förderung für entsprechende Studien einzuwerben. Da solche Untersuchungen (teilweise sehr) aufwändig sind, können sie in aller Regel nicht aus den Haushaltsmitteln einer Professur bspw. für Pflege- und Gesundheitswissenschaften finanziert werden.

voraus, dass auch abgelegene Gebiete Deutschlands mit schnellen Telekommunikationsnetzen ausgestattet werden.[8]

Damit steht aber nicht nur die medizinisch-pflegerische Funktion altersgerechter Assistenzsysteme, sondern auch deren wohlstandsfördernde oder zumindest -sichernde Funktion auf wackligen Füßen. Zieht man das Gesagte in Betracht, kann derzeit kaum eine sinnvolle Aussage getroffen werden, welche Technik für die Pflege eingesetzt werden sollte; angesichts der Unsicherheiten müsste man sogar eher von deren Einsatz abraten. Das bringt allerdings ein Henne-Ei-Problem mit sich, denn ohne Technik im realen Einsatz gibt es keine Erhebungsgrundlage zur Beantwortung der aufgeworfenen Fragen. Es gibt dann auch keine Erfahrungen darüber, welcher Typ von Technik Probleme lösen könnte und welcher nicht. Dieses Dilemma wird sicherlich nicht von den Pflegeeinrichtungen oder gar von Privatpersonen zu lösen sein, denn allein schon die finanziellen Risiken des probeweisen Technikeinsatzes können diese Stakeholder nicht tragen. Es ist nun nicht nur eine ökonomische, sondern auch eine normative Frage, wer die Ressourcen aufbringt bzw. aufbringen muss, um diesen Knoten zu zerschlagen. Man kann es als staatliche Aufgabe ansehen, weil hier ein klassisches Marktversagen vorliegt; man kann aber auch skeptisch fragen, ob dann nicht wieder einmal die private Wirtschaft aus der Verantwortung entlassen wird.

4.2 Konkurrierende normative Vorstellungen

Schon diese skizzenhaften Bemerkungen verdeutlichen, dass es auf die Frage, was moralisch ge- oder auch verboten sein soll, wenn Technik in der Pflege eingesetzt wird, keine einfachen Antworten gibt. Abgesehen von den schon angedeuteten Faktoren hängt ein Urteil hierüber von zahlreichen weiteren Aspekten ab: Welches Menschenbild wird vorausgesetzt, welche ethische Theorie wird zurate gezogen, welches Professionsverständnis liegt vor, welche normativen Annahmen in Hinsicht auf das Verhältnis der Generationen werden getroffen, welche und wessen normative Ansprüche werden priorisiert, wie werden Normenkonflikte oder Normenkonkurrenz aufgelöst? All dies und vermutlich noch viele weitere normative Überlegungen bestimmen bereits auf theoretischer Ebene die ethische Evaluation von Pflegetechnik. Will man nicht nur auf abstrakter bzw. theoretischer Ebene eine Antwort geben, sondern für den konkreten Einsatz in einer

8 Bedenkt man, dass selbst in vielen kleinen Städten kaum wirklich schnelle Internetverbindungen verfügbar sind, kann man an der Erfüllung dieser Voraussetzung durchaus Zweifel hegen. Der eingangs erwähnte Koalitionsvertrag beinhaltet hierzu nicht gerade ambitionierte Ziele, denn eine allgemeine Versorgung mit schnellem Internet wird dort erst für das Jahr 2025 angepeilt.

bestimmten Einrichtung für reale Personen, kommen weitere Einflussfaktoren hinzu, denn nun werden ethische Überlegungen ‚kontaminiert' durch persönliche Betroffenheit der jeweiligen Stakeholder, (meist unausgesprochene und oft unbewusste) subjektive Haltungen sowie äußere Bedingungen, die das ethisch Wünschenswerte vielleicht als unmöglich, für die Praxis untauglich oder aus professioneller Sicht unangemessen erscheinen lassen.

Ein Beispiel mag dies verdeutlichen: Immer wieder stößt man auf die Haltung, dass die Würde des Menschen als Geschöpf und Ebenbild Gottes dem Einsatz von Technik in der Pflege sehr enge Grenzen setze; andere wiederum argumentieren, dass es der autonomen Entscheidung der einzelnen Person überlassen sein müsse, ob und welche Technik verwendet werden soll. Allein schon diese beiden Positionen können sich unvereinbar gegenüberstehen. In der Praxis ist die Situation dann noch komplexer und komplizierter, da solche Positionen in Reinform nicht durchzuhalten sind. Denn einerseits kann man den Anforderungen an eine medizinisch-pflegerisch angemessene Pflege ohne Technik kaum gerecht werden, andererseits ist nicht zu erwarten, dass bspw. eine Person in einem fortgeschrittenen Stadium der Demenz eine auch nur im Ansatz als autonom zu bezeichnende Entscheidung trifft. Kurzum: In der Praxis bedarf es der ethischen Evaluation des Einzelfalls, das strikte Beharren auf die Erfordernisse bspw. einer deontologischen, konsequenzialistischen oder tugendorientierten Ethik muss notwendig scheitern.

Für die ethische Evaluation des Einzelfalls gibt es Werkzeuge speziell für Pflegetechnik (z. B. Weber 2017) oder allgemeiner für Technik in einem weiteren Sinne (zur Übersicht siehe Reijers et al. 2017); ein inzwischen etabliertes Werkzeug ist MEESTAR (bspw. Weber 2016), das regelmäßig in öffentlich geförderten Forschungs- und Entwicklungsprojekten eingesetzt wird. Wie viele andere partizipative Verfahren basiert MEESTAR auf einem diskursethischen Ansatz, mit dem die gerade angedeuteten Probleme umgegangen werden sollen: Nicht abstraktes ethisches Räsonieren soll die Entscheidung für oder wider den Einsatz von Pflegetechnik liefern, sondern die (hoffentlich) wohlerwogenen Urteile der von diesem Einsatz betroffenen Stakeholder. Damit wird angestrebt, dass deren Werthaltungen und moralische Überzeugungen, aber auch deren Praxiswissen sowie Erwartungen und Befürchtungen in die Evaluation einfließen und berücksichtigt werden können.

Sicherlich ist das ein gangbarer Weg, an dem jedoch auch (zurecht) Kritik geübt werden kann, denn man kann diesem Verfahren (vermutlich auch vielen anderen ähnlich strukturierten Methoden) vorwerfen, eine Art der Akzeptanzbeschaffung bzw. des bloßen Interessenausgleichs darzustellen, anstatt ein grundsätzliches Urteil über Pflegetechnik zu treffen. Dieser Vorwurf ist nicht völlig aus der Luft gegriffen, doch umgekehrt muss auch festgehalten werden, dass angewandte Ethik – im Gegensatz zur reinen, sich nicht an der Praxis messenden Ethik als theoretischem Unterfangen – vermutlich nicht viel mehr erreichen kann als Interessenausgleiche, aber immerhin dies erreicht, wohingegen die ethische Theorie, auch die religiös fundierte, dies in aller Regel gerade nicht vollbringen kann.

Ohne in diese kontroverse Debatte tiefer einzutauchen kann festgehalten werden, dass es Methoden der ethischen Evaluierung gibt, die Antworten darauf geben können, was ge- oder verboten sein soll, wenn Technik in der Pflege eingesetzt wird. Aber dies sind, wie schon betont, Einzelfallentscheidungen; es ist zu bezweifeln, dass es sinnvoll wäre, eine grundsätzliche Entscheidung in dieser Frage anzustreben – doch selbst hierüber besteht unter jenen, die sich damit beschäftigen, erheblicher Dissens.

4.3 Die beste aller möglichen Welten und die Realität

Die nun folgenden Aussagen werden vermutlich für viele Stakeholder in der Debatte um Pflegetechnik verstörend, konfrontativ und daher als kaum akzeptabel erscheinen. Sicherlich kommt dem Eindruck, den man aus eher unsystematisch geführten Gesprächen mit Pflegepersonal, Angehörigen, Gepflegten oder Pflegewissenschaftlerinnen und -wissenschaftlern gewinnen kann und dem damit sicher auch stark subjektive Haltungen zugrunde liegen, nur bedingt Evidenz zu. Trotzdem ist es kaum übertrieben zu sagen, dass dem Einsatz von Pflegetechnik sowohl in der Praxis als auch in der akademischen Debatte darüber mitunter große Skepsis entgegengebracht wird (bspw. Gransche 2017 und Selke 2017). Bezüglich des derzeitigen Stands der Technik ist eine zurückhaltende Sichtweise sogar begründbar – noch kann die existierende Pflegetechnik nicht das, was versprochen wird. Doch den aktuellen Stand als Argument gegen den Einsatz zukünftiger Technik zu nutzen erscheint problematisch, weil so von vornherein ausgeschlossen wird, dass sie sich in einer Weise weiterentwickeln lassen könnte, dass die Erwartungen aller Stakeholder, wenn nicht vollständig, so doch zumindest teilweise erfüllt werden könnten.

Die Ergebnisse einer qualitativen Studie (Scorna 2015) auf Basis von Experteninterviews lassen zudem die Vermutung zu, dass viele Argumente gegen den Einsatz von Pflegtechnik, die aus Sicht professionell pflegender Personen mit dem Hinweis auf das Wohl der Gepflegten geäußert werden, eher dem Schutz der jeweils eigenen Interessen dienen. Es ist unbestreitbar, dass sich die Pflege als Profession durch den Einsatz von Technik massiv verändern werden wird. Ob zum Guten oder zum Schlechten ist jedoch unklar. Dass das Pflegepersonal versucht, eigene Interessen zu schützen, ist daher mehr als legitim, doch dafür sollte nicht die zu betreuende Klientel instrumentalisiert werden.

Nicht nur in den genannten Gesprächen, sondern auch in zahlreichen schriftlichen Zeugnissen zeigt sich zudem, dass viele Stakeholder eine implizite, aber nichtsdestoweniger wirkmächtige Annahme treffen: Ökonomisches Denken einerseits und das Festhalten an einem bestimmten Idealbild der Pflege andererseits widersprächen sich. Doch es muss betont werden, dass jede Vorstellung darüber, wie die zukünftige Pflege aussehen soll, immer auch davon abhängt, welche ökonomischen Rahmenbedingungen erreicht werden können bzw. welche Bedingungen normativ akzeptabel sind. Damit aber werden unweigerlich Fragen der Gerechtigkeit innerhalb und zwischen den Generationen aufgeworfen – und Fragen danach, ob die Lasten, die gesellschaftlich und familiär zu verteilen sind, auf faire Weise zwischen den Geschlechtern verteilt werden. Selbst der Verweis auf Gottes Lohn hat eine ökonomische Komponente, ebenso der Appell an Angehörige, Freunde, Nachbarn oder Selbsthilfegruppen Pflege in noch stärkerem Maße als häusliche Leistung zu organisieren. Doch schlecht bezahlte Pflege lässt sich schwerlich mit dem Hinweis auf den Ertrag im nächsten Leben legitimieren, wenn der Lohn im Diesseits in vielen Städten nicht dafür ausreicht die Miete zu bezahlen. Der Versuch wiederum, die Kostenfrage durch unbezahlte Pflegeleistungen zu beantworten, wurde und wird fast ausschließlich zulasten von Frauen unternommen, denn trotz aller Emanzipation ist professionelle wie informelle Pflegearbeit überwiegend Frauenarbeit.[9]

Wollte man diese Situation – die sich bspw. durch schlechte Bezahlung, psychisch wie physisch belastende Arbeit, (nicht nur) familienunfreundliche Arbeitszeiten und Geschlechterungerechtigkeit auszeichnet – entscheidend verändern, wäre dies normativ ohne Zweifel wünschenswert. Dazu wären jedoch nicht nur Detailänderungen im Steuer- und Abgabensystem der Bundesrepublik Deutschland notwendig, sondern tiefe und systemwechselnde Eingriffe in den Arbeitsmarkt, in Besitzverhältnisse und vermutlich auch in die individuelle Gestaltung von Lebensläufen. Es ist jedoch zu bezweifeln, dass bspw. eine deutlich erhöhte Abgabenlast zur Finanzierung angemessener Löhne oder die Einführung einer Pflicht zur Ableistung eines allgemeinen Pflegejahrs politisch durchsetzbar wären. Hält man massive gesellschaftliche Umbrüche also nicht für eine gangbare Option, bliebe die Möglichkeit die langfristig kleiner werdende Zahl der Versicherten noch stärker mit den Kosten der Pflege- und Gesundheitsversorgung zu belasten. Damit blieben die Ungleichheiten bei der Zuweisung von Pflegearbeit vermutlich ebenfalls erhalten. Wer das nicht hinnehmen, aber auch keinen Systembruch will, muss daher akzeptieren, dass die Pflege unweigerlich die gleichen Rationalisierungsprozesse durchlaufen werden wird,

9 Die Zahlen des Statistischen Bundesamtes sprechen hier eine eindeutige Sprache, siehe <https://www.destatis.de/DE/ZahlenFakten/GesellschaftStaat/Gesundheit/Gesundheitspersonal/Tabellen/Berufe.html> [Stand: 03.01.2018].

die in den letzten zweihundert Jahren die primären, sekundären und tertiären Wertschöpfungsketten radikal veränderten und immer noch verändern. Das heißt nichts anderes als zu akzeptieren, was heute zwar wortreich abgelehnt (Hellige et al. 2018), aber letztlich schon Realität ist: Pflege- und Gesundheitsversorgung stellen eine Dienstleistung bzw. ein Produkt dar. Das rüttelt ohne Zweifel nicht nur am Selbstverständnis der Pflegeprofessionen, sondern an tief verankerten gesellschaftlichen Überzeugungen. Viele betrachten eine solche Sichtweise als unzumutbar; sie aber mit der Rede über Neoliberalismus zu diskreditieren, wie es oft geschieht, wäre auch normativ unterkomplex. Ebenso wenig ist die Behauptung der Unmöglichkeit des Ersatzes menschlicher Pflegekraft durch Technik, bspw. weil es unüberwindliche epistemologische Hürden gäbe, zu halten – die lange Geschichte der Technisierung gerade im Gesundheitsbereich ist voll von Beispielen, die zeigen, dass etwas, das lange als unmöglich galt, doch möglich wurde.

5. Schlussbemerkungen

Antworten auf all die normativen Fragen, die in den vorhergehenden Abschnitten skizziert wurden, liefert dieser Text nicht. Eine Ursache dafür, dass moderne Gesellschaften auf solche Fragen keine Antworten finden, liegt wohl darin, dass eine gesellschaftliche Verständigung über Fragen von Leben und Tod nur noch sehr selten bis gar nicht mehr stattfindet. Das Ob und Wie des Einsatzes von Technik in der Pflege gehört aber unweigerlich zu diesen letzten Fragen. Dieser Unwille, der bis zur Verweigerung reicht, ist so bedauerlich wie fatal, denn die Ansicht, dass nicht sein kann, was nicht sein darf, wird gewiss nicht helfen, breit eingesetzte Pflegetechnik zu verhindern. Tatsächlich ist die Lage noch dramatischer, denn die Verweigerung dieser Debatte versperrt auch die Möglichkeit zur Gestaltung der Technik in eine Richtung, dass sie die Bedürfnisse der Stakeholder erfüllen kann. Diese Verweigerung bedeutet zudem das Verschließen der Augen vor der drohenden ökonomischen Überlastung der sozialen Sicherungssysteme und damit der jüngeren Generationen ebenso wie, vielleicht sogar noch viel mehr, der physischen und psychischen Überlastung der Pflegefachpersonen und informell Pflegenden.

Kurioserweise muss man sowohl radikalen Befürwortern wie strikten Gegnern von Pflegetechnik vorwerfen, dass sie beide einem kruden Machbarkeitswahn erliegen. Aufseiten der Befürworterinnen und Befürworter findet sich zu oft die Ansicht, dass mit Technik jedes soziale Problem zu lösen sei und dass die entsprechende Entwicklung unweigerlich sowieso komme und nicht aufzuhalten sei; hier paart sich naiver Technikoptimismus mit einem unreflektierten Technikdeterminismus. Die Gegnerinnen und Gegner wiederum sind überzeugt, soziale Probleme lösten sich in Luft auf, sofern nur genügend Ressourcen zur Verfügung gestellt werden würden; gleichzeitig werden objektiv existierende Grenzen – einige wurden weiter oben skizziert – rundweg verneint, sondern als Gegenstand sozialer Gestaltung angesehen. Hier wiederum mischen sich – oft unreflektierter – Technikpessimismus, ja Technikfeindlichkeit, und naiver sozialer Konstruktivismus. Im ersten Fall werden gesellschaftliche Gestaltungsmöglichkeiten weit unter- und Lösungspotenziale der Technik weit überschätzt, im zweiten Fall wird die Widerständigkeit der Welt völlig unter- und die Machbarkeit derselben auf schon bizarre Weise überschätzt. Diese Extrempositionen sind jedoch kontraproduktiv, weil sie eine zentrale Einsicht verhindern: Gleich, ob man den Einsatz von Technik in der Pflege begrüßen oder befürchten mag, sie ist in vielen Fällen nur die zweitbeste Lösung. Das mag man gut oder schlecht finden, nur sollte man einsehen, dass die beste Lösung in aller Regel eben nicht zur Verfügung steht.

Literatur

Bonin, H. (2014): Der Beitrag von Ausländern und künftiger Zuwanderung zum deutschen Staatshaushalt. Bertelsmann-Stiftung. Gütersloh. http://ftp.zew.de/pub/zew-docs/gutachten/ZEW_BeitragZuwanderungStaatshaushalt2014.pdf Zugegriffen: 03.03.2018.

Bowles, D./W. Greiner (2012): Bevölkerungsentwicklung und Gesundheitsausgaben. In: Gesundheit und Gesellschaft, 12. Jg., H. 4, 7–17.

Childress, J. F. (1989): Prioritäten in der Gesundheitsfürsorge. In: Sass, H.-M. (Hrsg.): Medizin und Ethik. Reclam, Stuttgart, S. 311–327.

Destatis (2017): Kohortensterbetafeln für Deutschland. Ergebnisse aus den Modellrechnungen für Sterbetafeln nach Geburtsjahrgang. Statistisches Bundesamt, Wiesbaden. https://www.destatis.de/DE/Publikationen/Thematisch/Bevoelkerung/Bevoelkerungsbewegung/Kohortensterbetafeln5126101179004.pdf?__blob=publicationFile Zugegriffen: 03.03.2018.

Fachinger, U./H. Koch/K.-D. Henke/S. Troppens/G. Braeseke/M. Merda (2012): Ökonomische Potenziale altersgerechter Assistenzsysteme. Ergebnisse der „Studie zu Ökonomischen Potenzialen und neuartigen Geschäftsmodellen im Bereich Altersgerechte Assistenzsysteme". Vechta. https://partner.vde.com/bmbf-aal/Publikationen/studien/intern/Documents/VDE_PP_AAL_%C3%96kon.%20Potenziale_RZ_oB.pdf Zugegriffen 03.03.2018.

Gersch, M./J. Liesenfeld (Hrsg.) (2012): AAL- und E-Health-Geschäftsmodelle. Gabler, Wiesbaden.

Gransche, B. (2017): Wir assistieren uns zu Tode. In: Biniok, P./E. Lettkemann (Hrsg.) (2017): Assistive Gesellschaft. Springer, Wiesbaden, S. 77–98.

Hellige, B./M. Meilwes/S. Seidel (2018): Digitalisierung und Sorgeverhältnisse – ein unauflöslicher Widerspruch? In: Pfannstiel, M. A./S. Krammer/W. Swoboda (Hrsg.) (2018):

Digitale Transformation von Dienstleistungen im Gesundheitswesen IV. Springer, Wiesbaden, S. 113–133.

Manzeschke, A./K. Weber/E. Rother/H. Fangerau (2013): Ethische Fragen im Bereich Altersgerechter Assistenzsysteme. VDI/VDE-IT: Berlin. https://www.technik-zum-menschen-bringen.de/dateien/service/broschuere-ethische-fragen-altersgerechte-assistenzsysteme.pdf/download Zugegriffen 03.03.2018.

McCarthy, C. (1987): The money we spend and its sources. In: Brody, B. A./H. T. Engelhardt, Jr. (Hrsg.) (1987): Bioethics. Readings & Cases. Prentice-Hall, Englewood Cliffs/New Jersey, S. 206–213.

Meyer, S. (2016): Technische Unterstützung im Alter – was ist möglich, was ist sinnvoll? Expertise zum Siebten Altenbericht der Bundesregierung. Deutsches Zentrum für Altersfragen Berlin. http://nbn-resolving.de/urn:nbn:de:0168-ssoar-49980-9 Zugegriffen 03.03.2018.

Reijers, W./D. Wright/P. Brey/K. Weber/R. Rodrigues/D. O'Sullivan/B. Gordijn (2017): Methods for practising ethics in research & innovation. A literature review, critical analysis and recommendations. In: Science and Engineering Ethics, 1–45, (DOI: 10.1007/s11948-017-9961-8).

Schelisch, L. (2016): Technisch unterstütztes Wohnen im Stadtquartier. Springer, Wiesbaden.

Schulz, R. (2000): Die Alterung der Weltbevölkerung. In: Zeitschrift für Bevölkerungswissenschaft, 25. Jg., H. 2, 267–289.

Scorna, U. (2015): Servicerobotik in der Altenpflege. Eine empirische Untersuchung des Einsatzes der Serviceroboter in der stationären Altenpflege am Beispiel von PARO und Care-O-bot. In: Weber, K./D. Frommeld/A. Manzeschke/H. Fangerau (Hrsg.): Technisierung des Alltags – Beitrag für ein gutes Leben? Steiner, Stuttgart, S. 81–98.

Selke, S. (2017): Assistive Kolonialisierung. Von der „Vita activa" zur „Vita assistiva". In: Biniok, P./E. Lettkemann (Hrsg.) (2017): Assistive Gesellschaft. Springer, Wiesbaden, S. 99–119.

VDI/VDE-IT (2011): Technologische und wirtschaftliche Perspektiven Deutschlands durch die Konvergenz der elektronischen Medien. Berlin. http://www.autonomik.de/documents/20110630_Konvergenzstudie_Studienband.pdf Zugegriffen 03.03.2018.

Weber, K. (2012): Bottom-Up Mixed-Reality. Emergente Entwicklung, Unkontrollierbarkeit und soziale Konsequenzen. In: Robben, B./H. Schelhowe (Hrsg.): Be-greifbare Interaktionen. Der allgegenwärtige Computer: Touchscreens, Wearables, Tangibles und Ubiquitous Computing. Transcript, Bielefeld, S. 347–366.

Weber, K. (2016): MEESTAR² – Ein erweitertes Modell zur ethischen Evaluierung soziotechnischer Arrangements. In: Weidner, R. (Hrsg.) (2016): Technische Unterstützungssysteme, die die Menschen wirklich wollen. Helmut-Schmidt-Universität Hamburg, Hamburg, S. 317–326.

Weber, K. (2017): Demografie, Technik, Ethik. Methoden der normativen Gestaltung technisch gestützter Pflege. In: Pflege & Gesellschaft, 22. Jg., H. 4, 338–352.

Weber, K. (2018): Technik in der Pflege. Was war und ist; was wird, soll, darf, muss sein? In: Evangelium und Wissenschaft 39, 13–27.

Weber, K./S. Haug (2005): Demographische Entwicklung, Rationierung und (intergenerationelle) Gerechtigkeit. Ein Problembündel der Gesundheitsversorgung. In: Joerden,

J. C./J. N. Neumann (Hrsg.): Medizinethik 5. Studien zur Ethik in Ostmitteleuropa, Bd. 8. Peter Lang, Frankfurt am Main et al. u. a., S. 45–74.

Weiser, M. (1991): The computer for the twenty-first century. In: Scientific American, Bd. 265, H. 3, 94–104.

Werding, M. (2014): Demographischer Wandel und öffentliche Finanzen. Langfrist-Projektionen 2014–2060 unter besonderer Berücksichtigung des Rentenreform-Pakets der Bundesregierung. Arbeitspapier 01/2014. Sachverständigenrat zur Begutachtung der Gesamtwirtschaftlichen Entwicklung. https://www.sachverstaendigenrat-wirtschaft.de/fileadmin/dateiablage/download/publikationen/arbeitspapier_01_2014.pdf Zugegriffen: 03. 03. 2018.

Saskia K. Nagel

Zwischen Autonomie und Abhängigkeit: die Bedeutung von Beziehung und Vertrauen in der Pflege

Man muss Geduld haben,
gegen das Ungelöste im Herzen,
und versuchen, die Fragen selber lieb zu haben,
wie verschlossene Stuben,
und wie Bücher, die in einer sehr fremden Sprache
geschrieben sind.

Es handelt sich darum, alles zu leben.
Wenn man die Fragen lebt,
lebt man vielleicht allmählich,
ohne es zu merken,
eines fremden Tages
in die Antwort hinein.

Rainer Maria Rilke

1. Gute Pflege? Brennende Fragen, neue Perspektiven

Pflegeforschung und Pflegepraxis werfen mannigfaltige ethische Fragestellungen auf. Pflege bedeutet, sich mit sensiblen, oft existentiellen Fragen nach Würde, nach Selbstbestimmung, nach Rechten, nach Sicherheit und – ganz zentral – nach dem Wohlergehen von Pflegebedürftigen und Pflegenden auseinanderzusetzen. Pflege bedeutet auch, sich mit existenziellen Erfahrungen auseinanderzusetzen, mit Fragen nach dem, was (noch) beherrschbar ist, und nach dem, was nicht (mehr) beherrschbar ist – und auch nach dem, was grundsätzlich nicht beherrschbar ist, aber dessen Erfahrung gestaltbar ist. Was wertschätzen wir an Pflege? Welche Sorgen haben wir in Bezug auf Risiken, welchen Schaden fürchten wir? Wann sehen wir Würde bedroht? Wann leidet das Wohlergehen unter Pflege, wann kann es trotz oder gerade durch Pflege gedeihen? Wie können neue Technologien, wie z. B. neue Pflegeassistenzsysteme, so gestaltet und eingesetzt werden, dass sie das Wohlergehen fördern? Wie kann die Interaktion zwischen Pflegenden und Pflegebedürftigen, mit ihren Angehörigen so gestaltet werden, dass das Wohlergehen gefördert wird? Die Diskussion dieser Fragen tragen zu Antwortansätzen auf die zentrale Frage bei: Wie kann gute Pflege aussehen?

Dieser Beitrag möchte dieser Frage in einer Perspektive nachgehen, die den Fokus auf das Prinzip des Respekts der Autonomie im pflegerischen Kontext legt. Angeregt wird diese Perspektive durch die dominanten Diskurse in der Medizinethik und verwandten Diskurse in anderen angewandten Ethiken, und durch Überlegungen, die den Einsatz von neuen Technologien vor allem hinsichtlich ihrer Wirkung auf die Autonomie der Pflegebedürftigen bewerten. Ich möchte im Folgenden ein alternatives Verständnis von Autonomie und Respekt der Autonomie in Pflegekontexten vorschlagen, das die vielfältigen Bedürfnisse Pflegebedürftiger berücksichtigt. Davon ausgehend schlage ich Ansätze einer nuancierten Bewertung von Technologien, die zunehmend die Pflege prägen, vor.

2. Respekt vor Autonomie als Generalschlüssel zu guter Pflege? Ein kritischer Blick

Nahezu jeder wissenschaftliche und populärwissenschaftliche Diskurs um Ziele von Pflege und Pflegetechnologien berücksichtigt die Autonomie des Pflegebedürftigen, die zu stärken, zu bewahren oder zurückzugewinnen sei. In der Philosophie ist Autonomie ein vielschichtiger Begriff, der z. B. Facetten wie Authentizität und Selbstgesetzgebung im Kantischen Sinne umfasst. In der philosophischen Anthropologie sehen Scheler, Plessner und Gehlen den Menschen dadurch ausgezeichnet, dass er sein eigenes Leben führen und damit sich selbst bestimmen kann.[1] Im Gesundheitswesen reduziert sich dies oft auf die informierte Zustimmung, so dass sich die Diskurse um Entscheidungsfindung und Patientenrechte sowie Themen der gemeinsamen Entscheidungsfindung im Rahmen einer patientenzentrierten Medizin drehen. Das Prinzip des Respekts der persönlichen Autonomie als zentrale Säule in der Forschungsethik ist eine Antwort auf die Gräueltaten der Nationalsozialisten im Namen der medizinischen Forschung und war zunächst primär als Schutz des Patienten zu verstehen.

Es war und bleibt zweifellos unumgänglich, ein Korrektiv zu extrem paternalistischen Beziehungen zwischen Arzt und Patienten oder Pflegegebenden und Pflegeempfangenden zu etablieren, die in manchen Fällen Entmündigungen entsprechen (Levine 1988). Ich möchte hier anregen wahrzunehmen, dass Pa-

1 Volker Gerhardt hat die Bedeutung des Begriffs ‚Selbstbestimmung' erhellend kontextualisiert: „Selbstbestimmung ist zwar ein relativ junges Wort, aber die begriffsgeschichtlichen Wurzeln reichen bis in die Antike zurück. Ob wir an die für jede Tugend erforderliche Selbstbeherrschung *(autokrateia)*, an die von jedem Bürger geforderte Eigenständigkeit des Handelns *(autarkeia; autopitaktik)*, an die Forderung, ein Politiker müsse vor allem die Fähigkeit haben, ein Selbstherrscher *(autokrator)* zu sein, oder an die Bedingung der Sorge für sich selbst *(epim leia se autou)* denken: In allen Fällen ist das, was heute Selbstbestimmung heißt, vorausgesetzt" (Gerhardt 2006, S. 5).

ternalismus im zeitgenössischen Diskurs oft ohne Zögern als Ausdruck von Missbilligung verwendet wird: Die Assoziationen mit Paternalismus sind bezogen auf Menschen oder Institutionen, die sich besserwisserisch in andere Leben einmischen, mit der oft vorgeschobenen Rechtfertigung, zum Wohle derjenigen zu handeln, über oder für die sie bestimmen. Das Bild hier ist das folgende: Jemand, der in der Lage und willens ist, sein eigenes Leben unabhängig zu lenken, wird von außen (oder hier mag das passendere Bild sein: von oben) so behandelt, als könne und wolle er gerade dies nicht.

Dieses weit verbreitete Bild wird jedoch den schwierigen Situationen, in denen Menschen mit- und füreinander entscheiden und entscheiden müssen, nicht gerecht. Es ist zumindest zunächst sorgfältig zu prüfen, ob der Paternalismus als Eingriff in unsere Freiheit zu unserem eigenen Wohl oder als Einschränkung unserer freiwilligen oder autonomen Handlungen verstanden werden soll (Coons/Weber 2013). Zentral scheint mir, dass es bereits in der konzeptuellen Debatte um den Paternalismus um Vertrauen geht: Paternalistisches Handeln ist oft geleitet vom Misstrauen gegenüber der Fähigkeit anderer, für sich selbst gut entscheiden zu können, gekoppelt mit der Annahme, dass der Eingreifende besser entscheiden kann, was gut für den anderen ist (Begon 2016). Anti-Paternalismus misstraut dagegen oft dem paternalistisch Handelnden, auch wenn dies nicht immer der zentrale Kritikpunkt am Paternalismus ist.

In Auseinandersetzung mit dem Paternalismus schlägt Laura Specker-Sullivan (2016) *Maternalismus* als einen alternativen ethischen Rahmen vor, um die Bedenken gegen den Paternalismus ernst zu nehmen und gleichzeitig zu berücksichtigen, dass die Entscheidungen eines Individuums nahezu immer, direkt oder indirekt, von anderen beeinflusst werden, und dass dies oft im besten Interesse des Individuums liegt. Im Gegensatz zum Paternalismus, bei dem eine Entscheidung für eine andere Person aufgrund der Vorstellung des Paternalisten getroffen wird, wie das Wohlbefinden des je anderen verbessert werden kann, geht der Maternalismus davon aus, dass man eine Entscheidung für eine andere Person nur dann treffen kann und trifft, wenn sie auf einem vernünftigen Verständnis dessen basiert, was diese Person wünscht. Die zugrundeliegende Überlegung ist, dass eine ausreichende Kenntnis der persönlichen Situation des Betroffenen erforderlich ist, so dass der Maternalist eine Entscheidung für jemanden immer mit den Wünschen dieser Person abstimmt, selbst wenn diese sie nicht explizit nennt oder nennen kann.

Der Maternalismus misst dem Beitrag des Einzelnen zur Entscheidung einen hohen Wert bei und geht nicht davon aus, dass jemand besser wisse als ein anderer, was im besten Interesse dieser Person liege. Der Maternalismus erfordert es, dass derjenige, der entscheidet, sich ausgiebig mit den Interessen, Wünschen und Vorlieben des anderen auseinandersetzt. Der Maternalismus hat andere Motivationen und Grundlagen für die Beurteilung und baut stark auf der

Rolle von Beziehungen auf, die solche persönlichen Einschätzungen ermöglichen. Nur mit Vertrauen und einem guten zwischenmenschlichen Verständnis kann eine maternalistische Entscheidung dem Anspruch gerecht werden, für die Wünsche des anderen zu sprechen. Es ist zu beachten: Während man beim Paternalisten fragen muss, wie gut er die Interessen anderer einschätzen und vertreten kann, stellt sich dem Maternalisten die Frage, wie gut er Wünsche und Prioritäten verstehen, einschätzen und gewichten kann. Die Fragen verschieben sich also auf die zwischenmenschliche Ebene, die ich in diesem Beitrag besonders in den Blick nehme.

Der in den letzten Jahrzehnten verstärkte Fokus auf die Autonomie ist noch aus einem weiteren Blickwinkel zu sehen: Dieser Fokus geht meist von einem stark individualistischen Verständnis des Menschen aus. Er folgt der Idee, dass Menschen, zumindest theoretisch, in ihrer angenommen idealen Form, unabhängig, eigennützig und rational gewinnmaximierend sind. Der Inbegriff persönlicher Autonomie ist ein Patient, der eine Entscheidung fällt und klar ausdrückt, dass er diese unabhängig getroffen habe (Dworkin 1988; Wolpe 1998). Dieses Verständnis des autonomen Menschen ist aus verschiedenen Bereichen hinterfragt worden (für eine aktuelle Diskussion, siehe auch Niker et al. im Erscheinen). Jahrzehntelange Forschungen zu Entscheidungen geben Hinweise darauf, wie fern dieses Verständnis von der Realität menschlicher Entscheidungssituationen ist (Kahnemann 2011). Der Fokus auf Autonomie spiegelt also allzu oft unrealistische Ansichten über die menschliche Unabhängigkeit überhaupt und die Entscheidungsfähigkeit im Besonderen wider. Vor allem unterscheidet er nicht zwischen trivialen und wichtigen Entscheidungen, obwohl zweifelsohne die Entscheidung über den Erwerb einer neuen Brille oder eines neuen Pflegebettes eine andere Qualität hat, als die Entscheidung über die Fortsetzung einer bestimmten Ernährung oder gar über existentielle Fragen.

Dieses gilt umso mehr, wenn man sich nicht primär mit Menschen beschäftigt, die sich als gesunde kompetente Teilnehmende für eine klinische Studie melden und dann mit Aufklärung und ausreichend Zeit zum Überlegen eine Entscheidung mit einer informierten Einverständniserklärung treffen. Solche Situationen sind zahlreich in der psychologischen und biomedizinischen Forschung. Wie Barbara Koenig erklärt, ist Autonomie, die als informierte Einverständniserklärung realisiert wird, mächtig – sogar „magisch“: „There is magic in consent. When fully realized, it is a communicative act that alters moral relations, authorizing activities that would otherwise be forbidden.“ (Koenig 2014, S. 33). In forschungsethischen Kontexten ist es unumstritten zentral, Pflegebedürftige vor Missbrauch, Ausbeutung und anderem Schaden zu schützen. Verletzliche

Menschen sollen nicht instrumentalisiert werden, nicht als Mittel zum Zweck verstanden und behandelt werden.[2]

Pflegebedürftige als autonom zu verstehen und zu respektieren ist jedoch viel komplexer, als der Fokus auf Entscheidungen und Einwilligungserklärungen zu suggerieren scheint. In der Praxis der Medizin und in der Pflege insbesondere sind die Betroffenen krank oder besonders belastet und verletzlich oder in ihren Kompetenzen eingeschränkt. Sie sind abhängig von Assistenz und Unterstützung. Entscheidungen zu oftmals schwerwiegenden, manchmal existenziellen Fragen müssen getroffen werden, auch wenn die Zeit für eingehende Reflexion begrenzt ist. Autonomie kann und sollte nicht mit der Fähigkeit zu rationalen Entscheidungen gleichgesetzt werden. Das Wohlbefinden einer Person umfasst auch ihre momentanen Erfahrungen der Zufriedenheit und ihre Wahrnehmung, wie ihre Bedürfnisse berücksichtigt werden. Der Nuffield Council teilt in diesem Sinne in Bezug auf die Pflege von Personen mit Demenz eine wohltuende Sichtweise: „We believe, however, that enhancing the autonomy of a person with dementia includes giving weight to their emotional responses, for example enabling them to pursue activities that they appear to enjoy even if they lack the capacity to make relevant decisions" (Nuffield Council on Bioethics 2009, S. 27).

Mehr noch: Im Gesundheitswesen sind explizite, klar differenzierbare Wahlmöglichkeiten häufig gar nicht verfügbar. Entscheidungen in der Pflege sind immer in einem größeren Pflegekontext zu verstehen, der oft eine kontinuierliche und teilweise routinemäßige Praxis formt, und nicht als isolierte Entscheidungsereignisse. Und schließlich sind die persönliche Autonomie und die Potentiale, diese zu realisieren, oft, wenn nicht immer, geprägt von sozialen Faktoren. Autonomie ist grundlegend für die Art und Weise, wie Menschen ihren Alltag leben. Autonomie ist Bestandteil täglicher Erfahrung und der Interaktion von Menschen. Es geht bei der Frage nach Autonomie nicht ausschließlich um das idealisierte Paradigma der Wahlfreiheit und Entscheidungsfindung fern von äußeren Einflüssen. Autonomie kann nur im Kontext der Wechselbeziehung mit anderen und mit der Welt verstanden werden. Ein Mensch ist keine Insel – ich komme darauf zurück.

Der Diskurs um den Respekt der Autonomie scheint getrübt durch künstliche Zuspitzungen und Überbetonungen, die den komplexen Fragen nach Lebensführung, die sich insbesondere in der Pflege oft stellen, nicht gerecht werden können. Während in den facettenreichen Diskursen um Autonomie die Möglichkeit und Fähigkeit, einzuwilligen oder abzulehnen, oft als zentrales Instrument der Verwirklichung von Autonomie verstanden wird (Faden/Beauchamp 1986), stellt sich unweigerlich die Frage, ob Einwilligungsfähigkeit und -mög-

2 Es ist jedoch zu beachten, dass auch im Kontext der Forschungsethik eine genauere Untersuchung verschiedener Szenarien der Entscheidungsfähigkeit notwendig ist.

lichkeit für eine Realisierung von Autonomie ausschlaggebend sind. Praktisch relevant und untertheoretisiert ist weiterhin die Frage, wie entscheidend Autonomie in den vielfältigen Kontexten, die Pflege und Sorge erfordern, für die Lebensqualität ist – meines Erachtens sollte dies jedoch eine Kernfrage sein.

Die Übertragung eines „sterilen" Verständnisses von Autonomie auf Pflegekontexte mit ihren besonderen Formen von Abhängigkeiten wird den Beteiligten nicht gerecht. Mehr noch, sie vermag zu schaden, da sie Verantwortungen als Überforderungen zulässt, während sie mögliche unterstützende und sorgende Ansätze verbaut: Individualisierung ist eng gekoppelt an Verantwortlichkeit: Individuen tragen die Verantwortung für ihr Schicksal und die (moralische) Verantwortung für die Erfolge oder Misserfolge dieser Bemühungen. Diese Individualisierung ist tief in der westlichen Zivilisation verwurzelt. Kulturtheoretiker haben beobachtet, dass Individualisierungsprozesse in europäischen und amerikanischen Gesellschaften während des zwanzigsten Jahrhunderts an Dynamik gewannen (Lukes 1973; Sampson 1988). Jeder Mensch kann seine Lebensgestaltung wählen, muss aber auch mit den Konsequenzen seiner Entscheidungen leben und oft die alleinige Verantwortung für sein Handeln tragen. In „Riskante Freiheiten" beschreiben Beck und Beck-Gernsheim: „Der Mensch wird (im radikalisierten Sinne Sartres) zur Wahl seiner Möglichkeiten, zum homo optionis. Leben, Tod, Geschlecht, Körperlichkeit, Identität, Religion, Ehe, Elternschaft, soziale Bindungen – alles wird sozusagen bis ins Kleingedruckte hinein entscheidbar, muss, einmal zu Optionen zerschellt, entschieden werden" (Beck/Beck-Gernsheim 1994, S. 16f.).

Ich schlage vor, dass *Relationalität* einen besseren Rahmen für die Konzeptualisierung von Pflegekontexten bieten kann, als der, den der Fokus auf eine reine Autonomie im Ethos der Individualisierung es verspricht. Dieser Rahmen erlaubt eine Sensibilität für die ideologische Dynamik, in der sich Fokussierungen und Zuspitzungen und oft auch Vereinfachungen ergeben. Er erlaubt es zu berücksichtigen, wie Menschen sich in realen Situationen verhalten, in denen sie angewiesen sind auf Pflege, auf Zuwendung und auf Unterstützung von anderen und auch auf Unterstützung von anderen vermittelt durch Technik (siehe z. B. Verbeek 2005).

3. Vulnerabilität und Autonomie – keine einfache Beziehung

Eine weit verbreitete Auffassung von Pflege beschreibt Pflegebedürftigkeit als Abhängigkeiten, die Menschen in ihrer Fähigkeit einschränken, für sich selbst Sorge zu tragen, und die sie damit in besonderer Weise verletzbar machen. Wie die Menschen, die Pflege bedürfen, und die Menschen, die diese geben, untersucht, dargestellt und diskutiert werden, bestimmt mit, wie wir über Pflege und die Beteiligten nachdenken, wie wir Rollen und Prozesse verstehen und wie wir diese bewerten. Ich möchte nun genauer betrachten, wie wir den Zusammenhang zwischen Vulnerabilität und Autonomie beschreiben können und die damit verbundenen Wertungen untersuchen.

Bei der Pflege geht es um Menschen in einer vulnerablen Lebenslage. Diese Vulnerabilität ist bedingt durch besondere Lebensumstände, durch die gesundheitliche Situation und/oder durch kognitive Möglichkeiten bzw. Einschränkungen, die zu Abhängigkeiten führen. Vulnerabilität erfordert dringend eine eigene Untersuchung, die eine theoretisch fundierte Berücksichtigung dieses zentralen und doch untertheoretisierten Konzeptes leisten sollte (Hurst 2008; Mackenzie et al. 2014, für die Pflege jüngst z. B. Schrems 2020; Lehmeyer 2018). Vulnerabilität wird oft mit einem Autonomieverlust begründet, so dass dieser Autonomieverlust unbedingt zu verhindern zu sein scheint.

Es ist unbestreitbar, dass durch die Pflegebedürftigkeit neue Abhängigkeiten entstehen, die verletzbar machen. Ich möchte untersuchen, wie eine gelungene pflegerische Beziehung aussehen kann, in der eine Einschränkung auf ein stark individualistisches Verständnis von Autonomie vermieden wird und die Vulnerabilität nicht nur als zu vermeidendes Übel verstanden wird. Grundlegend ist die Annahme, dass die Identität, die Bedürfnisse, die Interessen und die Autonomie der Menschen immer auch von und durch ihre Beziehungen zu anderen geprägt sind. Trotz der ausgeprägten und nuancierten Kritik, die sich gegen ein rein individualistisches Verständnis von Autonomie gebildet hat, hat diese Kritik bisher kaum Auswirkungen auf ethische und rechtliche Anwendungen in der klinischen Praxis und Forschung (Dove et al. 2017).

Ein Perspektivwechsel in der Pflege, der neben den derzeit stark berücksichtigten Rechten zur Selbstbestimmung auch andere Bedürfnisse in den Blick nimmt, würde der existenziellen Bezogenheit des Menschen gerecht werden. Alle Menschen haben eine existentielle Schutzbedürftigkeit. Verletzbarkeit ist Teil der conditio humana. Die Möglichkeit, einen Schaden zu erleiden und möglicherweise unfähig zu sein, sich selbst davor zu schützen, begleitet uns unser Leben lang. Wie zerbrechlich, bedürftig und angewiesen auf andere das menschliche Dasein ist, wird besonders in einer Situation deutlich, in der der Mensch Pflege, Unterstützung, Halt benötigt und dies selbst nicht mehr leisten kann. Man mag es nach Hannah Arendt als „Zerbrechlichkeit der menschlichen Angelegenheiten" (Arendt 1981, S. 236) verstehen, wenn man beobachtet und beschreibt, wie wir als Menschen immer schon verletzlich sind, und man mag es wie sie „Bezugsgewebe" nennen, um zu fassen, wie wir in einem Netz immer neue Verbindungen schaffen, um eine Stabilisierung zu erlauben. Jeder Mensch variiert in seiner Fähigkeit, für sich selbst Sorge zu tragen, solche Bezugsgewebe aufzubauen und zu gestalten. Verschiedene Faktoren wie Stressoren schränken diese Fähigkeit ein, andere Faktoren können sie stärken. Für beides mag man den

Einzelnen nicht verantwortlich machen. Eine rein individualisierte Sichtweise greift hier zu kurz. Verbunden mit der je eigenen Verletzlichkeit hat jeder Mensch das Bedürfnis, fürsorglich gesehen, verstanden und behandelt zu werden. Sich gut gesehen, verstanden, versorgt fühlen, ist für das Wohlbefinden unbestritten ebenso wichtig, wie das Bedürfnis, selbstbestimmt zu handeln und unabhängig zu entscheiden.

Ich möchte diese beiden Seiten nicht gegeneinander aufwiegen. Es geht nicht darum, die Bedeutung der Autonomie zu schmälern. Ich möchte vielmehr dafür werben, die Seite wahrzunehmen, die Aspekte wie „sich wohl umsorgt fühlen", „sich geborgen bei anderen fühlen", „sich vertrauensvoll auf andere verlassen können, wenn es nötig ist", und „nicht allein gelassen werden wollen" berücksichtigt. Meine Annahme ist, dass eine Berücksichtigung dieser Facetten menschlichen Erlebens fundamental für das Wohlbefinden ist.

4. Autonomie-Unterstützung in der Pflegebeziehung

Eine Pflegebeziehung, die sich in dem skizzierten Rahmen versteht, erlaubt Anteilnahme und realisiert eine Verantwortung, die Nöte und Bedürfnisse wahrnimmt und respektiert. Es gilt nicht nur Autonomie zu respektieren, denn was in unserer Bewertung eines respektvollen Umgangs ebenso zählt, ist eine Person wahrzunehmen und in ihren je eigenen Bedürfnissen nach Autonomie, aber auch nach Fürsorge und Unterstützung, nach Rat und Beistand zu unterstützen.

Ein Ansatz, der den individualistischen Fokus umgeht und berücksichtigt, dass Menschen keine rationalen Entscheider sind und immer in Beziehung zu anderen stehen, dass Entscheidungen nicht losgelöst von emotionalen und sozialen Bindungen zu verstehen sind, ist der einer in der feministischen Philosophie gründenden *relationalen Autonomie* (Christman 2004; Donchin 2001; Mackenzie/Stoljar 2000), die einen Fokus auf soziale Interaktionen und Beziehungen legt. Dieser Ansatz entwickelt die Vision einer (Patienten-)Autonomie, die – basierend auf der Komplexität sozialer Beziehungen, die menschliches Handeln immer schon grundlegend prägen – zugleich eine Berücksichtigung des Einflusses von Macht- und Autoritätsmustern erlaubt, welche eine nuanciertere Betrachtung erfordern als eine reine Paternalismuskritik in einem individualistischen Rahmen.

Diese Vision, die relationale Erfahrungen und die Vielzahl menschlicher Bedürfnisse verbindet, bietet die Grundlage für das Konzept der Autonomie-Unterstützung, das ich an anderer Stelle eingeführt habe (Nagel 2013, 2015). Entscheidend ist der Gedanke, dass der Ansatz relationaler Autonomie eine Unterstützung zur Realisierung von Autonomie konzeptuell möglich macht:

Jemand kann auch dann autonom handeln und als autonom verstanden werden, wenn er in seinen Entscheidungen und seinem Handeln unterstützt wird. Die Mühe, eine Beziehung zu Pflegebedürftigen aufzubauen, sie in dem zu unterstützen, was sie möchten und wie sie sich auszudrücken in der Lage sind, ist in diesem Rahmen ein Ausdruck des Respektes der Autonomie.

Autonomie-Unterstützung ist nicht nur für klinische und pflegerische Umgebungen essentiell, sondern für menschliche Entscheidungssituationen generell. Eine Kernüberlegung hierfür ist, dass menschliche Bezogenheiten und sogar Abhängigkeiten nicht implizieren, dass Autonomie verloren oder gemindert wird. Im Gegenteil erlaubt Autonomie-Unterstützung, dass eine sorgende Unterstützung in den jeweiligen Bedürfnissen wahrgenommen und angenommen werden kann, ohne dass dies einer Entmündigung gleich käme. Die Vorteile dieser Perspektive sind vielfältig:

Ein Vorteil zeigt sich in der Anwendung auf das Verständnis von Personen mit Demenz. Der Psychologe Tom Kitwood erklärt die zentralen psychologischen Bedürfnisse von Menschen mit Demenz: Verbundenheit/Bindung, Trost, Identität, Beschäftigung und Einbeziehung (Kitwood 1997). Diese Bedürfnisse werden durch ein stützendes und schützendes Lebensumfeld ermöglicht, das grundlegende Bedürfnisse wie Halt, Nähe, Geborgenheit und soziale Verbundenheit stärkt. In dieser besonderen Situation wird deutlich, wie entscheidend die Facetten menschlichen Erlebens sind, für die oben argumentiert wurde: Sich umsorgt und sicher bei vertrauensvollen Menschen fühlen – eine relationale Perspektive erlaubt dies.

Einen weiteren Vorteil habe ich an anderer Stelle diskutiert, an der ich basierend auf Evidenz aus der Psychologie argumentiere, wie die Last der Verantwortung durch zunehmende Selbstbestimmungserwartungen wachsen kann (Nagel 2010; 2013): Angesichts immer neuer Handlungsoptionen durch Technologien und durch gesellschaftliche Veränderungen ist jeder verantwortlich, für sein körperliches und mentales Wohlergehen Maßnahmen zu treffen. Diese Aufgabe, die jeder Einzelne selbstbestimmt und bestmöglich informiert zu lösen hat, ist unumstritten eine große Chance zu selbstbestimmtem Handeln. Es besteht kein Zweifel, dass Menschen – Pflegebedürftige und solche, die ohne Pflege leben – nicht fremdbestimmt, nicht kontrolliert, nicht instrumentalisiert sein und werden wollen. Es geht mir jedoch um die Situationen, in denen die Autonomiefähigkeit oder der Wille, autonom zu handeln, eingeschränkt ist. Dies kann der Fall sein, wenn die kognitiven Fähigkeiten eingeschränkt sind, aber auch, wenn Überlastungen verschiedener Art vorliegen und wenn Entscheidungssituationen überfordern, weil sie zu komplex, unüberschaubar oder existenziell sehr belastend sind.

Die Forderung der selbstbestimmten Lebensführung kann zur Belastung werden, wenn es um unabsehbare Folgen einer Entscheidung geht. Rastlosigkeit und Unruhe, Unzufriedenheit, Gefühle von Minderwertigkeit und Orientierungslosigkeit können die zur Selbstbestimmung aufgeforderten oder gar gedrängten Individuen belasten. In solchen Situationen scheint es mir wichtig, emotionale Sicherheit zu schaffen, die man durch Kohärenz und stabile Lebensbedingungen erreichen könnte (Baumann 1993; Sennett 1998), jedoch auch durch eine Unterstützung in Entscheidungsprozessen, in Form einer Autonomie-Unterstützung. Autonomie-Unterstützung fördert und erleichtert die Berücksichtigung der je eigenen Bedürfnisse und erlaubt die Anerkennung der Rolle und Bedürfnisse der Angehörigen und Pflegegebenden. Die Unterstützung von Autonomie umfasst die Ermöglichung und Förderung von Beziehungen, die für die Person wichtig sind. Sie unterstützt Menschen dabei, ihre Werte auszudrücken, und sie erlaubt dem sozialen Netzwerk, einschließlich den Pflegegebenden, sorgend auf die Bedürfnisse einzugehen. Eine entscheidende Eigenschaft dieses Ansatzes ist es, dass dieses Verständnis erlaubt, die Pflegebedürftigen nicht alleine zu lassen mit ihren Entscheidungsanforderungen und ihnen außerdem nicht das Gefühl zu geben, nicht ausreichend selbstbestimmt zu sein.

Grundlage für eine Unterstützung der Autonomie ist vor allem Vertrauen. Es besteht eine herausfordernde Spannung zwischen den Ansprüchen von Vertrauen und Autonomie (Nys 2016). So ist z. B. Vertrauen in sich und in andere eng aneinander gekoppelt: Man muss sich selbst als Wesen mit Bedürfnissen und Wünschen verstehen, von denen man erwartet, dass andere sie berücksichtigen. Thomas Nys erklärt dies im Kontext der relationalen Autonomie: „according to the relational autonomy thesis, trust and autonomy are related via self-trust: in order to develop self-trust we need to be able to trust others, and self-trust is a necessary constituent of autonomy" (Nys 2016, S. 12). Diese Zusammenhänge werden an anderer Stelle genauer zu untersuchen sein. Es ist zu untersuchen, welche Gründe wir haben, anderen zu vertrauen, wie wir Menschen vertrauen können, die nicht schon lange zu unserem sozialen Umfeld gehören (wie es in der Pflege oft der Fall ist), und wie wir den immer häufiger werdenden Mensch-Technologie Systemen in der Pflege vertrauen können (z. B. Nickel 2013; Sattarov/Nagel 2019). Für mein Anliegen hier möge es reichen, Vertrauen und Vertrauenswürdigkeit als einen zentralen Baustein für eine sorgende Unterstützung zu verstehen (Baier 1986; Hardin 2002). Vertrauen hält Beziehungen zusammen – dies gilt auch für pflegerische Beziehungen –, und es muss sich zeigen, welche Rolle Technologien hier spielen können.

In meiner Betonung des Netzwerkes von Beziehungen, der sozialen Natur von Personen und des Wertes der Sorge sind die hier entwickelten Überlegungen anschlussfähig an Caring als Grundprinzip für Pflegekontexte (genannt sei hier nur eine Auswahl eines ständig wachsenden Gebietes: Noddings 1984; Held 2006; Slote 2007; Gilligan 1993; Kohlen 2015). Beiden Perspektiven geht es vorrangig um die Rolle von Beziehungen und um sorgende Verbindungen zwischen Menschen. Diese werden der psychologischen und sozialen Erfahrungswelt eher gerecht als stark invidualistische Ansätze, und die Berücksichtigung dieser theoretischen Perspektiven in der Praxis verspricht eine bessere Lebensqualität für alle Betroffenen.

5. Ausblick – was zu sagen und zu tun bleibt

Schauen wir zurück auf die Fragen zu Beginn dieser Betrachtung: Was wertschätzen wir an Pflege? Wann leidet das Wohlergehen unter Pflege, wann kann es trotz und durch Pflege gedeihen? Wie können neue Technologien, wie z. B. neue Pflegeassistenzsysteme, so gestaltet und eingesetzt werden, dass sie das Wohlergehen fördern? Kurz: Wie kann gute Pflege aussehen?

Der relationale Ansatz, den ich vorschlage und der in verschiedenen Disziplinen und aus verschiedenen intellektuellen Perspektiven eine lebensweltliche Plausibilität aufweist, könnte im Umgang mit Pflegebedürftigen neue Fragen in den Mittelpunkt rücken: Als Gegenbild einer abstrakten Sichtweise von Personen als unabhängige, autarke Entscheidungszentren könnte viel deutlicher spürbar werden, welche Rolle die Pflegebeziehung spielen kann. Dies hätte Konsequenzen für die Praxis der Gesundheitsversorgung. Für Menschen, die die Unterstützung anderer Menschen benötigen, ist es besonders deutlich: Autonomie und Abhängigkeit vermischen sich als unausweichliche Merkmale einer guten, respektvollen Pflege. Ziel ist es, ein Autonomiekonzept zu fördern, das den praktischen Kontexten und Erfordernissen der Medizin und der Dynamik der Pflegebeziehung eher entspricht. Ein relationales Konzept von Autonomie, das eine Autonomie-Unterstützung konzeptuell und praktisch erlaubt, signalisiert die essentielle Verbundenheit von Personen wurzelnd in der uns immer schon eigenen Antwort auf den Anderen. George Agich erklärt die notwendige Beziehung zwischen Abhängigkeit und Autonomie folgendermaßen: „Maintaining a sense of autonomous wellbeing is consistent with dependencies on medication or professional care if those dependencies help to maintain a more basic sense of functional integrity in those areas of life that individuals value" (Agich 2003, S. 121).

So kann auf der Suche nach Bedingungen guter Pflege helfen zu fragen: Was können sinnstiftende Bindungen sein, wie tragen sie zur Lebensqualität bei? Welche Abhängigkeiten können wohltuend gestaltet werden, welche Rolle spielt der Aufbau von Vertrauen? Es wird wichtig sein, andere Konzepte in den Mittelpunkt der Untersuchungen zu rücken: Wir benötigen nuanciertere Perspektiven auf Vulnerabilität, auf Bedürfnisse/Bedürftigkeit, auf Respekt, auf Vertrauen, auf Empathie, auf Sorge und auf Geduld.

Wenn wir ein besseres Verständnis dieser Konzepte in Pflegekontexten und in ihrer Bedeutung für Lebensqualität haben, können wir besser entscheiden, welche Werte wir wie stark gewichten möchten. Diese Überlegungen können uns helfen, den Herausforderungen in der Technikentwicklung und durch den Technikeinsatz in der Pflege zu begegnen. Technologien wie „smart homes", Telecare, Gedächtnishilfen und Überwachungs- oder Tracking-Geräte können eine wichtige Rolle bei der Verbesserung der Lebensqualität spielen: Sie können das Wohlbefinden einer Person fördern, indem sie ihr ermöglichen, länger frei und unabhängig zu leben. Bedenken gibt es jedoch nicht nur hinsichtlich Fragen nach Privatsphäre oder nach dem Risiko reduzierter menschlicher Kontakte, sondern auch hinsichtlich des Einflusses von Technologien auf die sozialen Gefüge im Pflegekontext. Welche Rollen können und sollen welche Arten von Technologien in einer unterstützenden Versorgung spielen? Welche Beziehungen werden von Technologien beeinflusst, welche gefördert und welche verhindert?

Hier gilt es wieder, den Fokus auf das Individuum und seine Bedürfnisse zu halten und gleichzeitig Fragen nach sozialer Verantwortung und gegenseitiger Solidarität zu stellen (Remmers/Nagel 2014). Es ist unumstritten, dass hierfür auch empirische Studien zum Patientenwohl entscheidend sind, da systematische Beobachtung auch solche Facetten aufdecken kann, die sonst in der Beschreibung verloren gehen würden. Letztlich wird es darum gehen, eine Sensibilität für das zu entwickeln und zu stärken, was Menschen für ihr Wohlergehen brauchen, und zu verstehen, wann sie sich in ihrer ganz eigenen Individualität und Situation wertgeschätzt, respektiert und geborgen fühlen können. Das klingt wie eine Selbstverständlichkeit, kommt jedoch in den Diskursen zu kurz, obwohl diese Fragen für Erfahrungen in der Lebenswelt essentiell sind.

Literatur

AGICH, G. J. (2003): Dependence and autonomy in old age. An ethical framework for long-term care. Cambridge University Press, Cambridge.

ARENDT, H. (1981): Vita activa oder vom tätigen Leben. Piper, München, Zürich.

BAIER, A. (1986): Trust and antitrust. In: Ethics, 96. Jg., 231–60.

BAUMANN, Z. (1993): Postmodern Ethics. Blackwell, Oxford UK, Cambridge/Mass.

BECK, U./E. Beck-Gernsheim (Hrsg.) (1994): Riskante Freiheiten. Suhrkamp, Frankfurt am Main.

BEGON, J. (2016): Recent work: paternalism. In: Analysis, 76. Jg., H. 3, 355–373.

BIRNBACHER, D. (2012): Vulnerabilität und Patientenautonomie – Anmerkungen aus medizinethischer Sicht. In: Medizinrecht, 30. Jg., 560–565.

CHRISTMAN, J. (2004): Relational autonomy, liberal individualism, and the social constitution of selves. In: Philosophical Studies, 117. Jg., 143–164.

COONS, C./M. Weber (Hrsg.) (2013): Paternalism. Theory and practice. Cambridge University Press, Cambridge.

DONCHIN, A. (2001): Understanding autonomy relationally. Toward a reconfiguration of bioethical principles. In: Journal of Medicine and Philosophy, 26. Jg., 365–386.

DOVE, E. S./S. E Kelly/F. Federica Lucivero/M. Machirori/S. Dheensa/B. Prainsack (2017): Beyond individualism. Is there a place for relational autonomy in clinical practice and research? In: Clinical Ethics, 12. Jg., H. 3, 150–165.

DWORKIN, G. (1988): The theory and practice of autonomy. Cambridge University Press, Cambridge.

FADEN, R. R./T. L. Beauchamp (1986): A history and theory of informed consent. Oxford University Press, New York et al.

GERHARDT, V. (2006): Selbstbestimmung. Zur Aktualität eines Begriffs. In: Forschungsinstitut für Philosophie Hannover Journal, 8. Jg., 1–7.

GILLIGAN, C. (1993): In a different voice. Harvard University Press, Cambridge Massachusetts, London.

HARDIN, R. (2002): Trust and trustworthiness. The Russell Sage Foundation, New York.

HELD, V. (2006): The ethics of care. Personal, political, and global. Oxford University Press, Oxford.

HURST, S. (2008): Vulnerability in research and health care. Describing the elephant in the room? In: Bioethics, 22. Jg., H. 4, 191–202.

KAHNEMAN, Daniel (2011): Thinking, fast and slow. Penguin Books, London.

KITWOOD, T. (1997): Dementia reconsidered. The person comes first. Open University Press, Buckingham.

KOENIG, B. A. (2014): Have we asked too much of consent? In: Hastings Cent Report, 44. Jg., 33–34.

KOHLEN, H. (2015): Ein Plädoyer für eine Ethik der Care-Praxis. In: Praxis Palliative Care, 28. Jg., 28–31.

LEHMEYER, S. (2018): Vulnerabilität. In: Riedel, A./A.-C. Linde (Hrsg.): Ethische Reflexion in der Pflege. Konzepte – Werte – Phänomene. Springer, Wiesbaden, S. 75–87.

LEVINE, R. L. (1988): Ethics and regulation of clinical research. 2. Auflage. Yale University Press, New Haven.

LUKES, S. (1973): Individualism. Basil Blackwell, Oxford.

MACKENZIE, C./N. Stoljar (Hrsg.) (2000): Relational autonomy. Oxford University Press, New York, Oxford.

MACKENZIE, C./W. Rogers/S. Dodds (Hrsg.) (2014): Vulnerability. New essays in ethics and feminist philosophy. Oxford University Press, New York.

NAGEL, S. K. (2010): Too much of a good thing? Enhancement and the burden of self-determination. In: Neuroethics, 3. Jg., H. 2, 109–119.

NAGEL, S. K. (2013): Neuronale Plastizität und Autonomie. Chancen und Risiken des zunehmenden Wissens über die Veränderbarkeit des Gehirns. In: Zeitschrift für medizinische Ethik, 59. Jg., 31–39.

NAGEL, S. K. (2015): When aid is a good thing. Trusting relationships as autonomy support in health care settings. In: American Journal of Bioethics, 15. Jg., H. 10, 49–51.

NICKEL, P. (2013): Trust in Technological Systems. In: de Vries, M. J./S. O. Hansson/A. W. M. Meijers (Hrsg.): Norms in technology. Philosophy of engineering and technology, Bd. 9. Springer, Dordrecht, S. 223–237.

Niker, F./G. Felsen/S. K. Nagel/P. B. Reiner: Autonomy, Evidence Responsiveness, and the Ethics of Influence. In: Blitz, M./J.C. Bublitz (Hrsg.): Neuroscience and the Future of Freedom of Thought. Hampshire: Palgrave-Macmillan (im Erscheinen).

Noddings, N. (1984): Caring. A feminine approach to ethics and moral education. University of California Press, Berkeley.

Nuffield Council on Bioethics (2009): Dementia. Ethical issues. Cambridge Publishers, London.

Nys, T. (2016): Autonomy, trust, and respect. In: Journal of Medicine and Philosophy, 41. Jg., 10–24.

Remmers, H./S. K. Nagel (2014): Ethical conflicts regarding technical assistance systems for the elderly. In: Encyclopedia of Information Science and Technology, IGI Global, 7133–7141. DOI: 10.4018/978-1-4666-5888-2.ch702.

Sampson, E. E. (1988): The debate on individualism. Indigenous psychologies of the individual and their personal and societal functioning. In: American Psychologist, 43. Jg., 15–22.

Sattarov, F./S. K. Nagel (2019): Building Trust in Persuasive Gerontechnology: User-centric and Institution-centric Approaches. In: Gerontechnology, 18. Jg., H. 2, 1–14.

Schrems, B. M. (2020): Vulnerabilität in der Pflege. Was verletzlich macht und Pflegende darüber wissen müssen. Juventa, Weinheim.

Sennett, B. (1998): The corrosion of character. The personal consequences of work in the new capitalism. W.W. Norton & Company, New York.

Slote, M. (2007): The ethics of care and empathy. Routledge, New York.

Specker-Sullivan, L. (2016): Medical maternalism. Beyond paternalism and antipaternalism. In: Journal of Medical Ethics, Jg. 42, H. 7, 439–44. doi:10.1136/medethics-2015-103095.

Verbeek, P. P. (2005): What things do. Philosophical reflections on technology, agency, and design. Penn State University Press, University Park, PA.

Wolpe, P. R. (1998): The triumph of autonomy in American medical ethics. A sociological view. In: DeVries, R./J. Subedi (Hrsg.): Bioethics and society. Sociological investigations of the enterprise of bioethics. Prentice Hall, New York.

Dominic Seefeldt

Demokratische Technikentwicklung – Wie nützlich sind nützliche Fiktionen in der Pflege?

1. Einleitung

Die Zukunft ist die spannendste Ekstase der Zeitlichkeit (Heidegger 1927). Wir laufen mit Spannung darauf zu und dort angekommen ist sie schon Gegenwart. Wie der Hund, der seinen eigenen Schwanz jagt, versucht der Mensch die Zukunft einzufangen, nur um festzustellen, dass sie ihm entkommen ist. „Das Einzigartige an Zukunft ist das Fehlen ihrer Faktizität" (Gabriel 2013, S. 82). Die fehlende Faktizität der Zukunft ist Herausforderung und Chance zugleich: Wir können Zukunft nicht wissen, aber wir können Zukunft gestalten.

In diesem Beitrag soll es darum gehen, die Herausforderung der Zukunft zu akzeptieren und die Chancen zu nutzen. Zunächst soll argumentiert werden, dass Technikentwicklung – insbesondere die Entwicklung von Pflegetechnik – einen demokratischen Prozess gleichzeitig erfordert und ermöglicht. Weiterhin wird auf die spezifischen Herausforderungen im Handlungsfeld Pflege eingegangen, um schließlich den Vorschlag zu unterbreiten, dass zukunftsorientiertes Denken in Szenarien Chancen zur Gestaltung der Pflege eröffnet.

2. Konzeptionen von Zukunft und von Technik

2.1 Konzeption der Zukunft

Wir können Zukunft nicht wissen. Zukunft ist ein fundamentales, jedoch (lediglich) virtuelles Phänomen der Zeit (Gabriel 2013). Weder können wir Ursachen und Wirkungen der Gegenwart auf die Zukunft genügend abschätzen, noch die Möglichkeitsräume für zukünftige Veränderungen hinreichend vorhersehen. In traditionellen Gesellschaften war Zukunft geprägt von Heilserwartungen und der aktive Gestaltungsspielraum damit in der Regel gering. In der klassischen Moderne wurde Zukunft zunehmend planbar (für eine ausgiebige Diskussion vgl. Gabriel 2013).

> „Mit der Zeit (!) [jedoch] veränderten sich die Zeitstrukturen weiter. Die Ausdehnung der raumzeitlichen Abstandsvergrößerung (…) und das voranschreitende Auseinanderdriften von Erfahrungsraum und Erwartungshorizont (…) sorgten dafür, dass dieses moderne Bild der entscheidungspflichtigen, planbaren, sicheren, und besseren Zukunft Risse bekam. Zukunft wurde in spätmodernen Gesellschaften zu einem weitreichenden Problem für gegenwärtiges Handeln. Es wurde realisiert, dass vormals geplante Zukunft hinter der tatsächlich eingetretenen Zukunft zurückblieb, dass der Großteil der Zukunft in der Vergangenheit, entgegen der damaligen Meinung, eben nicht antizipiert und folglich unvollständig geplant wurde." (Gabriel 2013, S. 88)

Zukunft wurde also in der zweiten Hälfte des 20. Jahrhunderts „wieder entscheidungs- *und* erlösungspflichtig" (Böschen/Weis 2007, S. 23). Die Ursachen hierfür sieht Gabriel (2013, S. 88) „im Anstieg der Komplexität, in der Schrumpfung der Gegenwart und in der Beschleunigung des Wandels." Eine ausgiebige Diskussion verschiedener Zukunftskonzeptionen ist in diesem Text nicht möglich, jedoch ist es wichtig zu wissen, dass an dieser Stelle von einer Zukunft ausgegangen wird, die in keiner Weise vorhersehbar ist. Damit stellt sie uns vor eine Herausforderung, denn die gegenwärtige Gesellschaft – insbesondere die Wissenschaft – setzt (vermeintliches) Wissen als Grundlagen für zukunftsorientiertes Handeln voraus.

2.2 Konzeption von Technik

Technik wird auch in der Geschichte der Philosophie grosso modo entweder äußerst kritisch betrachtet (z.B. Heidegger 1977, Ellul 1964, Habermas 1987, u.v.m.) oder in ihrer Bedeutung für die gesellschaftliche Entwicklung überhöht dargestellt (Bacon 2003, Bentham 1843, Bostrom 2005, u.v.m.). Mit dem „empirical turn" (Achterhuis 2001) wird jedoch zunehmend in Frage gestellt, ob Technik als Überbegriff sinnvoll zu diskutieren ist. Vielmehr sind technische Artefakte demnach immer im Kontext ihrer jeweiligen Nutzung zu betrachten. In neueren, postphänomenologischen Ansätzen der Technikphilosophie z.B. wird Technik nicht als Artefakt oder Entität zur Diskussion gestellt, sondern in ihrer jeweiligen Bedeutung für die menschliche Wahrnehmung und Praxis thematisiert und diskutiert. Vor jeder Auseinandersetzung mit Technik geht es daher primär darum, die Strukturen der menschlichen Erfahrung und des gesellschaftlichen Handelns zu analysieren. Menschliche Erfahrung ist demnach relativistisch im folgenden Sinne: „not in the sense of an epistemological relativism, but rather in the more literal sense of an analysis of relations" (Verbeek 2005, S. 122). Im Anschluss an Ihde (1990) sind Mensch-Technik-Interaktionen daher zum einen in Bezug auf ihre körperliche(-leibliche) Dimension der sinnlichen Wahrnehmung und zum anderen in Bezug auf ihre kontextuellen Bedingungen zu analysieren.

3. Demokratische Technikentwicklung

3.1 Was hat Pflegetechnik mit Demokratie zu tun?

Pflege als soziales Handeln wird – darauf verweist der Siebte Altenbericht der Bundesregierung (Deutscher Bundestag 2016) – zukünftig in breitere gesellschaftliche Bezüge eingebettet werden müssen. Die Begleitung, Betreuung und Versorgung der zunehmenden Anzahl an älteren und ggf. hilfebedürftigen Menschen wird sich demnach unter Bedingungen erodierender familiärer Hilfebezüge einerseits und einem wachsenden Fachkräftemangel andererseits kaum mehr in den bislang etablierten Strukturen sicherstellen lassen. Der sozialrechtlich verankerte Grundsatz „ambulant vor stationär" wird normativ, fiskalisch und empirisch zukünftig nur haltbar sein, wenn die Rahmenbedingungen den gesellschaftlichen Bedingungen angepasst werden. Neben der Verbreiterung von personellen Ressourcen durch zivilgesellschaftliches Engagement werden dabei voraussichtlich Neue Technologien eine zunehmende Rolle spielen.

Pflegearbeit wird in komplexen Pflegearrangements im Hilfe-Mix von familialen Helfern, Nachbarschaftshilfen und weiteren ehrenamtlichen Helfern Alltagsbegleitern, Hauswirtschaftshilfen, Dorfhelfern und Pflegeassistenzpersonen sowie Pflegefachpersonen erbracht werden. Gerade die nicht-beruflichen und beruflich geringer qualifizierten Akteure der Pflege dienen der Sicherstellung von sozialer Teilhabe und der Entlastung pflegender Angehöriger. Dies ist eine relevante Feststellung, da – wie die späteren Ausführungen zeigen werden – viele technische Angebote auf die Förderung sozialer Teilhabe ausgerichtet sind und davon ausgegangen werden kann, dass Schnittstellen der Mensch-Technik-Interaktion mit eben diesen Akteuren besondere Aufmerksamkeit erfahren müssten.

Das Bundesministerium für Gesundheit (2013) betont, dass der Einsatz von technischen Assistenzsystemen besondere Chancen birgt, den Grundsatz „ambulant vor stationär" auch unter Bedingungen eingeschränkter personeller Ressourcen umzusetzen.

Weiterhin liefert die BMG-Studie (2013) einen – letztlich auch für zukunftsorientierte Betrachtungen unverzichtbaren – Einblick in den Stand der technischen Entwicklung für die Pflege sowie eine (am Pflegeversicherungsgesetz orientierte) Systematisierung, die potentielle Schnittstellen der Mensch-Technik-Interaktion in der Pflege verdeutlicht (siehe Abbildung 1). Eine erste Sortierung legt den neuen Pflegebedürftigkeitsbegriff zugrunde und setzt neuartige Assistenzsysteme in Verbindung zur bereits im Hilfsmittelkatalog aufgeführten Technik.

Diese Übersicht verdeutlicht, welche technischen Assistenzsystemen (über die sozialrechtliche Legitimation einer Listung im Hilfsmittelverzeichnis) bereits

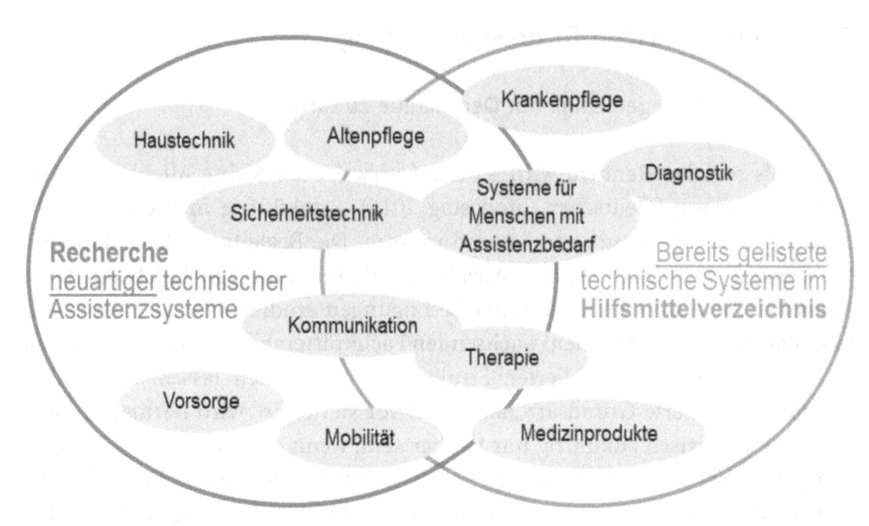

Abb. 1: Zuordnung neuer technischer Assistenzsysteme zum Hilfsmittelverzeichnis (Quelle: BMG 2013, S. 35)

gesellschaftlich etabliert sind und welche Systeme eine Nähe zur gesellschaftlichen Legitimation aufweisen. Für sozialrechtlich gelistete technische Hilfsmittel ist davon auszugehen, dass eine Nutzungs-Infrastruktur sowie ein Verständnis im Umgang bereits gegeben sind; davon kann bei neuartigen technischen Assistenzsystemen nicht ausgegangen werden.

Eine weitere dieser Studie entnommenen Übersicht verortet Neue Technologien für die Pflege auf einem Kontinuum zwischen ‚Allgemeiner Lebensunterstützung' und ‚Unterstützung bei Pflegebedürftigkeit' (siehe Abbildung 2).

Diese Einordnung verschiedener Technologiegruppen erlaubt Rückschlusse auf die jeweilige Verortung der Technologien im Hilfe-Mix. Technologien zur ‚Unterstützung bei Pflegebedürftigkeit' dürften dabei primär der professionellen Pflegen zuzurechnen sein, während Technologien zur ‚Allgemeinen Lebensunterstützung' eher im Bereich der informellen Pflege sowie der beruflichen Pflegeassistenz zu verorten sind. Eine Einordnung der technischen Assistenzsysteme anhand dieser Kategorien kann als heuristisches Mittel gesehen werden, um einzuschätzen, mit welchen Akteuren des Hilfe-Mix Schnittstellen der Mensch-Technik-Interaktion wahrscheinlich sind.

Als Zwischenfazit kann festgehalten werden, dass der beschriebene Hilfe-Mix dazu auffordert, zukunftsorientierte Betrachtungen von Mensch-Technik-Interaktion nicht auf transdisziplinäre Perspektiven zu reduzieren sind, sondern vielmehr auch den je konkreten Kontext der geplanten Technikverwendung zu berücksichtigen. Einerseits gibt es eine Vielzahl von technischen Artefakten, die auf verschiedene Art neue (soziale und technische) Verbindungen erzeugen und

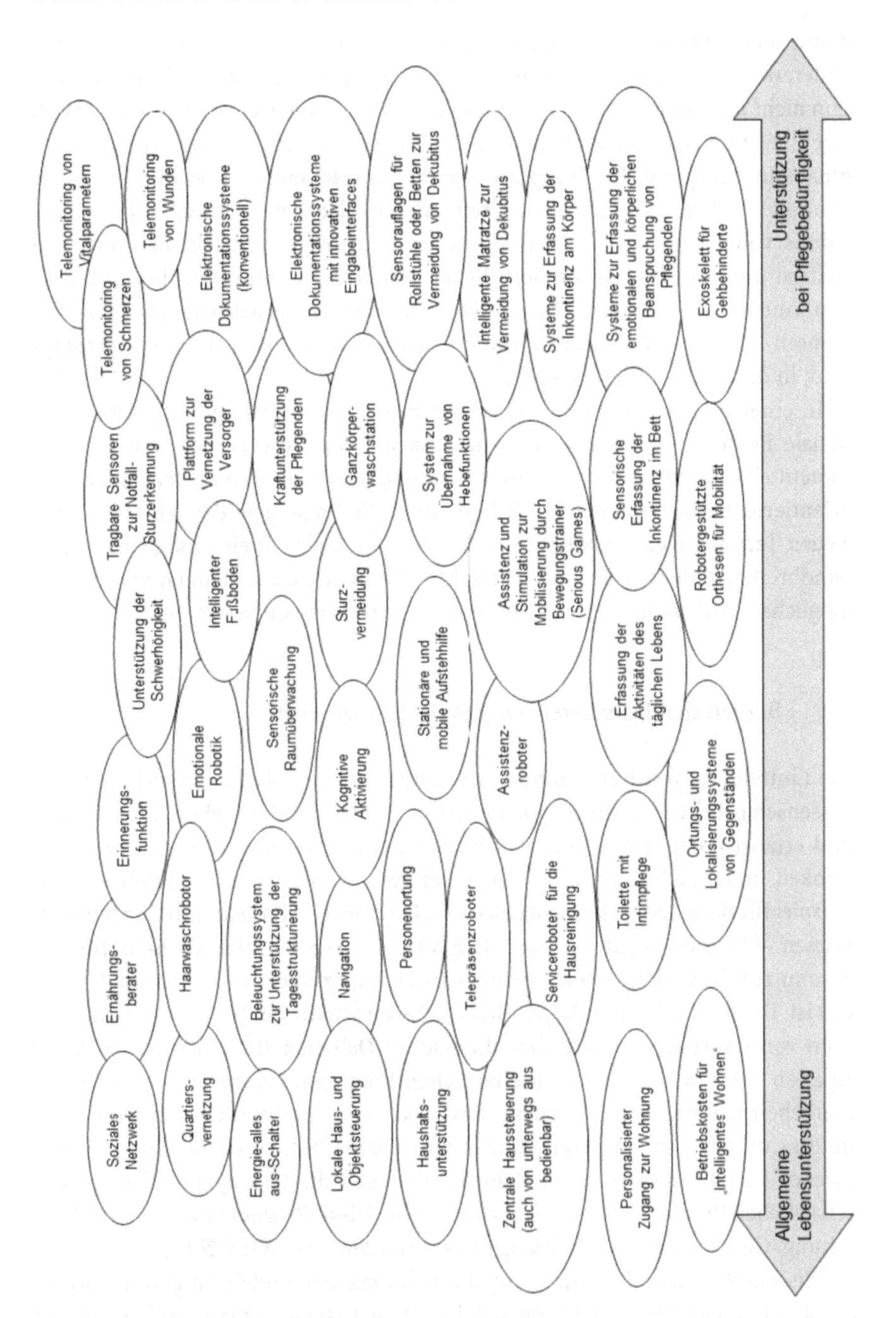

Abb. 2: Assistenzsysteme für die Pflege zwischen „Allgemeiner Lebensunterstützung" und „Unterstützung bei Pflegebedürftigkeit" (Quelle: BMG 2013, S. 39)

damit menschliche Wahrnehmungen sowie Handlungen technisch vermitteln, andererseits reduzieren sich neue Ausprägungen der Mensch-Technik-Interaktion nicht auf das Verhältnis von Pflegebedürftigen und technischen Artefakten. Der Einsatz Neuer Technologien in der Pflege ist vielmehr ggf. weit darüber hinaus in Bezug auf das komplexe Zusammenspiel eines Hilfe-Mix im jeweils konkreten Pflegearrangements zu reflektieren, also z. B. in Bezug auf das Verhältnis von Pflegeempfänger, pflegenden Angehörigen, zivilgesellschaftlichen Helfern und verschiedensten beruflichen Helfern mit unterschiedlichen Qualifikationen und Aufträgen. Nicht zuletzt ist dabei zu berücksichtigen, dass alle Mensch-Technik-Interaktionen vom sozialen und politischen Umfeld geprägt sind, in dem sie realisiert werden.

In einer demokratischen Gesellschaft liegt die Schlussfolgerung nahe, dass soziale Prozesse, die eine so immense Anzahl von Bürgerinnen und Bürgern (potentiell) betreffen, auch demokratisch organisiert werden sollten. Zukunftsorientierte Betrachtungen zur Pflege unter Bedingungen des Einsatzes von Neuen Technologien, so bleibt festzuhalten sollten also a) eine möglichst große Bandbreite an Mensch-Technik-Interaktionen in den Blick nehmen und b) eine möglichst große Bandbreite an (potentiell) Betroffenen involvieren.

3.2 Bürgerschaftliche Beteiligung in der Wissenschaft

Die Einbindung von Bürgerinnen und Bürgern in technische Entwicklung und wissenschaftliche Forschung wird auch in Deutschland zunehmend gefördert und erfährt unter dem Konzept ‚Citizen Science' aktuell vermehrte Aufmerksamkeit in der fachlichen wie auch in der gesellschaftlichen Öffentlichkeit. Ein Beispiel für diese Entwicklung ist das BMBF-geförderte Projekt ‚BürGEr schaffen Wissen – WISSen schafft Bürger' (GEWISS 2014–2016), das als Bausteinprogramm zur Entwicklung von Citizen Science Kapazitäten in Deutschland angelegt ist. Der zweite Teil des Projekttitels (‚Wissen schafft Bürger') verweist auf den Wert von transparenten und demokratischen Debatten, die durch aktive Partizipation von Bürgern in wissenschaftlichen Prozessen befördert und in der öffentlichen Wahrnehmung gestärkt werden können. Ein zentrales Ergebnis eines in 2014 durchgeführten Think Tanks zum Thema besteht darin, dass „Citizen Science […] Prozesse fördern [kann], bei denen die Lösung wichtiger gesellschaftlicher Probleme im Vordergrund steht. Diese Prozesse müssen von Forschung, Gesellschaft und Politik gefördert werden" (GEWISS 2014).

Wissenschaftliche Debatten um die Relevanz der Einbindung von bürgerschaftlichen Perspektiven finden sich bereits seit einigen Jahren im Umfeld der Science and Technology Studies (STS). Bereits frühe Arbeiten der STS-Forschung beschreiben den gesellschaftlichen Diskurs im Umfeld von Technik und Wissenschaft als wichtige Gelegenheiten, um gelebte Demokratie zu ermöglichen (z. B. Bijker 1995; Sclove 1995). Folgerichtig schließt die STS-Forschung an Diskurse der politischen Theorie an und verarbeitet diese im Kontext der Wissenschafts- und Technikforschung. In diesem Zusammenhang spielen die Arbeiten von John Dewey (insbesondere 1927) explizit oder implizit eine besondere Rolle (Latour 2004). Deweys Arbeiten liefern substanzielle Begründungslinien für die Einbindung von Laien in die Gestaltung einer zunehmend komplexeren Welt. Darüber hinaus verweisen seine Schriften darauf, in welchen Zusammenhängen und in welcher Form Laienperspektiven in einen demokratisch-wissenschaftlichen Prozess eingebracht werden können.

Das zentrale Problem demokratischer Theorie wird von Walter Lippmann bereits 1927 darin gesehen, dass die sich ausdifferenzierende Umwelt zu komplex für die politischen Kapazitäten der Bürger wird. Die Delegation von Problemlösungen zu komplexen gesellschaftlichen Herausforderungen an Expertenkulturen, die diese in der Regel durch rational begründete Verfahren initiieren, gilt in der Folge bis heute als ein grundlegendes Merkmal moderner Gesellschaften (Van der Loo/van Reijen 1997, Degele/Dries 2005). Entsprechend ausdifferenzierte und in der Regel wissenschaftlich legitimierte Expertenkulturen finden sich heute in allen gesellschaftlichen Teilbereichen (z. B. Gesundheit, Bildung, Recht etc.). Dewey (1929) gesteht Bürgerinnen und Bürgern dagegen auch in Zeiten der zunehmenden Unübersichtlichkeit eine größere und aktivere Rolle zu. Der durchschnittliche Bürger ist demnach durchaus in der Lage, sich das notwendige Wissen für demokratische Partizipation anzueignen und angemessen zu nutzen. Weiterhin geht Dewey auch davon aus, dass eine Gesellschaft in der Lage ist, die notwendigen Rahmenbedingungen für bürgerschaftliche Partizipation zu schaffen (DeCesare 2012).

Die Vorstellung, dass bürgerschaftliche politische Partizipation einen ‚omnikompetenten Bürger' erfordert, Laien also, die sich in einer komplexen Welt in allen Belangen auskennen, ist mit dieser Perspektive obsolet. Diese Vorstellung entspringt der Idee, dass Wissen über die passive Betrachtung von isolierten Objekten im Sinne einer „spectator theory of knowledge" (Biesta 2009) entsteht. Dewey verwirft diese verbreitete Idee, Menschen sind demnach keine isolierten Individuen, die eine gegebene, externe Umwelt durch Beobachtung zu verstehen suchen. Vielmehr ist Wissen etwas, ‚das passiert'. Es passiert durch Assoziation und Kommunikation und basiert auf sozial vermittelten, sozial entwickelten und sozial bewerteten Traditionen, Werkzeugen und Methoden (Dewey 1929). Soziales Wissen dieser Art ist als ‚Know-How' in vielen Teilbereichen der Gesellschaft von besonderer Bedeutung und als Quelle der Meinungs- und Entscheidungsfindung durchaus etabliert: „The form in which work is done, industry is carried on, is the outcome of accumulated culture, not an original possession of persons in their own structure […] The development of tools into machines, the characteristics of the industrial age, was made possible only by taking advantage of science socially accumulated and transmitted.“ (Dewey 1929, S. 104)

Dewey schlägt vor, die Bedeutung dieser Art des Know-Hows auch für die politische Sphäre zur Geltung zu bringen: „Just as the specialized mind and knowledge of the past is embodied in implements, utensils, devices and technologies which those of a grade of intelligence which could not produce them can now intelligently use, so it will be when currents of public knowledge blow through social affairs.“ (Dewey 1929, S. 209) Sobald diese Art von Wissen auch in der Sphäre der politischen Meinungs- und Entscheidungsfindung etabliert ist, relativiert sich die Forderung nach dem omnikompetenten Bürger, der, um zu einer politischen Meinungs- und Entscheidungsfindung beizutragen, immer über die Kapazität verfügen muss, komplexe Zusammenhänge in verschiedensten gesellschaftlichen Teilbereichen zu durchdringen und Handlungsfolgen rational begründet abzuschätzen. Benötigt wird stattdessen eine „demokratische Kompetenz“ (DeCesare 2012), also die Fähigkeit, soziales Wissen intelligent zu nutzen oder, wie Dewey es formuliert, „the ability to judge of the bearing of the knowledge supplied by others upon common concerns“ (Dewey 1929, S. 208).

Mit dieser Argumentation verändert sich auch die Rolle der Experten im Prozess der Meinungs- und Entscheidungsfindung. Für Dewey haben Experten, im Gegensatz zu Laien, zwei Hauptaufgaben: Einerseits müssen sie die Methoden stetig weiterentwickeln, die eine zielgerichtete Untersuchung sozialer Probleme erst ermöglicht. Anderseits besteht die Aufgabe der Experten nicht primär in der Lösung von Problemen, vielmehr haben sie die komplexen Prozesse gesellschaftlicher Entwicklung zu untersuchen und das Wissen über diese Zusammenhänge gesellschaftlich zur Verfügung zu stellen:

> „Scientists would have no such authority whatever. Instead, they would devote themselves to determining how the complex and powerful forces of society actually function. The interrelation and effects of different kinds of groups, institutions, practices, laws, technologies, industries, diplomacies, communications, and so on, would be investigated. In this way, the knowledge needed by the public would be provided. To a significant extent, then, the omnicompetence of the citizen would be unnecessary. The voter need not be a professional inquirer“ (Dewey 1929, S. xxxi).

Sowohl Laien als auch Experten spielen folglich eine wichtige Rolle im demokratisch-wissenschaftlichen Prozess, wenn auch in unterschiedlicher Art. Zu klären ist allerdings, an welcher Stelle im Prozess der gesellschaftlichen Entwicklung bürgerschaftliche Beteiligung beginnt oder initiiert werden sollte. In den frühen Jahren der Technikfolgenabschätzung ebenso wie in Ansätzen der Science and Technology Studies, wurden Laien und Experten (wenn überhaupt) vorzugsweise in institutionellen Kontexten zusammengeführt. In der Regel wurden in diesen Zusammenhängen zu debattierende Probleme bereits vorab definiert, Bürgerinnen und Bürger sollten sich dann an der Suche nach Lösungen beteiligen. Im Anschluss an Dewey ist bürgerschaftliche Beteiligung in demokratisch-wissenschaftlichen Prozessen faktisch jedoch deutlich früher anzusetzen, sie muss aber entsprechend vorbereitet und gefördert werden. Dewey argumentiert, dass bürgerschaftliche Beteiligung durch strittige Belange (*issues*) und deren Genese hervorgerufen wird (Marres 2007). Der Fokus liegt dabei in der Regel nicht auf klar definierten und eindeutig abgrenzbaren objektiven Problemstellungen, vielmehr hängen Wahrnehmung, Reichweite und Bewertung einer Problemstellung von diversen kulturellen, sozialisatorischen und biografischen Bezügen ab und damit von den komplexen lebensweltlichen Erfahrungen der Akteure. Folgt man dieser Perspektive, hat Technikfolgenabschätzung eine hermeneutische Wendung vorzunehmen und damit auch eine sehr viel größere Bandbreite an gesellschaftlichen Prozessen mit einer sehr viel größeren Bandbreite an Methoden zu untersuchen. *Issues* entstehen laut Dewey außerhalb von institutionellen Zusammenhängen und können dort auch nicht sinnvoll verhandelt werden – die Thematisierung von *issues* bedarf bürgerschaftlicher Zusammenhänge und konstitutiv der bürgerschaftlichen Beteiligung. Diese Perspektive darf jedoch die institutionelle Auseinandersetzung mit Problemstellungen nicht ersetzen, sie stellt vielmehr eine Ressource für die fruchtbare Einbindung von Laien in institutionalisierte demokratisch-wissenschaftliche Prozesse dar. Institutionalisierte Veranstaltungen der Technikfolgenabschätzung, also geplante Zusammenkünfte von Laien und Experten, sollten Anschluss suchen an bürgerschaftlich organisierte Auseinandersetzungen mit *issues*. Es ist die Aufgabe der Bürger, *issues* zu produzieren, die unzureichende institutionelle Auseinandersetzung und Unterstützung erfahren, während es die Aufgabe der Institutionen ist, *issues* aufzugreifen und ihrer institutionellen Thematisierung einen Rahmen zu geben.

Als Zwischenfazit ist festzuhalten, dass mit Deweys Ansatz Aspekte der bürgerschaftlichen Beteiligung theoretisch zu legitimieren sind und die unterschiedlichen Rollen von Laien und Experten beschrieben werden können. Politische und/oder fachliche Laien müssen damit keineswegs omnikompetent sein, um Beteiligung zu erfahren, sie müssen vielmehr die demokratische Kompetenz besitzen, mit dem von Experten bereitgestellten Wissen umzugehen. Bürgerschaftliche Beteiligung beginnt demnach bereits mit der gesellschaftlichen Artikulation von *issues*. Um diese frühzeitig zu erkennen, zu fördern und in institutionalisierte Diskurse zu überführen, bedarf es der Erweiterung des Methodenkanons.

3.3 Bürgerschaftliche Beteiligung in der Technikentwicklung

Deweys Ansatz beschreibt die Rollen von Laien und Experten in demokratisch-wissenschaftlichen Prozessen, wenn es um wichtige gesellschaftliche Probleme geht. Dabei bleibt jedoch zunächst noch offen, welche Bedeutung diese Debatte für Fragen des Umgangs mit innovativen Technologien in modernen Gesellschafen erhalten und wie bürgerschaftliche Beteiligung hier konkret gelingen kann. Fragen der Technikentwicklung, -nutzung und -bewertung sind in der politischen Theorie weitgehend unterrepräsentiert und werden – so sie denn überhaupt thematisiert werden – häufig kritisch verhandelt. Entsprechende Debatten werden vorzugsweise in politisch linken Kreisen angestoßen, bleiben dabei aber häufig in Kritik verhaftet, ohne einen konstruktiven gesellschaftlichen Umgang mit Technik aufzeigen zu können (Feenberg 1999). Technik und Technikgestaltung sind nicht wertfrei. Werte und Weltbilder der Entwickler gehen in den Entstehungsprozess von Technik ein und werden über technische Artefakte materialisiert (Verbeek 2011). Dies gilt auch für politische Ideen, Ideale und Präferenzen. Langdon Winner (1986, S. 49) notiert dazu:

> „As our society adopts one sociotechnical system after another it answers some of the most important questions that political philosophers have ever asked about the proper order of human affairs. Should power be centralized or dispersed? What is the best size for units of social organization? What constitutes justifiable authority in human associations? Does a free society depend upon social uniformity or diversity? What are appropriate structures and processes of public deliberation and decision making? For the past century or longer our responses to such questions have often been instrumental ones, expressed in an instrumental language of efficiency and productivity, physically embodied in human/machine systems that seem to be nothing more than ways of providing goods and services."

Andrew Feenberg (1999) sucht in Bezug auf diese Herausforderungen neue Antworten zu finden. Auch er greift dazu das Verhältnis von Laien und Experten auf. Die Vorschläge der politischen Linken, die Entfremdung durch Kapitalismus und Technokratie zu überwinden, sind demnach durch ein Spannungsverhältnis von bürgerschaftlicher Beteiligung und notwendiger Expertise im Umfeld von Technik und Technikentwicklung gekennzeichnet. Während einige Ansätze auf eine Rückkehr zu einfacheren techno-sozialen Arrangements setzen, die eine direkte Demokratie auch im Bereich von Fragen der Techniknutzung ermöglichen würden, suchen andere den Kompromiss mit den existierenden repräsentativen Strukturen.

Feenberg (1999) hält eine Rückkehr zu primitiven techno-sozialen Arrangements weder für realistisch, noch für wünschenswert. Er sieht jedoch auch Probleme bei den Ansätzen, die direkte Demokratie mit bestehenden Strukturen der Repräsentation zu verbinden suchen und dies unter dem Schlagwort ‚strong democracy' diskutieren (z.B. Barber 1984, Sclove 1995). Sobald Fragen der Technik und ihrer Gestaltung die politische Sphäre betreten, so Feenberg, erhalten Aspekte der Handlungsfähigkeit, der Repräsentation und der Lokalität eine neue Bedeutung. In modernen technologischen Gesellschaften ist bürgerschaftliches Agieren nicht mehr primär durch regionale Zugehörigkeit definiert. Es bilden sich vielmehr Subkulturen des bürgerschaftlichen Handelns, die nicht durch geographische Nähe gekennzeichnet sind, sondern durch gemeinsame technisch vermittelte Erfahrungen – d.h. durch die Nutzung der gleichen technischen Artefakte und der damit verbundenen technisch vermittelten Lebenswelt. Diesen ‚technisch vermittelten Bürgerschaften' fällt es durch die geographische Trennung allerdings schwer, politische Wirksamkeit und Handlungsfähigkeit zu erlangen:

> „For the most part they can only act in the technical sphere through those subgroups, whether they be factory or clerical workers, students, patients, or soldiers. The geographically bounded units of traditional politics may eventually integrate the various technically mediated subgroups through legal or regulatory decisions. But usually where politics in the familiar sense of the term is involved at all, it draws the conclusions of an initial round of struggle that follows the technical networks. Unfortunately, all too often the fragmentation of technical publics renders them politically impotent and things never get this far." (Feenberg 1999, S. 135)

Die Herausforderung liegt damit in der Möglichkeit der Repräsentation in einer modernen technischen Gesellschaft. Wenn Technik nicht wertfrei ist und Normen, Werte sowie politische Einstellungen in die Entwicklung technischer Innovationen einfließen, dann sollte ihre Gestaltung ebenso durch repräsentative Interessen geprägt sein, wie auch andere politische Entscheidungen oder Gesetze. „But technical representation will be different from the kinds of electoral representation with which we are familiar just to the extent that the medium of technology is different from law." (Feenberg 1999, S. 137) In modernen technologischen Gesellschaften spielt Raum, also geographische Nähe, kaum noch eine Rolle. Vielmehr ist es die Zeit, die technisch vermittelte Gruppen definiert. Anders als bei geographisch definierten Gruppen jedoch, ist die Rolle der Zeit dabei nicht immer offensichtlich. Während sich Expertentum in primitiveren techno-sozialen Arrangements durch räumliche Nähe zum jeweiligen Geschehen sowie durch den sicheren Umgang mit einer jeweiligen Technik begründet, generiert sich Expertise in modernen technologischen Gesellschaften durch technische Historizität.

> „We have, in a sense, passed from an open direct democracy of technique to a covert representative form. But in what does that representation consist? How and by whom are local interests and decisions translated into technical codes capable of operating across time and space? [...] Clearly spatial locality is not primary." (Feenberg 1999, S. 139)

Technisch vermittelte Netzwerke existieren (dynamisch) über längere Zeiträume und in ihnen materialisieren sich die Werte, Weltbilder und politischen Einstellungen der historischen Mitglieder dieser Netzwerke. Das Organisationsprinzip ist folglich nicht weiter ein räumliches, sondern bildet sich aus den je historisch gewachsenen Netzwerken selbst. „And of course we are all enrolled in so many networks, medical, urban, productive, and so on, that our various technical personas cover much of the political landscape.“ (Feenberg 1999, S. 139)

Feenberg (1995) betont, dass es die Mitgliederinteressen („participant interests“) sind, die technisch vermittelte Netzwerke in modernen Gesellschaften zusammenhalten. Die Mitgliederinteressen umfassen dabei alle Auswirkungen eines technisch vermittelten Netzwerkes auf das Individuum; sowohl beabsichtigte wie unbeabsichtigte Effekte und Nebeneffekte, vorteilhafte und nachteilige Effekte und Nebeneffekte, also jegliche Einflüsse eines Netzwerkes auf die Lebensbedingungen der Mitglieder. Richard Sclove (1995) beschreibt entsprechende Prozesse am Beispiel des Kampfes von Rollstuhlfahrern für Barrierefreiheit im öffentlichen Raum. Er zeigt auf, wie simple Änderungen in der Gestaltung techno-sozialer Arrangements zu immensen Veränderungen in Bezug auf die Lebenswelten von Menschen im Rollstuhl führten und dadurch auch gänzlich neue Möglichkeiten der sozialen Teilhabe eröffneten. Dieses beispielhaft angeführte Netzwerk von Menschen im Rollstuhl ist nicht durch geographische Nähe geprägt. Es definiert sich durch die Erfahrung einer technisch vermittelten Lebenssituation, die die Netzwerkmitglieder teilen. Die Netzwerkmitglieder verbindet das gemeinsame Interesse, mit einem Rollstuhl den öffentlichen Raum nutzen zu können. Der Wunsch nach barrierefreier Gestaltung des öffentlichen Raums wurde gesellschaftlich so lange ignoriert, wie Gehbehinderung in die Sphäre des Privaten verwiesen wurde. Erst durch die Aktivitäten eines technisch vermittelten Netzwerkes (hier geteilte Erfahrung der technisch vermittelten Lebenssituation des Rollstuhlfahrens) mit gemeinsamen Interessen (hier der sozialen Teilhabe) konnte eine ehedem dem Privaten zugerechnete Thematik (hier barrierefreie Gestaltung des öffentlichen Raums) zum gesellschaftlichen und damit zum politischen Thema werden.

Ebenso wie repräsentative Demokratie politische Entscheidungen und Gesetze, welche durch Gegebenheiten der geographischen Nähe begründet sind, adäquat adressieren kann, so kann eine andere Form der Repräsentation die temporalen Aspekte technischer Macht demokratisieren. Feenberg (1999) bezeichnet diese Form der Repräsentation in Anlehnung an Argumentationen der „strong democracy“, als *deep democratization.*

Anders als in der klassischen repräsentativen Demokratie geht es in der technischen Sphäre nicht um die Wahl vertrauenswürdiger Vertreter von Interessen, sondern um Fragen der Materialisierung von sozialen und politischen Forderungen in technischen Artefakten. In der klassischen Repräsentation ist die

Loyalität von gewählten Vertretern von großer Bedeutung. Vertreten sie die Interessen der Wähler nicht angemessen oder ändern sich diese Interessen, besteht die Möglichkeit, die politischen Repräsentanten in festgelegten Zeiträumen abzuwählen. In der technischen Sphäre existieren diese Möglichkeiten nicht, einmal in Form von technischen Artefakten materialisierte soziale und politische Vorstellungen können nicht abgewählt werden. In der technischen Sphäre geht es mit Feenberg daher vor allem darum, in die skizzieren historisch gewachsenen Netzwerke einzugreifen und die technischen Traditionen zu verändern. Die in der politischen Sphäre etablierten Verfahren reichen dazu nicht aus:

> „These considerations on representation take us far from the preoccupation with community that often characterizes reflection on democratizing technology. It seems to me necessary to get away from unrealistic notions like the use of national electronic town hall meetings to decide technological questions, or redesigning technology so it fits neatly into the local framework of real town hall decision-making. Such schemes delegitimate by implication the forms of intervention open to us today which are not usually based on the principle of majority rule in a community setting." (Feenberg 1999, S. 145)

Als Zwischenfazit kann festgehalten werden, dass Feenbergs Argumentationen um eine *deep democratization* Deweys Ansatz der bürgerschaftlichen Beteiligung komplementieren und an die Sphäre der technischen Entscheidungsfindung anpassen. Um Demokratisierung im Bereich der Technikentwicklung, -nutzung und -bewertung zu ermöglichen, muss über die klassischen Vorstellungen bürgerschaftlicher Beteiligung in regional begrenzten Bezügen hinaus gedacht werden. Bürgerschaftliche Belange formieren sich heute vielmehr durch technisch vermittelte Netzwerke und sind verbunden durch gemeinsame Interessen. Die Mitglieder technisch vermittelter Netzwerke müssen dabei keine Fachexperten im Bereich ihrer Belange sein. Ein Mensch im Rollstuhl muss kein technischer Experte in der Gestaltung von Barrierefreiheit sein. Er muss lediglich um die Möglichkeiten der Barrierefreiheit wissen und die demokratische Kompetenz besitzen, mit diesem Wissen politisch aktiv zu werden. Technisch vermittelte Netzwerke artikulieren *issues*, die gesellschaftlich aufgegriffen, politisch sowie – im Kontext der hier geführten Debatte – ggf. auch technisch verarbeitet werden können.

4. Spezifische Aspekte der Pflege als besondere Herausforderung für zukunftsorientiertes Denken und partizipatorische Prozesse

4.1 Pflege im Spannungsverhältnis von Autonomie und Fürsorge

Zukunftsorientiertes Denken allein stellt bereits eine Herausforderung dar. Wir können Zukunft nicht wissen, dennoch sind wir ständig mit ihr konfrontiert. Dies gilt auch und insbesondere für das Handlungsfeld Pflege, denn der viel diskutierte demografische Wandel – der Auswirkungen auf die Zukunft hat, jedoch heute bereits stattfindet bzw. stattgefunden hat – stellt die Pflege und Gesellschaft vor eine Aufgabe, der sie sich heute stellen müssen, wenn sie das Morgen bewältigen wollen. Zu den generellen Herausforderungen zukunftsorientierten Denkens gesellen pflegespezifische Aspekte hinzu, die die Komplexität der Auseinandersetzung mit der Zukunft der Pflege zusätzlich erhöhen. Zwei Aspekte sollen im Folgenden näher beleuchtet werden.

Pflegerisches Handeln steht vermeintlich in einem konstanten Spannungsverhältnis von Autonomie und Fürsorge. Der Aspekt der Autonomie ist eng verknüpft mit dem Willen und den Wertvorstellungen eines Menschen und wird mit der Möglichkeit von Entscheidungs- und Handlungsfreiheit gleichgesetzt (Manzeschke et al. 2013). Das Prinzip der Autonomie stellt neben Schadensvermeidung (non-maleficence), Orientierung am Wohl des Betroffenen (beneficence) und Gerechtigkeit (fairness) eines von vier bioethischen Prinzipien dar (Beauchamp/Childress 2009), die derzeit auch im Umfeld der konzeptionellen und technisch gestützten Weiterentwicklung der Pflege prominent diskutiert werden (Manzeschke et al. 2013, Remmers/Hülsken-Giesler 2011). Die vier Prinzipien gelten als gleichwertig, treten in konkreten Situationen aber nicht selten konkurrierend auf. Aspekte der Autonomie werden dabei häufig – bedingt durch die Art der Beziehung zwischen Hilfeempfängern und informellen und/oder professionellen Helfern – in Opposition zu Aspekten der Fürsorge gebracht (Gabl/Jox 2008), welche eng mit dem ethischen Prinzip der Benefizienz verknüpft sind. Dies gilt etwa, „wenn der Arzt die Vor- und Nachteile für den Patienten sorgfältig und fair analysiert, um zu einer Entscheidung zu kommen, die ausschließlich dem Patientenwohl dient“ (Gabl/Jox 2008, S. 644). „Fürsorge impliziert, dass für den Anderen, den Bedürftigen, Sorge, Entscheidungen und Verantwortung übernommen wird in dem Maße, in dem der bedürftige Mensch dazu selbst nicht mehr in der Lage ist. […] Es ist eine Sorge, die der Selbstbestimmung des Bedürftigen nicht entgegen-, sondern zuarbeitet“ (Manzeschke et al. 2013, S. 14).

Diese ethischen Reflexionen um das Verhältnis von Autonomie und Fürsorge in Kontexten einer neu zu denkenden Pflege stehen überdies in unmittelbarem Zusammenhang mit Fragen um die Möglichkeiten demokratischer Beteiligung an (konzeptioneller) Entwicklung. Ein demokratischer Eingriff in solche Entwicklungen ist dann möglich, wenn sich Netzwerke bilden, die durch gemeinsame Interessen verbunden sind und aktiv werden. Die Besonderheit im Handlungsfeld Pflege besteht darin, dass sich viele Betroffene in einer Situation befinden, die durch eingeschränkte Handlungsfähigkeit charakterisiert ist. Dies gilt insbesondere für Hilfeempfänger: hier besteht häufig eingeschränkte Handlungsfähigkeit aufgrund von körperlicher oder geistiger Beeinträchtigung. Die Akteure sind ggf. in ihrer Autonomie eingeschränkt und auf Fürsorge angewiesen, um Autonomie bestenfalls wiederherstellen oder aufrechterhalten zu können. Dies gilt aber auch für Angehörige von Hilfeempfängerinnen und Hilfeempfängern sowie für Akteure der professionellen Pflege, insofern diese bis heute in der Regel nur schwach politisch organisiert sind. Es stellt sich damit die Herausforderung, die spezifischen Interessen vulnerabler und/oder gesellschaftlich nur schwach organisierter Gruppen in Prozesse der Weiterentwicklung der Pflege einzubinden und zu Diskursen zu motivieren. Eine zentrale Herausforderung besteht darin, bereits organisierte Netzwerke zu identifizieren und angemessen in den Dialog einzubinden. Überdies sind jene Interessen zu identifizieren, zu bündeln und zu stärken, die bislang noch keinerlei eigenständige Diskursstrukturen haben ausbilden können.

4.2 Wissensformen als Grundlage pflegerischen Handelns

Der Untersuchungsgegenstand Pflege weist Besonderheiten auf, die es bei der Methodenentwicklung für zukunftsorientierte Betrachtungen zu beachten gilt. Arbeits- wie pflegewissenschaftliche Erkenntnisse verweisen darauf, dass der Kern des pflegerischen Handelns, über die in weiteren personenbezogenen Dienstleistungsberufen bekannten Aspekte einer ausgeprägten Interaktionsorientierung hinaus, eine besondere Körper-Leib-Bezogenheit aufweist (Blass 2011, Remmers 2011, Dunkel/Weihrich 2010, Hülsken-Giesler 2008, Friesacher 2008, Böhle/Glaser 2006); pflegerisches Handeln vollzieht sich mit dem Körper von Pflegenden am Körper der Pflegeempfänger (Hülsken-Giesler 2008).

> Denn allen als Pflege prädizierbaren helfenden Beziehungen eignet ein physisch-körperliches Substrat mit einer spezifisch sinnlich-leiblichen Anschaulichkeit und einer darin fundierten affektuellen Komponente. Hinsichtlich wesentlicher Unterscheidungsmerkmale ist daher pflegerisches Handeln primär handeln sowohl am als auch mit dem Körper als einer vorsprachlichen Entität (Remmers 2011, S. 28)

Körperlich-leiblich-basiertes Handeln ist kognitiv-rational nicht unmittelbar zu erschließen und zu begründen und entzieht sich überdies häufig der verbal-sprachlichen Kommunikation.

> Professionelles pflegerisches Handeln ist demnach durch die gelungene Verschränkung von zwei logisch inkommensurablen (da durch unterschiedliche Rationalitätstypen begründeten) Bezügen charakterisiert, die auf der Binnenebene der Beziehungsarbeit zu leisten ist: Als Bezugspunkt des Handelns gilt einerseits ein theoretisch allgemeingültiges wissenschaftliches Erklärungswissen, das seine Legitimation in Aspekten der rationalen Begründung und logischen Konsistenz im Sinne (pflege-)wissenschaftlich gesicherter Erkenntnisse sucht. [...] Auf der anderen Seite sucht das professionelle Pflegehandeln seine Begründung in einem personen-, kontext- und situationsbezogenen hermeneutischen Fallverstehen in der Sprache des Falles, das neben rational-sprachlichen Bezügen (etwa in Form der Aushandlung von Pflegezielen zwischen professionell Helfenden und Hilfeempfängern) auch körper- und leibgebundene, erfahrungsbasierte Wissensformen (implizites Wissen, Intuition etc.) berücksichtigt, die nicht umstandslos in kognitiv-rationale Wissensformen zu übersetzen sind (Hülsken-Giesler 2011, S. 8)

Auch diese Erkenntnisse über unterschiedliche pflegerelevante Wissensformen sind mit Blick auf Pflegeentwicklung zu berücksichtigen. Um Zukunftsgestaltung konzeptionell zu begründen, müssen die Einflussfaktoren auf eine spezifische Problemstellung identifiziert werden. Ist diese Problemstellung im Untersuchungsfeld Pflege zu verorten, muss, wie oben beschrieben, davon ausgegangen werden, dass nicht alle Einflussfaktoren kognitiv-rational zu begründen sind, bzw. ggf. nicht einmal verbal-sprachlich expliziert werden können. Diese Besonderheiten der Begründungslogik des pflegerischen Handelns unter Berücksichtigung unterschiedlicher Wissensformen unterstreichen und konkretisieren auch die aktuelle Forderung nach Methodenerweiterung und -entwicklung im Rahmen der hermeneutischen Wende der Technikfolgenabschätzung (Grunwald 2015), denn auch in Kontexten der Technikentwicklung, -nutzung und -bewertung für die Pflege lässt sich die Berücksichtigung von impliziten Wissens- und Erfahrungsbeständen der Pflege erst über den Rückgriff auf und die gegenstandsbezogene Weiterentwicklung von hermeneutischen Verfahren erreichen.

Als Zwischenfazit ist festzuhalten, dass Pflegearbeit als Untersuchungsfeld Besonderheiten aufweist, die mit Blick auf Fragen der Beteiligung an Prozessen der Pflege- und Technikentwicklung zu berücksichtigen sind. Einerseits kann bei der Planung entsprechender Prozesse nicht umstandslos auf Erfahrungen der bürgerschaftlichen Beteiligung in anderen Handlungsfeldern zurückgegriffen werden, insofern sich das anvisierte Klientel der Pflegeempfänger durch besondere Vulnerabilität, eingeschränkte Autonomie und Fürsorge- sowie Unterstützungsbedarfe auszeichnet und die Zielgruppen aus dem Bereich der informellen wie der professionellen Pflege bislang vergleichsweise unzureichend vernetzt sind. Auf der anderen Seite ist zu berücksichtigen, dass die verbindenden Interessen und Problemlagen der bestehenden Netzwerke Aspekte umfassen, die ggf. nur bedingt einer kognitiv-rational begründeten Kommunikation zugeführt werden können.

5. Nicht Handeln ist unmöglich – Die Philosophie des *Als Ob*

Alles in allem ist es derzeit um die Zukunft der Pflege nicht gut bestellt. Die Zukunft der Pflege ist nach wie vor unklar und unbestimmt, die eingeschränkte Handlungsfähigkeit der Betroffenen sowie die begrenzte Kommunizierbarkeit der Begründungslogik der Pflege erschweren eine angemessene Zukunftsplanung. Dennoch ist Handeln zur Gestaltung der Zukunft der Pflege dringlich erfordern. In Anlehnung an Paul Watzlawick et al. (1969) ließe sich formulieren: Man kann nicht *nicht* handeln. Während an dieser Stelle niemandem Tatenlosigkeit vorgeworfen werden soll, wäre diese auch gar keine Option und würde angesichts von Ungewissheiten die Probleme der Zukunft nicht lösen. Wir müssen folglich so tun, *als ob*. So tun, als ob eine solide Basis zur Entscheidungsfindung gegeben wäre, im vollen rationalen Bewusstsein, dass die Zukunft notwendigerweise von Unsicherheit geprägt ist. Hans Vaihinger (1911) entwickelte in Anlehnung an Kant und Nietzsch eine Philosophie des *Als Ob*, die wie folgt skizziert werden kann: Wahrnehmungen und Gefühle sind reale Phänomene. Alle anderen Formen menschlichen Wissens bestehen demnach aus pragmatisch (manch einer würde sagen: pragmatistisch) gerechtfertigten Fiktionen. Dazu gehört mit Vaihinger auch der traditionell stark von Rationalität geprägte Bereich der Logik. Logische Gesetze sind nach Vaihinger Fiktionen, die allerdings ihren Wert in der Geschichte der Menschheit so sehr bewiesen haben, dass ihnen mittlerweile ein Wahrheitsgehalt zugesprochen wird. Gleiches gilt für alle anderen Bereiche des Wissens. Fiktionen erhalten ihren Wahrheitsgehalt durch ihren Nutzen. An einigen dieser Fiktionen wird nicht (oder kaum) gerüttelt, andere gelten als wahr, bis jemand eine bessere Fiktion findet, also eine Fiktion, die in dem jeweiligen Wissensgebiet mehr Nutzen erzeugt. Die Frage nach objektiver Wahrheit ist demnach nichtig. Es spielt keine Rolle, ob ethische, religiöse, wissenschaftliche oder metaphysische Ideen wahr sind. Wichtig ist, ob es nützlich oder sogar notwendig ist so zu tun, *als ob* sie wahr wären.

5.1 Nützliche Fiktionen

Folgen wir Vaihinger (1911), dann ist die menschliche Suche nach Wissen und insbesondere die wissenschaftliche Suche nach Wissen der Versuch, das Unerkennbare zu wissen und das Unbeschreibbare zu beschreiben. Um dies zu ermöglichen, wenden sich Menschen konzeptionellen Abstraktionen zu, um so zu tun, als seien sie wahr, um ‚komplette kognitive Lähmung' zu vermeiden (Austin 2010, Campbell 2001).

Nützliche Fiktionen (‚serviceable untruths') treten nicht notwendigerweise in narrativer Form auf, häufig werden sie gar nicht explizit kommuniziert. Sie stellen aber häufig die Prämissen, die wir nutzen, um neue Informationen zu verarbeiten, also ‚kognitiver Lähmung' vorzubeugen und Handlungsfähigkeit herzustellen. Wir behandeln sie, als seien sie wahr, wohl wissend, dass sie es nicht sind. Das unterscheidet nützliche Fiktionen von Irrglauben oder auch vorsätzlicher Täuschung (Austin 2010). Der fehlende Wahrheitsgehalt kann nützlichen Fiktionen nicht vorgeworfen werden und geht auch nicht mit negativer (z.B. moralischer) Bewertung einher. Während vorsätzliche Täuschung (moralisch) verwerflich ist und Irrglaube einer Korrektur bedarf, sind nützliche Fiktionen per Definition zwar nicht wahr, Wahrheit gilt aber auch nicht als ihr zentrales Bewertungskriterium. Bewertungskriterium ist ihre Nützlichkeit in der Herstellung von menschlicher Handlungsfähigkeit: „*Nützliche Fiktionen sind alle Aussagen, Prämissen, Narrative, oder Informationseinheiten, deren adaptive Funktion keiner unterliegenden Wahrheit bedarf.*" (Austin 2010, S. xii; Übersetzung DS).

Nützliche Fiktionen stellen Handlungsfähigkeit her, unabhängig davon, ob sie wahr sind oder nicht, denn ihr Ziel ist es nicht, Wahrheit über den realen Zustand der Welt zu liefern, sondern praktisches Handeln ermöglichen. Wilson schreibt:

> Clearly, I need to accurately perceive the location of a rabbit to hit it with my throwing stick. However, there are many, many other situations in which it can be adaptive to distort reality. Even massively fictitious believes can be adaptive, as long as they motivate behaviors that are adaptive in the real world. At best, our vaunted ability to know is just one tool in a mental toolkit that is frequently passed over in favor of other tools – just as we observe in all cultures, including our own (Wilson 2002, S. 41).

6. Nützliche Fiktionen noch nützlicher machen – Szenarien als Instrumente der Vorausschau

6.1 Bilder der Zukunft und Entwicklungsgeschichten

„Today, the question of what scenarios are is unclear except with regard to one point – they have become increasingly popular." (Mietzner/Reger 2005, S. 220). Es ist besonders dann schwierig etwas zu definieren, wenn es sich – wie Kosow/Gaßner sagen – um ein Modewort handelt. Szenarien haben sich nicht nur im gesellschaftlichen Diskurs und insbesondere in den Medien als gern genutztes Mittel der Kommunikation durchgesetzt, sie erfreuen sich auch in der (wissenschaftlichen) Praxis immer größerer Beliebtheit, was einen großen und ständig expandieren Kanon an methodischen Varianten und divergierenden Verständnissen hervorbringt. Zur Konkretion des abschließenden Argumentationsganges soll an dieser Stelle eine Arbeitsdefinition genutzt werden, die Neuhaus (2006) bereitstellt und Gabriel (2013, S. 123) wie folgt zusammengefasst hat: „Szenarien sind Beschreibungen möglicher Situationen und Ereignisfolgen mit explizitem Zukunftsbezug, die das Ergebnis eines bewussten Konstruktionsprozesses und ausdrücklich nicht mit einem Vorhersageanspruch verbunden sind und als Repräsentanten alternativer Entwicklungen eines Weltausschnittes in der Mehrzahl vorkommen."

Mit Verweis auf Bishop et al. (2007) betont Gabriel, dass Szenarien immer aus Zukunftssituationen *und* der Beschreibung von Entwicklungen zu diesen Zukünften bestehen – Szenarien stellen damit sowohl Bilder als auch Geschichten der Zukunft bereit. Szenarien basieren auf einer komplexen Konzeption von Zukunft, d.h. sie heben den epistemischen Status der Zukunft als nicht vorhersagbar hervor und sind somit abzugrenzen von Prognosen, die Zukunft möglichst konkret beschreiben wollen. Prognosen können in der Einzahl vorkommen und bedürfen keiner expliziten Entwicklungsgeschichte. *Szenarien kommen immer in der Mehrzahl vor und beinhalten Bilder der Zukunft und Entwicklunggeschichten.*

6.2 Szenarien sind nicht wahrscheinlich – aber plausibel

Gabriel (2014) betont, dass Konzepte der Wahrscheinlichkeit und der Möglichkeit von zentraler Bedeutung für die Validierung analytischer Beweise, Rechtfertigungen, Kritik und Falsifikation in der Wissenschaft sind. Wie können aber Szenarien, die per Definition nicht wahrscheinlich sind und keinen Anspruch auf Wahrheit erheben, logisch gerechtfertigt werden? Die Möglichkeit der Deduktion entfällt, da deduktives Vorgehen auf der Annahme basiert, dass die Vergangenheit linear fortgeschrieben werden kann. Komplexe Zukunftskonzeptionen können aber gerade nicht über die Extrapolation der Vergangenheit begründet werden. Vor diesem Hintergrund erweist sich der Anschluss an induktive Verfahren zur Szenarienkonstruktion als weitaus sinnvoller. Vieldiskutierte Induktionsprobleme (Popper 1963) fallen in diesem Zusammenhang kaum ins Gewicht, da Szenarien keinen Anspruch auf Wahrheit erheben, sondern lediglich Möglichkeitsräume illustrieren. Auch der Verzicht auf Möglichkeiten der empirischen Verifikation durch induktives Vorgehen erscheint vertretbar: Was keine Faktizität beansprucht, muss nicht verifiziert werden. Szenarien sind vielmehr als ‚nützliche Fiktionen' zu verstehen – ihr Gehalt ist nicht auf Grundlage ihres Wahrheitsgehalts zu bewerten, sondern hinsichtlich ihrer Nützlichkeit.

In der Konstruktion von Szenarien ist es sinnvoller, Zukunftshypothesen zu generieren, die Sinn erzeugen, als die Illusion von Wissen zu schaffen. Es ist herauszustellen, dass Zukunftshypothesen stets auf menschlicher Erfahrung basieren, aber nicht daran gebunden sind. Plausible Erklärungen zu kreieren bedeutet Erfahrungen zu kombinieren und somit neues zu schaffen (Gabriel 2014). Dieses Neue – also Szenarien als Bilder und Geschichten eines Ausschnitts der Zukunft – kann und sollte nach Gabriel (2014) auf drei Arten kritisch auf seinen Gehalt geprüft werden. Erstens ist zu prüfen, ob bei der Erarbeitung von Szenarien relevante Hintergrundinformationen nicht berücksichtigt wurden bzw. ob solche genutzt, jedoch nicht angemessen expliziert wurden. Zweitens ist die Plausibilität von Szenarien durch kritischen Diskurs zu prüfen. Da eine empirische Prüfung von Zukunftsszenarien vor Realisierung der Zukunft nicht möglich ist, bleibt nur der Rückgriff auf diskursive Korrektive. *Aus diesem Grund müssen Szenarien immer im Rahmen heterogener Gruppen mitdiversen Perspektiven und Interessenlangen entstehen und dürfen nicht durch Einzelpersonen oder homogene Gruppen – etwa im Elfenbeinturm der Wissenschaft – generiert werden.* Drittens sind auch plausible Szenarien daraufhin zu prüfen, ob Hypothesen generiert werden können, die ein noch breiteres Möglichkeitsspektrum entfalten, als das jeweils zu prüfende Szenario. In Frage steht hier, ob ein Szenario breit genug angelegt ist, um unterschiedlichste Entwicklungen auch unter Berücksichtigung verschiedenster Konzepte und Theorien zu repräsentieren.

6.3 Szenarien haben diverse Wissensquellen

Die methodisch geleitete Szenarienkonstruktion basiert auf unterschiedlichen Wissensquellen: „Zusammenfassend sind drei Arten von Wissensquellen besonders interessant: Wissensquellen der Erfahrung (1) wie Beobachtung und Experimente, Wissensquellen der Vernunft (2) wie Gedankenexperimente sowie

Analogien (3), die in der Mitte des Spektrums zwischen Erfahrung und Vernunft einzuordnen sind." (Gabriel 2013, S. 199). Für unseren Zweck besonders interessant sind Analogien als „one of the most interesting sources of knowledge, having a rich history" (Elkana 1981, S. 21) sowie die eng mit den Analogien verwandten Metaphern. Sowohl Analogien als auch Metaphern zielen auf Vergleiche ab und betonen Gemeinsamkeiten, dies jedoch auf unterschiedliche Art. Analogien stellen explizite Vergleiche zwischen den Strukturen zweier Sphären an und deuten auf (zumindest teilweise) Strukturübereinstimmungen. Metaphern vergleichen implizit und betonen Merkmale und relationale Qualitäten, die nicht notwendig auf strukturelle Gleichheiten zwischen den Sphären verweisen. Nimmt man sie wörtlich, so sind Metaphern schlicht falsch. So können Metaphern auch auf grundlegende Unterschiede deuten, um den Zuhörer implizit dazu anzuregen, nach Gemeinsamkeiten zu suchen (Duit 1991). Gabriel (2013, S. 202) hält in Bezug auf die Zukunft folgendes fest: „Wissensquellenhierarchien stehen in direkter Abhängigkeit zur Erkenntniskonzeption. Auf Erkenntniskonzeptionen über Zukunft, die sich auf die Gewinnung von Erkenntnissen aus Halbwissen konzentrieren, also auf einen Vorstoß ins Nicht-Wissen-Können, folgen andere Wissensquellenhierarchien als Erkenntniskonzeptionen, die sich im Kern auf Wissen beziehen."

Kurz: bei der Konstruktion von Zukunftsszenarien treten andere Wissensquellen in der Vordergrund, als dies in der klassischen Wissenschaft der Fall sein kann. Das Gedankenexperiment – im Sine von *Was-wäre-wenn-Fragen* – steht hier an erster Stelle (Gabriel 2013). Analogien bereichern Gedankenexperimente, indem sie dazu anregen, *Als-ob-Fragen* zu stellen. Wissensquellen der Erfahrung – also *Was-ist-gewesen-Fragen* – bilden einen notwendigen Hintergrund der Szenarienkonstruktion, sie sind auf Grund ihrer Vergangenheitsbezogenheit jedoch nicht vorrangig relevant. Gedankenexperimente, so fasst Gabriel (2013, S. 202) zusammen, „sind niemals objektiv oder vollständig intersubjektiv. Damit kann eine ausschließliche Verwendung von Gedankenexperimenten das Nicht-Wissen-Können der Zukunft weder plausibel darstellen noch in andere Formen des Wissens (etwa Halbwissen) transformieren. Nicht zu ersetzen sind sie hingegen als Form des Denkens, um zwischen selektiven Analogien, die sich auf Wissensquellen der Erfahrung und der Vernunft beziehen, einen Möglichkeitsraum in Ansätzen vor- und darstellbar zu machen."

Es ist diese Kombination von Wissensquellen im Bereich der Zukunftsbetrachtung, die Szenarien wertvoll für die Kommunikation machen und dabei helfen, Handlungsfähigkeit herzustellen. Durch die Verbindung von Analogien und Metaphern mit Gedankenexperimenten wird Erfahrungswissen zukunftsfähig. *Szenarien sind kommunikative Instrumente zur strukturierten Kommunikation über ungewisse Zukunft.*

7. Fazit

Der vorliegende Text soll drei zentrale Aussagen vermitteln:

1) Technische Entwicklung ist – besonders im Bereich der Pflege – als demokratische Angelegenheit zu verstehen
2) Zukunftsorientiertes Denken in der Pflege steht vor besonderen Herausforderungen
3) Szenarien können dabei helfen, demokratische Handlungsfähigkeit herzustellen

Pflege ist in Deutschland eine soziale Angelegenheit, die zunehmend von – auch politischer geförderter – Technikentwicklung beeinflusst wird. In einer demokratischen Gesellschaft liegt die Schlussfolgerung nahe, dass ein sozialer Prozess, der früher oder später alle Mitglieder der Gesellschaft direkt oder indirekt betrifft, demokratisch organisiert sein sollte. Die Ausführungen von Dewey und Feenberg zeigen, dass weder wissenschaftlich-fortschrittlicher Diskurs, noch technische Entwicklung demokratische Prozesse verhindern müssen. Im Gegenteil, unter bestimmten Voraussetzungen kann gelebte Demokratie hier gar gefördert werden. Doch wie können diese Voraussetzungen unter den besonderen Bedingungen der Pflege hergestellt werden?[1] Szenarienkonstruktion ist sicher kein politisches Allheilmittel, stellt jedoch Möglichkeiten bereit, diese besonderen Herausforderungen explizit zu adressieren. Szenarien sind im Sinne Vaihingers *Nützliche Fiktionen*, die dazu dienen, im Angesicht unsicherer Zukunft handlungsfähig zu bleiben. Sie stellen jedoch eine spezielle Form nützlicher Fiktionen dar, da sie die Möglichkeit bieten, kollektiv nützliche Fiktionen zu erarbeiten. *Szenarien entstehen immer aus der Arbeit diverser Gruppen.* Damit erfüllen sie – wenn auch in kleinem Maßstab – das Kriterium der Demokratieförderung. Dies ist besonders dann der Fall, wenn – wie in der Pflege von besonderer Bedeutung – Vertreter von Personengruppen mit eingeschränkter Handlungsfähigkeit einbezogen werden. Personengruppen, deren Zugang zu demokratischen Diskursen strukturell erschwert ist, können und müssen in der Szenarienkonstruktion eingebunden werden und können darüber Handlungsfähigkeit erhalten, denn *Szenarien sind kommunikative Instrumente zur strukturierten Kommunikation über ungewisse Zukunft.* Es ist genau diese Kommunikationsstruktur, die die zweite pflegespezifische Herausforderung adressiert. Pflegewissen ist nicht ausschließlich rational zu begründen. In Szenarienprozessen spielen Gedankenexperimente sowie Analogien und Metaphern eine

1 Eine konkretere Auseinandersetzung zur demokratischen Technikentwicklung unter Bedingungen der Digitalisierung der Pflege findet sich bei Hülsken-Giesler/Depner (2018). Ausführlichere Argumentationen hätten an diese Reflexionen systematisch anzuschließen.

herausragende Rolle. Durch die strukturierte Berücksichtigung von Gedankenexperimenten, Analogien und Metaphern, kann eine Brücke zwischen Erfahrungswissen und Vernunftwissen geschlagen werden. Erfahrungswissen fließt als Baustein in die Begründung diverser Zukunftsszenarien ein und wird so darstellbar und kommunizierbar, ohne es auf eindeutige Zusammenhänge zu reduzieren. Denn *Szenarien kommen immer in der Mehrzahl vor und beinhalten das Bild der Zukunft und die Entwicklungsgeschichte.* In jedes dieser Zukunftsbilder und in jede dieser Entwicklungsgeschichten von technisch vermittelter Pflege fließen durch strukturierte Kommunikationsprozesse in heterogenen Gruppen nicht nur das Wissen und die Meinungen verschiedener Personen und Gruppierungen ein, sondern es wird auch ermöglicht, dass ein Wissen einfließt, dass in den Kommunikationsmedien einer von Rationalität und Effizienz geprägten Gesellschaft zunehmend unterdrückt wird.

Literatur

Achterhuis, H. (Eds.). (2001): American philosophy of technology: The empirical turn. University Press, Bloomington.

Austin, M. (2010): Useful Fictions: Evolution, Anxiety, and the Origins of Literature. University of Nebraska Press, Lincoln.

Bacon, F. (2003) [1627]: The New Atlantis. A work unfinished. Reclam, Stuttgart.

Barber, B. (1984): Strong democracy: Participatory democracy for a new age. University of California Press, Berkley & Los Angeles.

Beauchamp, T. L./J. F. Childress (2009): Principles of biomedical ethics. Oxford University Press, Oxford, New York.

Bentham, J. (1834): Déontologie: ou, Science de la morale: ouvrage posthume (Vol. 1). Haumann, Brüssel.

Biesta, G.J.J. (2009). How to use pragmatism pragmatically: Suggestions for the 21st century. Education and Culture 25(2), 34–45.

Bishop, P./A. Hines/T. Collins (2007): The current state of scenario development: an overview of techniques. foresight, 9(1), 5–25.

Bijker, W. (1995): Democratisering van de Technologische Cultuur (inaugurele rede), Maastricht. https://doi.org/10.26481/spe.19950324wb.

Blass, K. (2011): Altenpflege zwischen Jederfrauqualifikation und Expertentum. Verberuflichung- und Professionalisierungschancen einer Domäne weiblicher (Erwerbs-) Arbeit. Institut für Sozialforschung und Sozialwirtschaft, Saarbrücken.

Bundestag (2010). Sechster Bericht zur Lage der älteren Generation in der Bundesrepublik Deutschland. Altersbilder in der Gesellschaft und Stellungnahme der Bundesregierung. Deutscher Bundestag, Berlin.

Bostrom, N. (2005): In defense of posthuman dignity. In: Bioethics, 19(3), 202–214.

Böschen, S./K. Weis (2007): Die Gegenwart der Zukunft. VS Verlag für Sozialwissenschaften, Wiesbaden.

Deutscher Bundestag (2016): Altersbilder in der Gesellschaft. Bundesministerium für Familie, Senioren, Frauen und Jugend (zugleich Bundestagsdrucksache 17/3815), Bonn.

BMG (2013): Abschlussbericht zur Studie Unterstützung Pflegebedürftiger durch technische Assistenzsysteme. Bundesministerium für Gesundheit, Berlin.

Böhle, F./J. Glaser (Hrsg.) (2006): Arbeit in der Interaktion – Interaktion als Arbeit. Arbeitsorganisation und Interaktionsarbeit in der Dienstleistung. Springer, Wiesbaden.

Campbell, J. (2001): A History of Falsehood: The Liar s Tale. Norton & Company, New York.

DeCesare, T. (2012): The Lippmann – Dewey Debate Revisited: The Problem of Knowledge and the Role of Experts in Modern Democratic Theory. In: Philosophical Studies in Education 43, 106–116.

Duit, R. (1991): On the role of analogies and metaphors in learning science. In: Science education, 75(6), 649–672.

Dunkel, W./M. Weihrich (2010): Arbeit als Interaktion. In: Böhle, F./G. G. Voß/ G. Wachtler (2010): Handbuch Arbeitssoziologie. Wiesbaden, Springer, S. 177–200.

Elkana, Y. (1981): A programmatic attempt at an anthropology of knowledge. In: Mendelsohn, E./Y. Elkana (Hrsg.): Sciences and cultures. Reidel, Dordrecht, London, S. 1–76.

Ellul, J. (1964): The technological society. Vintage, New York.

Feenberg, A. (1999): Questioning Technology. Routledge, New York/London.

Friesacher, H. (2008): Theorie und Praxis pflegerischen Handelns. Begründung und Entwurf einer kritischen Theorie der Pflegewissenschaft. Vandenhoeck & Ruprecht unipress, Universitätsverlag Osnabrück, Göttingen.

Gabriel, J. (2013): Der wissenschaftliche Umgang mit Zukunft: Eine Ideologiekritik am Beispiel von Zukunftsstudien über China. Springer, Wiesbaden.

Gabriel, J. (2014). A scientific enquiry into the future. In: European Journal of Futures Research, 2(1), 31.

Gabl, C./R. Jox (2008): Fürsorge und Autonomie – kein Widerspruch. In: Wiener Medizinische Wochenschrift 158(23–24), 642–649.

Gewiss (BürGEr schaffen WISSen – Wissen schafft Bürger. (2014): Bericht Nr. 1: Think Tank. https://www.buergerschaffenwissen.de Zugegriffen: 11.12.2020.

Grunwald, A. (2015): Die hermeneutische Erweiterung der Technikfolgenabschätzung. In: Technikfolgenabschätzung – Theorie und Praxis 24(2), 65–69.

Habermas, J. (1987): Eine Art Schadensabwicklung. Kleine Politische Schriften VI. Suhrkamp, Frankfurt am Main.

Heidegger, M. (1977). Basic writings: from Being and time (1927) to The task of thinking (1964). Harper & Row, New York.

Henderson, L. (2018): The Problem of Induction. In: Zalta, E. N. (Hrsg.): The Stanford Encyclopedia of Philosophy. https://plato.stanford.edu/archives/sum2018/entries/induction-problem Zugriff am 11.05.2020.

Hume, D. (1978): A treatise of human nature [1739]. British Moralists, 1650–1800. OUP Oxford, Oxford.

Hülsken-Giesler, M. (2011): Qualifikationsrahmen in der Pflege – zwischen politischem Telos und fachwissenschaftlichen Anforderungen. BWP spezial, S. 1–13. http://www.bwpat.de/content/ht2011/ft14/huelsken-giesler/index.html Zugegriffen: 15.07.2020.

Hülsken-Giesler, M. (2008): Der Zugang zum Anderen. Zur theoretischen Rekonstruktion von Professionalisierungsstrategien pflegerischen Handelns im Spannungsfeld von Mimesis und Maschinenlogik. Vandenhoeck & Ruprecht unipress, Universitätsverlag Osnabrück, Göttingen.

Hülsken-Giesler, M./D. Depner (2018): Demokratische Techniknutzung in der Pflege, oder: Kann die Pflege Mikropolitik? In: Balzer, S./K. Barre/B. Kühme/W. von Gahlen-Hoops (Hrsg.): Wege kritischen Denkens in der Pflege. Mabuse, Frankfurt a. M., S. 85–100.

Ihde, D. (1990): Technology and the lifeworld: From garden to earth. Indiana University Press, Bloomington.

Kosow, H./R. Gaßner/L. Erdmann et al. (2008): Methoden der Zukunfts- und Szenarioanalyse. Überblick, Bewertung und Auswahlkriterien. Institut für Zukunftsstudien und Technologiebewertung Berlin.

Manzeschke, A./K. Weber/E. Rother/H. Fangerau (2013): Ethische Fragen im Bereich Altersgerechter Assistenzsysteme. VDI/VDE, Berlin.

Marres, N. (2007): The Issue Deserves More Credit: Pragmatist Contributions to the Study of Public Involvement in Controversy. In: Social Studies of Science 37(5), 759–780.

Mietzner, D./G. Reger (2005): Advantages and disadvantages of scenario approaches for strategic foresight. In: International Journal of Technology Intelligence and Planning, 1(2), 220–239.

Neuhaus, C. (2006): Zukunft im Management. Orientierungen für das Management von Ungewissheit in strategischen Prozessen. Carl Auer, Heidelberg.

Popper, K. (1963): Conjectures and Refutations. The Growth of Scientific Knowledge. Routledge, London.

Remmers, H. (2011): Pflegewissenschaft als transdisziplinäres Konstrukt. Wissenschaftssystematische Überlegungen – Eine Einleitung. In: Ders. (Hrsg.): Pflegewissenschaft im interdisziplinären Dialog. Eine Forschungsbilanz. Vandenhoeck & Ruprecht unipress, Universitätsverlag Osnabrück, Göttingen, S. 7–47.

Remmers, H./M. Hülsken-Giesler (2011): E-Health Technologies in Home Care Nursing: Recent Survey Results and Subsequent Ethical Issues. In: Ziefle, M./C. Röcker (Eds.): Human-Centered Design of E-Health Technologies. Concepts, Methods and Applications. IGI, Global Hersehy, S. 154–178.

Sclove, R. (1995): Democracy and Technology. Guilford Publications, New York/London.

Vaihinger, H. (1911). Die Philosophie des Als Ob. In: Kant-Studien, 16(1–3), 108–115.

Verbeek, P. P. (2005): What things do: Philosophical reflections on technology, agency, and design. Penn State Press, Pennsylvania.

Verbeek, P. P. (2011). Moralizing technology: Understanding and designing the morality of things. University of Chicago Press, Chicago.

Watzlawick, P./J. H. Beavin/D. D. Jackson (1969): Menschliche Kommunikation. Formen, Störungen, Paradoxien. Huber, Bern.

Wilson, D. S. (2010): Darwin's cathedral: Evolution, religion, and the nature of society. University of Chicago Press, Chicago.

Winner, L. (1986): The whale and the reactor: A search for limits in an age of high technology. University of Chicago Press, Chicago.

Teil II: Pragmatische Befunde

Isabel Atzl

Pflege und Technik in historischer Perspektive: Das materiale kulturelle Erbe der Pflege

1. Einleitung

Inwieweit beeinflusst der Einsatz von Technik pflegerisches Handeln? Handelt es sich hierbei gar um ein ambivalentes Verhältnis? Der Pflegewissenschaftler Hartmut Remmers fragte 2015 in seinem Beitrag „Natürlichkeit und Künstlichkeit“ provokativ: „Gibt es Anzeichen dafür, dass durch die Einschaltung technischer Instrumente und Medien die substantiellen Grundlagen der Pflege kritisch berührt werden – also jene Grundlagen, die auf persönlicher, die Sphäre des Leibes einschließender Begegnung beruhen?“ (Remmers 2015, S. 19) Die Frage nach dem Einfluss von Technik auf Pflege wird aktuell intensiv aufgrund des grundlegenden Wandels im Gesundheitswesen, durch die Herausforderungen des demografischen Wandels sowie immer neuen technischen medizinisch-therapeutischen und ver- bzw. fürsorgenden Möglichkeiten diskutiert. Diese Frage kann nicht nur an die Gegenwart, sondern sollte ebenso an die Vergangenheit gerichtet werden: Welchen Einfluss hatte der Einsatz von Technik auf pflegerisches Handeln und die zwischenmenschliche Begegnung in der Geschichte?

Das Verhältnis von Technik und Pflege ist bislang in historischer Perspektive weitestgehend unberücksichtigt geblieben.[1] Es stellt sich folglich die Frage nach den Veränderungen, die sich im zwischenmenschlichen Bereich der Pflege, also im Handeln Pflegender an und mit Zupflegenden, bei dem Einsatz neuer Technik im Sinne von Instrumenten, Apparaten oder Maschinen sowie Techniken – verstanden als mithilfe von Technik vollzogenen Handlungen – abspielten und wie sie die zwischenmenschliche Interaktion beeinflussten. Konkret werden unter Technik im Kontext von Pflege in diesem Beitrag für die historische Analyse alle

1 Einzige Ausnahmen bilden hier die Arbeiten von Margeret Sandelowski (2000) für den amerikanischen und Manfred Hülsken-Giesler (2007 a und b) für den deutschsprachigen Raum. In beiden Arbeiten liegt der Fokus auf der Bedeutungsauslegung des Technikeinsatzes in historischer Perspektive. Der Ansatz dieser Arbeit liest die Dinge, die zum Einsatz gekommen sind jedoch auch in ihrem materialen Quellenwert.

greifbaren, in der Pflege verwendeten neu eingeführten oder weiterentwickelten Artefakte subsumiert[2]. Analog zu heutigen Diskussionen im Kontext von Pflege und Technik, bei denen es oftmals um Fragen des Einsatzes neuartiger Systeme etwa aus dem Bereich des Ambient Assisted Living (AAL) (Kruse/Schmitt 2015) oder um die zunehmende Aufrüstung mit technischen Hilfsmitteln im häuslichen Bereich geht (Remmers/Heitmann-Möller 2017), sollen deshalb nicht Pflegedinge[3] allgemein, sondern neu eingeführte Gerätschaften im Sinne technischer Innovationen (Hülsken-Giesler/Krings 2015) Thema sein. Diese Dinge als Technik zu verstehen bedeutet auch, dass ihre Anwendung zu (gleich klingenden) oftmals neuen Techniken im Handeln führte. Beides soll in diesem Beitrag thematisiert werden: Einerseits die Technik in Form von historischen Artefakten, die als zeitgenössische technische Innovationen das Potential bieten, pflegerisches Handeln mit neuartiger Technik historisch zu erfassen. Und andererseits die durch den Einsatz der Artefakte entstehenden neuen (Handlungs- und Interaktions-)Techniken in der Pflege sowie ihre Rolle in der Ausgestaltung zwischenmenschlicher Interaktion.

Die historische Perspektive könnte insofern interessante Impulse für aktuelle Diskussionen liefern als es mehrere Zeiträume gibt, in denen die Technisierung der Pflege durch die Einführung neuer oder weiterentwickelter Instrumente und Geräte sowohl in pflegerischen Arbeitsabläufen als auch im zwischenmenschlichen Umgang eine Neuausrichtung der Pflege bewirkten. Ähnlich wie beispielsweise die Digitalisierung heute führten die Frühindustrialisierung in der ersten Hälfte des 19. Jahrhunderts, die Möglichkeiten der Massenproduktion in der zweiten Hälfte des 19. Jahrhunderts und die Maschinisierung in der zweiten Hälfte des 20. Jahrhunderts zu einem Wandel nicht nur in der allgemeinen Lebenswelt (Kleinschmidt 2007), sondern im Speziellen, wie im Folgenden zu zeigen sein wird, auch der pflegerischen Arbeits- und Interaktionsprozesse. Um diesen Wandel greifbar zu machen und zu erforschen, liegt der Fokus des vorliegenden Beitrags auf einer bislang eher unbeachtet gebliebenen Quellengattung der Pflegegeschichte, nämlich den dinglichen Quellen für die historische Analyse. Dieses Vorgehen folgt Ansätzen, die im Bereich der Workplace Studies oder der STS-Forschung für Gegenwartsanalysen praktiziert werden (zusammenfassend Kollewe et al 2017). Die Auswirkungen der technischen Durchdringung der

2 In diesem Beitrag werden – jenseits aller begriffsgeschichtlichen und fachgebundenen Definitionen, analog dem Gebrauch im Sammelband „Pflegedinge" (Artner et al. 2017) – die Begriffe *Ding*, *Artefakt*, *Gegenstand* und *Objekt* synonym verwendet. Für die historische Analyse unter der oben genannten Fragestellung wird auch der Technikbegriff an diese Gegenstände gebunden. Dabei werden jedoch vor allem jene Objekte fokussiert, die eine zwischenmenschliche, pflegerische Interaktion anregen (wie zum Beispiel das Thermometer, die Bettpfanne oder die Schnabeltasse, vgl. Sandelowski 2000).

3 Zur Definition siehe unten, Punkt 3.

Pflege auf die zwischenmenschliche Beziehung und damit auf substantielle Grundlagen der Pflege, die sich durch die Einführung neuer Instrumente und Gerätschaften in der zweiten Hälfte des 19. Jahrhunderts anbahnte und vor allem um die Jahrhundertwende zum 20. Jahrhundert zu umfangreichen Neuerungen im Arbeitsfeld der Pflege führte, sollen hier kritisch beleuchtet werden. Für die aktuelle Debatte um den Einfluss von Technik auf Pflege kann dies insofern von Interesse sein als die in der Geschichte vorgefundenen Aspekte Hinweise auf Zusammenhänge gegenwärtiger Prozesse liefern und die Blickrichtung in der aktuellen Forschung schärfen helfen können, weil sie zu einer intensiven Selbstreflexion beitragen.

2. Pflegerisches Handeln als zwischenmenschliche Interaktion: Forschungsstand, Quellenlage und Forschungsdesign

Remmers (2011) charakterisiert pflegerisches Handeln als körperbetonte Interaktion: „Stets ist Pflege, unabhängig davon, ob es sich um eine professionelle oder informelle Leistung handelt, durch ganz bestimmte Anlässe charakterisiert, die mit Entwicklungs- oder Störungseigenschaften der biopsychosozialen Lebenseinheit eines Menschen (vorrangig im Fall von Einschränkungen, Erkrankungen, Leiden und Gebrechen) assoziiert sind. Aus Störungen beispielswiese resultieren Bedürfnisse nach Unterstützung bei der Wiederherstellung jener Lebenseinheit bzw. nach Aufrechterhaltung auf einem möglicherweise eingeschränkten, aber tolerablen Niveau. Von diesen elementaren Strukturmerkmalen ausgehend kann Pflege als eine an Grundbedürfnissen hilfsbedürftiger Menschen ansetzende Beziehungsarbeit verstanden werden. […] Hinsichtlich wesentlicher Unterscheidungsmerkmale ist daher pflegerisches Handeln primär Handeln sowohl am als auch mit dem Körper als einer vorsprachlichen Entität.“ (Remmers 2011, S. 28–29) Mit dieser Bestimmung ist die Frage nach dem historischen Einfluss von Technik auf Pflege insbesondere auch auf Aspekte der körper- und leibgebundenen zwischenmenschlichen Begegnung zu konzentrieren.

In der historischen Auseinandersetzung mit der Pflege sind Aspekte der zwischenmenschlichen (körperlich-leiblich gebundenen) Interaktion zwischen Pflegenden und Gepflegten bislang weitestgehend unbeachtet geblieben. Im deutschsprachigen Raum existieren nur wenige Arbeiten, die sich mit der pflegerischen Praxis am Krankenbett befassen (Stölzle 2014, Faber 2015). Zwar wird der sogenannte *Pflegealltag* vielfach thematisiert, zumeist geht es in diesen Zusammenhängen aber um Fragen der Entlohnung, der Arbeitszeit oder der Lebensbedingungen von Pflegenden (Thiekötter 2009, Hähner-Rombach 2008,

Braunschweig 2006). Was genau sich aber am Krankenbett konkret wie abspielte, stellt bislang einen blinden Fleck pflegehistorischer Forschung dar. Dies gilt ebenso für den internationalen Vergleich (eine Ausnahme bildet hier beispielsweise die Arbeit von Sandelowski 2000.

Ein entscheidender Grund für diese bislang kaum bearbeitete Forschungslücke ist die schwierige schriftliche Quellenlage, auf die sich Pflegehistorikerinnen und -historiker bislang zumeist gestützt haben: Es gibt kaum schriftliches Material von Pflegenden oder Gepflegten über das, was sich zwischen ihnen konkret abgespielt hat. Treten sie als Akteure in den schriftlichen Quellen überhaupt in Erscheinung, so wird aus anderen, zumeist hierarchisch übergeordneten Perspektiven über sie geschrieben. Ärzte, Politiker oder Verwaltungsangestellte haben ihre Forderungen, Kritiken oder Anweisungen hinterlassen, im Vergleich mit beispielsweise dem ärztlichen Bereich existieren aber kaum Selbstzeugnisse von Pflegenden oder Gepflegten, die Auskunft über das Handeln in pflegerischen Kontexten geben könnten.[4]

Eine bislang weitestgehend unberücksichtigt gebliebene Quellengattung kann dieses Forschungsdilemma jedoch lösen helfen: Historische Pflegedinge, also Artefakte mit denen Pflege vollzogen wurde, bieten zahlreiche Möglichkeiten, vergangenes pflegerisches Handeln zu rekonstruieren. Noch im Jahr 2008 stellte die Frage nach dem Einfluss von Technik, Technologien und Artefakten auf den historischen Pflegealltag ein Forschungsdesiderat der Pflegegeschichte dar. So schrieben Wolfgang Uwe Eckart und Robert Jütte zu den Forschungsperspektiven der Pflegegeschichte als Nachbardisziplin der Medizingeschichte: „Ein weitgehend unbeachtetes Feld ist der Einfluss, den der medizinische Fortschritt, insbesondere in Form von neuen Geräten und Techniken, auf die Pflegepraxis hatte. […] Die Einführung neuer Diagnoseverfahren und Therapiemöglichkeiten hat nicht nur das Arzt-Patient-Verhältnis verändert, sondern auch die Beziehung der Pflegefachpersonen zu den Patientinnen und Patienten, wenngleich Patientenbeobachtung und traditionelle Handgriffe immer noch eine große Rolle im Pflegealltag spielen.“ (Echkart/Jütte 2008, S. 292) In den letzten Jahren haben sich durch theoretische Überlegungen zum *material turn*, durch eine vermehrte Beachtung des materialen kulturellen Erbes allgemein und durch eine Fokussierung der Förderziele einschlägiger Forschungsinfrastrukturen auf Technik(en) und Dinge nicht nur die Geisteswissenschaften allgemein Fragen nach dem Einfluss dieser Aspekte auf das gesellschaftliche und zwischenmenschliche Zusammenleben sowie nach damit in Verbindung stehenden Konzepten, Vorstellungen und Strukturen zugwendet (Samida et al. 2014). Auch die Pflegege-

4 Dies zeigt auch ein 2009 herausgegebene Quellenband zur Geschichte der Krankenpflege, der vorhandenes Quellenmaterial Pflegender bereitstellt, in dem aber etwa die Hälfte des Materials aus berufsfremder Feder stammt (Hähner-Rombach 2009).

schichte hat begonnen, sich in jüngster Zeit diesem Thema zu widmen und den pflegerischen Alltag mit Blick auf die Dinge und deren Auswirkungen auf die Beziehung zwischen Pflegenden und Gepflegten in den Fokus zu rücken (Atzl 2017, 2018, 2019). Im Kontext des interdisziplinären BMBF-Verbundforschungsprojektes „Die Pflege der Dinge. Die Bedeutung von Objekten in Geschichte und gegenwärtiger Praxis der Pflege", das sich zwischen 2014 und 2017 an vier Standorten mit der Erforschung des Einflusses von Dingen auf den pflegerischen Alltag beschäftigte, wurde folgende Hypothese zugrunde gelegt, die sich letztlich auch verifizieren ließ: „Den einzelnen Forschungsarbeiten liegt die gemeinsame Annahme zugrunde, dass sich in „Pflegedingen", das heißt Objekten, die im Kontext von Pflege und Care vorkommen, pflegerische, medizinische und alltagsweltliche Erfahrungs- und Wissensbestände materialisieren und Dinge im Zusammenspiel mit dem Menschen Pflege und Care ermöglichen. Dinge sind somit als ein zentrales Element des Alltags von Pflege und Care zu verstehen. Dadurch bieten sie ein bislang kaum erkanntes Potential, Pflege und Care gewinnbringend zu erforschen und in ihren mannigfaltigen Aspekten be-greifbar zu machen." (Artner et al. 2017, S. 16–17) Dieser These folgt auch der vorliegende Beitrag und definiert deshalb in einem ersten Schritt historische Pflegedinge als materiales kulturelles Erbe der Pflege (Kap. 3), um in einem zweiten Schritt exemplarisch eine technische Innovation vorzustellen, mit der es gelingt, einen Wandel im pflegerischen Handeln sichtbar zu machen und zwischenmenschliche Interaktion (zumindest in Teilen) in der Rückschau zu entschlüsseln (Kap. 4). Das Resümee fasst die Ergebnisse zusammen und zeigt auf, inwiefern zum einen die historische Forschung von der Einbeziehung dinglicher Quellen profitieren und zum anderen historische Analysen den Blick für aktuelle Debatten stärken können.

3. Technik und historische Pflegedinge als materiales kulturelles Erbe der Pflege

Als historische Pflegedinge können all jene Objekte bezeichnet werden, die Pflegende selbst in der Hand hatten und mit denen pflegerische Tätigkeiten vollzogen wurden, sei es eine Urinflasche, eine Personenwaage oder auch ein Möbelstück (Atzl 2017, Kollewe et al. 2017). Auf dem Hintergrund dieser Definition wird deutlich, dass zahlreiche Pflegedinge einerseits die Grenze zu ärztlichen und andererseits alltäglichen Objekten berühren und teilweise auch überschreiten. Dies stellt für die Erforschung zwar eine Herausforderung dar, da die Grenzen zu den benachbarten Berufs- und Handlungsfeldern oftmals verschwimmen. Jedoch schärfen sie als „boundary objects" (Star/Griesemer 1986) den Blick für die Inhalte pflegerischer Tätigkeiten, die in historischer Perspektive einem steten Wandel unterlagen und von der Forschung stets kritisch zu hinterfragen sind.

Historische Pflegedinge sind in Deutschland umfangreich vorhanden, auch wenn sich die Suche nach ihnen schwierig gestaltet. Ein großer Teil lagert in thematisch verwandten Sammlungen und Museen wie jene der Technik- und Medizingeschichte, allerdings führen sie dort zumeist ein Schattendasein, da sie nicht im Fokus des fachlichen Interesses der Sammlung stehen. Eine erste Erhebung in den Jahren 2014 bis 2017 hat ergeben, dass deutschlandweit mindestens eine Anzahl an Objekten im vierstelligen Bereich existiert. Darunter befinden sich neben Konvoluten mit gut belegter Provenienz (wie beispielsweise der Nachlass einer Krankenschwester in der Sammlung des Medizinhistorischen Museums Hamburg) sowohl umfangreiche Teilsammlungen von Objekten gleichen Typs (wie die Schnabeltassensammlung der Fliedner Kulturstiftung in Kaiserswerth) als auch bedeutsame Einzelstücke (wie beispielsweise das Fieberthermometer eines Häftlingspflegers im Archiv des ehemaligen NS-Konzentrationslager in Sachsenhausen) (Atzl 2017). Eine Zusammenschau von Objekten aus verschiedenen Sammlungen macht dabei über Sammlungsgrenzen hinweg einzigartige vergleichbare Bestände für die Forschung sichtbar. Fasst man die Ergebnisse dieser ersten Erhebung zusammen, so lässt sich von einem greifbaren materiell-kulturellen Erbe der Pflege sprechen, dessen Potential für die pflegehistorische Forschung ausgeschöpft werden sollte.

Die Betonung dieses Konvolutes als eigenständiger Teil des kulturellen Erbes, nämlich als materielles Erbe der Pflege, wertet dieses auf und trägt zu seiner Sichtbarkeit und Bedeutung im kulturellen Diskurs bei, was wiederum einer dezidiert pflegerischen Perspektive in der Geschichte des Gesundheitswesens zugutekommen kann. Zudem eröffnet sich die Möglichkeit, die verbreiterte Quellenbasis für neue Forschungsfragen zu nutzen.

Mit Blick auf die diesen Beitrag leitende Fragestellung, welchen Einfluss Techniknutzung auf die Begegnung von Pflegenden und Gepflegten hat, erscheint es unabdingbar, die erhalten gebliebenen Objekte in die Forschung einzubeziehen. Für diese Fragestellung geht es folglich vor allem um jene Objekte, die als Technik im Sinne technischer Innovationen verstanden werden können. Am Beispiel des in der zweiten Hälfte des 19. Jahrhunderts neu entwickelten und mit Ende des 19. Jahrhunderts im Pflegealltag zunehmend etablierten Fieberthermometers kann deutlich gemacht werden, dass die Einführung der Technik des Fiebermessens (im Sinne einer Praktik, Reckwitz 2003) in den pflegerischen Alltag erheblichen Einfluss auf die zwischenmenschliche Beziehung ausübte und damit die leitende Fragestellung für einen kleinen Ausschnitt der Geschichte der Pflege auf diese Weise bearbeitet werden kann.

4. Techniken: Das Beispiel des Erfassens der Körperwärme mit dem Thermometer[5]

Dinge sind in der Pflege seit jeher in Gebrauch. In früheren Zeiten handelte es sich dabei primär um Alltagsdinge wie Tassen, Löffel, Kissen oder Waschlappen. Sie fanden und finden bis heute im Rahmen pflegerischer Handlungen Verwendung und gestalten dadurch pflegerisches Handeln mit. Vor allem ab der zweiten Hälfte des 19. Jahrhunderts nahm die Zahl speziell für die Pflege angefertigter Gegenstände rapide zu (Sandelowski 2000, Hülsken-Giesler 2007a). Dies lag einerseits an den zunehmenden Möglichkeiten im Rahmen der Industrialisierung, Dinge bestimmten Bedarfslagen anzupassen und in großer Stückzahl zu produzieren (Kleinschmidt 2007). Andererseits stieg der Bedarf an Pflegedingen durch einen Wandel im Gesundheitssystem seit Ende des 18. Jahrhunderts, mit dem verschiedene Umstrukturierungen und damit auch neue Tätigkeiten für die Pflege einhergingen. Beispielhaft seien hier die medizinisch-assistiven Tätigkeiten wie die Assistenz bei Operationen oder das Anlegen von Verbänden erwähnt, die der Pflege oftmals mit langfristiger Wirkung zugewiesen wurden.

Veränderungen erfuhr auch der Bereich der Krankenbeobachtung. In den zumeist von Ärzten verfassten Pflege-Lehrbüchern[6], die seit dem Ende des 18. Jahrhunderts im Umlauf waren, wird die Krankenbeobachtung als eine der wichtigsten pflegerischen Aufgaben beschrieben. In diesem Zusammenhang heißt es etwa auch, dass Pflegende in der Lage sein mussten, die Körperwärme der Kranken durch die sinnliche Wahrnehmung bei Berührung der Haut zu erfassen und einzuschätzen, um die Beobachtung anschließend dem Arzt als bedeutsam für den Krankheitsverlauf mitzuteilen. 1846 schreibt Johann Friedrich Dieffenbach in der „Anleitung zur Krankenwartung“: „Ein feines Gefühl in den Händen ist ebenfalls nöthig, um die Wärme der Haut zu beurtheilen.“ (Gedike 1846, S. 6) Die sinnliche Wahrnehmung war zentrales Medium des Austauschs zwischen Pflegenden und Gepflegten in Bezug auf die Körperwärme und wurde über eine Berührung, ein Anfassen der Haut mittels Handauflegen erfasst. Wie genau die Körperwärme zu beurteilen war, wurde je nach Allgemeinzustand mit dem/der Kranken selbst oder den Angehörigen besprochen, bzw. ausgehandelt (siehe hierzu auch Stollberg 2015). Dem nur selten am Krankenbett anwesenden Arzt wurde dies bei der Berichterstattung über den Krankheitszustand anschließend mitgeteilt.

5 Dieser Absatz folgt meinen Forschungsergebnissen aus dem oben benannten Forschungsprojekt „Die Pflege der Dinge“ (Atzl 2017).

6 Im 19. Jahrhundert wurden im deutschsprachigen Raum Lehrbücher für Pflegende ausschließlich von Ärzten verfasst. Vereinzelt waren Übersetzungen aus dem englischen, zum Beispiel von Florence Nightingale, im Umlauf.

Als in den 1860er und 70er Jahren ärztlicherseits der Ruf nach Assistenten für die Unterstützung des neu entwickelten, medizinischen Verfahrens des Fiebermessens mittels Thermometer laut wurde (Wunderlich 1870, Hess 2000), waren es Pflegende, die diese Aufgabe langfristig übernahmen. Schritt für Schritt wurde ab 1874 die Handhabung des Instrumentes in Pflege-Lehrbuchinhalte eingeführt. Zu Beginn betraute der Arzt die Pflegenden „von Zeit zu Zeit" mit dem Fiebermessen (Gedike 1874, S. 85). In der Folgeausgabe des Lehrbuchs von 1889 (Riedel 1889, S. 42–43) ist die Messung zweimal täglich zu jeweils festgelegten Uhrzeiten bei allen Patienten sowie die Dokumentation des erhobenen Wertes in vorgefertigten Formularen zu einem festen Bestandteil des Lehrinhaltes geworden, der in den weiteren Ausgaben immer detailreicher beschrieben wird (Salzwedel 1896, S. 54). Ab 1904 wird der korrekte Einsatz des Instrumentes zusätzlich auch bildlich dokumentiert (Salzwedel 1904, S. 80–81). Zudem wird er durch umfangreiche Erläuterungen zu weiteren Arten von Fieberthermometern und deren Anwendung sowie zur Technik der rektalen Messung ergänzt.

Pflegende erlangten mit der Einführung des Fiebermessens in den pflegerischen Alltag neue Kenntnisse und Kompetenzen, um die Krankenbeobachtung, hier speziell die der Körperwärme, den medizinischen Bedürfnissen angepasst durchführen zu können. Ebenso wurde ihr technisches und medizinisches Wissen in den Lehrbüchern geschult.

Nun kann diese textbasierte Interpretation der Entwicklungen in der Pflege den Bezug zu den konkreten Objekten der Pflege noch nicht erhellen. Bei der Erfassung historischer Pflegedinge im Rahmen des Projektes „Die Pflege der Dinge" fiel auf, dass das Fieberthermometer von den Verantwortlichen in allen Sammlungen als Pflegeding bezeichnet wird. Bei der Sichtung verschiedener zeitgenössischer Exemplare in unterschiedlichen Sammlungen stach zudem, neben der Fragilität der Glashülse, der für die Anwendung am Körper erstaunlichen Leichtigkeit (ca. 20 Gram) und Kühle des Gegenstandes vor allem die deutlich sichtbar angebrachte rote Markierung der 37 Grad-Grenze an einigen, aber nicht an allen Objekten ins Auge. Diese Markierung erscheint bei den Objekten, die ins späte 19. oder frühe 20. Jahrhundert datiert werden können in unterschiedlicher Form: Einmal wurde sie offenbar nachträglich durch einen dünnen roten Strich aufgebracht, ein anderes Mal sichtbar händisch mit Ziffern nachgetragen. Bei einem weiteren Objekt erscheint sie von Beginn an maschinell aufgebracht, bei wieder einem anderen fehlt sie völlig. Was aber hat es mit dieser Markierung auf sich? 37,5 Grad galten in der Medizin als kritische Temperaturgrenze für den Hinweis auf pathologische Veränderungen. Pflegenden wurde mit der Einführung des Thermometers als Instrument in den pflegerischen Alltag nun auch medizinisches Grundwissen vermittelt (Salzwedel 1904) und mit der Zeit deutlich sichtbar in ein typisches Pflegeding eingeschrieben. Das fachliche Wissen zur Messung mittels Thermometer und die Wahrnehmung kritischer Werte ohne eigene Interpretationsleistung wurde Pflegenden von ärztlicher Seite vorgegeben, auf eine ärztlich-therapeutische Intervention hin ausgerichtet und mit grundlegenden Veränderungen der alltäglichen Arbeitsorganisation der Pflege versehen (Messung zweimal täglich zu festgelegten Zeiten). Die Bedeutung eines taktilen Erfahrungswissens auf Seiten der Pflege (Wahrnehmung und Interpretation des Krankheitsgeschehens durch Berührung des Körpers des Patienten) wurde in diesem Zusammenhang zunehmend marginalisiert und diskreditiert. In Bezug auf Aspekte der Begegnung zwischen Pflegenden und Gepflegten ist diese Entwicklung hoch bedeutsam: Bedeutete die Aushandlung über die Qualität der aufgetretenen Hitze bei den Kranken zuvor, dass sich Pflegende und Gepflegte gemeinsam, ggf. auch mit den Angehörigen über die Intensität der gefühlten, bzw. empfundenen Wärme verständigen mussten, um dies, eventuell erst zu einem späteren Zeitpunkt den Ärztinnen und Ärzten mitzuteilen, orientierten sich jegliche ärztliche Folgemaßnahmen nun an den dokumentierten Messwerten des Thermometers. Das Erfahrungswissen der Pflegenden in Bezug auf eine diagnostische Aussage durch die taktile Erfassung der Haut des Kranken verschwindet aus dem Kompetenzprofil der Krankenbeobachtung, entwertet wird damit zugleich auch der verbale und non-verbale Austausch zwischen Pflegenden und Gepflegten als zwischenmenschliche Interaktion.

Ganz entscheidend unter dem Blickwinkel der leitenden Fragestellung ist die Veränderung des Wissens- und Erfahrungshorizontes durch die neu eingeführte Methode des Fiebermessens zwischen Kranken und Pflegenden. Bei der Dokumentation der gemessenen Werte in der Fieberkurve sollten Pflegende darauf achten, dass der Patient den erhobenen Wert nicht erfährt, um den Kranken nicht zu beunruhigen. Wissen sollte hier also den Patienten bewusst vorenthalten werden. So heißt es: „Bei der mündlichen Berichterstattung an den Arzt, die niemals weitschweifig sein darf, suche der Pfleger es zu vermeiden, dass der Kranke seine Berichte hört, oder dass er aus Nebenumständen, z. B. ängstlichem Flüstern, den Verdacht schöpfen könne, sein Zustand sei schlechter geworden. Alles, was schriftlich auf Kurventafeln oder in sonstigen Aufzeichnungen niedergelegt ist, braucht nicht mündlich erörtert zu werden. [...] Der Pfleger überreiche dem Arzt die bezüglichen Aufzeichnungen schweigend, als ob es etwas Selbstverständliches wäre.“ (Salzwedel 1909, S. 152f.) Ergänzungen sollten Pflegende vor dem Betreten oder nach Verlassen des Krankenzimmers mitteilen. Damit wird der Kranke von dem faktischen Wissen um seinen Zustand ausgeschlossen, das Ergebnis, welches die Anwendung des Thermometers am Erkrankten hervorbringt, verschwiegen und die Schwester oder der Pfleger werden so zu einer Art Geheimnisträger. Der zuvor durch eine Berührung initiierte Kontakt zwischen Pflegenden und Gepflegten wird durch das Einlegen eines Instrumentes und ein Schweigen über das Messergebnis ersetzt. Ein gleichberechtigter Austausch wird zunehmend durch ein hierarchisches Gefälle zwischen den Akteuren ersetzt.

Neben den Veränderungen bezogen auf die beschriebenen Wissenshorizonte kommt es durch die Nutzung des Fieberthermometers auch zu einer Veränderung und Neuausrichtung der körperlichen Kontakte zwischen Pflegenden und Gepflegten. Die Nähe zum/zur Kranken in Form der Berührung des Körpers zur sinnlichen Wahrnehmung der Hitze wird durch einen technisch ausgerichteten Umgang mit dem Körper des Patienten zur korrekten Platzierung des Instrumentes ersetzt. Damit generiert der Einsatz des technischen Instrumentes einen Körperkontakt, der ausschließlich instrumentelle Ziele verfolgt und die Aufmerksamkeit der Pflegenden viel mehr an das technische Artefakt als an den Kranken bindet. Gleichzeitig wird jedoch (insbesondere bei rektalen Messungen) mit dem gläsernen fragilen Instrument in den Intimbereich des Köpers vorgedrungen, der bei einer sinnlich gestützten Krankenbeobachtung zur Erfassung der Körperwärme bislang nicht berührt wurde. Dieser Kontakt überschreitet natürliche Schamgrenzen und berührt dadurch auch die Sphäre der Leiberfahrung der Gepflegten.

Zusammenfassend ist zu sagen, dass mit der Etablierung des Thermometers als technische Innovation im pflegerischen Alltag zum Ende des 19. Jahrhunderts Wissenshorizonte im pflegerischen Handeln sowohl zwischen Ärzten und Pflegenden als auch zwischen Pflegenden und Gepflegten sowie der zwischenmenschliche Umgang am Krankenbett grundlegend verändert wurden. Für die Erfassung der Körperwärme schob sich zwischen die Berührung der Haut des Kranken durch die Hand des Pflegenden ein Instrument, das objektive, nachprüfbare Messergebnisse liefern sollte und den Kontakt zwischen den menschlichen Akteuren mehr am Objekt als an der Körperwahrnehmung des/der Erkrankten ausrichtete. Zugleich erforderte die Anwendung des neuen Instrumentes Wissen um seine technische Funktion und auch die Alphabetisierung der Pflegenden, um die erhobenen Werte schriftlich in den vorgefertigten Fieberkurven zu fixieren.

5. Resümee

Am Beispiel des Thermometers konnte aufgezeigt werden, dass die Einführung dieser technischer Innovation die substantiellen Grundlagen der Pflege in Form der persönlichen Begegnung nicht nur berührte, sondern diese erheblich veränderte und eine Neuausrichtung des zwischenmenschlichen Umgangs zwischen Pflegenden und Gepflegten angestoßen hat. Die Kommunikation wandelte sich verbal wie non-verbal, der Körper des oder der Zupflegenden musste sich der korrekten Platzierung des leichten, aber zerbrechlichen Instrumentes unterordnen, um ein korrektes Messergebnis zu erzielen. Zugleich führte die Einführung zur Schulung Pflegender im Umgang mit technischen Instrumenten und medizinischem Grundwissen, durch die erforderliche Dokumentation zu einem höheren Alphabetisierungsgrad in der Pflege sowie zu neuen arbeitsorganisatorischen Strukturen im pflegerischen Alltag.

Dieser punktuelle Befund aus der Geschichte der Pflege lässt vermuten, dass die Auswirkungen von Technik und technischen Innovationen auf pflegerisches Handeln immer wieder zu Veränderungen in der zwischenmenschlichen Begegnung ebenso wie zu einer Anpassung pflegerischer Techniken an die neuen Gegebenheiten sowie zu Neuorganisationen der Arbeitsstrukturen führten. Die Folgen des Technikeinsatzes führten offenbar, folgt man diesem Beispiel, zu einer steten Neuausrichtung des Umgangs miteinander in einer zunehmend technisierten Umgebung. Um dies zu verifizieren, wäre es für die Pflegegeschichte wünschenswert, das Verhältnis von Technik und Pflege intensiver zu untersuchen. Es böte auch die Möglichkeit, das Selbstverständnis der Pflege neu zu beleuchten, indem der zunehmend professionelle Umgang mit Technik im Sinne von Gerätschaften und Instrumenten sowie späterhin auch Maschinen Einzug Teil der pflegerischen Arbeit wurde.

Die Forschung mit dreidimensionalen Objekten der Pflege in Sammlungen und Museen sowie der Blick auf dieselben in den schriftlichen Quellen sind der Schlüssel zum historischen Verständnis des Verhältnisses von Pflege und Technik und entsprechender Auswirkungen auf substantielle Grundlagen der Pflegebeziehung. Vor allem das materielle Erbe der Pflege sollte für Forschung, Lehre und interessierte Öffentlichkeit in Form einer digitalen oder realen Sammlung, oder gar eines eigenen Museums zugänglich gemacht werden, denn dann kann die historische Rückschau neue Denkanstöße und Gestaltungsanregungen für gegenwärtige Herausforderungen liefern und dadurch helfen, die Gegenwart zu verstehen und die Zukunft zu gestalten.

Literatur

Artner, L./I. Atzl/A. Depner/A. Heitmann-Möller/C. Kollewe (Hrsg.) (2017): Pflegedinge. Materialitäten in Pflege und Care. Transcript, Bielefeld.

Atzl, I. (2017): Das materiale Erbe der Pflege. Historische Pflegedinge in Sammlungen und Museen und ihr Potential für die (pflege-)historische Forschung. In: Artner, L./I. Atzl/A. Depner/A. Heitmann-Möller/C. Kollewe (Hrsg.): Pflegedinge. Materialitäten in Pflege und Care. Transcript, Bielefeld, S. 51–86.

Atzl, I. (2018): Spritzen, Kittel, Schnabeltassen – Objekte als Quellen in der pflegehistorischen Forschung. In: Hähner-Rombach, S./P. Pfütsch (Hrsg.): Entwicklungen in der Krankenpflege und in anderen Gesundheitsberufen nach 1945. Mabuse, Frankfurt am Main, S. 220–238.

Atzl, I./L. Artner (2019): Auf dem Lokus der Pflege. Die materiale Seite delikater Carearbeit. In: Binder, B./C. Bischoff/C. Endter/S. Hess/S. Kienitz/S. Bergmann (Hrsg.): Care. Praktiken und Politiken der Fürsorge. Ethnographische und geschlechtertheoretische Perspektiven. Opladen, Leverkusen, S. 209–232.

Braunschweig, S. (2006): Pflege – Räume, Macht und Alltag. Chronos, Basel.

Dieffenbach, J. F. (1832): Anleitung zur Krankenwartung. Hirschwald, Berlin.

Eckart, W. U./R. Jütte (2007): Medizingeschichte. Eine Einführung. Böhlau, Köln, Weimar, Wien.

Faber, A. (2015): Pflegealltag im stationären Bereich zwischen 1880 und 1930. Steiner, Stuttgart.

Gedike, C. E. (1846): Anleitung zur Krankenwartung. Zum Gebrauch für die Krankenwart-Schule der Berliner Charité-Heilanstalt sowie zum Selbstunterricht. Hirschwald, Berlin.

Gedike, C. E. (1874): Handbuch der Krankenwartung. Zum Gebrauch für die Krankenwart-Schule der K. Berliner Charité-Heilanstalt sowie zum Selbstunterricht (bearbeitet von Ravoth). Hirschwald, Berlin.

Hähner-Rombach, S. (Hrsg.) (2008): Quellen zur Geschichte der Krankenpflege. Mabuse, Frankfurt am Main.

Hähner-Rombach, S. (Hrsg.) (2009): Alltag in der Krankenpflege: Geschichte und Gegenwart. Steiner, Stuttgart.

Heitmann-Möller, A./H. Remmers (2017): Pflegebett und Agency. Eine Untersuchung aus der Perspektive der Akteur-Netzwerk-Theorie von Bruno Latour. In: Artner, L./ I. Atzl/A. Depner/A. Heitmann-Möller/C. Kollewe (Hrsg.): Pflegedinge. Materialitäten in Pflege und Care. Transcript, Bielefeld, S. 133–164.

Hess, V. (2000): Der wohltemperierte Mensch. Wissenschaft und Alltag des Fiebermessens 1850–1900. Suhrkamp, Frankfurt am Main, New York.

Hülsken-Giesler, M. (2007): Pflege und Technik – Annäherung an ein spannungsreiches Verhältnis. Zum gegenwärtigen Stand der internationalen Diskussion. 1. Teil: Pflege 20 (2), 103–112.

Hülsken-Giesler, M. (2007): Pflege und Technik – Annäherung an ein spannungsreiches Verhältnis. Zum gegenwärtigen Stand der internationalen Diskussion. 2. Teil: Pflege 20 (3), 164–169.

Hülsken-Giesler, M./B.-J. Krings (2015): Technik und Pflege in einer Gesellschaft des langen Lebens – Einführung in den Schwerpunkt. In: Technikfolgenabschätzung – Theorie und Praxis, 24. Jg., H. 2, 4–11.

Kleinschmidt, C. (2007): Technik und Wirtschaft im 19. und 20. Jahrhundert. Reihe: Enzyklopädie deutscher Geschichte Band 79. De Gruyter, Oldenbourg, München.

Kollewe, C./A. Heitmann-Möller/A. Depner/I. Atzl/L. Artner (2017): Pflegedinge – Materialitäten in Pflege und Care. Theoretischer Rahmen und interdisziplinärer Ansatz. In: Artner, L./I. Atzl/A. Depner/A. Heitmann-Möller/C. Kollewe (Hrsg.): Pflegedinge. Materialitäten in Pflege und Care. Transcript, Bielefeld, S. 15–46.

Kruse, A./E. Schmitt (2015): Technikentwicklung in der Pflege aus gerontologischer Perspektive. In: Technikfolgenabschätzung – Theorie und Praxis, 24. Jg., H. 2, 21–27.

Reckwitz, A. (2003): Grundelemente einer Theorie sozialer Praktiken. Eine sozialtheoretische Perspektive. In: Zeitschrift für Soziologie 32, 282–301.

Remmers, H. (2011): Pflegewissenschaft als transdisziplinäres Konstrukt. Wissenschaftssystematische Überlegungen. Eine Einleitung. In: Remmers, H. (Hrsg.): Pflegewissenschaft im interdisziplinären Dialog. Eine Forschungsbilanz. Bd. 1 der Schriftenreihe: Pflegewissenschaft und Pflegebildung. Vandenhoeck & Ruprecht unipress, Universitätsverlag Osnabrück, Göttingen, S. 7–47.

REMMERS, H. (2015): Natürlichkeit und Künstlichkeit. Zur Analyse und Bewertung von Technik in der Pflege des Menschen. In: Technikfolgenabschätzung – Theorie und Praxis, 24. Jg., H. 2, 11–20.

RIEDEL, O. (1889): Leitfaden der Krankenwartung. Zum Gebrauch für die Krankenwartschule des Königlichen Charité-Krankenhauses. Hirschwald, Berlin.

SALZWEDEL, R. (1896): Leitfaden der Krankenwartung. Zum Gebrauch für die Krankenwartschule des Kgl. Charité-Krankenhauses sowie zum Selbstunterricht. Hirschwald, Berlin.

SALZWEDEL, R. (1904): Handbuch der Krankenwartung. Zum Gebrauch für die Krankenwartschule des Kgl. Charité-Krankenhauses sowie zum Selbstunterricht. Hirschwald, Berlin.

SALZWEDEL, R. (1909): Handbuch der Krankenpflege. Zum Gebrauch für Krankenpflegeschulen sowie zum Selbstunterricht. Hirschwald, Berlin.

SAMIDA, S./H.-P. Hahn/S. Eggert (Hrsg.) (2014): Handbuch Materielle Kultur. Bedeutungen – Konzepte – Disziplinen. Springer, Berlin, Heidelberg.

SANDELOWSKI, M. (2000): Devices and Desires. Gender, Technology, and American Nursing. UND-Press, Chapel Hill.

STAR, S. L./J. R. Griesemer (1989): Institutional Ecology, ‚Translations' and Boundary Objects: Amateurs and Professionals in Berkeley's Museum of Vertebrate Zoology, 1907–39. In: Social Studies of Science. 19. Jg., H. 4, 387–420.

STOLBERG, M. (2015): Kommunikative Praktiken. Ärztliche Wissensvermittlung am Krankenbett im 16. Jahrhundert. In: Brendecke, A. (Ed.): Praktiken der Frühen Neuzeit. Handlungen – Akteure – Artefakte. Böhlau, Wien, Köln, Weimar, S. 111–121.

STÖLZLE, A. (2014): Kriegskrankenpflege im Ersten Weltkrieg. Das Pflegepersonal der freiwilligen Krankenpflege in den Etappen des Deutschen Kaiserreichs. Steiner. Stuttgart.

THIEKÖTTER, A./H. Recken/M. Schoska/E.-M. Ulmer (Hrsg.) (2009): Alltag in der Pflege. Wie machten sich Pflegende bemerkbar? Mabuse, Frankfurt am Main.

WUNDERLICH, C. A. (1870): Das Verhalten der Eigenwärme in Krankheiten. 2. Aufl. Wigand, Leipzig.

Jette Lange / Susanne Kreutzer / Thomas Foth

Pflege berechenbar machen – der Pflegeprozess als Accounting Technology in historischer Perspektive

1. Einleitung

Professionelle Pflege wird heute im Verständnis des Pflegeprozesses gedacht, als das Durchlaufen standardisierter Schritte, um individuelle und patientenorientierte Pflege zu garantieren (Grittner 1982; Henderson 1987; Send 1975; Spranger 2020; Trill 1986). Die Schritte des Pflegeprozesses variieren sowohl im historischen als auch im pflegerischen Kontext hinsichtlich ihrer Anzahl, beinhalten jedoch stets eine Informationssammlung, Pflegeplanung, Durchführung und Dokumentation sowie die Evaluation von Pflege. Teilweise wird das Erstellen von Pflegezielen in den Schritt der Pflegeplanung integriert, teilweise wird die Zielsetzung als separater Schritt zwischen die Informationssammlung und die Pflegeplanung gesetzt. Mittlerweile werden durch die Verwendung von Pflegediagnosen sowie der Klassifikationssysteme Nursing Outcomes Classification (NOC) und Nursing Interventions Classification (NIC) die Assessment-, Zielsetzung- und Planungsschritte des Pflegeprozesses neu strukturiert bzw. neu inhaltlich gefüllt.

Neben diesen Veränderungen und Anpassungen bleibt der Kerngedanke des Pflegeprozesses erhalten: Eine zielgerichtete Problemlösung basierend auf rationalen Entscheidungs- und Handlungsprozessen sowie auf der kybernetischen Dynamik, bei der in Feedbackschleifen Ist- und Sollwerte abgeglichen und angepasst werden. Diese Rationalität und kybernetische Struktur des Pflegeprozesses macht ihn zu einer Technologie, die entscheidende Veränderungen in der Pflege ermöglichte. Die Aufspaltung von pflegerischer Aktivität in einzelne Tätigkeiten sowie die detaillierte Erfassung des Pflegebedarfes von Patienten erlaubt die Zuordnung von Pflegemaßnahmen zu bestimmten Pflegeproblemen. Klar definierte und abgegrenzte Maßnahmen lassen sich mit einem entsprechenden Zeitwert versehen, wodurch der Zeitaufwand für pflegerische Tätigkeiten dargestellt werden kann. Damit wird es möglich, den Personalbedarf zu errechnen (Gaertner/Golombek 1985; Reimann 1978). Gleichzeitig kann die pflegerische Leistung gemessen und mit einem Geldwert verbunden werden

(Beaupre 1988). Der Pflegeprozess öffnet den Pflegebereich nicht nur für die Ökonomisierung, sondern auch für die Computerisierung (Lanig/Hanke 1990). Durch die bereits erfolgte Übersetzung von pflegerischer Aktivität in das rationale Input-Output-Vokabular des Pflegeprozesses wird der Transfer des pflegerischen Handlungsfeldes in Computerprogramme, also in eine digitalisierte Sprache, ermöglicht.

Offiziell eingeführt wurde der Pflegeprozess in Westdeutschland durch ein mittelfristiges Programm der World Health Organization (WHO), das von 1976 bis 1983 lief. Zu dieser Zeit wurde der Pflegeprozess als ein vierschrittiger linearer Prozess dargestellt, er beinhaltete aber durchaus eine Rückkopplung im Sinne einer Kontrolle und eventuellen Anpassung (Grittner 1982; Weinrich 1976). Mit der Verankerung des Pflegeprozesses in der Ausbildungs- und Prüfungsverordnung des Krankenpflegegesetzes von 1985 wurde der Pflegeprozess in Deutschland gesetzlich nicht nur akzeptiert, sondern seine Verwendung auch vorgeschrieben (KrPflAPrV 1985).

Im vorliegenden Beitrag analysieren wir die Einführung des Pflegeprozesses im Kontext der Ökonomisierung des Gesundheitswesens in Westdeutschland. Dabei fokussieren wir die stationäre Krankenversorgung, die den Vorreiter bei den Diskussionen um Pflegesätze und Leistungssteigerungen im Gesundheitsbereich bildete. Diese Problematisierungen führten zu der systematischen Implementierung von unterschiedlichen Buchhaltungspraktiken in der Krankenhausversorgung, die Vorgänge und medizinisch-pflegerische Interventionen berechenbar machten. Die Ökonomisierung von Gesundheitsversorgung wurde ermöglicht durch die vermittelnde Funktion dieser Praktiken, das heißt durch die Verbindung zwischen dem alltäglichen Geschehen im Krankenhaus (Mikroebene) und den übergeordneten sozialen Prozessen (Makroebene) (Miller/Power 2013).

Unser Beitrag zeigt, dass die Einführung und Durchsetzung des Pflegeprozesses im Sinne von Buchhaltungspraktiken ein entscheidender Schritt war, Pflege kalkulierbar zu machen. Wir verstehen dabei Buchhaltung und Management nicht als neutrale und „objektive" Technologien, die Zahlen produzieren, die die Realität einer Organisation lediglich repräsentieren, sondern als „spatially and historically varying calculative practices – ranging from budgeting to fair value accounting – that allows accountants and others to describe and act on entities, processes, and persons" (Chapman et al. 2009, S. 3). In dieser Perspektive ist *Accounting* ein Mechanismus, der es Organisationen ermöglicht, „rational conceptions of ways of organizing" zu implementieren (Chapman et al. 2009, S. 16). Accounting stellt damit sowohl Technologien zur Überwachung von Aktivitäten bereit, als auch eine Sprache zur Verfügung, mit der Ziele, Prozesse und Strategien einer Organisation definiert und abgegrenzt werden können. Repräsentationen durch Buchhaltung verstehen wir folglich als machtvolle Interventionen, durch die Menschen, Tätigkeiten und Organisationen geformt werden.

Accounting, definiert in dieser Weise, ist innerhalb von Organisationen ein wichtiger Mechanismus der Ökonomisierung des Lebens. Ökonomisierung bezieht sich dabei weniger auf die Frage von Kosten und Strategien der Profitmaximierung als vielmehr auf Prozesse und Praktiken, die Individuen formen, Aktivitäten ordnen und Organisationen in ökonomische Einheiten oder Aktivitäten transformieren. Ein kritisches Forschungsprogramm, das Pflege und Accounting verbindet, sollte die konstitutive und performative Rolle von jenen kalkulatorischen Praktiken fokussieren, die Sichtbarkeiten schaffen und Handlungen und Entitäten produzieren. Die Ökonomisierung der Gesundheitsversorgung war und ist nur mit Hilfe von Buchhaltung und deren ‚calculable techniques' möglich.

Um das Krankenhaus als eine ökonomische Einheit oder ein monetäres Gebilde zu erfassen, bedarf es zunächst der Entwicklung eines Vokabulars, mit dem Krankenhäuser, Medizin und Pflege als finanzielle Einheiten gedacht werden können. Im Falle der Pflege bedeutet dies, dass der pflegerische Diskurs erweitert werden muss um einen Diskurs, der aus der Buchhaltung kommt. Mehr noch: Letztendlich durchdringen sich pflegerischer und ökonomischer Diskurs in einer Weise, die zu einem neuen hybriden Diskurs führt, der es unmöglich macht zu bestimmen, wo der pflegerische Diskurs endet und der ökonomische Diskurs beginnt (Miller/Power 2013).

Nach einer Einführung in diese theoretische Rahmung werden wir aufzeigen, dass noch in den 1950er Jahren Pflege in Westdeutschland kaum mit monetärem Gehalt verbunden und kein Gegenstand etwaiger Interventionen oder Reflexionen im Rahmen einer Sparpolitik war. Dennoch gab es unkoordinierte Ansätze, pflegerische Tätigkeit zu strukturieren; insbesondere im Rahmen der Diskussionen um die Einführung eines Pflegehilfsberufes und um die Arbeitszeitverkürzung (Kreutzer 2005, S. 255–273). Erst seit den 1960er und 1970er Jahren wurde der ökonomische Druck auf die Pflege konkreter und die Forderung nach mehr Transparenz, Wissenschaftsbasierung und Wirtschaftlichkeit gewann an Bedeutung. Eine Reihe von Problematisierungen wurde dominant, zum Beispiel die Steigerung der Attraktivität des Berufsbildes, der Nachweis einer effektiven Pflege und die Forderung einer an ökonomische Verhältnisse angepassten Pflege. Wir werden aufzeigen, dass der Pflegeprozess diese unterschiedlichen Forderungen auffangen und eine Lösung bieten konnte, damit aber gleichzeitig das Handlungsfeld Pflege in eine ökonomische Entität restrukturierte.

2. Buchhaltung als (historische) Forschungsperspektive

Im Allgemeinen werden Buchhaltung und Management als neutrale „objektive“ Technologien angesehen, die nur Zahlen produzieren, welche die Realität einer Organisation abbilden oder repräsentieren. In dieser Auffassung greift Accounting nicht in Prozesse ein, sondern bildet nur ab, beispielsweise in Form von Budgets. Wir hingegen definieren Buchhaltung als Praktiken, die es der Institution Krankenhaus ermöglichten, sich in einer als rationale Organisation anerkannten Form umzustrukturieren. Unseren Ausführungen legen wir ein sehr breites Technik- bzw. Technologieverständnis zugrunde. Den handlungstheoretischen Ansätzen der Actor-Network-Theory (ANT) folgend ist *agency* eine Eigenschaft von Technik; technische Abläufe substituieren menschliche Aktivitäten. Rammert und Schulz-Schaeffer (2002) fassen diese Perspektive folgendermaßen zusammen: „Die Beobachtung oder Rekonstruktion solcher Substitutionsverhältnisse führt zu der Feststellung, dass technische Artefakte durch ihr Verhalten in einer Weise auf Handlungszusammenhänge einwirken können, die der Einwirkung des substituierten menschlichen Akteurs vergleichbar ist“ (Rammert/Schulz-Schaeffer 2002, S. 32).

Der Pflegeprozess, verstanden als Realisierung kalkulatorischer, buchhalterischer Mechanismen, stellt ein Set von Techniken zur Verfügung, das es zulässt, Pflege in einer rationalen Weise zu organisieren und Pflegetätigkeiten zu kontrollieren. Er stellt außerdem eine Sprache zur Verfügung, die es ermöglicht, Zielsetzungen, Prozesse und Strategien der Institution (z.B. effiziente, kostengünstige und effektive Pflege) zu definieren, abzugrenzen und zu implementieren. Darüber hinaus hat der Pflegeprozess eine „ceremonial function“ (Chapman et al. 2009, S. 16), eine legitimierende Funktion gegenüber den Nutzern wie Patientinnen und Patienten, anderen Professionen im Krankenhaus, der Öffentlichkeit und Aufsichtsgremien.

Diese theoretische Perspektive erfordert, historisch spezifische Konstellationen zu analysieren, in denen das Zusammenwirken von Praktiken, Prozessen und Institutionen sowie „accounting innovations“ verstanden werden als „a field comprised of a very particular set of relations established between calculative practices and norms, bodies of knowledge, economic and administrative processes, and institutions“ (Burchell et al. 1985, S. 382). Dies beinhaltet, dass die Analyse das komplexe Zusammenspiel von kalkulierenden Praktiken, Wissensformen, ökonomischen und administrativen Prozessen und Institutionen einschließen muss. Diese Praktiken verändern sich, „when a particular group or institution is able successfully to enrol other actors in their proposal by incorporating and translating the interests of others into the solution proposed“ (Miller 2008, S. 56). Buchhaltung ist hierbei eine produktive Kraft und ein machtvolles Repräsentationssystem sozialen und ökonomischen Lebens.

Technische Abläufe und verschiedene Formen von Kalkulationen sind notwendigerweise verwoben mit Bestrebungen der Institution zur Realisierung von ökonomischen Zielsetzungen und Idealen. „Accounting practices“ sind Dispositive (Miller/Power 2013) oder „assemblages“, die verschiedene Elemente miteinander verbinden. Der Begriff „assemblages“ charakterisiert das komplexe Zusammenspiel zwischen verschiedenen Elementen, wie beispielsweise das von Akteuren und „inscription devices“ (Chua 1995; Latour 1986), und betrifft somit die materielle Realität von kalkulatorischen Praktiken. „Inscription devices“, wie die Kranken- und Verwaltungsakte, das Design der verschiedenen Dokumentationssysteme, Computer, Diagnosen, Klassifikationssysteme und der Pflegeprozess müssen zusammengedacht werden mit der baulichen Konstruktion von Krankenhäusern, Buchprüfungen und menschlichen Akteuren wie Pflegende, Mediziner, Buchprüfer, Archivare etc.

„Inscription devices“ sind Apparate oder spezifische Konfigurationen von Objekten, die es ermöglichen, Gegenstände, Objekte oder Interaktionen in schriftliche Dokumentationen zu überführen. Die Verschriftlichung (oder inscription) erscheint dabei als das unverfälschte Abbild des Gegenstandes oder der Interaktion/Intervention. In der Patientenakte werden körperliche Funktionen in Fieberkurven, Medikamentenlisten und Laborwerte „übersetzt“. Gleichermaßen wird der Alltag im Krankenhaus in Pflegeberichte und Arztberichte übersetzt, sodass „Erkrankungen“ und Interventionen durch diese Technologien und Aufzeichnungen materialisiert und sichtbar werden.

Accounting-Repräsentationen – wie z. B. der Pflegeprozess, die Kategorisierung von Patientinnen und Patienten entsprechend ihrer Diagnosen oder die Kalkulation der durchschnittlichen Kosten für Krankenhausaufenthalt und pflegerische Versorgung – sind gleichzeitig Interventionen, weil sie das Verhalten von Pflegefachpersonen, Patientinnen und Patienten sowie die Organisation des Krankenhauses und dessen interne Prozesse bestimmen. Dabei findet automatisch eine Form der Abstraktion statt, da das Geschehen aus dem „lokalen“ unmittelbaren Zusammenhang herausgehoben werden muss. Vorgefertigte Formulare legen fest, welche Informationen in die Berichte aufgenommen werden. Dabei bestimmt die Buchhaltung bereits die Art und Weise, wie Patientendaten registriert werden. Das wird deutlich am Beispiel der Darstellung von Fieber in Form von Graphiken und dies gilt auch für die effektive Führung von Krankenhausakten (D. E. Smith 1974; 1978; 1984; 2005b; G. W. Smith 1995).

Durch die Verwendung dieser aus der Buchhaltung stammenden kalkulatorischen Technologien werden Qualitäten, wie die Pflege der Patientinnen und Patienten, in Quantitäten übersetzt, die anschließend mit anderen Kalkulationen verbunden und verglichen werden können. Power nennt dies „first-order measurements“ (Power 2004, S. 771). Diese wiederum werden genutzt, um Vergleiche unter anderem zwischen verschiedenen quantifizierbaren Interventionen, der

Effizienz und Effektivität von Pflege oder der Performanz von Krankenhäusern untereinander zu ziehen. Die sich daraus ergebenden „second-order measurements" oder „meta-measurements" kreieren ein dichtes System von „circulating statistical objects". Nach Power ist das die „hyper-reality of calculation" (Power 2004, S. 772). Nur durch dieses Zusammenspiel verschiedener Elemente kann eine „Entflechtung" (disentanglement) geschehen: Die Herauslösung von Handlungen, Situationen und Begebenheiten aus dem erlebten (lokalen) Erfahrungszusammenhang in eine „objektive, neutrale" Repräsentation in Form von Zahlen bzw. standardisierter Sprache. Ein Beispiel für diese Entflechtung ist das Kardex-System, das weitergehende Kalkulationen ermöglicht, wie die Berechnung des Personalschlüssels einer Station basierend auf der Berechnung des Zeitaufwands medizinisch-technischer Leistungen (der „Behandlungspflege").

Wir werden im Folgenden zeigen, dass der Pflegeprozess eine bedeutende Voraussetzung war, Krankenhäuser in „berechenbare Räume" (calculable spaces) zu transformieren (Miller 2001; 2008). Accounting hat dabei auch eine Mediationsfunktion – die Fähigkeit, die „Mikroebene" mit der „Makroebene" zu verbinden. Die Implementierung dieser Technologien macht das „Unkalkulierbare" kalkulierbar; es ist eine Form von „micro-territorialization", die es ermöglicht, nicht nur Pflege zu regulieren und zu steuern, sondern auch Erkrankungen sowie Patientinnen und Patienten. Patientinnen und Patienten werden durch Pflegediagnosen und den Pflegeprozess zu kalkulierbaren Entitäten, die in monetären Einheiten repräsentiert werden können. Die Daten, die auf der Mikro-Ebene generiert werden, ermöglichen es, auf der Ebene der Bevölkerung generell zu intervenieren (beispielsweise durch Programme der Prävention) und damit auch den individuellen Fall zu steuern. Durch Kalkulationen und Accounting werden das alltägliche Leben im Krankenhaus und in der Pflege „governed at a distance" und die Rationalitäten spezifischer Programme implementiert (D. E. Smith 2005a).

Allerdings ist es wichtig zu betonen, dass Programme aus Management und Accounting nicht so verstanden werden dürfen, als würden sie eins-zu-eins implementiert, ohne auf Widerstände zu treffen. Vielmehr sind Zahlen auch immer Anlässe für Dispute, und sie werden oft in Frage gestellt oder treffen auf andere soziale Bewegungen, die sich dieser Deutung der Realität widersetzen. Im Falle der Implementierung des Pflegeprozesses im westdeutschen Kontext ist es deshalb wichtig, auch das Zusammenspiel sozialer Gruppen im historischen Verlauf zu betrachten.

3. Ausgangslage Anfang der 1950er Jahre

Um das Ausmaß zu verstehen, in dem der Pflegeprozess das Verständnis von Pflege transformierte, ist es wichtig, sich die Konzeption und Praxis von Pflege vor der Einführung der Pflegeprozesslogik zu vergegenwärtigen. Im Folgenden wird deshalb zunächst die Arbeitsorganisation und -praxis von Pflege Anfang der 1950er Jahre skizziert.

Noch Anfang der 1950er Jahre dominierten die großen Mutterhaus-Schwesternschaften der Caritas, Inneren Mission und des Deutschen Roten Kreuzes das Berufsfeld Krankenpflege. Sie vertraten ein dezidiert unberufliches Konzept von Krankenpflege. Die Schwestern erhielten eine Ausbildung und zugesichert lebenslange Versorgung, wenn sie sich im Gegenzug verpflichteten, ihr Leben ganz in den Dienst der Gemeinschaft und der Arbeit am kranken und bedürftigen Menschen zu stellen. Dieses System stand einem rationalisierenden, ökonomisch-verwaltenden Zugriff lange wirkungsvoll entgegen. Die Schwestern selbst verbanden mit ihrer Tätigkeit zwar ein Versorgungs-, aber kein Erwerbsinteresse. Die Krankenhäuser zahlten vergleichsweise günstige Pauschalbeträge an die Mutterhäuser, die dafür im Gegenzug den Pflegebereich im Krankenhaus übernahmen. Dieses so genannte Stations- bzw. Gestellungsgeld war dezidiert nicht als Vergütung der Arbeitsleistung einzelner Schwestern konzipiert. Es wurde vielmehr unabhängig von Tätigkeit, Alter und Status der Schwestern erhoben (Kreutzer 2014).

Für die Krankenhäuser hatte dies zahlreiche Vorteile: Sie konnten die gesamte Verantwortung für den Pflegebereich delegieren und erhielten vergleichsweise kostengünstiges Personal. Umgekehrt bedeutete dies aber auch, dass die Krankenhäuser – da sie keine Arbeitgeberfunktion innehatten – nur begrenzt Einfluss auf den Pflegebereich nehmen konnten. Ein Verwaltungsleiter, der in die Arbeit der Pflegenden eingriff, war in diesem Kontext undenkbar. Ärzte und Schwestern galten als sich ergänzende Berufsgruppen, die jeweils einen spezifischen und eigenständigen Beitrag zur Heilung der Patienten leisteten. Während die Ärzte an den Krankheitssymptomen, deren Diagnose und Therapie ansetzten, sollten sich die Schwestern dem Patienten in seiner gesamten Persönlichkeit widmen. „Die Schwester", so betonte auch die Deutsche Krankenhausgesellschaft (DKG) 1951, „bestimmt in erster Linie den Geist des Hauses. Sie trägt die besondere Verantwortung dafür, dass der Kranke sich geborgen fühlt" (DKG 1951, S. 154). Gerade die Vermittlung von „Geborgenheit" galt als entscheidender Heilungsfaktor und machte die hohe Bedeutung pflegerischer Arbeit aus.

Der Aufbau eines quasi familiären Kontaktes setzte ein extrem hohes Maß an Verfügbarkeit der Schwestern voraus. Die Stetigkeit im Einsatz am Krankenbett galt als unabdingbare Voraussetzung einer „guten" Krankenpflege, da den Patienten ein Wechsel der Betreuungspersonen nicht zugemutet werden könne. In der Praxis war in der Pflege zu Beginn der 1950er Jahre eine 70–80 Stunden-Woche die Normalität. In der Regel übernahm jede Schwester die Betreuung einer bestimmten Anzahl von Patienten, für deren Rundumversorgung sie zuständig war. Reinigungskräfte, Haus- und Küchenpersonal wurden nur außerhalb der Krankenzimmer eingesetzt. Die persönliche Rundumbetreuung der Patienten, die nicht zwischen qualifizierten und unqualifizierten; pflegerischen und hauswirtschaftlichen Tätigkeiten unterschied, machte gerade das Konzept der familiär organisierten Pflege als „Liebesdienst" aus und prägte das berufliche Selbstverständnis der Schwestern. Der kontinuierliche Umgang mit den Patienten bildete außerdem eine wesentliche Grundlage dafür, dass die Schwestern die Kompetenz der Krankenbeobachtung erlernten.

Weder die Vermittlung von Geborgenheit noch die erfahrungsgestützte, oftmals intuitive Beobachtung der Kranken ließ sich nach den Kriterien wissenschaftlicher Rationalität exakt beschreiben. Erst recht nicht messbar war deren Bedeutung für den Heilungsprozess. Im Pflegeverständnis der frühen 1950er Jahre war dies kein Problem. Ganz im Gegenteil: Die Besonderheit pflegerischen Könnens lag wesentlich darin, dass es sich um ein – spezifisch weibliches – „Geheimnis" handelte, das von außen nicht genau ergründbar und deshalb auch nicht imitierbar war (Rudolph 1956, S. 328). Es war nicht zuletzt das Geheimnisvolle schwesterlichen Tuns, das im damaligen Verständnis die Besonderheit und Eigenständigkeit des Pflegeberufs begründete.

4. Rationalisierung der Pflege

In der zweiten Hälfte der 1950er Jahre begann eine radikale Umstrukturierung der Pflege im Sinne einer beginnenden Verwissenschaftlichung und Rationalisierung. Den Auftakt im Prozess der Verwissenschaftlichung der Pflege machte Mitte der 1950er Jahre die Arbeitswissenschaft, die ihre Bedeutung über den zunehmenden „Schwesternmangel" legitimieren konnte. Die Arbeitswissenschaft zielte auf eine ‚Optimierung' von Arbeitsabläufen und konnte zu diesem Zeitpunkt bereits auf eine lange Tradition in Deutschland zurückblicken. Im Pflegebereich vermochte sie jedoch erst mit dem Rückgang konfessioneller Schwesternschaften und dem von ihnen getragenen Pflegeverständnis Fuß zu fassen. Die Mutterhausschwesternschaften litten seit Anfang der 1950er Jahre unter erheblichen Nachwuchsproblemen, und die Arbeitswissenschaft versprach, Lösungen bereitzustellen, um die vorhandenen Schwestern effektiver einsetzen zu können. Die Arbeitswissenschaft führte neue Konzepte, die aus der Welt ökonomischer Kosten-Nutzenkalkulationen stammten, in den Pflegebereich ein. Dazu gehörte insbesondere der Begriff der Effizienz.

Das Konzept tayloristischer Arbeitsteilung erreichte damit auch den Pflegebereich. Beim Neubau von Krankenhäusern sollte zum Beispiel besonderer Wert auf kurze Arbeitswege gelegt oder die Stationsarbeit durch die Zentralisierung von Routinefunktionen wie dem Sterilisieren von Instrumenten entlastet werden. Diese Bemühungen um eine Rationalisierung von Arbeitsabläufen fanden ihren institutionellen Niederschlag in der Gründung des Deutschen Krankenhausinstituts (DKI) im Jahr 1953 (Aubel 1954). Aufgabe des Instituts war u. a., Konzepte für eine moderne Krankenhausorganisation zu entwickeln, um eine Rationalisierung der Arbeitsabläufe in der Pflege zu forcieren. Damit verbunden begann die Aufteilung des Tätigkeitsfeldes Pflege, die in den 1960er und insbesondere in den 1970er Jahren den Weg für die Einführung der Pflegeplanung bzw. des Pflegeprozesses bahnte.

Darüber hinaus wandelten sich mit der Medikalisierung, Technisierung und Spezialisierung der Krankenversorgung der pflegerische Aufgabenbereich und das Anforderungsprofil einer „guten" Schwester. Das alte Konzept fürsorgend-mütterlicher Hinwendung büßte im Laufe der 1960er Jahre rasant an Bedeutung ein. Das „*Bemuttern* der Patienten", so lautete die Kritik, werde im Selbstverständnis der Schwestern viel zu sehr in den Vordergrund gehoben und die Rolle der Schwester „auf ein unbestimmtes ‚Dabeisein' beim Heilungsprozeß" (Leich 1962, S. 17) reduziert. Die bis dato nicht in funktionale Arbeitsschritte aufteilbare Anwesenheit der Schwestern am Krankenbett erschien damit nur noch als Relikt vergangener Zeiten, das den neuen Begründungsnotwendigkeiten nicht länger Stand halten konnte. Auch das bisher hoch geachtete Erfahrungswissen verlor rasant an Legitimität und die Pflege wurde zu einer nach wissenschaftlichen Grundsätzen planvoll zu organisierenden Tätigkeit umgestaltet (Kreutzer 2013). Diese Reformen fügten sich in den „Zeitgeist" der 1960er Jahre, der sich durch einen ausgeprägten Glauben an Planung, Fortschritt und technische Machbarkeit auszeichnete (Schildt 2000, S. 48). Die Erwartung, mittels wissenschaftlich fundierter Planung gesellschaftliche Prozesse steuern zu können, prägte in den 1960er Jahren nicht nur die Geschichte Westdeutschlands, sondern auch die anderer europäischer Nachbarländer (Haupt/Requate 2004). Dies legte die Grundlage für die Umstrukturierung von Pflege zu einer kalkulierbaren Ware.

5. Die Aufspaltung stationärer Pflege

Die Krankenhäuser setzten in den 1960er und 1970er Jahren den Fokus verstärkt auf Wirtschaftlichkeit sowie auf ein gut funktionierendes Management. 1966 begrüßte Siegfried Eichhorn, Krankenhausökonom und Vorstandsmitglied des DKI, „die Anpassung der Arbeitsbedingungen im Krankenhaus an die der Wirtschaft … [als] eminent wichtige[n] Prozeß der ‚inneren Säkularisierung' der

Krankenhausarbeit" (Eichhorn 1966, S. 315). Ein modernes Krankenhaus sei arbeitsorganisatorisch eher von einer Vielzahl von einzelnen Leistungsbereichen und Leistungsstellen sowie Einzelleistungen in zentraler Organisation außerhalb des Patientenzimmers gekennzeichnet als von einer „Einheit der Leistung für den Patienten im Krankenzimmer" (Eichhorn 1966, S. 315).

Im Zuge einer stärkeren Ausdifferenzierung des Pflegebereichs wurden bereits zwischen 1955 und 1966 durch das DKI vermehrt Arbeitsanalysen im Pflegebereich durchgeführt. 1967 veröffentlichte Eichhorn die Ergebnisse dieser Arbeitsanalysen in seiner DKI-Publikation zur Krankenhausbetriebslehre (Eichhorn 1975). Zur Einordnung der unterschiedlichen pflegerischen Tätigkeiten verwendete er eine Schematisierung, die schon 1953 in der britischen Studie „The Work of Nurses On Hospital Wards" des Nuffield Provincial Hospitals Trust (1953) aufgestellt wurde. Diese „Nuffield-Studie", bereits 1954 in die deutsche Sprache übersetzt und vom DKI herausgegeben (Steinbrück 1954), wurde von Ökonomen durchgeführt und beinhaltete eine Beobachtung und Analyse pflegerischer Arbeit in der stationären Krankenhausversorgung. Dabei erfolgte eine Unterteilung der pflegerischen Tätigkeiten in die Kategorien des „basic nursing" (z.B. Bettenmachen, Baden der Patientinnen und Patienten, Essen und Trinken verteilen, Komfort spenden, persönliche Aufmerksamkeit geben und Konversationen mit Patientinnen und Patienten betreiben etc.), des „technical nursing" (Verbandswechsel, Vorbereitung technischer Interventionen, medizinische Tests, prä- und postoperative Pflege etc.), der stationären Organisation und „domestic work" (Nuffield Provincial Hospitals Trust 1953, 27f.).

Zur Kategorisierung der Pflegetätigkeiten verwendete Eichhorn die Begriffe „Grundpflege", „Behandlungspflege", „Verwaltung und Versorgung" sowie „Hausarbeit" (Eichhorn 1975, S. 330). Er stellte außerdem eine detaillierte Liste aller Tätigkeiten auf, die unter die vier Kategorien fallen. Diese Tätigkeiten spiegeln teilweise wortwörtlich die Übersetzung der aufgeführten Tätigkeiten der Nuffield-Studie wider, teilweise weichen sie in Inhalt und Kategorisierung von dieser ab (Eichhorn 1975, S. 342–345; Nuffield Provincial Hospitals Trust 1953, S. 31, 41, 47, 54). In der Bundesrepublik Deutschland scheint die Nuffield-Studie zunächst nicht weiter öffentlich diskutiert worden zu sein. Es ist allerdings bemerkenswert, dass die Begrifflichkeiten Grund- und Behandlungspflege – trotz intensiver Kritik (siehe u.a. Friesacher 2015) – bis heute weiter benutzt werden. Als besonders folgenschwer hat sich dabei erwiesen, dass die Unterscheidung Grund- und Behandlungspflege in das Sozialgesetzbuch (insbesondere Sozialgesetzbuch V und XI) aufgenommen wurde und bis heute dazu führt, dass pflegerische Tätigkeiten der so genannten Grundpflege schlechter entlohnt und bewertet werden.

6. Restrukturierung von Pflege als Ware

6.1 Krankenhäuser und Gesundheitsleistungen als ökonomische Güter

In Westdeutschland setzte sich die arbeitswissenschaftliche Logik im Pflegebereich Hand in Hand mit der Forderung durch, Krankenhäuser nicht als einer sozialen Infrastruktur zugehörig zu betrachten, sondern als eigenständige konkurrenzfähige Unternehmen anzuerkennen, die Regelungen durch Angebot und Nachfrage sowie Import und Export unterliegen (Wirzbach 1969). Eichhorn konkretisierte 1974 seine Forderungen nach besserer Wirtschaftlichkeit von Krankenhäusern, indem er „die Einbeziehung wirtschaftlicher Denkstrukturen in die Gedankenwelt des Arztes und der Pflege“ vorschlug. „Nur durch die volle Einbeziehung in die wirtschaftliche Verantwortung des Gesamtkrankenhauses wird es möglich sein, Ärzte und Pflege dazu zu zwingen, nicht nur Forderungen zu stellen, sondern diese Forderungen auch im Hinblick auf ihre Notwendigkeit zu begründen, und zwar nicht nur verbal, sondern auch quantitativ“ (Eichhorn 1974, S. 192). Dabei sollte neben der Einführung von Gewinnmöglichkeiten bei Kostenunterschreitung und Verlustmöglichkeiten durch unwirtschaftliches Handeln auch die „‚Entmystifizierung‘ der Heil- und Pflegeberufe“ (Eichhorn 1974, S. 192) vorangetrieben werden. Außerdem sollten die Maximierungstendenzen bei der Definition von Leistungsstandards einem „Abwägen von Kosten und Erfolg diagnostischer und therapeutischer Maßnahmen“ (Eichhorn 1974, S. 191) weichen, die die begrenzten finanziellen und personellen Mittel berücksichtigten. Um diese wirtschaftliche Haltung nicht nur zu fördern, sondern auch kontrollieren zu können, benötige man, so Eichhorn, qualitativ und quantitativ erfassbare und messbare Leistungen, einen Rahmen für Art, Menge und Qualität des Leistungsangebots eines Krankenhauses sowie exakte Definitionen der Leistungsstandards und ein fixiertes Leistungsniveau. Anhand dieser Kriterien könne dann die Wirtschaftlichkeit eines Krankenhauses beurteilt werden (Eichhorn 1974, S. 193). Eine in Einzeltätigkeiten aufgespaltene stationäre Pflege war also für die Beurteilung der Wirtschaftlichkeit von Krankenhäusern notwendig.

Auch die WHO (1973; 1974), auf deren Initiative die Einführung des Pflegeprozesses in Europa gefördert wurde, forderte eine Restrukturierung der nationalen Gesundheitswesen. Zur Verbesserung der Effizienz und Effektivität der Gesundheitswesen sollten laut WHO Managementstrategien und kontinuierliche Evaluationsprozesse in die Gesundheitssysteme integriert werden. Diese Forderungen fielen in Westdeutschland zeitlich mit einem Umbruch zusammen: Das Krankenhausfinanzierungsgesetz von 1972 entsprang zwar noch der Logik ökonomischen und sozialen Wachstums der 1960er Jahre und beinhaltete die Vorstellung, dass Krankenhäuser als Einrichtungen der staatlichen Daseinsvorsorge wirtschaftlich abzusichern seien und keinem Markt ausgesetzt werden dürfen (Simon 2016). Nachdem das Gesetz erlassen wurde, änderten sich die wirtschaftlichen Rahmenbedingungen jedoch dramatisch und ein fundamentaler ökonomischer und gesellschaftlicher Strukturwandel setzte ein. Zwar wurde einerseits die sozialstaatliche Expansion auch noch nach 1975 fortgesetzt. Die geweckten Erwartungshaltungen in der Bevölkerung ließen sich nicht einfach zurückschrauben, und der ausgebaute Wohlfahrtssektor entwickelte eine institutionelle Eigendynamik. Nicht nur Empfänger, sondern auch Anbieter wohlfahrtsstaatlicher Leistungen hatten ein virulentes Interesse an der Fortsetzung der bisherigen Politik (Leisering 2016). Andererseits fanden aber auch eine Kürzung von Leistungen und eine Erschwerung von Zugangsbedingungen statt, die im Gesundheitswesen ab Mitte der 1970er Jahre unter dem Begriff der „Kostendämpfung“ verhandelt und umgesetzt wurden.

Diese Politik der „Kostendämpfung“ bedurfte der Transformation von Krankenhäusern und Gesundheitsleistungen in ökonomische Güter. Dazu mussten zunächst Vorgänge in Krankenhäusern in ökonomisches Vokabular übersetzt werden. Die Einführung von Accounting ermöglichte hier eine Transformation der Gesundheitsversorgung in eine kalkulative Entität. Durch den Einsatz von „inscription devices“, wie dem Kardex System und der Pflegeplanung als Vorläufer des Pflegeprozesses, wurden seit Mitte der 1970er Jahre die medizinische und auch die pflegerische Versorgung für kalkulatorische Maßnahmen, wie Ist/Soll-Vergleiche, geöffnet (Methoden zur Humanisierung des Krankenhauses 1974; Mrda/Göbbels 1977). Die Ergebnisse aus den Arbeitsanalysen boten hierbei eine Grundlage, da sie pflegerische Aktivität als einzelne standardisierte Tätigkeiten konstituierten und ihnen einen Zeitwert zuwiesen. Das ermöglichte, diese Tätigkeiten als pflegerische Leistungen zu definieren.

Zeitgleich wurde in den USA, dem Entstehungsland des Pflegeprozesses, das System der Diagnosis Related Groups (DRG) (oder mixed cases groups) von Wirtschaftsingenieuren der Yale University (aber auch mit Beteiligung des Krankenpflegers John Devereaux Thompson) entwickelt (Preston 1992; Preston et al. 1992; Samuel et al. 2005). Der Anlass für diese Restrukturierung der amerikanischen Krankenhäuser war, ähnlich wie in anderen westlichen Staaten, der Diskurs um die Kostenexplosion im Gesundheitswesen und im Fall der USA die Implementierung von Medicare. Die Wirtschaftsingenieure definierten Krankenhäuser als Produktionsstätten (vergleichbar mit jedem anderen Produktionsbetrieb) mit den DRGs als deren Produkte oder Produktionslinien (Fetter et al. 1991). Ärzte, Ärztinnen und Pflegende wurden nunmehr zu Produktdesignern, die zusammen mit Dienstleistungsmanagern die „joint production of a complex and unique product (the treatment of the patient)“ darstellen (Fetter et al. 1991, S. 86). Das System der DRGs wurde mit zeitlicher Verzögerung und unter der Bezeichnung „G-DRGs“ auch in Deutschland eingeführt.

Während sie zuvor für ihre Leistungen rückwirkend entschädigt wurden, erhielten die Krankenhäuser durch die DRGs ihre Bezahlung pauschal im Voraus, das heißt vor der eigentlichen Leistungserbringung. In Westdeutschland lassen sich mit der Einführung von Fallpauschalen ähnliche Umgestaltungen feststellen. Im Krankenhaus-Neuordnungsgesetz von 1984 wurde das Selbstkostendeckungsprinzip eingeschränkt und für bestimmte Leistungen wie bspw. Operationen pauschalierte Sätze festgelegt (Simon 2016, S. 32–33). In beiden Fällen sollte dies den wirtschaftlichen Druck auf die Häuser und das Personal erhöhen und sie zwingen, wirtschaftlich zu arbeiten. In diesem Zusammenhang lässt sich verstehen, warum es notwendig wurde, Pflege messbar, planbar und in monetären Einheiten abbildbar zu machen.

Damit war das, was unter „guter Pflege" verstanden wurde, im Umbruch. Arbeitsanalysen hatten in ihrer Performativität ein neues Pflegeverständnis hergestellt, das nun gefördert und auch immer mehr gefordert wurde. Pflegerische Tätigkeit sollte nicht nur auf einem rationalen Verständnis basieren, sondern auch eine ökonomische Leistung aufzeigen. Die Definition einzelner pflegerischer Tätigkeiten, die in ihrer Summe Pflege ausmachen sollten, ermöglichte weitere Rationalisierungs- und Ökonomisierungsmaßnahmen in der Pflege. So konnte auf die Bedarfe, die im Rahmen der Wochenarbeitszeitverkürzung entstanden, mit einer funktionalen, tätigkeitsbezogenen Aufteilung von Pflege reagiert werden. Die sukzessive Einführung dieser Art der Pflegeorganisation änderte den Fokus pflegerischer Tätigkeit und brachte eine erhebliche Verdichtung und Intensivierung der Pflegearbeit mit sich. Eine Weiterführung dieser buchhalterischen Strategien stellte der Pflegeprozess dar.

6.2 Die Pflege als Pflegeprozess

Der Pflegeprozess, obwohl als Charakteristikum professionellen Handelns verstanden (American Nurses Association 2010; PflBRefG 2017), ist kein originär pflegerisches Konzept, sondern beinhaltet das Durchlaufen des kybernetischen Regelkreises. Das einzige, was den Pflegeprozess zu einem Konzept der Pflege macht, ist seine Verwendung in der Pflege (Barnum 2006; Habermann 2006). Mit anderen Worten: Das Füllen der Schritte des kybernetischen Regelkreises mit pflegerischem Inhalt ergibt den Pflegeprozess. Die Kybernetik verstand sich als Einheitswissenschaft, die Technik-, Natur-, Human-, Gesellschafts- und Geisteswissenschaften verbinden sollte. Sie entwickelte sich seit den 1940er und 1950er Jahren aus einer kleinen Bewegung primär anglo-amerikanischer Wissenschaftler zu einem wissenschaftlich und gesellschaftlich prägenden Ordnungs- und Deutungsinstrument, das den Blick auf das Soziale, Politische und Ökonomische fundamental transformierte (Hörl/Hagner 2008). Die Kybernetik betrachtete Menschen, Organisationen und Gesellschaften als komplexe Funktionsmechanismen, die sich nicht grundlegend von Maschinen unterschieden. Damit ermöglichte die Kybernetik die Vereinfachung und Gleichschaltung des unterschiedlichen Vokabulars verschiedener Berufsgruppen und Bereiche innerhalb eines Unternehmens wie des Krankenhauses sowie die Überführung der unterschiedlichen Aktivitäten in eine flexible dynamische Kontrolle (Ashby 1956/1999).

Für die Buchhaltung und das Management im Krankenhaus war die kybernetische Logik daher sinnvoll, insbesondere bei der Betrachtung des Krankenhauses als Unternehmen (Beer 1972; Schmitt 1987), restrukturierte sie doch mit ihren Leitbegriffen der Steuerung, Kontrolle, Information und Rückkopplung die Gesundheitsversorgung nach der Logik technisch-mathematischer Grundbegriffe und erschloss die Gesundheitsversorgung damit für Kalkulationen. Mit der zentralen Denkfigur der Rückkoppelung sollten Erfolg und Misserfolg des Handelns gesteuert und gegebenenfalls korrigiert werden (Hörl/Hagner 2008, S. 11). So wurde es möglich, die „Unwirtschaftlichkeit der Betriebsführung" (Simon 2000, S. 92) von Krankenhäusern zu kritisieren und marktwirtschaftliche Restrukturierungen einzuleiten.

Der Pflegeprozess schuf damit die Voraussetzung, die pflegerische Versorgung als marktwirtschaftliche Entität zu verstehen: Die kybernetische Logik des Pflegeprozesses ermöglichte, über Pflege nun in der Sprache eines Ingenieurs zu sprechen, der durch den Einsatz geplanter Interventionen einen Produktionsprozess optimieren will. Damit transformierte der Pflegeprozess gleichsam das Verständnis von Pflege.[1] Nachdem pflegerische Aktivität bereits als Summe definierter Einzeltätigkeiten verstanden wurde, konnten diese nun in einen Planungs-, Durchführungs- und Evaluationskreislauf überführt werden. Der Pflegeprozess muss hier als „inscription device" verstanden werden, das pflegerische Aktivität aus ihrem unmittelbaren Zusammenhang hebt, also entflechtet und abstrahiert. Der Pflegeprozess legt außerdem fest, welche Informationen wann wie wichtig sind, und übersetzt Pflege in eine kalkulierbare Sprache von Input und Output. Durch den Vergleich von Input (Pflegeassessment/Pflegediagnose/

1 Lesenswert sind die Analysen zur gegenwärtigen Kybernetisierung bzw. Maschinisierung von Pflege. Heiner Friesacher zeigt, wie die Integration der kybernetischen Logik in den Pflege- und Gesundheitsbereich die dort bestehenden Macht- und Herrschaftsverhältnisse in einen Rationalisierungsdiskurs bringen, der unter dem Schlagwort *Empowerment* Pflegepersonen und Patienten in einer neuen Weise zu steuern und kontrollieren vermag sowie anschlussfähig ist an einen neoliberalen Ökonomiediskurs (Friesacher 2011; 2008). Auch Manfred Hülsken-Giesler analysiert den Pflegeprozess in Bezug auf seine Kontroll- und Legitimationsfunktion und damit als politisches Instrument. Er zeigt auf, dass gesundheitspolitisch vornehmlich die Kontrolle und Steuerung des Pflegebereichs priorisiert wird und somit Transformation pflegerischer Prozesse in kybernetische Prozesse, d.h. eine Maschinisierung von Pflege, forciert wird (Hülsken-Giesler 2008, insb. Kapitel 7).

Pflegeprobleme) und Output (erreichtes Pflegeziel) bzw. den Vergleich von geplantem Output und erreichtem Output können Pflegetätigkeiten (pflegerische Interventionen) in ihrer Effektivität evaluiert werden. Damit bringt der Pflegeprozess eine rationale Nachvollziehbarkeit und Wissenschaftlichkeit in die Pflege.

Das heißt im Umkehrschluss, Pflege, die nicht nach den Maßstäben des Pflegeprozesses durchführt wird, kann nicht als professionelle und wissenschaftsbasierte Pflege anerkannt werden; dies ist die „ceremonial function" des Pflegeprozesses als „inscription device". Dass der Pflegeprozess mittlerweile als Synonym für professionelle Pflege gilt, wurde zwar bereits von Virginia Henderson (1987) kritisiert, wird aber weiterhin in der Definition der Standards of Practice der American Nurses Association (2010) als auch in dem im Pflegeberufereformgesetz verankerten Pflegeverständnis (PflBRefG 2017) festgeschrieben.

Der Pflegeprozess als „inscription device" standardisiert außerdem Sprache und Ablauf von Pflege. Damit ermöglicht und fordert er gleichermaßen eine strukturierte Dokumentation über alle Schritte des Prozesses hinweg. Diese Standardisierung erlaubt dabei sowohl interne als auch externe Kontrolle der pflegerischen Leistungen sowie die Kontrolle von Pflegepersonen (DKG 1985). Es wird transparent, wie Pflegepersonen innerhalb des und mit dem Pflegeprozess arbeiten. Ebenso lassen sich die Pflegepersonen identifizieren, die dem Prozess entweder nicht folgen oder aber mehr Ressourcen verwenden als vorgesehen. Daher wird der Pflegeprozess nicht nur für berufliche Pflegepersonen im pflegerischen Alltag als Kontrollelement propagiert (Mrda/Göbbels 1977). Positiv wird außerdem gesehen, dass auch das Management des Krankenhauses die pflegerische Leistungserbringung besser kontrollieren und in diese eingreifen kann. Hierbei wird nicht nur auf eine verbesserte Effektivität gezielt, sondern auch auf eine erhöhte Effizienz (Büchner/Thiele 1984; Trill 1986). Damit transformiert der Pflegeprozess das Verständnis von Pflege zu einem zielgerichteten, steuer- und kontrollierbaren sowie optimierbaren Handeln. Pflege wird zu einer betriebswirtschaftlichen Komponente und im Ergebnis werden Pflegeleistungen zur Ware.

6.3 Neue Assamblages in der Pflege

Der Pflegeprozess ermöglicht die Qualitätsbeurteilung von Leistungen, da einzelne Leistungen als separate Aktivitäten wiederholt und damit in ihrer Durchführung und Wirkung vergleichbar werden. In der Folge lassen sich neben Forderungen der Leistungssteigerung auch Qualitätsansprüche an die Pflege stellen. Dieses gesteigerte Interesse an Qualitätssicherung durch Standardisierung kommt in Westdeutschland in den 1980er Jahren auf. Qualitätssicherung wird hierbei als Bestandteil wirtschaftlicher Betriebsführung und als Nachweis der Wirtschaftlichkeit des Krankenhauses verstanden (Trill 1986; Wander 1988). „[D]as Begreifen der Pflege als Pflegeprozeß [stellt] eine gewichtige Grundlage für die Qualitätsermittlung … dar“ (Trill 1986, S. 381), da sich „die pflegerische Leistung … aus der systematischen, patientenorientierten Pflegeplanung (Krankenpflegeprozeß) ergibt“ (Wander 1988, S. 401). Dabei soll sich die Pflegezielformulierung an Pflegestandards orientieren. Und die Maßnahmen bzw. pflegerischen Tätigkeiten sollen als geeignet für das Erreichen der Pflegeziele bewertet werden können. Der Pflegeprozess dient dabei als Technologie, vormals nicht messbare pflegerische Leistung zu quantifizieren, wodurch im Sinne der „second-order-measurements“ Qualitätsvergleiche zwischen Krankenhäusern möglich werden.

Zum Ende der 1980er Jahre erschien es auch logisch, dass Leistungen nur finanziert werden können, wenn sie nachweislich erbracht wurden, messbar sind und sie auf der Grundlage gesicherter Leistungskriterien geplant und durchgeführt wurden. Marianne Wander (1988), Referentin für Krankenhauswesen eines Diakonischen Werks, legte außerdem nahe, dass die Kenntnis der einzelnen Tätigkeiten und Leistungen, insbesondere auch im Rahmen des Pflegeprozesses, notwendige Informationen für die Personalbedarfsberechnung seien, z. B. als Argumente für einen höheren Personalbedarf. Die Berechnung des Personalbedarfs sollte nicht mehr wie bisher auf der Basis fortgeschriebener Anhaltszahlen durchgeführt werden. Vielmehr wurde empfohlen, den Pflegezeitaufwand zu errechnen und mit der effektiven Arbeitszeit von Pflegefachpersonen ins Verhältnis zu setzen. Außerdem wurde von der DKG gefordert, die unterschiedlichen Tätigkeiten mit Minutenangaben darzustellen (Gaertner/Golombek 1985).

1990 schließlich wurde ein EDV-Verfahren vorgestellt, bei dem die gesamte Informationsverwaltung und Planung in der Pflege digitalisiert werden konnte. Eine Pflege, die keine standardisierte Sprache vorweisen und in Einzelteile zerlegt werden kann, hätte sich kaum in eine Software, bestehend aus binären Optionen, integrieren lassen können. Eine als kybernetischer Prozess verstandene Pflege dagegen, die auf Input, Planung, Output und Rückkopplung basiert und die Summe einzelner Pflegeleistungen darstellt, konnte digitalisiert werden. Das EDV-Verfahren erlaubte die Einbindung des Pflegeprozesses in die allgemeine Pflegeorganisation und Dienstplangestaltung sowie in die Personalbedarfsermittlung und die Koordinationstätigkeiten durch die Pflegedirektion.

Dem Verfahren wurde zugeschrieben, dass es die Pflegequalität verbessern könne und sie messbar mache, alle erbrachten Leistungen erfasse und mit den erforderlichen Personalbedarfen und Materialien koppele, den geplanten und tatsächlichen Pflegezeitaufwand objektiv ermittele, den Personaleinsatz optimiere und einen flexiblen Informationspool für den Pflegebereich schaffe. Nach Einpflegen aller Patienten- und Personaldaten sowie nach Erstellen der Pflegeplanungen generiere das System automatisch Organisationsvorschläge für die Pflege (Lanig/Hanke 1990). Durch die Abstraktionsfähigkeit von „inscription devices" ermöglicht, konnte dieses System bereits in seinen Anfängen zu einigen medizinischen Diagnosen standardisierte Pflegemaßnahmen vorschlagen, die dann bei der Pflegeplanung aus Leistungskatalogen ausgewählt werden konnten. Auch konnten Minutenangaben zu jeder pflegerischen Maßnahme zugeordnet und somit der jeweilige Pflegezeitaufwand ermittelt werden (Lanig/Hanke 1990).

Die Aufgliederung einzelner Pflegetätigkeiten, die Einbindung in den Pflegeprozess sowie die digitale Kopplung wirken hier als „assemblages", die Pflege zu einem kontrollierbaren, kalkulierbaren und standardisierten Leistungskomplex konstituieren, der vom individuellen Patienten enthoben ist und als monetäres Angebot eines Krankenhauses verstanden wird.

7. Fazit und Ausblick auf den neuen Patienten

Im Sinne des kritischen Accounting haben wir in diesem Beitrag das Zusammenspiel von kalkulativen Praktiken, Wissensformen und Institutionen in Bezug auf den Pflegeprozess diskutiert und die Rolle des Pflegeprozesses in der Konzeption berechenbarer Pflege herausgestellt. Das scheinbar neutrale Darstellen von *accounting technologies*, wie die Aufschlüsslung von Pflege in einzelne Tätigkeiten oder das Darstellen von Pflege als einen kybernetischen Regelkreis, sollte kritisch hinterfragt werden. Wie wir dargelegt haben, hat sich das Pflegeverständnis durch den Einsatz des Pflegeprozesses fundamental verändert und der Pflegealltag wurde neu konstituiert. Während bis in die 1960er Jahre Pflege nicht als Aktivität einzelner Leistungen, sondern als eine schwer fassbare und unteilbare Fähigkeit von Schwestern gesehen wurde, die unzugänglich für monetäres Denken war, basiert die schließlich entmystifizierte Pflege auf rational definierten Einzeltätigkeiten, Wissenschaftlichkeit sowie einem ökonomischen Leistungsverständnis.

Die derart neu konstituierte Pflege befriedigt damit die Forderung nach Professionalität und Wissenschaftlichkeit, macht sie doch pflegerische Tätigkeit nachvollziehbar und rational begründbar. Gleichzeitig bietet eine entlang des Pflegeprozesses konstituierte Pflege Lösungen zu Fragen der Ökonomisierung und Wirtschaftlichkeit. Pflege dieser Art ist transparent, plan- und kalkulierbar und lässt sich im Sinne eines Leistungskatalogs als Angebot des Unternehmens Krankenhaus verstehen. Durch den Pflegeprozess können sowohl die Leistung Pflege als auch das pflegerische Handeln in Bezug auf die Kriterien Effektivität und Effizienz optimiert werden. Es sollte jedoch bedacht werden, dass Pflege

– verstanden als Pflegeprozess – nur die Tätigkeiten bzw. Leistungen umfasst, die sich innerhalb des Pflegeprozesses verbalisieren lassen. Alle nicht rational verbalisierten Tätigkeiten können einer Pflege, die als Pflegeprozess verstanden wird, kaum zugeschrieben werden.

Dieser Artikel fokussiert nur einen Aspekt der Konsequenzen des Pflegeprozesses: Die Umgestaltung von Pflege zur Ware. Hier nicht diskutiert und an dieser Stelle nur angerissen werden kann, dass auch Patientinnen und Patienten in einer als Pflegeprozess verstandenen Pflege neu gedacht werden konnten. Zum einen führte der Pflegeprozess ein neues Verständnis von Ganzheitlichkeit in die Pflege ein. Mit der propagierten Ganzheitlichkeit der Pflege von Patientinnen und Patienten geriet auch das gesamte Umfeld sowie deren Lebensstil in den Fokus der Pflege. Pflege und Gesundheitsversorgung bezogen sich dabei auch auf Bereiche, die bisher nicht als problemhaft verstanden wurden, nun aber problematisiert werden konnten. Zum anderen (und damit verbunden) begannen Pflegepersonen nun diese relevanten Patienteninformationen zu sammeln und in einem Problemlöseprozess zu strukturieren, um so die Denkweise von Patientinnen und Patienten bezüglich ihres Lebens und der Art zu leben zu beeinflussen. Das Problemlösedenken wird damit als Teil der gesunden und präventiven Lebensführung auf den Patienten übertragen und konstituiert im Sinne des Optimierungsdenkens ein ökonomisches Subjekt.

Auf gesellschaftlicher Ebene lässt sich der Wandel der Selbstverhältnisse und Subjektivierungspraktiken am so genannten *Responsabilisierungsprozess* erkennen. Dieser beschreibt die seit den 1960er und 1970er Jahren massiv forcierte und „nicht zuletzt politisch eskortierte Zuschreibung von Verantwortlichkeiten an die Adresse eines entsprechend neuartig aufgestellten Subjekts“ (Eitler/Elberfeld 2015, S. 13–16). In der Pflegeliteratur ist der ökonomische Patient bereits in den 1970er Jahren angekommen. So wurde 1978 in der Zeitschrift „Krankenpflege“, dem Organ des Deutschen Berufsverbands für Krankenpflege (heute: Pflegeberufe), gefordert, der Struktur der Informationsaufnahme und -vermittlung im Pflegebereich das Modell des „complex man“ zu Grunde zu legen. Dieses beinhaltete sowohl den „economic man“ als auch den „social man“. Der „social man“ identifiziert sich durch Beziehungen zu anderen, während der „economic man“ durch ökonomische Reize motiviert ist und nach Gewinnmaximierung strebt (Dreißiger 1978, S. 201).

Die vorliegende Analyse betrachtet Pflege, die auf dem Pflegeprozess basiert und als professionell propagiert wird, in einem kritischen Licht und führt die Erkenntnisse aus bereits vorliegenden kritischen Untersuchungen zum Pflegeprozess weiter (siehe hierzu Habermann et al. 2006; insbesondere die Beiträge von Habermann 2006 und Buus/Traynor 2006). In unserem Beitrag haben wir aufgezeigt, dass der Pflegeprozess, der heute als nicht hinterfragbar gilt, in einer spezifischen historischen Situation aufkam: Im Kontext von Überlegungen, wie

Gesundheitsversorgung effizienter und effektiver, das heißt ökonomischer, geleistet werden könnte. Unsere Analyse zeigt weiterhin, dass die Einführung der Technologie Pflegeprozess das Verständnis von Pflege grundlegend transformierte und Pflege zu einer ökonomischen Entität umwandelte. Soll Pflege neu gedacht werden, müssen derartige Transformationsprozesse in ihrem historischen Kontext sichtbar gemacht werden. Dazu bedarf es weiterer kritischer Analysen, die die Genese aktueller Selbstverständlichkeiten in der Pflege tiefergehend hinterfragen.

Literatur

AMERICAN Nurses Association (2010): Nursing. Scope and Standards of Practice (2. Aufl.). American Nurses Association, Silver Spring, Md.

ASHBY, W. R. (1956/1999): An Introduction to Cybernetics. Chapman and Hall (1956), Internet (1999), London. http://pcp.vub.ac.be/books/IntroCyb.pdf Zugegriffen: 28.08.2017.

AUBEL, P. van (1954): Begrenzung des Krankenhausaufwandes. Zur Gründung des Deutschen Krankenhausinstituts. In: Das Krankenhaus, 46. Jg., H. 3, 69–70.

AUSBILDUNGS- UND PRÜFUNGSVERORDNUNG für die Berufe in der Krankenpflege vom 16. Oktober 1985. BGBl Jg. 1985, Teil I, Nr. 52, ausgegeben zu Bonn am 22. Oktober 1985. http://www.bgbl.de/xaver/bgbl/start.xav?startbk=Bundesanzeiger_BGBl&jumpTo=bgbl185i1973.pdf Zugegriffen: 11.07.2017.

BARNUM, B. S. (2006): The Nursing Process worldwide: what is its future? In: Habermann, M./L. R. Uys/B. Parfitt (Hrsg.) (2006): The nursing process: a global concept. Elsevier/Churchill Livingstone, Edinburgh, New York, S. 155–167.

BEAUPRE, A. B. (1988): An Administrative Marketing Strategy: A Different Perspective on the Nursing Process. In: The Journal of Nursing Administration (JONA), 18. Jg., H. 11, 37–41.

BEER, S. (1972): Cybernetics – A Systems Approach to Management. In: Personnel Review, 1. Jg., H. 2, 28–39. (DOI: 10.1108/eb055198).

BÜCHNER, E./W. Thiele (1984): Untersuchungen über Patientenversorgung und Pflegequalität. In: Das Krankenhaus, 76. Jg., H. 9, 401–403.

BURCHELL, S./C. Clubb/A. Hopwood/J. Hughes/J. Nahapiet (1985): Accounting in its social context: Towards a history of value added in the United Kingdom. In: Accounting, Organizations and Society, 10. Jg., H. 4, 381–413.

BUUS, N./M. Traynor (2006): The Nursing Process: nursing discourse and managerial technologies. In: Habermann, M./L. R. Uys/B. Parfitt (Hrsg.) (2006): The nursing process: a global concept. Elsevier/Churchill Livingstone, Edinburgh, New York, S. 31–46.

CHAPMAN, C. S./D. J. Cooper/P. B. Miller (2009): Linking Accounting, Organizations and Institutions. In: Chapman C. S./D. J. Cooper/P. Miller (Hrsg.) (2009): Accounting, Organizations, and Institutions: Essays in Honour of Anthony Hopwoos. Oxford Scholarship Online, S. 1–41 (DOI: 10.1093/acprof:oso/9780199546350.0001).

Chua, W. F. (1995): Experts, networks and inscriptions in the fabrication of accounting images: a story of the representation of three public hospitals. In: Accounting, Organizations and Society, 20. Jg., H. 2–3, 111–145 (DOI: 10.1016/0361-3682(95)95744-H).

Deutsche Krankenhausgesellschaft (1951): Empfehlungen für den Schwesterndienst im Krankenhaus. In: Die Diakonieschwester, 47. Jg., H. 10, 154–155.

Deutsche Krankenhausgesellschaft (1985): DKG-Vorstand verabschiedet Muster einer Pflegedokumentation und Anpassung des Zeitaufwandes für Apothekenpersonal. In: Das Krankenhaus, 77. Jg., H. 6, 236–237.

Dreissiger, R. (1978): Information im Pflegedienst. In: Krankenpflege, 32. Jg., H. 6, 200–204.

Eichhorn, S. (1966): Die betriebswirtschaftlichen Aspekte der Leistungssteigerung durch Zusammenarbeit. In: Das Krankenhaus, 58. Jg., H. 8, 315–323.

Eichhorn, S. (1974): Zielkonflikte zwischen Leistungsfähigkeit, Wirtschaftlichkeit und Finanzierung der Krankenversorgung. In: Das Krankenhaus, 66. Jg., H. 5, 186–196.

Eichhorn, S. (1975): Krankenhausbetriebslehre: Theorie und Praxis des Krankenhausbetriebes. Bd. 1, 3., überarb. und erw. Aufl. Verlag W. Kohlhammer, Köln.

Eitler, P./J. Elberfeld (2015): Von der Gesellschaftsgeschichte zur Zeitgeschichte des Selbst – und zurück. In: Eitler, P./J. Elberfeld (Hrsg.) (2015): Zeitgeschichte des Selbst. Therapeutisierung – Politisierung – Emotionalisierung. Transcript Verlag, Bielefeld, S. 7–30.

Fetter, R. B./D. A. Brand/D. Gamache (Hrsg.) (1991): DRGs Their Design and Development. Health Administration Press, An Arbor.

Friesacher, H. (2008): Theorie und Praxis pflegerischen Handelns. Begründung und Entwurf einer kritischen Theorie der Pflegewissenschaft. Bd. 2 der Schriftenreihe: Pflegewissenschaft und Pflegebildung. Vandenhoeck & Ruprecht unipress, Universitätsverlag Osnabrück, Göttingen.

Friesacher, H. (2011): Macht durch Steuerung – zur Kybernetisierung von Pflege und Gesundheit. In: Remmers, H. (Hrsg.) (2011): Pflegewissenschaft im interdisziplinären Dialog. Eine Forschungsbilanz. Bd. 1 der Schriftenreihe: Pflegewissenschaft und Pflegebildung. Vandenhoeck & Ruprecht unipress, Universitätsverlag Osnabrück, Göttingen, S. 343–367.

Friesacher, H. (2015): Wider die Abwertung der eigentlichen Pflege. In: intensiv, 23. Jg., H. 4, 200–214 (DOI: 10.1055/s-0035-1556893).

Gaertner, S./G. Golombek (1985): Anhaltszahlen – pauschale oder analytische Berechnungen? In: Das Krankenhaus, 77. Jg., H. 12, 492–500.

Grittner, E. (1982): Geplante Krankenpflege und ihre Auswirkungen auf die Versorgung des Patienten. In: Krankenpflege, 36. Jg., H. 1, 8–11.

Habermann, M. (2006). The Nursing Process: developments and issues in Germany. In: Habermann, M./L. R. Uys/B. Parfitt (Hrsg.) (2006): The nursing process: a global concept. Elsevier/Churchill Livingstone, Edinburgh, New York, S. 95–105.

Habermann, M./L. R. Uys/B. Parfitt (2006): The nursing process: a global concept. Elsevier/Churchill Livingstone, Edinburgh, New York.

Haupt, H.-G./J. Requate (2004): Einleitung. In: Haupt, H.-G./J. Requate (Hrsg.) (2004): Aufbruch in die Zukunft. Die 1960er Jahre zwischen Planungseuphorie und kulturellem Wandel. DDR, ČSSR und Bundesrepublik Deutschland im Vergleich. Velbrück Wissenschaft, Weilerswist, S. 7–28.

HENDERSON, V. (1987): Nursing process – a critique. In: Holistic nursing practice, 1. Jg., H. 3, 7–18 (DOI: 10.1097/00004650-198705000-00005).

HÖRL, E./M. Hagner (2008): Überlegungen zur kybernetischen Transformation des Humanen. In: Hagner, Michael/Erich Hörl (Hrsg.): Die Transformation des Humanen. Beiträge zur Kulturgeschichte der Kybernetik. Suhrkamp, Frankfurt am Main, S. 7–37.

HÜLSKEN-GIESLER, M. (2008): Der Zugang zum Anderen. Zur theoretischen Rekonstruktion von Professionalisierungsstrategien pflegerischen Handelns im Spannungsfeld von Mimesis und Maschinenlogik. Bd. 3 der Schriftenreihe: Pflegewissenschaft und Pflegebildung. Vandenhoeck & Ruprecht unipress, Universitätsverlag Osnabrück, Göttingen.

KREUTZER, S. (2005): Vom „Liebesdienst" zum modernen Frauenberuf. Die Reform der Krankenpflege nach 1945. Campus Verlag, Frankfurt am Main, New York.

KREUTZER, S. (2013): Conflicting Christian and Scientific Nursing Concepts in West Germany, 1945–1970. In: D'Antonio, P./J. A. Fairman/J. C. Whelan (Hrsg.): Routledge Handbook on the Global History of Nursing. Routledge, London/New York, S. 151–164.

KREUTZER, S. (2014): Arbeits- und Lebensalltag evangelischer Krankenpflege. Organisation, soziale Praxis und biographische Erfahrungen, 1945–1980. Vandenhoeck & Ruprecht unipress, Universitätsverlag Osnabrück, Göttingen.

LANIG, J./G. Hanke (1990): PIK – ein Bund-Länder EDV-Verfahren für den Pflegedienst im Krankenhaus. In. Das Krankenhaus, 82. Jg., H. 3, 131–134.

LATOUR, B. (1986): Visualisation and Cognition: Thinking with Eyes and Hands. In: Knowledge and Society, 6. Jg., 1–40.

LEICH, H. (1962): Aufgaben, Pflichten und Rechte der Oberin bei der Betriebsführung im Krankenhaus. In: Die Agnes Karll-Schwester, 16. Jg., 12–18.

LEISERING, L. (2016): Nach der Expansion. Die Evolution des bundesrepublikanischen Sozialstaats seit den 1970er Jahren. In: Doering-Manteuffel, A./L. Raphael/T. Schlemmer (Hrsg.): Vorgeschichte der Gegenwart. Dimensionen des Strukturbruchs nach dem Boom. Vandenhoeck & Ruprecht, Göttingen, S. 217–244.

METHODEN ZUR HUMANISIERUNG DES KRANKENHAUSES (1974): Individuelle Pflege I. In: Krankenpflege, 27. Jg., H. 6, 252.

MILLER, P. (2001): Governing by Numbers: Why Calculative Practices Matter. In: Social Research, 68. Jg., H. 2, 379–396.

MILLER, P. (2008): Calculating economic life. In: Journal of Cultural Economy, 1. Jg., H. 1, 51–64 (DOI: 10.1080/17530350801913643).

MILLER, P./M. Power (2013): Accounting, Organizing, and Economizing: Connecting Accounting Research and Organization Theory. In: The Academy of Management Annals, 7. Jg., H. 1, 557–605 (DOI: 10.1080/19416520.2013.783668).

MRDA, R./J. Göbbels (1977): Kontrolle – Zur Diskussion gestellt. In: Krankenpflege, 31. Jg., H. 4, 136–137.

NUFFIELD PROVINCIAL HOSPITALS TRUST (1953): The work of nurses in hospital wards: report of a job-analysis. [Job-analysis Team director, H.A. Goddard]. Nuffield Provincial Hospitals Trust, London.

GESETZ ZUR REFORM DER PFLEGEBERUFE (Pflegeberufereformgesetz) Vom 17. Juli 2017. BGBl Jg. 2017, Teil I, Nr. 49, ausgegeben zu Bonn am 24. Juli 2017. http://www.bgbl.de/xaver/bgbl/start.xav?startbk=Bundesanzeiger_BGBl&jumpTo=bgbl117s2581.pdf Zugegriffen: 05. 12. 2017.

POWER, M. (2004): Counting, control and calculation: Reflection on meauring and management. In: Human Relations, Jg. 57, H. 6, 765–783.

PRESTON, A. M. (1992): The birth of clinical accounting: A study of the emergence and transformations of discourses on costs and practices of accounting in U.S. hospitals. In: Accounting, Organizations and Society, Jg. 17, H. 1, 63–100 (DOI: 10.1016/0361-3682(92)90036-R).

PRESTON, A. M./D. J. Cooper/R. W. Coombs (1992): Fabricating budgets: A study of the production of management budgeting in the national health service. In: Accounting, Organizations and Society, Jg. 17, H. 6, 561–593 (DOI: 10.1016/0361-3682(92)90014-J).

RAMMERT, W./I. Schulz-Schaeffer (Hrsg.) (2002): Können Maschinen handeln? Soziologische Beiträge zum Verhältnis von Mensch und Technik. Campus Verlag, Frankfurt am Main, New York.

REIMANN, R. (1978): Probleme der Bestimmung und Messung von Pflegequalität. In: Krankenpflege, 32. Jg., H. 5, 166 & 179–180.

RUDOLPH, H. (1956): Die Stellung des Krankenhauses in unserer Zeit. In: Die Agnes Karll-Schwester, 10. Jg., 326–329.

SAMUEL, S./M. W. Dirsmith/B. McElroy (2005): Monetized medicine: from the physical to the fiscal. In: Accounting, Organizations and Society, 30. Jg., H. 3, 249–278 (DOI: 10.1016/j.aos.2004.02.001).

SCHMITT, R. (1987): Das Krankenhaus auf dem Weg zum Unternehmen. In: Das Krankenhaus, 79. Jg., H. 2, 69–72.

SIMON, M. (2000): Krankenhauspolitik in der Bundesrepublik Deutschland. Historische Entwicklung und Probleme der politischen Steuerung stationärer Krankenversorgung. Springer, Wiesbaden.

SIMON, M. (2016): Die ökonomischen und strukturellen Veränderungen des Krankenhausbereichs seit den 1970er Jahren. In: Bode, I./W. Vogd (Hrsg.): Mutationen des Krankenhauses. Soziologische Diagnosen in organisations- und gesellschaftstheoretischer Perspektive. Springer, Wiesbaden, S. 29–45.

SEND, C. (1975): Mittel für die Durchführung der individuellen Pflege (I). In: Krankenpflege, 29. Jg., H. 7, 274.

SCHILDT, A. (2000): Materieller Wohlstand – pragmatische Politik – kulturelle Umbrüche. Die 60er Jahre in der Bundesrepublik. In: Schildt, A./D. Siegfried/K. C. Lammers (Hrsg.) (2000): Dynamische Zeiten. Die 60er Jahre in den beiden deutschen Gesellschaften. Hans Christians Verlag, Hamburg, S. 21–53.

SMITH, D. E. (1974): The social construction of documentary reality. In: Sociological Inquiry, 44. Jg., H. 4, 257–268.

SMITH, D. E. (1978): ‚K. is Mentally Ill'. The Anatomy of a Factual Account. In: Sociology, 12. Jg., H. 1, 23–53.

SMITH, D. E. (1984): Textually mediated social organization. In: International Social Science Journal, 36. Jg., H. 1, 59–76.

SMITH, D. E. (2005a): Institutional Ethnography. A Sociology for People. Alta Mira Press, Oxford.

SMITH, D. E. (2005b): Texts and Institutions. In: Smith, Dorothy: Institutional Ethnography. A Sociology for People. Alta Mira Press, Oxford, S. 165–182.

SMITH, G. W. (1995): Accessing Treatments: Managing the AIDS Epidemic in Ontario. In: Campbell, M. L./A. Manicom (Hrsg.) (1995): Knowledge, Experience, and Ruling Relations: Studies in the Social Organization of Knowledge. University of Toronto Press, Canada, S. 18–34.

Spranger, C. (2020): Pflege als Prozess gestalten. In: I Care Pflege. 2., überarb. Auflage. Thieme Verlag, Stuttgart, S. 78–99.

Steinbrück, M. (1954): Schwesternarbeit auf der Station: Bericht über eine englische Arbeitsstudie. Braun, Karlsruhe/Baden.

Trill, R. (1986): Qualitätssicherung in der Krankenpflege. In: Das Krankenhaus, 78. Jg., H. 9, 380–384.

Wander, M. (1988): Rechtliche und wirtschaftliche Aspekte der Pflegeplanung und -dokumentation. In: Das Krankenhaus, 80. Jg., H. 9, 399–403.

Weinrich, R. (1976): Wichtiges in Kürze aus der Hauptgeschäftsstelle. In: Krankenpflege, 30. Jg., H. 6, 183–184.

WHO (1973): Organizational Study on „Methods of Promoting the Development of Basic Health Services“. 16 January 1973 EB51/WP/1. http://apps.who.int/iris/handle/10665/146563 Zugegriffen: 10.11.2017.

WHO (1974): Proposed Programme Budget for 1976 and 1977 No. 220. http://www.who.int/iris/bitstream/10665/85881/1/Official_record220_eng.pdf, Zugegriffen: 24.05.2017.

Wirzbach, H. J. (1969). Das Insbrucker Symposion. In: Das Krankenhaus, 61. Jg., H. 2, 47–48.

Uwe Fachinger

Technikeinsatz in der Pflege in volkswirtschaftlicher Perspektive

1. Einleitung

Im Beitrag werden die ökonomischen Potentiale sowie Herausforderungen, die mit dem verstärkten Einsatz von assistierenden Techniken in der Pflege einhergehen können, ausgelotet. So wird technischen Assistenzsystemen prinzipiell eine hohe Bedeutung für Lösungen der sich aus einer Gesellschaft des langen Lebens ergebenden Probleme beigemessen, da diese Systeme die Gestaltung des Alltags unterstützen und zur Erhaltung eines selbstbestimmten Lebens beitragen können. Der Einsatz technischer Systeme könnte dazu führen, dass ältere und unterstützungsbedürftige Personen durch Assistenz beim Selbstmanagement möglichst lange in ihrer Wohnung und ihrem sozialen Umfeld verbleiben können. Zudem könnten Hilfe- und Unterstützungsleistungen erleichtert werden, wodurch möglicherweise eine Entlastung von Unterstützungspersonen und informellen sozialen Netzwerken, insbesondere von pflegenden Gemeinschaften, erreicht werden kann. Insgesamt gesehen wird dem Einsatz assistierender Technologien das Potential zugewiesen, kompensierend auf die durch die relative und absolute Zunahme Älterer über die nächsten Jahrzehnte steigenden Ausgaben der öffentlichen Haushalte und der sozialen Sicherungssysteme für eine adäquate Versorgung zu wirken. Hier wird häufig auf den sogenannten Kostendruck im Bereich der gesundheitlichen und pflegerischen Versorgung verwiesen (Breyer 2016).

Neben den aufgeführten Potentialen könnten durch eine Priorisierung assistierender Techniken auch negative Effekte verursacht werden. So könnte eine weitere Stratifizierung stattfinden – u. a. unter dem Stichwort Digital Divide (Norris 2008, Ragnedda 2016) und unter der Berücksichtigung sogenannter Technikgenerationen (Sackmann/Weymann 1994) – und eine Exklusion bestimmter Personengruppen von der gesellschaftlichen Teilhabe erfolgen (Thimm 2013). Ursächlich hierfür könnten beispielsweise die sich verschlechternde materielle Situation der privaten Haushalte – so die Reduzierung des Leistungsniveaus der sozialen Sicherungssysteme (Fachinger 2019) – und auch der unterschiedliche individuelle Zugang zur Technik sein. So ist die Technikbereitschaft (Neyer et al. 2012), d.h. die Technikakzeptanz, Technikkompetenz- und Technikkontrollüberzeugung, unterschiedlich ausgeprägt und kann dementsprechend zu einer unterschiedlichen Nutzung bzw. einem unterschiedlichen Einsatz von technischer Assistenz bis zu einem vollständigen Ablehnen bei den Pflegebedürftigen, aber auch den Pflegenden sowie weiteren im Pflegeprozess involvierten Akteuren führen.

Möchte man die kurz skizzierte Entwicklung aus volkswirtschaftlicher Sicht analysieren, ist auch in der pflegerischen Versorgung von dem für die Ökonomik zentralen Knappheitspostulat auszugehen, wonach die zur Verfügung stehenden Ressourcen zeitlich und physisch begrenzt sind[1]. Hieraus folgt zwangsläufig die Notwendigkeit des schonenden Umgangs mit bzw. des optimalen Einsatzes an Ressourcen. Daraus ergibt sich aus ökonomischer Sicht einerseits das Ziel des effizienten Einsatzes der verfügbaren Ressourcen. Andererseits sollten die verfügbaren Ressourcen so verwendet werden, dass das angestrebte Ziel einer die Menge und die Qualität aus pflegerischer Sicht betreffenden optimalen Versorgung, erreicht wird, d.h. die Ressourcen möglichst effektiv verwendet werden. Zu beachten ist allerdings, dass dabei potentiell ein Zielkonflikt zwischen einem effizienten und einem effektiven Einsatz der verfügbaren Ressourcen besteht.

Aus volkswirtschaftlicher Sicht stellt sich daher die Frage nach dem Beitrag technischer Assistenzsysteme zu einer effizienteren und effektiveren Versorgung. Die Beantwortung dieser Frage erfordert die Analyse von nachfrage- und angebotsseitigen Faktoren sowie der Rahmenbedingungen, zu denen gesetzliche und institutionelle Regelungen, Werthaltungen der Menschen sowie die Infrastruktur gehören[2]. Zu bedenken ist dabei, dass all die aufgeführten Faktoren potentiell interdependent sind und sich teilweise gegenseitig bedingen, wie dies in Abbildung 1 skizzenhaft dargestellt ist.

Inwieweit die Potentiale der Ressourcen genutzt werden können, hängt von der Produktionsfunktion ab, die bestimmt, in welcher Ressourcenkombination der Output, d.h. die Quantität und Qualität der Versorgung, erreicht wird. Würde der Technikeinsatz in der Pflege zu einer anderen Form der Pflege führen – aus ökonomischer Sicht zu einer Änderung der Produktionsfunktion – so ergäbe sich dadurch ggf. eine Produktivitätssteigerung und somit Möglichkeiten

1 Zu den hieraus entstehenden Problemen hat sich Hartmut Remmers dezidiert geäußert (Remmers 2012).

2 Die in der Ökonomik häufig explizit oder implizit verwendete ceteris paribus Klausel, nach der die Rahmenbedingungen als im Zeitablauf konstant unterstellt werden, stellt für den Bereich der pflegerischen Versorgung ein Problem dar, gab es doch schon in der Vergangenheit u.a. zahlreiche gesetzliche Änderungen, beispielsweise die geänderte Definition von Pflegebedürftigkeit und die Einführung von fünf Pflegegraden. Zu den gesetzlichen Änderungen siehe Steffen 2017.

der Steigerung des Outputs, d.h. der Erhöhung der Quantität und der Verbesserung der Qualität, wie dies in der Abbildung 2 durch die neue gesamtwirtschaftliche Produktionsfunktion veranschaulicht wird.

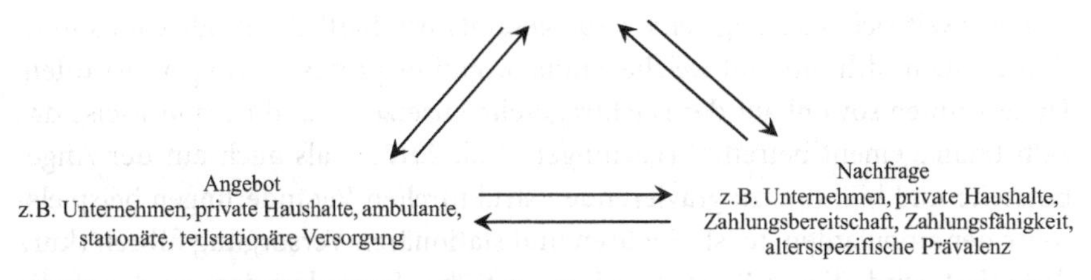

Abbildung 1: Analysedreieck (Eigene Darstellung)

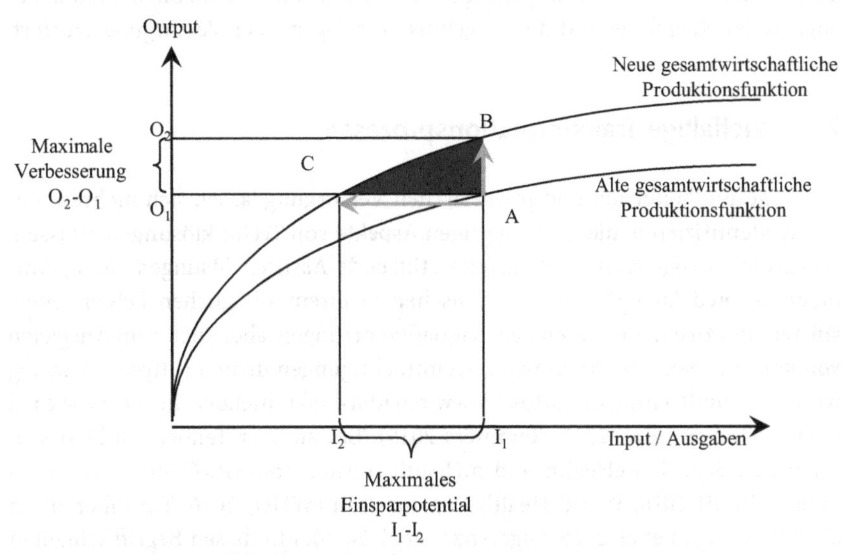

Abbildung 2: Steigerung der Qualität und Quantität in der pflegerischen Versorgung aus gesamtwirtschaftlicher Sicht (Quelle: In Anlehnung an Henke 2006, S. 5.)

Diese Produktivitätssteigerung kann dazu genutzt werden, um
- bei gleichem Ressourceneinsatz eine maximale Verbesserung der pflegerischen Versorgung (Punkt B in Abbildung 2) zu erreichen.
- bei gleichem Versorgungsniveau eine maximale Ersparnis an Ressourcen (Punkt C in Abbildung 2) zu erhalten, womit die nicht benötigten Ressourcen für eine anderweitige Verwendung zur Verfügung stehen.

- bei reduziertem Ressourceneinsatz eine Erhöhung des Versorgungsniveaus (die markierte Fläche zwischen den Punkten A, B und C in Abbildung 2) umzusetzen.

In allen drei Varianten kommt es zu einer gesamtwirtschaftlichen Wohlfahrtssteigerung.

Inwieweit sich allerdings eine neue gesamtwirtschaftliche Produktionsfunktion einstellt, d. h. ob und welche Transformationsprozesse erfolgen, ist offen. Diese können sowohl auf der Nachfrageseite ansetzen – und beispielsweise das Selbstmanagement betreffen (Fachinger et al. 2017) – als auch auf der Angebotsseite und hier u. a. zu gravierenden strukturellen Veränderungen beispielsweise der ambulanten, teilstationären und stationären Versorgung führen (kurz diskutiert wird dies z. B. in Fachinger 2017b). Im Folgenden wird auf die Transformationsprozesse eingegangen und die sich abzeichnenden Trends bezüglich der Nachfrage und des Angebots an pflegerischer Versorgung erörtert.

2. Vielfältige Transformationsprozesse

In der gesundheitlichen und pflegerischen Versorgung lassen sich mehrere Bereiche identifizieren, die die vielfältigen Aspekte von Techniklösungen erfassen. So existieren sogenannte Alltagsunterstützende Assistenzlösungen (AAL; Ambient Assisted Living)[3], die die Menschen in ihrem alltäglichen Leben unterstützen und zu einer höheren Lebensqualität beitragen, aber auch zum Ausgleich von körperlichen oder kognitiven Beeinträchtigungen dienen (https://www.wegweiseralterundtechnik.de, https://www.rehadat-hilfsmittel.de/, http://www.eastin.eu, Fachinger et al. 2017, Remmers 2015). Ein anderer Teilbereich lässt sich unter den Begriffen eHealth und mHealth subsumieren (PwC Strategy& (Germany) GmbH 2016, World Health Organization (WHO) 2016, Thranberend et al. 2016, Quaglio et al. 2016, Gigerenzer et al. 2016). Mit diesen Begrifflichkeiten werden umfassend alle Aspekte der gesundheitlichen Versorgung adressiert, in denen Informations- und Kommunikationstechniken zur Anwendung kommen, seien es Applikationen für das medizinische Personal, wie Medikationspläne oder die elektronische Gesundheitskarte, seien es Anwendungen zur Selbstkontrolle wie Schrittzähler, Erinnerung an die Medikamenteneinnahme oder Messung des Blutzuckerspiegels (https://www.rehadat-hilfsmittel.de/, http://www.eastin.eu, Yao/Ho 2017, Fachinger et al. 2017, PwC Strategy& (Germany) GmbH 2016, Bienhaus 2016, Ferrer-Roca/González Méndez 2012).

3 Siehe zur Definition beispielsweise DKE Deutsche Kommission Elektrotechnik Elektronik Informationstechnik im DIN und VDE 2012, 6.

Bezogen auf die Pflege scheinen sich Begriffe wie eCare bzw. ePflege zu etablieren (Hübner/Egbert 2017, Merilampi/Sirkka 2017, Roland Berger GmbH et al. 2017, empirica Gesellschaft für Kommunikations- und Technologieforschung 2015, Meyer et al. 2014, Finkel et al. 2007). Dieser Bereich umfasst u. a. Monitoring- und Personenortungssysteme, die technische Unterstützung von Aktivitäten bis hin zu technischen Hilfen für das Heben und Tragen (https://www.rehadat-hilfsmittel.de/, http://www.eastin.eu, Meyer 2018, Fachinger et al. 2017, Hülsken-Giesler 2017, Roland Berger GmbH et al. 2017, Weidner 2016, Fachinger et al. 2016b, Fachinger et al. 2016a, Gaugisch 2015, Hielscher et al. 2015a, Hülsken-Giesler 2015a, Hülsken-Giesler 2015b, Müller/Boden 2012).

Diese technischen Systeme stehen jedoch nicht für sich alleine, sondern sind grundsätzlich unmittelbar mit Dienstleistungen verbundenen (Pfannstiel et al. 2017). Mehr noch, bestimmte Dienstleistungen werden erst unter Verwendung spezifischer Informations- und Kommunikationstechnologien (IKT) möglich. Als Beispiel sei auf neue Pflegearrangements verwiesen (Nandram 2015), die zudem sektorübergreifend ausgestaltet sein können, d. h. sowohl die pflegerische als auch die medizinische Betreuung gewährleisten (Hülsken-Giesler 2015a, Hülsken-Giesler/Krings 2015). Ferner liegen Informationen wie ePflegebericht oder eWundbericht vor, die die Qualität der pflegerischen und medizinischen Versorgung verbessern könnten, da für alle Bereiche die Informationslage durch die adäquate Nutzung dieser Berichte aktuell und einheitlich wäre[4].

Prinzipiell ist festzuhalten, dass die technischen Möglichkeiten aus den genannten Bereichen mittlerweile sehr weitreichend sind und teilweise Alltagstauglichkeit erlangt haben. Allerdings bedeutet dies nicht, dass es in der Pflege zu einem verstärkten Technikeinsatz kommt. So ist bei den Akteuren, seien es die Pflegebedürftigen oder die professionell oder informell Pflegenden, die Bereitschaft, die Technik einzusetzen, zu beachten (Roth/Groß 2018, Remmers 2015, Haubner et al. 2012). Hier kann zwischen den Dimensionen der Technikakzeptanz, der Technikkompetenzüberzeugung sowie der Technikkontrollüberzeugung differenziert werden (Neyer et al. 2016, Fachinger et al. 2012, Remmers/Hülsken-Giesler 2012). Des Weiteren hängt der Technikeinsatz davon ab, ob und inwieweit der Dienstleistungsanbieter bereit oder in der Lage ist, die entsprechenden Systeme zu verwenden und/oder die technischen Voraussetzungen zum Einsatz assistierender Technologien zur Erweiterung des Angebotes oder zur Verbesserung des Pflege- und Betreuungsmanagements zu schaffen.

Grundsätzlich ist der Bereich der gesundheitlichen und pflegerischen Versorgung ein Hauptthemenfeld nicht nur in der Gesundheits- und Pflegepolitik, sondern u. a. aufgrund der Technisierung auch in der Wirtschaftspolitik. Dort

4 Siehe zur aktuellen Situation der Nutzung von assistierenden Techniken in der Pflege Isfort et al. 2016, Rösler et al. 2018 oder Merda et al. 2017.

wird die Gesundheitswirtschaft mittlerweile als Wirtschaftsmotor angesehen (Bratan et al. 2017, Henke et al. 2011). Um Aussagen darüber treffen zu können, inwieweit sich dies realisiert, ist die Analyse von nachfrage- und angebotsseitigen Faktoren und deren weitere Entwicklung sowie die der Rahmenbedingungen, zu denen u.a. gesetzliche und institutionelle Regelungen, die Infrastruktur sowie die weitere technische Entwicklung zu rechnen sind, erforderlich.

3. Entwicklungstendenzen des Angebots

Möchte man die weitere Entwicklung des Technikeinsatzes im Bereich des Angebots an pflegerischer Versorgung betrachten, so wären einerseits die Wirkungen auf die angebotene Menge und Struktur – hier im Hinblick auf die ambulante, stationäre und/oder teilstationäre Versorgung – zu beachten. Andererseits sind die Wirkungen auf die Preise zu berücksichtigen. Dabei wäre u.a. zu bedenken, dass in der durch die sozialen Sicherungssysteme finanzierten Regelversorgung die Preise nicht auf dem Markt gebildet werden, sondern es sich dabei um Verhandlungspreise handelt. Demgegenüber unterliegen die über den Gesundheits- und Pflegemarkt angebotenen Waren und Dienstleistungen den Gesetzmäßigkeiten der Preisbildung auf Märkten. Für beide Bereiche in der pflegerischen Versorgung hängt die Preisentwicklung letztendlich vom Einsatz der Produktionsfaktoren und damit von deren relativen Preisen, d.h. vom Lohn- und Zinssatz, ab.

Es stellt sich somit u.a. die Frage, ob durch eine Zunahme des Technikeinsatzes in der Pflege ceteris paribus eine Reduzierung der Kosten bzw. ein verminderter Anstieg möglich ist. Betrachtet man die derzeitige Situation, so sind die Arbeitskosten in den Pflegeberufen verhältnismäßig gering (Statistisches Bundesamt 2020a, Statistisches Bundesamt 2020b, Statistisches Bundesamt 2018b, Statistisches Bundesamt 2018c, Bogai et al. 2016, Hipp/Kelle 2016, Bogai et al. 2015, Bispinck et al. 2013). Sollte es zu einer deutlichen Zunahme des Technikeinsatzes kommen, d.h. Arbeit durch Technik nicht nur ergänzt bzw. unterstützt, sondern substituiert wird, müssten die relativen Kosten für Technik unter denen für Arbeit liegen (Sparrow/Sparrow 2006). Dabei sind zu den Technikkosten nicht nur die Anschaffungskosten zu zählen, sondern auch die Betriebs-, Wartungs- und Reparaturkosten sowie die Kosten für Ersatzteile und Ersatzbeschaffung. Grundsätzlich ist festzuhalten, dass, wenn menschliche Arbeit bei Kostengleichheit effizienter und effektiver ist, d.h. auch flexibler oder von höherer Qualität, diese nicht durch Technik substituiert wird.

Des weiteren zeigen Abschätzungen über die Substituierbarkeit von Arbeit durch Technik, dass im Bereich pflegerischer Tätigkeiten prinzipiell nur ein geringer Anteil der Tätigkeiten von Pflegefachkräften durch Technik substituiert werden könnte (Dengler/Matthes 2015, Dengler/Matthes 2018; allgemein zur Entwicklung Bonin et al. 2015, Brzeski/Burk 2015, Frey/Osborne 2017, Arntz et al. 2018, Klein 2011). Wenn überhaupt, so würden hierdurch unterstützende bzw. Hilfstätigkeiten im Bereich der niedrig bzw. nicht qualifizierten pflegerischen Versorgung ersetzt werden können. Allerdings könnten auch in Berufen mit einem niedrigen Substituierbarkeitspotenzial bestimmte Tätigkeiten durch Technik übernommen werden. Dies wird teilweise mit dem Begriff der Humanisierung der Tätigkeiten charakterisiert, da u.a. mehr Zeit für die zwischenmenschliche Kommunikation verbliebe und damit die Qualität der Pflege gesteigert werden könnte.

Prinzipiell ist aber eher an komplementäre Aspekte zu denken, d.h. die Technik unterstützt und ergänzt bei der pflegerischen Versorgung, so beispielsweise durch Synergieeffekte infolge einer Zunahme an Informationstransparenz sowie an Veränderungen der Arbeitsprozesse und der Organisation. Insbesondere im ambulanten Bereich bilden sich spezialisierte hochtechnisierte Pflegedienstleistungen heraus, beispielsweise die außerklinische Intensivpflege (Oehmichen et al. 2015, Hielscher et al. 2015b, Plösser 2014), Heimbeatmung oder die spezialisierte ambulante Palliativversorgung, die durch Technikeinsatz erst ermöglicht werden und dementsprechend in den letzten Jahren an Bedeutung gewonnen haben (Hielscher et al. 2015b, Sowinski et al. 2013, Hielscher et al. 2015a).

Zum derzeitigen Stand ist davon auszugehen, dass pflegerische Berufe als solche nicht obsolet, sondern sich deren Tätigkeitsfelder inhaltlich verändern werden, mit entsprechenden Auswirkungen auch auf die Tätigkeitsinhalte und damit auf die Ausbildung und (Weiter-) Qualifikation[5]. Welche Wirkungen dies letztendlich auf die Preise der angebotenen Dienstleistungen haben wird, ist unklar. Sofern die Qualifikationsanforderungen im Durchschnitt steigen und einfache Hilfstätigkeiten obsolet werden, ist davon auszugehen, dass ceteris paribus auch die durchschnittlichen Lohnsätze steigen werden. Inwieweit dies durch einen vermehrten Technikeinsatz kompensiert werden kann, lässt sich vorab nicht beurteilen.

Des Weiteren zeichnet sich eine Veränderung der Anbieterstruktur ab. So gehen die Wachstumsprozesse der ambulanten Pflegedienste fast ausschließlich auf das Wachstum privater Einrichtungen zurück (Statistisches Bundesamt 2017, Statistisches Bundesamt 2018a). Stationäre Pflegeeinrichtungen sind fast alle auf ältere Menschen ausgerichtet und der überwiegende Teil der Kapazitäten wird

5 Auf diese Aspekte hat Hartmut Remmers schon frühzeitig hingewiesen und war daher auch u.a. Mitinitiator des Zertifikatprogramms „Ambient Assisted Living" (Künemund et al. 2014, Grundmann et al. 2014, Remmers 2014, Künemund et al. 2013, Grundmann et al. 2012, Kriesel et al. 2000; siehe auch Krückeberg 2015, Rascher 2015, Schüler et al. 2013).

für die vollstationäre Dauerpflege bereitgehalten. Zu bedenken ist hier auch die Länge der Wohndauer: je kürzer die Wohndauer in den Heimen ist, umso weniger stationäre Versorgungsangebote sind notwendig. Des Weiteren hat sich die Zahl der Tagespflegeplätze deutlich erhöht (Statistisches Bundesamt 2017, Statistisches Bundesamt 2018a), was u. a. auf die Anreizstruktur zurückzuführen ist, können doch Angebote der Tages- und Nachtpflege zusätzlich zum Pflegegeld sowie der Sach- und Kombinationsleistungen in Anspruch genommen werden.

Ferner ändert sich das Angebot an Wohnmöglichkeiten von einer Bipolarität zwischen der reinen stationären Versorgung in Heimen und der ambulanten Versorgung zu Hause hin zu neuen Wohnformen, die zwischen diesen beiden Polen anzusiedeln sind (Michell-Auli/Sowinski 2012, Schelisch 2016). So zeichnet sich insbesondere die Substitution stationärer Versorgung in Heimen durch alternative Wohn- und Versorgungskonzepte ab. Service-Wohnen für Ältere, betreutes Wohnen, Mehrgenerationenwohnen, Wohngemeinschaften, selbstverantwortete Wohngemeinschaft mit Betreuungsleistungen, häusliche Palliativversorgung sowie Hausgemeinschaften für spezialisierte hochtechnisierte Pflegedienstleistungen entwickeln sich als alternative Wohnformen der pflegerischen Versorgung. So kann beispielsweise die Heimbeatmung in der eigenen häuslichen Umgebung oder in einer ambulant betreuten oder stationären Wohnform erfolgen. Für Beatmungsentwöhnung scheinen insbesondere betreute Wohngemeinschaften geeignet, da in Wohngemeinschaften mehrere Pflegende zeitgleich vor Ort sind. Hier stellt sich dann die Frage, inwieweit die Ausgaben für derartige ambulante Versorgungsformen geringer sind als für die stationäre Versorgung und durch derartige strukturelle Veränderungen die Gesamtausgaben für die pflegerische Versorgung ceteris paribus geringer ausfallen.

Damit sich derartige strukturelle Veränderungen vollziehen können, ist allerdings die Verfügbarkeit von adäquatem Wohnraum essentiell. Hier ist insbesondere an barrierearme Wohnungen zu denken. Mit anderen Worten, die Angebote an ambulanter und teilstationärer Versorgung sind interdependent zu den Angeboten der Wohnungswirtschaft (Meyer 2018, Verband Sächsischer Wohnungsgenossenschaften e. V. et al. 2015, Hackmann et al. 2014, an der Heiden et al. 2012, Wedemeier 2012). Sofern nicht ein entsprechendes Angebot an Wohnungen zur Verfügung steht oder Wohnraumanpassungen vorgenommen werden können, wird dies das Angebot an alternativen Versorgungsformen negativ beeinflussen und damit bei einer Zunahme der absoluten Zahl an pflegebedürftigen Personen potentiell sogar eine Ausweitung des Angebots an stationären Versorgungseinrichtungen erforderlich machen (siehe ausführlich zu derartigen Spill-over Effekten Henke et al. 2011).

4. Nachfragetrends

Betrachtet man die Entwicklung der Nachfrage nach technikunterstützen Dienstleistungen der pflegerischen Versorgung, so sind auch hier einerseits Mengeneffekte zu berücksichtigen, andererseits wird die Nachfrage von Preiseffekten beeinflusst (siehe ausführlicher zu den Determinanten der Nachfrage Fachinger/Erdmann 2010, Fachinger 2012).

Bezüglich der nachgefragten Menge wird zur Zeit davon ausgegangen, dass sich die absolute und relative Anzahl pflegebedürftiger Menschen erhöhen wird, wobei dies gemäß den Vorausberechnungen regional sehr unterschiedlich ausfallen wird (Frohn/Obersneider 2020, Schwinger et al. 2020, Rothgang et al. 2016, Ehrentraut et al. 2015, Nowossadeck 2013). Derartige Modellrechnungen geben allerdings lediglich eine grobe Einschätzung des Nachfragepotentials. Es ist davon auszugehen, dass die Nachfrage nicht notwendigerweise von der pflegebedürftigen Person eigenständig, sondern gegebenenfalls im Haushaltskontext oder von Angehörigen getroffen wird. So wird konstatiert, dass die Nachfrage nach spezieller pflegerischer Versorgung zunimmt, beispielsweise aufgrund einer Zunahme an an Demenz erkrankten Personen, an hochaltrigen Personen und an sogenannter kultursensibler Pflege aufgrund pflegebedürftiger Migranten sowie von Menschen, die eine sterbebegleitende Pflege in Anspruch nehmen. Ferner wird unterstellt, dass eine Verlagerung der Intensivpflege in die häusliche Situation der Pflegebedürftigen, in spezialisierte ambulant betreute Wohngruppen sowie in spezialisierte Wohnbereiche in stationären Wohnformen erfolgt (von Reibnitz/Sonntag 2018). Insgesamt gesehen wird für ambulante Anbieter von Pflegedienstleistungen von einer wachsenden Nachfrage ausgegangen.

Inwieweit sich die Nachfrage realisiert, hängt von der Zahlungsbereitschaft und der Zahlungsfähigkeit der pflegebedürftigen Person ab.

Die Zahlungsbereitschaft wird neben den individuell je unterschiedlichen Bedarfen und der Technikbereitschaft vom Kenntnisstand der Personen über die verschiedenen Möglichkeiten einer pflegerischen Versorgung beeinflusst. Dieses Wissen konstituiert dann auch die Substitutionsmöglichkeiten und die Entscheidung, ob und inwieweit bestehende Dienstleistungen von den Nachfragern durch technikunterstützte Dienstleistungen ersetzt werden. So kann die Technik zum Selbstmanagement (Fachinger et al. 2017) oder zur Unterstützung Angehöriger bzw. nicht-professionell Pflegender dienen. Allerdings setzt dies bei den zu pflegenden Personen die Bereitschaft voraus, technische Unterstützungssysteme selbst zu nutzen bzw. deren Nutzung durch andere zu akzeptieren. Eine Grundvoraussetzung für derartige potentielle Nachfrageänderungen sind Informationen über Möglichkeiten der Substituierbarkeit von bisherigen pflegerischen Tätigkeiten durch vermehrten Technikeinsatz, über die die Nachfrager verfügen müssten. Hier ist für die zukünftige Entwicklung davon auszugehen, dass die Technik immer stärker auch von älteren Kohorten adaptiert wird und der Durchdringungsgrad zunimmt (Fachinger et al. 2012). Allerdings betrifft dies nicht nur die Gütersubstitution im Bereich der pflegerischen Versorgung. Würden technische Assistenzsysteme zusätzlich nachgefragt, müsste der Haushalt auf andere Waren und Dienstleistungen verzichten und es käme zu Änderungen der Ausgabenstruktur.

Während die Zahlungsbereitschaft eine hinreichende Bedingung für die Nachfrage darstellt, ist die adäquate Zahlungsfähigkeit die notwendige Voraussetzung für die Realisation der Nachfrage. Hier wird seit längerem davon ausgegangen, dass mit einer Verschlechterung der materiellen Situation zu rechnen ist (Fachinger 2019). Trotz der Leistungen der gesetzlichen Pflegeversicherung reicht das Einkommen zahlreicher Haushalte nicht aus, entsprechende Leistungen der pflegerischen Versorgung nachzufragen (Etgeton 2016). Die Anzahl an pflegebedürftigen Personen in prekären Lagen hat sukzessive zugenommen, was sich u. a. in steigenden Ausgaben der Kommunen für Hilfe zur Pflege gemäß dem Zwölften Buch Sozialgesetzbuch (SGB XII) zeigt (Bundesministerium für Arbeit und Soziales 2017). Hier zeichnet sich für die Zukunft eine Verschlechterung der Situation ab. So erfolgt einerseits eine Reduzierung des Leistungsniveaus sozialer Sicherungssysteme – beispielsweise durch die Ausgliederung von Leistungen aus dem Regelkatalog der GKV, durch Zuzahlungen oder durch den realen Preisen nicht adäquaten Anpassungen –, was wiederum die Vorsorgefähigkeit einschränkt, andererseits werden aufgrund der geänderten Erwerbsbiographien (Bührmann et al. 2018) und -einkommen die Alterseinkommen in Zukunft im Durchschnitt niedriger und aufgrund eines höheren Anteils an privater bzw. betrieblicher Vorsorge instabiler sein (Fachinger et al. 2015a, Fachinger et al. 2015b, Fachinger/Künemund 2014).

Es sei hier nur kurz darauf hingewiesen, dass die Nachfrage nach assistierenden Techniken nicht nur von Pflegebedürftigen und deren Angehörigen getätigt wird. Auch die Leistungserbringer im Bereich der ambulanten, teilstationären und stationären Versorgung werden gegebenenfalls assistierende Techniken nachfragen. Hier stellt sich dann die Frage, ob und inwieweit diese bereit sind, ihre derzeitigen Geschäftsmodelle zu modifizieren oder neue zu entwickeln (Fachinger et al. 2014, Gersch/Liesenfeld 2012). Technikbereitschaft bezieht sich somit nicht nur auf die Endnachfrage, sondern im Prinzip auf die gesamte Wertschöpfungskette der pflegerischen und gesundheitlichen Versorgung.

5. Rahmenbedingungen

Zur Beurteilung der weiteren Entwicklung von Angebot und Nachfrage nach Technik in der pflegerischen Versorgung sind neben den beschriebenen Mechanismen auch die Rahmenbedingungen zu beachten. So können rechtliche oder ethische Aspekte[6] (Hülsken-Giesler 2017, Manzeschke et al. 2013, Manzeschke 2014, Enquete-Kommission „Internet und digitale Gesellschaft“ 2013b, Enquete-Kommission „Internet und digitale Gesellschaft“ 2012) oder auch die vorhandene bzw. verfügbare Infrastruktur einem verstärkten Technikeinsatz in der pflegerischen Versorgung entgegenstehen. Auf dieses sehr breite Spektrum kann im Folgenden allerdings nicht vertieft eingegangen werden. Von daher seien nur kurz einige Hinweise zur Bedeutung infrastruktureller Voraussetzungen gegeben, um die Relevanz der Berücksichtigung der Rahmenbedingungen zu verdeutlichen.

Eine wesentliche Rahmenbedingung, die die Nutzung und damit die ökonomische Entwicklung in hohem Maße beeinflusst, ist die Infrastruktur. Da viele der technischen Lösungen auf der Verwendung von Informations- und Kommunikationstechniken basieren, kommt insbesondere der Telekommunikationsinfrastruktur eine hohe Bedeutung zu. Diese steht allerdings nach wie vor nicht in ausreichendem Umfang, insbesondere in ländlichen Regionen, zur Verfügung (Börnsen 2012, Bundesministerium für Wirtschaft und Energie (BMWi) 2016, van den Berg et al. 2015). Es sind somit flankierende Maßnahmen der infrastrukturellen Förderung erforderlich, wollte man den Technikeinsatz in der Pflege voranbringen (Fachinger 2017a). Sollten die infrastrukturellen Gegebenheiten für adäquate ambulante Pflegearrangements vorhanden sein, könnte sich – im Gegensatz zu heute – die ambulante Versorgung als weniger ausgabenintensiv für die kommunalen Haushalte erweisen. Aber nicht nur die pflegerische Versorgung könnte von einem Ausbau der (Telematik-) Infrastruktur profitieren, positive externe Effekte durch Investitionen zur Unterstützung des Ausbaus von Informations- und Kommunikationstechnologien gehen prinzipiell auch auf andere Bereiche aus, die diese Infrastruktur nutzen und wirken damit wirtschaftsfördernd und lebensqualitätssteigernd.

Als ein weiteres Beispiel der infrastrukturellen Relevanz sei als indirekte Einflussnahme durch die Kommune die Ausgestaltung des erweiterten Wohnumfeldes genannt. Dies betrifft u. a. den Zugang zur Wohnung, wobei spezifische Aspekte insbesondere im Hinblick auf kognitiv und physisch eingeschränkte Personen zu beachten sind. So besteht beispielsweise eine Sturzgefahr aufgrund

6 Hartmut Remmers hat sich insbesondere mit dem Spannungsverhältnis von Technikeinsatz in der Pflege und ethischen Aspekten intensiv auseinandergesetzt und Position bezogen; siehe u. a. Remmers 2017, Koppenburger et al. 2016, Remmers/Nagel 2014, Remmers 2016.

von Stufen, einer inadäquaten Pflasterung oder durch mangelhafte Beleuchtung. Ferner würde die Mobilität durch Möglichkeiten der Benutzung von Mobilitätshilfen, wie beispielsweise sensorgesteuerte Rollatoren, durch eine passende Umweltgestaltung positiv beeinflusst werden. Zur adäquaten Gestaltung des Wohnumfeldes gehören aber auch Möglichkeiten für Dienstleister, ihren Service vor Ort erbringen zu können, wie Parkgelegenheiten für ambulante Pflegedienste oder für Zulieferer.

Summa summarum bleibt festzuhalten, dass sich aufgrund der oftmals mangelhaften, z. T. aber auch fehlenden digitalen und realen Strukturen nach wie vor das Problem der kleinräumigen, quartiersspezifischen Umsetzung von pflegerischen Versorgungskonzepten stellt und damit auch des Technikeinsatzes in der (ambulanten) Pflege.

Eine weitere Rahmenbedingung, auf die kurz eingegangen sei, bildet der Bereich der Standardisierung und Normierung (Blind/Gauch 2010, Blind 2004). Standards und Normen vereinfachen u. a. den Marktzugang und führen zu geringeren Transaktionskosten. Zwar wurde eine sogenannte Roadmap u. a. für AAL-Produkte entwickelt (DKE Deutsche Kommission Elektrotechnik Elektronik Informationstechnik im DIN und VDE 2014), nach wie vor fehlen allerdings Standards und Normen, was die Interoperabilität der Produkte einschränkt und häufig zu sogenannten Insellösungen führt (Commission of the European Communities 2014, zum Bereich mHealth, allgemein Memon et al. 2014, Fachinger et al. 2014, Enquete-Kommission „Internet und digitale Gesellschaft" 2013a, Eichelberg 2013, Eichelberg 2010).

Als letztes sei ein Beispiel für eine gesetzliche Regelung genannt, die sich auf den Technikeinsatz in der Pflege auswirken könnte. Durch das E-Health-Gesetz soll u. a. eine Öffnung der telemedizinischen Versorgung erreicht werden (Deutscher Bundestag 2015). Hier sollen neben den Akteuren der vertragsärztlichen Versorgung weitere Leistungsanbieter auch aus dem Bereich der Pflege die Telematikinfrastruktur nutzen können. Dies bietet neue Möglichkeiten in der Konzeption von Pflegearrangements, die potentiell einen längeren Verbleib in der eigenen Wohnung insbesondere bei geringerem Pflegebedarf bieten, wodurch sich eine geringere Nachfrage nach stationärer Unterbringung für geringere Pflegegrade ergeben könnte.

6. Fazit

Möchte man aus volkswirtschaftlicher Sicht die Frage nach den Wirkungen des Technikeinsatzes in der Pflege und nach dem Beitrag technischer Assistenzsysteme zu einer effizienteren und effektiveren pflegerischen Versorgung beantworten, so sind aus gesamt- und einzelwirtschaftlicher Sicht die Effekte auf der

Angebots- und Nachfrageseite zu analysieren sowie die Rahmenbedingungen zu beachten.

Bezogen auf die Änderungen des Angebots an pflegerischer Versorgung durch Technikeinsatz zeichnet sich nicht nur eine - allerdings im Vergleich zu anderen Berufsgruppen eher gemäßigte - Substitution von Arbeit durch den Einsatz von Technik ab, sondern vielmehr eine sich eher evolutionär vollziehende komplementäre Entwicklung von Technik und Dienstleistung, die nicht nur die unmittelbare Pflegetätigkeit betrifft, sondern auch die Grundprinzipien der Organisation pflegerischer Leistungen tangiert. Es wird die sektorübergreifende Einbindung aller an der pflegerischen Versorgung beteiligten Akteure, d.h. die Pflegebedürftigen selbst sowie die professionell wie nicht professionell Pflegenden, ermöglicht.

Die Nachfrage wird prinzipiell von der Zahlungsfähigkeit und Zahlungsbereitschaft der privaten Haushalte determiniert. Während die Zahlungsbereitschaft als hinreichende Bedingung angesehen werden kann, ist die Zahlungsfähigkeit die notwendige nachfrageseitige Bedingung. Dies bedeutet, dass neben der Entwicklung der materiellen Situation die Ausgestaltung der Leistungen der sozialen Sicherungssysteme, neben der Pflege- und Krankenversicherung die der gesetzlichen Rentenversicherung, eine zentrale Größe für den künftigen Technikeinsatz in der Pflege darstellt. In Abhängigkeit u. a. von der Preisentwicklung wird in Verbindung mit den technischen Möglichkeiten die Nachfrage potentiell strukturelle Veränderungen von der stationären hin zu Formen der ambulanten Versorgung durchlaufen. Ferner wird die Nachfrage nach assistierenden Technologien und damit der Technikeinsatz in der Pfleg von den Dienstleistungserbringern mit beeinflusst und betrifft damit die gesamte Wertschöpfungskette.

Positive Effekte können jedoch nur unter adäquaten Rahmenbedingungen realisiert werden. Zu diesen gehören die rechtlichen, ethischen wie auch die infrastrukturellen Bedingungen. So stellt eine hohe Technikbereitschaft der Anbieter und Nachfrager ohne die adäquate Infrastruktur nur eine hinreichende Bedingung dar.

Insgesamt gesehen ist eine Zunahme des Technikeinsatzes in der pflegerischen Versorgung zu erwarten. Inwieweit eine dadurch erreichte Effizienzsteigerung zu einer Effektivitäts- und damit auch Qualitätssteigerung genutzt wird, ist allerdings offen. Es kann nicht ausgeschlossen werden, dass es zu einer insgesamt gesehen schlechteren Versorgung im Vergleich zur vorherigen Situation kommt. Bezogen auf Abbildung 2 würde dies einen Output unterhalb von O_2 bedeuten. Als Beispiele seien die Leistungsreduzierung der Gesetzlichen Rentenversicherung als auch auf die in der zahnärztlichen Regelversorgung genannt. Hier wurde aus verteilungspolitischen Gründen eine im Vergleich zum vorherigen Leistungsniveau schlechtere Versorgung gezielt umgesetzt. Andererseits könnte der Technikeinsatz auch zu einer insgesamt gesehen noch stärkeren

Steigerung des Outputs als O_1 in Abbildung 2 führen, wie dies im Rahmen der Gesetze zur Stärkung der pflegerischen Versorgung geschehen ist. Es kam zu einer Ausweitung des Leistungskatalogs, da durch eine Beitragssatzsteigerung zusätzliche Mittel zur pflegerischen Versorgung verfügbar wurden.

Literatur

An der Heiden, I./F. Meyrahn/M. Schweitzer/A. Großmann et al. (2012): Demografischer Wandel – Auswirkungen auf die Bauwirtschaft durch steigenden Bedarf an stationären und ambulanten Altenpflegeplätzen. Abschlußbericht. 2hm & Associates GmbH, GWS Gesellschaft für wirtschaftliche Strukturforschung. Mainz, Osnabrück.

Arntz, M./T. Gregory/U. Zierahn (2018): Digitalisierung und die Zukunft der Arbeit: Makroökonomische Auswirkungen auf Beschäftigung, Arbeitslosigkeit und Löhne von morgen. Zentrum für Europäische Wirtschaftsforschung (ZEW). Zentrum für Europäische Wirtschaftsforschung (ZEW), Mannheim.

Bienhaus, D. (2016): Smartwatch und Wearables im Gesundheitsbereich: Grundlagen und Anwendungen. In: Mayr, H. C./M. Pinzger (Hrsg.): Informatik 2016. Lecture Notes in Informatics (LNI). Gesellschaft für Informatik, Bonn, S. 1825–1836.

Bispinck, R./H. Dribbusch/F. Öz/E. Stoll (2013): Einkommens- und Arbeitsbedingungen in Pflegeberufen. Eine Analyse auf Basis der WSI-Lohnspiegel-Datenbank. Projekt LohnSpiegel Arbeitspapier 21. WSI in der Hans-Böckler-Stiftung, Düsseldorf.

Blind, K. (2004): The Economics of Standards – Theory, Evidence, Policy. Edward Elgar, Cheltenham.

Blind, K./S. Gauch (2010): Potentiale der innovationsorientierten Normenvorausschau für die Etablierung von Leitmärkten am Beispiel Ambient Assisted Living. In: Fachinger, U./K.-D. Henke (Hrsg.): Der private Haushalt als Gesundheitsstandort. Theoretische und empirische Analysen. Europäische Schriften zu Staat und Wirtschaft. Nomos, Baden-Baden, S. 61–86.

Bogai, D./H. Seibert/D. Wiethölter (2015): Löhne in der Kranken- und Altenpflege. Regionale Unterschiede sind beträchtlich. In: IAB ForumJg., H. 2, 108–115.

Bogai, D./H. Seibert/D. Wiethölter (2016): Die Entlohnung von Pflegekräften – große Unterschiede zwischen Berufen und Regionen. In: Jacobs, K./A. Kuhlmay/S. Greß/J. Klauber et al. (Hrsg.): Pflege-Report 2016. Die Pflegenden im Fokus. Pflege-Report. Schattauer, Stuttgart, S. 91–107.

Bonin, H./T. Gregory/U. Zierahn (2015): Übertragung der Studie von Frey/Osborne (2013) auf Deutschland. Endbericht an das Bundesministerium für Arbeit und Soziales, Referat Ia 4, Wilhelmstraße 49, 10117 Berlin. Kurzexpertise. 57. Zentrum für Europäische Wirtschaftsforschung (ZEW). Zentrum für Europäische Wirtschaftsforschung (ZEW), Mannheim.

Börnsen, A. (2012): Breitbandversorgung 2020. Entwicklungen, Ziele und Förderinstrumente. WISO Diskurs. Expertisen und Dokumentationen zur Wirtschafts- und Sozialpolitik. Abteilung Wirtschafts- und Sozialpolitik der Friedrich-Ebert-Stiftung. Friedrich-Ebert-Stiftung, Bonn.

BRATAN, T./K.-D. Henke/A. Kloepfer/C. Kurscheid et al. (2017): Gesundheit neu denken. Politische Handlungsempfehlungen für die 19. Legislaturperiode. MetaForum - Innovation für mehr Gesundheit e.V. Beirat MetaForum e.V., Berlin.

BREYER, F. (2016): Die Zukunft der Pflegeversicherung in Deutschland: Umlage und Kapitaldeckung. In: Zeitschrift für die gesamte Versicherungswissenschaft, 105. Jg., H. 5, 445–461.

BRZESKI, C./I. Burk (2015): Die Roboter kommen. Folgen der Automatisierung für den deutschen Arbeitsmarkt. Economic Research. 30. April 2015. ING-DiBa AG, Frankfurt.

BÜHRMANN, A. D./U. Fachinger/E. M. Welskop-Deffaa (Hrsg.) (2018): Hybride Erwerbsformen. Digitalisierung, Diversität und sozialpolitische Gestaltungsoptionen. Springer VS, Wiesbaden.

BUNDESMINISTERIUM FÜR ARBEIT UND SOZIALES (2017): Sozialbericht 2017. Sozialbericht. Bundesmininsterium für Arbeit und Soziales. Bundesministerium für Arbeit und Soziales, Berlin.

BUNDESMINISTERIUM FÜR WIRTSCHAFT UND ENERGIE (BMWI) (2016): Digitale Strategie 2025. Bundesministerium für Wirtschaft und Energie (BMWi), Berlin.

COMMISSION OF THE EUROPEAN COMMUNITIES (2014): Green Paper on mobile Health („mHealth“). Green Paper. COM (2014) 219 final. Commission of the European Communities. 10.4.2014. Commission of the European Communities, Brussel.

DENGLER, K./B. Matthes (2015): Folgen der Digitalisierung für die Arbeitswelt. Substituierbarkeitspotenziale von Berufen in Deutschland. IAB Forschungsbericht. Institut für Arbeitsmarkt- und Berufsforschung der Bundesagentur für Arbeit. Institut für Arbeitsmarkt- und Berufsforschung der Bundesagentur für Arbeit, Nürnberg.

DENGLER, K./B. Matthes (2018): Substituierbarkeitspotenziale von Berufen. Wenige Berufsbilder halten mit der Digitalisierung Schritt. IAB-Kurzbericht. 4/2018. Institut für Arbeitsmarkt- und Berufsforschung. Institut für Arbeitsmarkt- und Berufsforschung (IAB), Nürnberg.

DEUTSCHER BUNDESTAG (2015): Gesetz für sichere und digitale Kommunikation und Anwendungen im Gesundheitswesen. Berlin, Bundesgesetzblatt Teil I Nr. 54, S. 2408–2423.

DKE DEUTSCHE KOMMISSION ELEKTROTECHNIK ELEKTRONIK INFORMATIONSTECHNIK IM DIN UND VDE (Hrsg.) (2012): Die deutsche Normungs-Roadmap AAL (= Ambient Assisted Living). VDE Verband der Elektrotechnik Elektronik Informationstechnick e. V., Frankfurt.

DKE DEUTSCHE KOMMISSION ELEKTROTECHNIK ELEKTRONIK INFORMATIONSTECHNIK IM DIN UND VDE (Hrsg.) (2014): Die deutsche Normungs-Roadmap AAL (Ambient Assisted Living). Status, Trends und Perspektiven der Normung im AAL-Umfeld, 2. DKE Deutsche Kommission Elektrotechnik Elektronik Informationstechnik im DIN und VDE, VDE Verband der Elektrotechnik Elektronik Informationstechnick e. V., Frankfurt.

EHRENTRAUT, O./T. Hackmann/L. Krämer/S. Schmutz (2015): Zukunft der Pflegepolitik – Perspektiven, Handlungsoptionen und Politikempfehlungen. gute gesellschaft – soziale demokratie # 2017 plus. Friedrich-Ebert-Stiftung, Abteilung Wirtschafts- und Sozialpolitik. Bonn.

EICHELBERG, M. (Hrsg.) (2010): Interoperabilität von AAL-Systemkomponenten. Teil 1: Stand der Technik. VDE Verlag, Berlin.

Eichelberg, M. (Hrsg.) (2013): Interoperabilität von AAL-Systemkomponenten. Teil 2: Leitfaden interoperable Assistenzsysteme – vom Szenario zur Anforderung. VDE Verlag, Berlin.

empirica Gesellschaft für Kommunikations- und Technologieforschung (2015): The SmartCare pathways. An initial step towards implementing integrated eCare. SmartCare White Paper 1. empirica Gesellschaft für Kommunikations- und Technologieforschung, Bonn.

Enquete-Kommission „Internet und digitale Gesellschaft" (2012): Fünfter Zwischenbericht der Enquete-Kommission „Internet und digitale Gesellschaft". Datenschutz, Persönlichkeitsrechte. Bundestags-Drucksache 17/8999. Deutscher Bundestag, Berlin, S. 80.

Enquete-Kommission „Internet und digitale Gesellschaft" (2013a): Zehnter Zwischenbericht der Enquete-Kommission „Internet und digitale Gesellschaft". Interoperabilität, Standards, Freie Software. Bundestags-Drucksache 17/12495. Deutscher Bundestag, Berlin, S. 80.

Enquete-Kommission „Internet und digitale Gesellschaft" (2013b): Zwölfter Zwischenbericht der Enquete-Kommission „Internet und digitale Gesellschaft". Verbraucherschutz. Bundestags-Drucksache 17/12540. Deutscher Bundestag, Berlin, S. 80.

Etgeton, S. (2016): Pflegeinfrastruktur. Pflegekosten übersteigen vielerorts die Finanzkraft der Senioren. Spotlight Gesundheit. Daten, Analysen, Perspektiven. 4/2016. Bertelsmann Stiftung, Gütersloh.

Fachinger, U. (2012): The demand for assisting technologies in nursing and medical care: some comments. In: International Journal of Behavioural and Healthcare Research, 3. Jg., H. 2, 135–151.

Fachinger, U. (2017a): Förderung technischer Lösungen für ein selbstbestimmtes Leben im Alter. In: Archiv für Wissenschaft und Praxis der sozialen Arbeit, 48. Jg., H. 2, 58–64.

Fachinger, U. (2017b): Technikeinsatz bei Pflegebedürftigkeit, in: Jacobs, K./A. Kuhlmay/S. Greß/J. Klauber et al. (Hrsg.): Pflege-Report 2017. Die Pflegebedürftigen und ihre Versorgung. Pflege-Report 2017. Springer, Berlin, Heidelberg, S. 83–94.

Fachinger, U. (2019): Alterssicherung und Armut, in: Hank, K./F. Schulz-Nieswandt/M. Wagner/S. Zank (Hrsg.): Alternsforschung. Handbuch für Wissenschaft und Praxis. Nomos, Baden-Baden, S. 131–170.

Fachinger, U./B. Erdmann (2010): Determinanten des Nachfrageverhaltens privater Haushalte nach assistierenden Technologien – ein Überblick. In: Fachinger, U./K.-D. Henke (Hrsg.): Der private Haushalt als Gesundheitsstandort. Theoretische und empirische Analysen. Europäische Schriften zu Staat und Wirtschaft. Nomos, Baden-Baden, S. 147–162.

Fachinger, U./K.-D. Henke/H. Koch/B. Schöpke et al. (2014): Gesund altern: Sicherheit und Wohlbefinden zu Hause. Marktpotenzial und neuartige Geschäftsmodelle altersgerechter Assistenzsysteme. Nomos, Baden-Baden.

Fachinger, U./H. Künemund (2014): Stabilität des Versorgungsniveaus nach dem Paradigmenwechsel. In: Vierteljahreshefte zur Wirtschaftsforschung, 83. Jg., H. 2, 33–47.

Fachinger, U./H. Künemund/F.-J. Neyer (2012): Alter und Technikeinsatz. Zu Unterschieden in der Technikbereitschaft und deren Bedeutung in einer alternden Gesellschaft. In: Hagenah, J./H. Meulemann (Hrsg.): Mediatisierung der Gesellschaft? Lit-Verlag, Münster, S. 239–256.

Fachinger, U./H. Künemund/M. F. Schulz/K. Unger (2015a): Kapitalgedeckte Altersversorgung – Ihr Beitrag zur Lebensstandardsicherung, in: Schmähl, W./U. Fachinger (Hrsg.): Absicherung im Alter. Diskurse und Perspektiven. Beiträge zur Sozial- und Verteilungspolitik, 8. Bd. LIT Verlag, Münster, S. 303–349.

Fachinger, U./H. Künemund/K. Unger/H. Koch et al. (2015b): Die Dynamisierung von Alterseinkommen – Chancen und Risiken eines neuen Mischungsverhältnisses staatlicher, betrieblicher und privater Alterssicherung. In: Schmähl, W./U. Fachinger (Hrsg.): Absicherung im Alter. Diskurse und Perspektiven. Beiträge zur Sozial- und Verteilungspolitik, 8. Bd. LIT Verlag, Münster, S. 195–301.

Fachinger, U./M. Mähs/S. Nobis (2016a): E-Health und Pflege, in: Duesberg, F. (Hrsg.): e-Health 2017. Informations- und Kommunikationstechnologien im Gesundheitswesen. Quellendokument. medical future, Solingen, S. 16–18.

Fachinger, U./M. Mähs/S. Nobis (2016b): E-Health und Pflege. In: Duesberg, F. (Hrsg.): e-Health 2017. Informations- und Kommunikationstechnologien im Gesundheitswesen. medical future, Solingen, S. 88–91.

Fachinger, U./M. Mähs/S. Nobis (2017): Selbstmanagement von informeller Pflege durch e-Health. In: Recht und Politik im Gesundheitswesen (RPG), 23. Jg., H. 1, 32–35.

Ferrer-Roca, O./D. González Méndez (2012): Health 4.0 in the i2i Era. In: International Journal of Reliable and Quality E-Healthcare (IJRQEH), 1. Jg., H. 1, 43–57.

Finkel, S./S. J. Czaja/Z. Martinovich/C. Harris et al. (2007): E-Care: A Telecommunications Technology Intervention for Family Caregivers of Dementia Patients. In: The American Journal of Geriatric Psychiatry, 15. Jg., H. 5, 443–448.

Frey, C. B./M. A. Osborne (2017): The future of employment: How susceptible are jobs to computerisation? In: Technological Forecasting and Social Change, 114. Jg., H., 254–280.

Frohn, C./M. Obersneider (2020): Modellierung der Entwicklung des Pflegebedarfs in Deutschland. In: Hannappel, M./J. Kopp (Hrsg.): Mikrosimulationen: Methodische Grundlagen und ausgewählte Anwendungsfelder. Springer Fachmedien Wiesbaden, Wiesbaden, S. 315–353.

Gaugisch, P. (2015): Technische Assistenz in der ambulanten Pflege. In: Bundesanstalt für Arbeitsschutz und Arbeitsmedizin/Initiative Neue Qualität der Arbeit (Hrsg.): Intelligente Technik in der beruflichen Pflege. Von den Chancen und Risiken einer Pflege 4.0. Bundesanstalt für Arbeitsschutz und Arbeitsmedizin, Initiative Neue Qualität der Arbeit, Dortmund, Berlin, S. 20–23.

Gersch, M./J. Liesenfeld (Hrsg.) (2012): AAL- und E-Health-Geschäftsmodelle. Technologie und Dienstleistungen im demographischen Wandel und in sich verändernden Wertschöpfungsarchitekturen. Gabler, Wiesbaden.

Gigerenzer, G./K. Schlegel-Matthies/G. G. Wagner (2016): Digitale Welt und Gesundheit. eHealth und mHealth – Chancen und Risiken der Digitalisierung im Gesundheitsbereich. Veröffentlichungen des Sachverständigenrats für Verbraucherfragen Verbraucherschutz, Sachverständigenrat für Verbraucherfragen beim Bundesministerium der Justiz und für Verbraucherschutz, Berlin.

Grundmann, J./M. Hülsken-Giesler/H. Remmers (2012): E-Learning in der Weiterbildung personenbezogener Dienstleistungsberufe. In: Kawalek, J./K. Hering/E. Schuster (Hrsg.): Tagungsband zum 10. Workshop on e-Learning (WeL'12) am 20. September 2012 an der Hochschule Zittau/Görlitz. S. 17–26.

GRUNDMANN, J./J. Tessmer/L. Hoffmann/H. Remmers et al. (2014): E-Learning im Kontext Assistiver Technologien. Multimediale Lehr-Lernangebote anhand authentischer Fallbeispiele. In: Bundesministerium für Bildung und Forschung (BMBF) / AAL Ambient Assisted Living Association/VDI/VDE/IT (Hrsg.): Proceedings of the Lebensqualität im Wandel von Demografie und Technik. 7. Deutscher AAL-Kongress mit Ausstellung. 21. - 22. Januar 2014, Berlin. Tagungsbeiträge. VDE Verlag, Berlin.

HACKMANN, T./R. Schüssler/S. Schmutz (2014): Potenzialanalyse altersgerechte Wohnungsanpassung. Prognos AG. Bundesinstitut für Bau-, Stadt- und Raumforschung (BBSR) im Bundesamt für Bauwesen und Raumordnung (BBR), Bonn.

HAUBNER, D./D. Bieber/J. Becker/K. Schwarz (2012): Technikeinsatz in der ambulanten Pflege. Technikeinsatz der Beschäftigten und ein Implementierungsszenario. In: Bundesministerium für Bildung und Forschung (BMBF)/AAL Ambient Assisted Living Association/VDI/VDE/IT (Hrsg.): Proceedings of the Technik für ein selbstbestimmtes Leben. 5. Deutscher AAL-Kongress mit Ausstellung. 24. - 25. Januar 2012, Berlin. Tagungsbeiträge. VDE Verlag, Berlin.

HENKE, K.-D. (2006): Health as a Macroeconomic Driver. The health market and its contribution to productivity and economic growth. 9. Europäisches Gesundheitsforum Gastein, Bad Hofgastein, Austria, Bd.: 1–10.

HENKE, K.-D./S. Troppens/G. Braeseke/B. Dreher et al. (2011): Volkswirtschaftliche Bedeutung der Gesundheitswirtschaft. Innovationen, Branchenverflechtung, Arbeitsmarkt. Auf der Grundlage eines Forschungsprojekts im Auftrag des Bundesministeriums für Wirtschaft und Technologie. Nomos, Baden-Baden.

HIELSCHER, V./S. Kirchen-Peters/C. Sowinski (2015a): Technologisierung der Pflegearbeit? Wissenschaftlicher Diskurs und Praxisentwicklungen in der stationären und ambulanten Langzeitpflege. In: Pflege & Gesellschaft, 20. Jg., H. 1, 5–19.

HIELSCHER, V./L. Nock/S. Kirchen-Peters (2015b): Technikeinsatz in der Altenpflege. Potentiale und Probleme in empirischer Perspektive. Nomos, Baden-Baden.

HIPP, L./N. Kelle (2016): Nur Luft und Liebe? Zur Entlohnung sozialer Dienstleistungsarbeit im Länder- und Berufsvergleich. In: Zeitschrift für Sozialreform, 62. Jg., H. 3, 237–269.

HÜBNER, U./N. Egbert (2017): Telepflege. In: Bechtel, P./I. Smerdka-Arhelger/K. Lipp (Hrsg.): Pflege im Wandel gestalten - Eine Führungsaufgabe: Lösungsansätze, Strategien, Chancen. Springer, Berlin, Heidelberg, S. 211–224.

HÜLSKEN-GIESLER, M. (2015a): Neue Technologien in der Pflege. Wo stehen wir - was ist zu erwarten?. In: Bundesanstalt für Arbeitsschutz und Arbeitsmedizin/Initiative Neue Qualität der Arbeit (Hrsg.): Intelligente Technik in der beruflichen Pflege. Von den Chancen und Risiken einer Pflege 4.0. Bundesanstalt für Arbeitsschutz und Arbeitsmedizin, Initiative Neue Qualität der Arbeit, Dortmund, Berlin, S. 10–13.

HÜLSKEN-GIESLER, M. (2015b): Technik und Neue Technologie in der Pflege. In: Brandenburg, H./S. Dorschner (Hrsg.): Pflegewissenschaft 1 : Lehr- und Arbeitsbuch zur Einführung in das wissenschaftliche Denken in der Pflege. Hogrefe, Bern, S. 262–280.

HÜLSKEN-GIESLER, M. (2017): „Was heißt schon alt?“ Technische Unterstützung für ältere Menschen und die Pflege. In: Sailer-Pfister, S./I. Proft/H. Brandenburg (Hrsg.): Was heißt schon alt? Theologische, ethische und pflegewissenschaftliche Perspektiven. Grünewald, Ostfildern, S. 159–172.

Hülsken-Giesler, M./B.-J. Krings (2015): Technik und Pflege in einer Gesellschaft des langen Lebens. Einführung in den Schwerpunkt. In: Technikfolgenabschätzung. Theorie und Praxis, 24. Jg., H. 2, 4–11.

Isfort, M./R. Rottländer/F. Weidner/D. Tucman et al. (2016): Pflege-Thermometer 2016. Eine bundesweite Befragung von Leitungskräften zur Situation der Pflege und Patientenversorgung in der ambulanten Pflege. Pflege-Thermometer. Deutsches Institut für angewandte Pflegeforschung e. V. (dip). Deutsches Institut für angewandte Pflegeforschung (dip), Köln.

Klein, B. (2011): Technisierte Versorgung oder mehr Zeit für Kernaufgaben? Auswirkungen neuer Technologien auf die Pflegekräfte. In: Archiv für Wissenschaft und Praxis der sozialen Arbeit, 42. Jg., H. 3, 86–98.

Koppenburger, A./M. Garthaus/R. Simon/H. Remmers (2016): Selbstbestimmte Technologie und selbstbestimmte Anwendung. Ethische und sozialwissenschaftliche Perspektiven auf zukünftige technologische Voraussetzungen in der gesundheitlichen Versorgung im ländlichen Raum. In: Weidner, R. (Hrsg.): Technische Unterstützungssysteme, die die Menschen wirklich wollen. Zweite Transdisziplinäre Konferenz. Konferenzband. Helmut Schmidt Universität, Hamburg, S. 69–78.

Kriesel, P./H. Krüger/H. Remmers/J. Taubert (Hrsg.) (2000): Pflege lehren – Pflege managen. Eine Bilanz innovativer Ansätze. Mabuse, Frankfurt.

Krückeberg, J. (2015): Qualifizierung zum Berater für Ambient Assisted Living. Ein Beispiel aus Hannover. In: Bundesanstalt für Arbeitsschutz und Arbeitsmedizin/Initiative Neue Qualität der Arbeit (Hrsg.): Intelligente Technik in der beruflichen Pflege. Von den Chancen und Risiken einer Pflege 4.0. Bundesanstalt für Arbeitsschutz und Arbeitsmedizin, Initiative Neue Qualität der Arbeit, Dortmund, Berlin, S. 38–39.

Künemund, H./U. Fachinger/J. Grundmann/M. Hülsken-Giesler et al. (2013): Die Wissenslücken schließen: Das Zertifikatsprogramm „Ambient Assisted Living" – Gerontologie, Assistive Technologien, Pflegewissenschaft (GAP). In: Bundesministerium für Bildung und Forschung (BMBF)/AAL Ambient Assisted Living Association/VDI/VDE/IT (Hrsg.): Proceedings of the Lebensqualität im Wandel von Demografie und Technik. 6. Deutscher AAL-Kongress mit Ausstellung. 22. – 23. Januar 2013, Berlin. Tagungsbeiträge. VDE Verlag, Berlin, S. 102–105.

Künemund, H./U. Fachinger/H. Remmers/F. Wallhoff et al. (2014): Wissenslücken schließen: Das Zertifikatsprogramm „Ambient Assisted Living" – Gerontologie, Assistive Technologien, Pflegewissenschaft (GAP). In: Bundesministerium für Bildung und Forschung (BMBF)/AAL Ambient Assisted Living Association/VDI/VDE/IT (Hrsg.): Proceedings of the Lebensqualität im Wandel von Demografie und Technik. 7. Deutscher AAL-Kongress mit Ausstellung. 21. – 22. Januar 2014, Berlin. Tagungsbeiträge. VDE Verlag, Berlin.

Manzeschke, A. (2014): Altersgerechte Assistenzsysteme: Ethische Herausforderungen technologischen Wandels. In: informationsdienst altersfragen, 41. Jg., H. 3, 10–18.

Manzeschke, A./K. Weber/E. Rother/H. Fangerau (2013): Ergebnisse der Studie „Ethische Fragen im Bereich Altersgerechter Assistenzsysteme". VDI/VDE Innovation + Technik GmbH. GmbH, VDI/VDE Innovation + Technik, Ludwigsfelde.

Memon, M./S. Wagner/C. Pedersen/F. Beevi et al. (2014): Ambient Assisted Living Healthcare Frameworks, Platforms, Standards, and Quality Attributes. In: Sensors, 14. Jg., H. 3, 4312–4341.

MERDA, M./K. Schmidt/B. Kähler (2017): Pflege 4.0 – Einsatz moderner Technologien aus der Sicht professionell Pflegender. Forschungsbericht. Berufsgenossenschaft für Gesundheitsdienst und Wohlfahrtspflege (BGW), Hamburg.

MERILAMPI, S./A. Sirkka (2017): Introduction to smart eHealth and eCare technologies. CRC Press Taylor & Francis Group, Boca Raton.

MEYER, I./S. Müller/L. Kubitschke (Hrsg.) (2014): Achieving Effective Integrated E-Care Beyond the Silos. IGI Global, Hershey, PA.

MEYER, S. (2018): Technische Assistenzsysteme zu Hause – warum nicht? Vergleichende Evaluation von 14 aktuellen Forschungs- und Anwendungsprojekten. In: Künemund, H./U. Fachinger (Hrsg.): Alter und Technik. Sozialwissenschaftliche Befunde. Vechtaer Beiträge zur Gerontologie. Springer VS Verlag, Wiesbaden, S. 147–176.

MICHELL-AULI, P./C. Sowinski (2012): Die 5. Generation: KDA-Quartiershäuser: Ansätze zur Neuausrichtung von Alten- und Pflegeheimen. Kuratorium Deutsche Altershilfe, Köln.

MÜLLER, C./A. Boden (2012): Neue Medien und technische Hilfen im Alltag. Ein Wegweiser. Universität Siegen, Lehrstuhl Wirtschaftsinformatik und Neue Medien/Internationales Institut für Sozio-Informatik, Siegen, Bonn.

NANDRAM, S. S. (2015): Buurtzorg Nederland: Start-Up Process and Organizational Design. In: Nandram, S. S. (Hrsg.): Organizational innovation by integrating simplification. Learning from Buurtzorg Nederland. Management for professionals. Springer, Cham, S. 11–22.

NEYER, F.-J./J. Felber/C. Gebhardt (2012): Entwicklung und Validierung einer Kurzskala zur Erfassung von Technikbereitschaft (technology commitment). In: Diagnostica, 58. Jg., H. 2, 87–99.

NEYER, F.-J./J. Felber/C. Gebhardt (2016): Kurzskala zur Erfassung von Technikbereitschaft (technology commitment). gesis Leibniz-Institut für Sozialwissenschaften. Mannheim.

NORRIS, P. (2008): Digital divide. Civic engagement, information poverty, and the Internet worldwide. Cambridge Univ. Press, Cambridge [u. a.].

NOWOSSADECK, S. (2013): Demografischer Wandel, Pflegebedürftige und der künftige Bedarf an Pflegekräften. Eine Übersicht. In: Bundesgesundheitsblatt – Gesundheitsforschung – Gesundheitsschutz, 56. Jg., H. 8, 1040–1047.

OEHMICHEN, F./M. Pohl/D. Koschel (2015): Außerklinische Intensivpflege. Ein Leitfaden. W. Zuckschwerdt, München.

PFANNSTIEL, M. A./S. Krammer/W. Swoboda (Hrsg.) (2017): Digitale Transformation von Dienstleistungen im Gesundheitswesen III: Impulse für die Pflegepraxis. Springer Fachmedien, Wiesbaden.

PLÖSSER, C. (2014): Außerklinische Intensivpflege. Hightech-Medizin für zu Hause. In: Eichner, E./I. Hornke/T. Sitte (Hrsg.): Ambulante Palliativversorgung. Ein Ratgeber. Deutscher Palliativ Verlag, Fulda, S. 147–151.

PWC STRATEGY& (GERMANY) GMBH (2016): Weiterentwicklung der eHealth-Strategie. Eine Studie im Auftrag des Bundesministeriums für Gesundheit. PwC Strategy& (Germany) GmbH, Berlin.

QUAGLIO, G./C. Dario/P. Stafylas/M. Tiik et al. (2016): E-Health in Europe: Current situation and challenges ahead. In: Health Policy and Technology, 5. Jg., H. 4, 314–317.

RAGNEDDA, M. (2016): The Third Digital Divide. A Weberian Approach to Digital Inequalities. Routledge, London.

Rascher, I. (2015): Weiterbildung in den AAL-Tätigkeitsfeldern. Angebote und Strukturen. In: Bundesanstalt für Arbeitsschutz und Arbeitsmedizin/Initiative Neue Qualität der Arbeit (Hrsg.): Intelligente Technik in der beruflichen Pflege. Von den Chancen und Risiken einer Pflege 4.0. Bundesanstalt für Arbeitsschutz und Arbeitsmedizin, Initiative Neue Qualität der Arbeit, Dortmund, Berlin, S. 41–45.

Remmers, H. (2012): Rationierung und Altersdiskriminierung. In: Berner, F./J. Rossow/K.-P. Schwitzer (Hrsg.): Altersbilder in der Wirtschaft, im Gesundheitswesen und in der pflegerischen Versorgung. Expertisen zum Sechsten Altenbericht der Bundesregierung. VS Verlag für Sozialwissenschaften, Wiesbaden, S. 339–368.

Remmers, H. (2014): Berufliche Befähigungen und Kompetenzen – einige bildungstheoretische Anmerkungen. Vorwort. In: Dütthorn, N. (Hrsg.): Pflegespezifische Kompetenzen im europäischen Bildungsraum. Eine empirische Studie in den Ländern Schottland, Schweiz und Deutschland. Vandenhoeck & Ruprecht unipress, Universitätsverlag Osnabrück, Göttingen, S. 15–19.

Remmers, H. (2015): Natürlichkeit und Künstlichkeit. Zur Analyse und Bewertung von Technik in der Pflege des Menschen. In: Technikfolgenabschätzung. Theorie und Praxis, 24. Jg., H. 2, 11–20.

Remmers, H. (2016): Vorteile und Grenzen der Technisierung in der Pflege. Ein technikphilosophischer und berufssoziologischer Kommentar. In: Dabrowski, M./J. Wolf (Hrsg.): Menschenwürde und Gerechtigkeit in der Pflege. Ferdinand Schöning, Paderborn, S. 197–203.

Remmers, H. (2017): Kollege Roboter verändert die Pflege. In: Gesundheit und Gesellschaft, 20. Jg., H. 9, 48.

Remmers, H./M. Hülsken-Giesler (2012): Kreativität im Alter und die Bedeutung assistiver Technologien – eine rehabilitationswissenschaftliche Perspektive. In: Kruse, A. (Hrsg.): Kreativität und Medien im Alter. Universitätsverlag Winter, Heidelberg, S. 127–153.

Remmers, H./S. K. Nagel (2014): Ethical conflicts regarding technical assistance systems for the elderly. In: Khosrow-Pour, M. (Hrsg.): Encyclopedia of Information Science and Technology. IGI-Global, Hershey, S. 196–204.

Roland Berger GmbH/Deutsches Institut für angewandte Pflegeforschung e.V./Philosophisch-Theologische Hochschule Vallendar, Pflegewissenschaftliche Fakultät, Lehrstuhl für Gemeindenahe Pflege (2017): ePflege. Informations- und Kommunikationstechnologie für die Pflege. Studie im Auftrag des Bundesministeriums für Gesundheit. Roland Berger GmbH, Deutsches Institut für angewandte Pflegeforschung e.V., Philosophisch-Theologische Hochschule Vallendar/Pflegewissenschaftliche Fakultät/Lehrstuhl für Gemeindenahe Pflege, Berlin, Vallendar, Köln.

Rösler, U./K. Schmidt/M. Merda/M. Melzer (2018): Digitalisierung in der Pflege. Wie intelligente Technologien die Arbeit professionell Pflegender verändern. Geschäftsstelle der Initiative Neue Qualität der Arbeit und Bundesanstalt für Arbeitsschutz und Arbeitsmedizin, Berlin.

Roth, M./R. Groß (2018): Die Akzeptanz von digitalen Lösungen im ambulanten Pflegebereich. In: Pfannstiel, M. A./S. Krammer/W. Swoboda (Hrsg.): Digitale Transformation von Dienstleistungen im Gesundheitswesen IV: Impulse für die Pflegeorganisation. Springer Fachmedien Wiesbaden, Wiesbaden, S. 51–67.

Rothgang, H./T. Kalwitzki/R. Müller/R. Runte et al. (2016): BARMER GEK Pflegereport 2016. Schriftenreihe zur Gesundheitsanalyse. 42. SOCIUM – Forschungszentrum Ungleichheit und Sozialpolitik, Abteilung Gesundheit, Pflege und Alterssicherung. BARMER GEK, Berlin.

Sackmann, R./A. Weymann (1994): Die Technisierung des Alltags. Generationen und technische Innovationen. Campus, Frankfurt, New York.

Schelisch, L. (2016): Technisch unterstütztes Wohnen im Stadtquartier. Potentiale, Akzeptanz und Nutzung eines Assistenzsystems für ältere Menschen. Springer VS, Wiesbaden.

Schüler, G./L. Klaes/A. Rommel/H. Schröder et al. (2013): Zukünftiger Qualifikationsbedarf in der Pflege. Ergebnisse und Konsequenzen aus dem BMBF-Forschungsnetz FreQueNz. In: Bundesgesundheitsblatt Gesundheitsforschung Gesundheitsschutz, 56. Jg., H. 8, 1135–1144.

Schwinger, A./J. Klauber/C. Tsiasioti (2020): Pflegepersonal heute und morgen. In: Jacobs, K./A. Kuhlmey/S. Greß/J. Klauber et al. (Hrsg.): Pflege-Report 2019: Mehr Personal in der Langzeitpflege – aber woher? Springer Berlin Heidelberg, Berlin, Heidelberg, S. 3–21.

Sowinski, C./S. Kirchen-Peters/V. Hielscher (2013): Praxiserfahrungen zum Technikeinsatz in der Altenpflege. Kuratorium Deutsche Altershife, Institut für Sozialforschung und Sozialwirtschaft (iso) e.V., Köln, Saarbrücken.

Sparrow, R./L. Sparrow (2006): In the hands of machines? The future of aged care. In: Minds and Machines, 16. Jg., H. 2, 141–161.

Statistische Ämter des Bundes und der Länder (2010): Auswirkungen auf Krankenhausbehandlungen und Pflegebedürftige im Bund und in den Ländern. Demografischer Wandel in Deutschland. 2. Ausgabe 2010. Statistische Ämter des Bundes und der Länder, Wiesbaden.

Statistisches Bundesamt (2017): Pflege im Rahmen der Pflegeversicherung. Deutschlandergebnisse. Pflegestatistik 2015. Statistisches Bundesamt, Wiesbaden.

Statistisches Bundesamt (2018a): Pflege im Rahmen der Pflegeversicherung. Deutschlandergebnisse. Pflegestatistik 2017. Statistisches Bundesamt, Wiesbaden.

Statistisches Bundesamt (Hrsg.) (2018b): Verdienste und Arbeitskosten. Arbeitnehmerverdienste. 4. Vierteljahr 2017. Fachserie 16. Statistisches Bundesamt, Wiesbaden.

Statistisches Bundesamt (Hrsg.) (2018c): Verdienste und Arbeitskosten. Arbeitnehmerverdienste. 2017. Fachserie 16. Statistisches Bundesamt, Wiesbaden.

Statistisches Bundesamt (Hrsg.) (2020a): Verdienste und Arbeitskosten. Arbeitnehmerverdienste. 4. Vierteljahr 2019. Fachserie 16. Statistisches Bundesamt, Wiesbaden.

Statistisches Bundesamt (Hrsg.) (2020b): Verdienste und Arbeitskosten. Arbeitnehmerverdienste. Jahr 2019. Fachserie 16. Statistisches Bundesamt, Wiesbaden.

Steffen, J. (2017): Sozialpolitische Chronik. Die wesentlichen Änderungen in der Arbeitslosen-, Renten-, Kranken- und Pflegeversicherung sowie bei der Sozialhilfe (HLU) und der Grundsicherung für Arbeitsuchende – von den siebziger Jahren bis heute. Portal Sozialpolitik, Berlin.

Thimm, C. (2013): Digitale Gleichberechtigung der Generationen – Altern in einer mediatisierten Gesellschaft, in: Hüther, M./G. Naegele (Hrsg.): Demografiepolitik: Herausforderungen und Handlungsfelder. Springer Fachmedien Wiesbaden, Wiesbaden, S. 326–343.

THRANBEREND, T./K. Knöppler/T. Neisecke (2016): Gesundheits-Apps. Bedeutender Hebel für Patient Empowerment - Potenziale jedoch bislang kaum genutzt. Spotlight Gesundheit. Daten, Analysen, Perspektiven. 2/2016. Bertelsmann Stiftung, Gütersloh.

VAN DEN BERG, N./S. Schmidt/U. Stentzel/H. Mühlan/W. Hoffmann (2015): Telemedizinische Versorgungskonzepte in der regionalen Versorgung ländlicher Gebiete. Bundesgesundheitsblatt - Gesundheitsforschung - Gesundheitsschutz, 58, 367–373.

VERBAND SÄCHSISCHER WOHNUNGSGENOSSENSCHAFTEN E. V./Die Wohnungswirtschaft Sachsen/Verband der Wohnungsgenossenschaften Sachsen-Anhalt e. V./Verband der Wohnungswirtschaft Sachsen-Anhalt et al. (2015): Positionspapier wohnungswirtschaftlicher Akteure in Deutschland - Etablierung eines neuen Standards für lebenswertes Altern in eigener Häuslichkeit. Positionspapier. Verband Sächsischer Wohnungsgenossenschaften e. V., Die Wohnungswirtschaft Sachsen, Verband der Wohnungsgenossenschaften Sachsen-Anhalt e. V., Verband der Wohnungswirtschaft Sachsen-Anhalt et al., Dresden.

VON REIBNITZ, C./K. Sonntag (2018): Ambulante Intensivpflege: Bedarf an qualifiziertem Personal wächst. In: Pflegezeitschrift, 71. Jg., H. 12, 19–21.

WEDEMEIER, C. (2012): Vernetztes Wohnen - Konzept und Umsetzung in Wohnungsgenossenschaften. In: Zeitschrift für das gesamte Genossenschaftswesen, 62. Jg., H. 3, 167–176.

WEIDNER, R. (Hrsg.) (2016): Technische Unterstützungssysteme, die die Menschen wirklich wollen. Zweite Transdisziplinäre Konferenz. Laboratorium Fertigungstechnik | Forschernachwuchsgruppe smartASSIST, Helmut-Schmidt-Universität, Hamburg.

WORLD HEALTH ORGANIZATION (WHO) (2016): Global diffusion of eHealth: Making universal health coverage achievable. Global Observatory for eHealth series. Report of the third global survey on eHealth. Global Observatory for eHealth. World Health Organization (WHO), Geneva.

YAO, C. A./K. Ho (2017): Mobile Sensors and Wearable Technology. In: Amelung, V./V. Stein/N. Goodwin/R. Balicer et al. (Hrsg.): Handbook Integrated Care. Springer International Publishing, Cham, S. 113–119.

Jannis Hergesell

Innovationsimperativ und digitale Pflegetechnik. Eine gesellschaftsdiagnostische Perspektive auf „innovative" Assistenzen in der Altenpflege

1. Einleitung

Der gegenwärtige Diskurs um die Bewältigung des „Pflegenotstandes" ist scheinbar untrennbar verbunden mit der Forderung nach innovativen digitalen Pflegetechniken. Jene Techniken[1], auch bekannt unter den Begriffen „Ambient Assisted Living", „Gerontechnologie" oder „technische Assistenten", scheinen eine der vielversprechendsten Lösungen für die Probleme einer alternden Gesellschaft im demografischen Wandel zu sein (Nierling/Domínguez-Rué 2016; Pelizäus-Hoffmeister 2016). Dabei wird den innovativen Pflegetechniken nicht nur zugeschrieben, durch Effizienzsteigerung eine qualitativ hochwertige Pflege langfristig finanzierbar zu machen und dem Fachkräftemangel entgegenzuwirken, sondern gleichzeitig auch die Pflegenden zu entlasten und zur Steigerung der Lebensqualität der Gepflegten beizutragen.

Seit Ende der 2000er Jahre fordern vor allem politische Akteure die Entwicklung und Implementierung von technischen, meist digitalen Pflegeinnovationen (Künemund 2015). „Die diskursive Verknüpfung von Technik und Pflege weist hierbei auf vielseitige Erwartungen hin, die angekündigten Versorgungsprobleme in der Pflege technisch (auf)zulösen" (Hülsken-Giesler/Krings 2015, S. 4). Die Postulierung von als innovativ bezeichneten Pflegetechniken als Lösungsstrategie für den Pflegenotstand ist begleitet von einer zeitgleich einsetzenden Forschungsförderung und Werbung für digitale Informations- und Kommunikationstechniken, die Einsatz in der Pflege finden sollen. Exemplarisch dafür ist die Bekanntmachung der BMBF-Förderrichtlinie „Altersgerechte Assistenzsysteme für ein gesundes und unabhängiges Leben" (BMBF 2008). Auch bei anderen an der Pflege beteiligten Akteuren, wie Pflegenden, Gepflegten

1 Die sogenannten „innovativen Pflegetechniken" stammen aus dem Bereich der digitalen Informations- und Kommunikationstechniken. Sie umfassen mittlerweile eine große Bandbreite an eher an Lifestyle und Komfort für ältere Menschen orientierten Assistenzen, aber auch speziell für pflegerische Bedarfe konzipierte Systeme.

und deren Angehörigen, stößt die Forderung nach innovativer Pflegetechnik meist auf große Resonanz. Eine „technisierte" Pflege wird so als begrüßenswerte und notwendige Zukunftsperspektive konstruiert, die nur Vorteile mit sich bringt (Martin/Fangerau 2015; Hülsken-Giesler 2015).

Dieses affirmative und bemerkenswert kritiklose Reden über Pflegeinnovationen als Lösung der Probleme der Pflege im demografischen Wandel sorgt allerdings aus zwei Gründen für Irritation: Erstens sind die postulierten Effekte der Pflegeinnovationen bisher empirisch nicht zu belegen. Tatsächlich sind weit weniger technische Assistenzsysteme oder vergleichbare Techniken im Pflegealltag zu finden, als es der Diskurs um die Pflegeinnovationen erscheinen lässt. Die meisten der in Pilot- und Forschungsprojekten entwickelten Techniken haben (zumindest bisher) den Schritt vom Prototypen zum „marktreifen" Produkt nicht geschafft (Weinberger/Decker 2015; Endter 2016) – von einer flächendeckenden Technisierung der Pflege kann nicht gesprochen werden. Vielmehr weisen empirische Ergebnisse zu den handlungspraktischen Effekten der Pflegetechniken eine große Diskrepanz zu den ihnen zugeschrieben Eigenschaften auf. „Zum einen klafft eine erhebliche Lücke zwischen den technischen Möglichkeiten und der realen Anwendungspraxis im Alltag der Pflege. [...] Zum anderen scheint vielfach wenig bedacht, inwiefern Technikinnovationen anschlussfähig sind an die Bedarfe und Abläufe im Arbeitsalltag der Pflegekräfte" (Hielscher et al. 2015, S. 7).

Zweitens ist die Selbstverständlichkeit bemerkenswert, mit der über das Potential von innovativer Technik in der Pflege gesprochen wird, da besonders die (Alten)Pflege bisher nicht als technikaffin galt. Während die naturwissenschaftliche Medizin und die (akutstationäre) Krankenpflege schon seit längerem typische Einsatzorte für innovative Spitzentechnologien bereitstellen, wurde vor allem der geriatrischen Pflege eine Technik- oder Innovationsresilienz nachgesagt (vgl. Köhler/Goldmann 2010; Hülsken-Giesler/Krings 2015). Auch wenn das angeblich so distanzierte Verhältnis der Pflege zu innovativer Technologie zunächst ein Vorurteil darstellt, verblüfft zumindest die derzeit zu beobachtende Postulierung einer zweifelsfreien Kompatibilität zwischen (Alten)Pflege und Technik. Denn aus pflegewissenschaftlicher Perspektive wird auf eine „Inkommensurabilität pflegerischer und technischer Eigenlogiken" (Remmers 2015, S. 12) hingewiesen. Pflege als „hochgradig situations- und kontextgebundene Beziehungsarbeit" (Hülsken-Giesler 2016, S. 164) ist demnach keineswegs problemlos mit den prinzipiell standardisierenden und unflexiblen Eigenschaften von Technik kompatibel. Ob Ängste vor der „Entmenschlichung" von Pflege oder ein Substanzverlust des hermeneutisch-lebensweltlichen Kerns pflegerischen Handelns durch den Einsatz digitaler Pflegeinnovationen tatsächlich berechtigt sind, wirft viel diskutierte, bisher ungeklärte und letztlich empirisch zu beantwortende Fragen auf. Festzuhalten bleibt zumindest, dass das gegenwärtig behauptete Problemlösungspotential von technischen Pflegeinnovationen zumindest durch zentrale pflegewissenschaftliche Auffassungen in Frage gestellt wird.

Der diskursive Erfolg von innovativer Pflegetechnik ist also weder durch deren tatsächlichen, empirisch nachgewiesenen handlungspraktischen Nutzen noch durch eine selbsterklärende Anschlussfähigkeit von Pflege und (digitaler) Technik nachvollziehbar. Es drängt sich die Frage auf, warum digitale Pflegeinnovationen im Diskurs um den Pflegenotstand mittlerweile fast selbstverständlich als wünschenswerte und effektive Lösungsstrategie platziert sind. In meinem Beitrag möchte ich dieser Frage mittels eines soziologisch-gesellschaftsdiagnostischen Interpretationsangebotes nachgehen. Zuerst bespreche ich, wie sich der „Innovationsimperativ" der „Innovationsgesellschaft" in alle gesellschaftlichen Teilbereiche ausbreitet und so für die Gegenwartsgesellschaft zum formationsspezifisch dominanten Prozedere beim Umgang mit Problemen wird. Danach können die Auswirkungen der Attribuierung von digitaler Pflegetechnik als „innovativ" diskutiert und „innovative Pflegetechniken" aus der Perspektive makrostruktureller Entwicklungen beleuchtet werden. Mit Blick auf alle an dem Phänomen beteiligten Akteure und ihre Interessen können die Gründe und die Art und Weise, wie die diskursive Konstruktion von innovativer Pflegetechnik als Lösungsstrategie vonstattengeht, beschrieben werden. Die Erträge dieser Reflexionen führe ich abschließend in eine Diskussion zu den tendenziellen Effekten des Pflegeinnovationsdiskurses auf die handlungsleitenden Wissensbestände der (Alten)Pflege zusammen. In genuin soziologischer Perspektive werden somit die Wechselwirkungen zwischen Gesellschaft und „neuen Techniken in der Pflege" thematisiert.

2. Innovationsgesellschaft und Innovationsimperativ

Gesellschaftsdiagnosen (auch Gegenwarts- oder Zeitdiagnosen) werden in der Soziologie dazu verwendet, ein spezifisches Strukturmerkmal der Gegenwartsgesellschaft zu beschreiben (Bogner 2015). Sie suchen gezielt ein (oder „das") Charakteristikum des zeitgenössischen sozialen Wandels heraus. Auf diese Weise schaffen sie Interpretationsangebote für dominante Entwicklungstendenzen in allen gesellschaftlichen Teilbereichen (Schimank 2011). Gesellschaftsdiagnosen „[...] beanspruchen, ein Basisproblem identifiziert, eine Entwicklungstendenz gefunden zu haben, die die Gesellschaft als Ganzes charakterisiert" (Bogner 2015, S. 18). So wird es möglich, einzelne Phänomene nicht nur in Hinsicht auf für ihren Bereich spezifische Handlungslogiken zu betrachten, sondern sie in einen makrostrukturellen, sprich gesellschaftlichen, Kontext einordnen.

Eine dieser Diagnosen ist die „Innovationsgesellschaft“[2]. Sie geht davon aus, dass Innovationen die Gesellschaft prägen und zu einem ubiquitären Phänomen der Vergesellschaftung werden (Hutter et al. 2011). Zwar waren Innovationen schon immer ein Bestandteil moderner Gesellschaften, in letzter Zeit verlassen sie allerdings die klassischen Bereiche wie Ökonomie und Forschung: „Innovation überschreitet ihre Schranken und wächst zur dominanten treibenden Kraft zukünftiger Gesellschaften heran“ (Rammert et al. 2016, S. 3). Nach Innovationen, die sich als verbessert wahrgenommene Neuheiten fassen lassen (Knoblauch 2016), wird in unserer Gesellschaft aktiv gesucht. Altes wird beständig auf die Möglichkeit untersucht, durch Neues ersetzt und verbessert zu werden. Innovationen gelten als „Allheilmittel“ (Windeler 2016, S. 70) für jegliche Art von gesellschaftlichen Problemen (Godin 2015). Dabei ist zu beobachten, dass über Innovation, ausgehend vom politischen Diskurs und losgelöst von ihren tatsächlichen Auswirkungen, als eine Art „Hoffnungsträger“, „Heilsversprecher“ oder „Gesellschaftsverbesserer“ gesprochen wird (Braunisch et al. 2018, S. 188 f.). Innovationen und Innovieren werden zu allgemeinen Synonymen für Effizienz- und Lebensqualitätssteigerung. Ebenso werden sie gezielt als politisches Steuerungselement eingesetzt, um auf gegenwärtige oder zukünftige gesellschaftliche Probleme zu reagieren (Schubert 2016).

Der Umbau von bestehenden Strukturen durch Innovationen wird demnach als etwas per se Positives aufgefasst. „Dieser neue Geist der Innovation“ (Passoth/Rammert 2015, S. 2) gilt vor allem für bisher wenig von Innovationsbestrebungen betroffene Bereiche, wie etwa dem (nicht-medizinischen) Sozial- und Gesundheitswesen. Dabei ist zu beobachten, dass mit dem allgemein anerkannten Potential von Innovationen, Probleme jeglicher Art zu lösen, auch ein Druck einhergeht, Innovationen zu nutzen. Zeitgleich mit der persuasiv-positiven, ermöglichenden Bedeutungskonnotation wird sowohl Druck ausgeübt, „innovativ“ zu sein, als auch Kritik oder Widerstand gegen Innovationen erschwert. Es kommt zu einem „Innovationsimperativ“ (Windeler 2016, S. 70), der Akteure in allen gesellschaftlichen Teilbereichen auffordert, althergebrachte Routinen in Frage zu stellen und ihre Probleme mittels der Entwicklung und Implementierung von Innovationen zu bewältigen. „Alles gilt es zu erneuern; alles erscheint durch Innovationen verbesserbar. Innovation wird so zu einem Handlungsimperativ – auch jenseits der klassischen Bereiche von Wirtschaft und Wissenschaft“ (Windeler 2016, S. 70).

Folgt man der Gesellschaftsdiagnose „Innovationsgesellschaft“, findet sich also ein Interpretationsangebot für die gegenwärtige Popularität „innovativer“

2 Die Arbeit an der Gesellschaftsdiagnose „Innovationsgesellschaft“ findet im DFG-Graduiertenkolleg „Innovationsgesellschaft heute: die reflexive Herstellung des Neuen“ am Institut für Soziologie der Technischen Universität Berlin statt.

Pflegetechniken. Dabei liegt der Mehrwert der makrostrukturellen soziologischen Perspektive darin, dass das Phänomen „Pflegeinnovationen" in Zusammenhang mit gesamtgesellschaftlichen Entwicklungen gebracht werden kann. Die (Alten)Pflege steht vor zahlreichen ungelösten Problemen. Dies macht sie besonders anschlussfähig für den „Innovationsimperativ". Im Diskurs um den Pflegenotstand kommt es zu einer Attribuierung von digitalen Pflegetechniken als „innovativ". Dem gegenwärtigen Pflegenotstand durch das allgemein anerkannte Mittel der Innovationen zu begegnen, bedarf wenig konkreter, inhaltlicher Legitimation – die Forderung nach und Implementierung von Pflegeinnovationen erscheint als folgerichtig, Kritik an innovativen Pflegetechniken ist nur schwer zu formulieren oder wird erst gar nicht in Betracht gezogen.

Gegenüber Studien, die Pflegetechniken in konkreten Anwendungssituationen untersuchen, möchte ich mit meiner gesellschaftsdiagnostisch orientierten Perspektive sowohl den Diskurs um Pflegeinnovationen als auch nicht direkt an den „technisierten" Pflegehandlungen beteiligte Akteure und ihre Interessen in den Blick nehmen. Denn wie oben ausgeführt, ist die Forderung nach Innovationen zwar ein ubiquitäres gesellschaftliches Phänomen, sie wird aber (handlungsfeldspezifisch) von strategischen Interessen begleitet, die ausschlaggebend für die jeweiligen Ausgestaltungen und Folgen sind. Wie diese strategischen Interessen wirken, in welchem gesellschaftlichen Zusammenhang die Forderung nach Pflegeinnovationen möglich wird und für welche Probleme die Pflegtechniken auf welche Art und Weise eine Lösung darstellen (sollen), führe ich im nächsten Abschnitt aus.

3. Digitale Pflegetechnik als „Innovation" und Lösungsstrategie für den „Pflegenotstand"

Bevor ich auf die diskursive Konstruktion von digitaler Pflegetechnik als positiv konnotierte „innovative" Lösung eingehe, ist es zunächst notwendig, den sogenannten „Pflegenotstand" in einem größeren gesellschaftlichen Kontext zu betrachten. So können bereits auf den ersten Blick ansonsten unsichtbare Interessen erfasst werden, die bei der Frage nach dem diskursiven Erfolg des Phänomens „Pflegetechnik" eine Rolle spielen.

Der Pflegenotstand steht in engem Zusammenhang mit den schon eingetretenen oder noch erwarteten Auswirkungen des demografischen Wandels auf die Pflege. Der demografische Wandel, also die gegenwärtige und prognostizierte Verschiebung der Altersstruktur der Bevölkerung, wird als eine der größten ungelösten Herausforderungen westlicher Gesellschaften wahrgenommen. Im politisch-medialen Diskurs werden die Folgen für die Gesellschaft meist als dystopische Zukunftsszenarien beschrieben, denen – vor allem durch politisches Handeln – entgegengewirkt werden muss (Tesch-Römer/Motel-Klingebiel 2004; Maibaum/Hergesell 2020). Das „Problem" der demografischen Alterung ist dabei allerdings kein neues Phänomen.[3] „Machte man sich früher vor allem Sorgen um das ‚Aussterben der Deutschen' und eine drohende ‚Entvölkerung', ist es seit den 1970er Jahren die Sorge um die Finanzierbarkeit der sozialen Sicherungssysteme, die die öffentliche Debatte beherrscht" (Kelle 2008, S. 14). Schließlich weitete sich das Ausmaß der befürchteten Folgen des demografischen Wandels immer stärker aus und wurde zu der heute wahrgenommenen gesamtgesellschaftlichen Bedrohungslage generalisiert (vgl. Tesch-Römer/Motel-Klingebiel 2004). Auch in der Geschichte der Altenpflege sind die derzeit mit dem demografischen Wandel assoziierten Probleme des Pflegenotstandes, wie (chronische) Unterfinanzierung, fehlende Qualifikation der Pflegenden oder mangelnde Solidarität der Gesellschaft mit pflegebedürftigen Menschen, kein neues Phänomen. Schon in den 80er Jahren berichteten Medien über den Pflegenotstand (Möller/Hesselbarth 1998). Heute ist die (Alten)Pflege von den Herausforderungen des demografischen Wandels aber sozusagen „doppelt" betroffen: Es werden nicht nur immer mehr Menschen für längere Zeit pflegebedürftig, sondern degenerative, pflegeintensive Erkrankungen und Multimorbidität erfordern auch einen zusätzlichen Pflegeaufwand. Gleichzeitig wird der ohnehin schon grassierende Fachkräftemangel in der Pflege weiter zunehmen. Einem immer größer werdenden pflegerischen Versorgungsdefizit steht so in Zukunft ein erhöhtes Pflegeaufkommen gegenüber. Dieser Pflegenotstand, also die Bedrohung einer qualitativ hochwertigen, langfristig finanzierbaren Pflege unter ethisch vertretbaren Bedingungen, ist schon heute im Pflegealltag zu spüren und wird sich dort auch in Zukunft verstärkt zeigen.

Die politisch forcierte Förderung innovativer Pflegetechnologie adressiert demnach nicht nur die Verbesserung von konkreten Missständen in Pflegesituationen, sondern ist auch in einem größeren gesellschaftlichen Kontext als Versuch zu verstehen, auf den demografischen Wandel zu reagieren. Pflegeinnovationen sollen nicht nur den pflegerischen Alltag oder die Lebensqualität älterer oder pflegebedürftiger Menschen verbessern, sie sind ebenso als Beitrag zur Sicherung der gesellschaftlichen Zukunftsfähigkeit zu verstehen. Dies erweitert den Kreis der zu beachtenden Akteure im Pflegeinnovationskurs um sozial- und gesundheitspolitische Akteure, Kostenträger (wie Pflege- und Krankenkassen), Pflegende und deren Verbände, Gepflegte und deren Angehörige sowie auch Entwickler und Anbieter von digitalen Assistenzen, deren

3 An sich ist der Diskurs um die „Alterslast" und „Vergreisung" schon in der Weimarer Republik sowie auch in der NS-Zeit existent (vgl. Hergesell 2019).

verschiedene Interessen in Bezug zu der erfolgreichen Forderung nach Pflegeinnovationen stehen (Hergesell 2017).

Dass die Herausforderung des demografischen Wandels dringend einer Reaktion bedarf, ist mittlerweile gesamtgesellschaftlicher Konsens. Die Lieferung von Lösungen, sowohl für die gesellschaftspolitischen Herausforderungen des demografischen Wandels im Allgemeinen als auch speziell für die Probleme des Pflegenotstandes, wird hauptsächlich von politischen Akteuren erwartet (Kopp 2015). Deren übliches Instrumentarium zur Regulierung von Fehlentwicklungen und zur Sicherung von Zukunftsfähigkeit besteht aus Reformen und Gesetzänderungen – diese konventionellen Ansätze zeig(t)en mit Blick auf die hier diskutierte Problemstellung bislang allerdings nicht die gewünschte Wirkung. In den letzten Jahren nehmen Aktualität der Thematik und daraus resultierender Handlungsdruck immer stärker zu. Dabei ist augenfällig, dass der zunehmenden Brisanz der Forderung, nachhaltige Lösungen für die Probleme zu entwickeln, in dieser Zeit auffallend wenig funktionale Lösungsansätze gegenüberstanden. Weder politische Maßnahmen, den Auswirkungen des demografischen Wandels im Allgemeinen durch Reformen der Familien- und Rentenpolitik oder Programme auf dem Arbeitsmarkt zu begegnen, noch die Situation in der Pflege durch „Ausbildungs- und Qualifizierungsoffensiven" (BMfSFJ 2015, S. 10), die Rekrutierung von Langzeitarbeitslosen und Menschen mit Migrationshintergrund oder die vermehrte Nutzung des „Familienpflegepotentials" zu entspannen, zeigten zufriedenstellende Effekte. Das Fehlen überzeugender Lösungsstrategien für die immer drängenderen Probleme ließ politisch-administrative Akteure zunehmend hilf- und konzeptlos erscheinen.

Ab Mitte der 2000er Jahre änderte sich dies durch ein grundlegend neues Phänomen: Den Herausforderungen des demografischen Wandels im Allgemeinen sowie den Problemen der Pflege im Speziellen soll durch technische Innovationen begegnet werden, die in der Folge massiv politisch-administrativ gefördert und beworben werden. Besonders innovativen technischen Assistenzsystemen wird zugeschrieben, bei der Lösung der Herausforderung des demografischen Wandels großes Potential aufzuweisen:

> „Der demografische Wandel verändert unser Land. Im Jahr 2035 wird Deutschland eine der ältesten Bevölkerungen der Welt haben. […] Wir sind der Überzeugung, dass technische Assistenzsysteme dabei helfen können, diese Entwicklung abzufedern. Wir glauben, dass intelligente Technik […] für Menschen Freiräume schaffen kann. Technische Unterstützung bietet einerseits die Möglichkeit, das eigenständige Leben zu verlängern, andererseits aber auch beim Zusammenleben in der Gemeinschaft mit Familienangehörigen oder in einer Institution ein möglichst hohes Maß an Autonomie und Würde zu bewahren" (Innovationspartnerschaft AAL 2011, o. S.).

Die offensiv betriebene Postulierung des Potentials der innovativen Technologien ermöglicht es politischen Akteuren, eine vielversprechende Alternative zu den bisher nicht erfolgreichen Reformbemühungen zu präsentieren. So scheinen die innovativen Techniken den dringend benötigten Ausweg aus der bisherigen Handlungsunfähigkeit darzustellen (Weinberger/Decker 2015, S. 37). Es setzte eine politisch forcierte Förderung von digitalen Pflegeinnovationen ein. Exemplarisch dafür ist die Förderung des BMBFs „Altersgerechte Assistenzsysteme für ein gesundes und unabhängiges Leben – AAL" in Höhe von 45 Millionen Euro. Dem begleitenden Programm des BMBF/VDE ist zu entnehmen, dass die Bewältigung der Folgen des demografischen Wandels kurz- und mittelfristig über technische Assistenzen möglich sei. Auch die „Forschungsagenda der Bundesregierung für den demografischen Wandel: Das Alter hat Zukunft" von 2011 als Teil der High-Tech-Strategie der Bundesregierung oder die BMBF-Initiative „Pflegeinnovationen 2020" illustrieren das Phänomen. Im Zuge dieser umfangreichen Forschungsförderung wurden technische Innovationen gezielt als erfolgversprechende Lösungsstrategie im Diskurs um den Pflegenotstand lanciert: „Um [...] eine qualitätsvolle und bedarfsgerechte Pflege sicherstellen zu können, werden innovative Lösungen der Mensch-Technik-Interaktion gebraucht [...]" (BMBF 2015, S. 19).

Dabei entsteht oft der Eindruck, der Einsatz von innovativer Technik sei alternativlos – es findet auf diskursiver Ebene eine Gleichsetzung zwischen Innovation und Lösung statt. Möglich wird diese Gleichsetzung durch die ohnehin in der Innovationsgesellschaft verbreitete Gewissheit, Innovationen seien Problemlöser für alle Fälle (Maibaum/Hergesell 2020). Die allgemeine gegenwartsgesellschaftliche Prozedur, Probleme durch Innovationen zu lösen, koppelt sich fast selbstverständlich mit den Problemen des demografischen Wandels und des Pflegenotstands. Es geschieht eine Übertragung der persuasiv-positiven Bedeutungskonnotation von Innovationen als „Heilsbringer" und „Gesellschaftsverbesserer" auf die geforderte Pflegetechnik. Die Lösung des hartnäckigen Problems „Pflegenotstand" durch technische Innovation erscheint so schon fast zwingend und stößt nur auf wenig Widerspruch.

Zusätzlich zu beobachten ist, dass Pflegetechnik spezifische, historisch gewachsene Konflikte der Pflege lösen soll (Hergesell 2019). Bisher stand einer grundlegenden, konventionell-administrativen Lösung des Pflegenotstandes im Wege, dass verschiedene Interessenslagen der am Problem beteiligten Akteure konfligieren. Diese lassen sich grob als ökonomisch-instrumentelle, pflegerisch-fachliche und ethische Interessen zusammenfassen. Akteure aus der Politik und Verwaltung sowie Kostenträger sind vor allem an einer langfristigen Finanzierbarkeit von Pflege interessiert und wollen eine Problemlösung durch Effizienzsteigerung und Kostenreduktion herbeiführen. Professionell Pflegende (und deren Interessensvertretungen) sehen dagegen eher in der Förderung von Pflegekonzepten, die auf einer fachqualifizierten, patientenzentrierten Pflege basieren, eine erstrebenswerte Lösung für die Probleme der Pflege. Ebenfalls wirkmächtig und zu berücksichtigen bei der Suche nach probaten Lösungsstrategien im Umgang mit Alter und Pflegebedürftigkeit sind gesamtgesellschaftliche Leitbilder, wie Individualität oder der Verbleib in der eigenen Häuslichkeit. Diese werden etwa durch die Gepflegten selbst, deren Angehörige oder Patientenvertretungen eingefordert.[4] Diese verschiedenen Anforderungen und die daraus resultierenden Lösungsvorschläge lassen sich bisher nur bedingt miteinander vereinbaren. Forderungen nach Kostenreduktion und Effizienzsteigerung, die im pflegerischen Alltag vor allem die Fokussierung auf grundpflegerische Aspekte und ein Aufgeben des sozialpflegerischen Anspruchs der (Alten)Pflege bedeuten, lassen sich nicht gegen die Widerstände pflegerischer Interessen durchsetzen. Gleichzeitig finden aber auch Forderungen nach der Erhöhung von Personalschlüsseln sowie der Qualifizierung der Pflegenden und patientenzentrierte, kosten- und zeitintensive Pflegekonzepte ihre Begrenzung in mangelnden finanziellen Mitteln. Es entsteht eine Art „Patt" zwischen den verschiedenen Positionen im Diskurs um die Lösung des Pflegenotstandes, der eine strukturelle Lösung der Thematik verhindert.

Die besondere Attraktivität der den innovativen Pflegetechniken zugeschriebenen Eigenschaften liegt nun – zumindest auf diskursiver Ebene – darin, diese verschiedenen Positionen zu integrieren und so eine für alle beteiligten Akteure vermeintlich vorteilhafte und bisher nicht zu bewerkstelligende Lösung herbeiführen zu können: Innovative Pflegetechnik soll die Pflege kosteneffizienter machen, aber gleichzeitig auch die Pflegenden entlasten, Freiräume für sozialpflegerische Aufgaben schaffen, die Lebensqualität der Gepflegten erhöhen und besonders die Erhaltung ihrer Selbstständigkeit ermöglichen. Mit der Einführung von innovativer Technik sei daher die Pflege langfristig finanzierbar, eine hohe Qualität der pflegerischen Versorgung garantiert und ein gesellschaftlich akzeptierter, ethischer Umgang mit Pflegebedürftigkeit umsetzbar.

Typisch für die Argumentation ist dabei, dass die durch die Nutzung von innovativer Pflegetechnik erreichte Effizienzsteigerung nicht auf Kosten von sozialen Aspekten der Pflege zu gehen habe, sondern vielmehr „Freiräume" für sozialpflegerische Handlungen bereitstellen solle (Hülsken-Giesler 2015):

> „Die Bundesregierung schafft zusätzlich neue Versorgungsansätze, die technische Innovationen mit den von Menschen erbrachten Dienstleistungen kombinieren. Dazu

4 Die Zuordnung der verschiedenen Interessen ist an dieser Stelle idealtypisch. Sie dient dazu, die verschiedenen Akteure und ihre Interessen zu identifizieren und in Bezug zu Pflegeinnovationen zu setzen. Empirisch zeigen sich wesentlich differenziertere Akteurskonstellationen und Interessenslagen (vgl. Hergesell 2017), die ich hier zum Zweck der theoretischen Konzeptualisierung zusammenfasse.

untersuchen wir, wie technische Systeme die Arbeit von Dienstleistern unterstützen und welche Geschäftsmodelle geeignet sind, entsprechende Produkte zu etablieren. Durch die Kombination von Technik mit menschlicher Fürsorge stellen wir die soziale Komponente und Achtung der menschlichen Würde in der Betreuung sicher" (BMBF 2011, S. 14).

Trotzdem wird deutlich, dass ökonomisch-instrumentale Logiken eine zentrale Rolle spielen. In diesem Rahmen werden auch Ziele verfolgt, die nicht nur auf die Pflege bezogen sind, wie etwa die Förderung der Wettbewerbsfähigkeit:

„Mit der Initiative ‚Pflegeinnovationen 2020' werden Innovationen [...] gefördert. Ziel der Initiative ist es, den aktuellen und zukünftigen Herausforderungen in der Pflege wirksam und nachhaltig zu begegnen, die Innovationsstärke Deutschlands in der Medizintechnik auf die Pflegetechnologie auszuweiten und so Deutschland als Leitanbieter in diesem Markt zu etablieren" (BMBF 2017).

Das zentrale Motiv im Diskurs – durch Innovationen eine Effizienzsteigerung herbeizuführen – geht dabei mit dem ebenfalls typischen Motiv einher, über Innovationen eine allgemeine Steigerung der Lebensqualität für alle Beteiligten zu bewirken:

„Mit dem Förderschwerpunkt ‚Pflegeinnovationen für Menschen mit Demenz' fördert das BMBF Forschungs- und Entwicklungsprojekte zu innovativer Mensch-Technik-Interaktion in der Pflege, die Menschen mit Demenz, Angehörige und professionell Pflegende unterstützt und entlastet und dabei über den aktuellen Stand der bisher entwickelten Technologien hinausgeht. Leitziel ist die Steigerung der Selbstbestimmung und der Lebensqualität aller Betroffenen" (BMBF 2014, o. S.).

Ein zusätzliches Argument für die Entwicklung und Implementierung von Pflegeinnovationen ist auch das Rekurrieren auf sozial erwünschte Altersbilder und die Betonung der Kompatibilität der technischen Innovationen mit politisch-rechtlichen Zielen:

„In der Pflege sind technische Assistenzsysteme insbesondere deshalb von Bedeutung, weil sie älteren Menschen einen längeren Verbleib in der eigenen Häuslichkeit ermöglichen können. Assistenzsysteme folgen damit dem in der Pflegeversicherung verankerten Grundsatz ‚ambulant vor stationär' (§ 3 SGB XI)" (Weiß et al. 2013, S. 8).

Der derzeitige Erfolg von innovativer Pflegetechnik auf diskursiver Ebene lässt sich also durch das Zusammenwirken verschiedener sozialer Faktoren erklären: Durch die bisher fehlenden Lösungen für den Pflegenotstand standen vor allem politische Akteure unter hohem Druck probate Lösungsstrategien zu präsentieren; vor dem Hintergrund der Innovationsgesellschaft wird diese Lösung nun in technischen Pflegeinnovationen gesehen. Dabei ermöglicht der Innovationsimperativ die Übertragung der allgemein persuasiv-positiven Bedeutungskonnotation von Innovationen als Lösung für jegliche Art von Problem auf als „innovativ" konstruierte und wahrgenommene digitale Pflegetechniken sowie deren erfolgreiche Etablierung im Diskurs um den Pflegenotstand. Demnach ist der bemerkenswerte (diskursive) Erfolg von innovativen Pflegetechniken nicht durch einen empirisch festzustellenden, handlungspraktischen Nutzen zu erklären, sondern durch die forcierte Bestrebung, den bisher ungelösten Herausforderungen der Pflege mittels dem „Allheilmittel" Innovation zu begegnen. Hinzu kommt, dass auf diese Weise innovativen Pflegetechniken auch die Eigenschaft zugeschrieben wird, die Interessen aller an der Pflege beteiligten Akteure integrieren zu können. Aus dieser Gemengelage heraus erscheint die Forderung nach Pflegeinnovationen als logisch und notwendig, um auf die Probleme der Pflege zu reagieren – sie trifft daher auf eine breite Affirmation und etablierte sich im Diskurs um den Pflegenotstand rasch als erfolgversprechende Lösungsstrategie.

4. Diskussion: Tendenzielle Effekte des Pflegeinnovationsdiskurses

Die gesellschaftsdiagnostisch geleitete Beschäftigung mit dem Diskurs um Pflegeinnovationen fokussiert die diskursive Konstruktion des Erfolgs von Pflegetechniken. Komplementär dazu steht die Untersuchung der handlungspraktischen Folgen des Einsatzes von digitalen Techniken in der Pflege. Wie oben ausgeführt, besteht in dieser Hinsicht Forschungsbedarf. Auf Basis bereits vorhandener Erkenntnisse zum Technikeinsatz in der Pflege lassen sich aber schon Entwicklungstendenzen erkennen und diskutieren, die in Diskrepanz zu den im Pflegeinnovationsdiskurs postulierten Technikeigenschaften stehen.

Es ist zu beobachten, dass politisch-administrative Akteure und Technikentwickler durch ihre privilegierte Situation bei der Konzeption, Entwicklung und Durchsetzung der Pflegeinnovationen sehr viel mehr in der Lage sind, ihre Interessen in die Prozeduren der Techniknutzung einzuschreiben, als dies etwa Pflegende oder Gepflegte können (Bischof 2017). Dies kann dazu führen, dass die Eigenschaften der Technik – anders als im Pflegeinnovationsdiskurs postuliert – eher an ökonomisch-instrumentalen Logiken orientiert sind, als an genuin pflegerischem Wissen. Dabei muss dies nicht zwangsläufig eine absichtsvolle, strategische Durchsetzung partieller Interessen bedeuten, denn selbst partizipative Technologieentwicklung scheitert bisher oft an der mangelnden Beachtung der Wissensbestände aller beteiligten Akteure (Hergesell/Maibaum 2016).

Beispielhaft für diese Diskrepanz kann hier der Umgang mit dem Thema „Selbstständigkeit" und Pflegetechnik benannt werden. Die Selbstständigkeit der

Gepflegten zu erhalten ist ein zentrales altenpflegerisches Ziel. Um es zu erreichen, ist aus pflegerischer Perspektive eine zeitintensive lebensweltliche Begleitung der Gepflegten und situativ angewandtes Fachwissen notwendig. Dagegen verstehen politische Akteure und Technikentwickler Selbstständigkeit oft als die Abwesenheit von Pflegenden. Demnach sollte der Einsatz von Pflegetechnik dazu führen, dass die Gepflegten technisch assistiert in der eigenen Häuslichkeit verbleiben können und die Technik Pflegeeinsätze standardisiert nur dann auslöst, wenn diese, meist aus grundpflegerischen Aspekten, zwingend nötig sind. Bei einigen schon genutzten Techniken, wie etwa sensorbasierten Assistenzsystemen oder dem Hausnotruf, werden eben diese „Pflegeauffassungen" von politischen Akteuren und Technikentwicklern durch die Techniknutzung im Pflegealltag vermehrt wirksam und beeinflussen ggf. genuin pflegerisches Vorgehen (Hergesell 2017). So wird zwar ökonomisch-instrumentalen Interessen gedient, da diese Form der Pflege Kosten reduziert, allerdings ist fraglich, ob aus fachlicher Sicht wirklich eine pflegerisch begleitete Erhaltung der Selbstständigkeit erreicht werden kann. Es findet zwar diskursiv eine scheinbare Integration von ökonomischen und pflegerischen Interessen statt, da mit den Pflegetechniken die Selbstständigkeit der Gepflegten adressiert wird. Es handelt sich aber oft nur um eine lexikalische Übereinstimmung, während auf semantischer Ebene Selbstständigkeit von den Akteuren unterschiedlich definiert wird (Hergesell/Maibaum 2016). Die langfristigen Folgen solch einer Dominanz von ökonomisch-instrumentalen Interessen bei der Technikentwicklung und -durchsetzung könnte die Abnahme der Relevanz pflegerischen Wissens im Pflegealltag durch die in die Technik inskribierten Wissensbestände sein.

Die diskursiv postulierte Integration der Interessen aller Beteiligten scheint daher eine große Diskrepanz zu den tatsächlichen Handlungspraktiken aufzuweisen. Diese Diskrepanz und vor allem deren Nicht-Thematisierung sowie die Ausweitung ökonomisch-instrumentaler Logiken in andere gesellschaftliche Teilbereiche, sind möglicherweise ebenfalls ein typisches Muster der Innovationsgesellschaft, das sich im Diskurs um Pflegeinnovationen zeigt. Die technisch-ökonomische Provenienz des Innovationsbegriffs rekurriert ohnehin stark auf ökonomische Kontexte wie Prosperität und Effizienzsteigerung. Während ökonomischen Interessen, besonders in sozialen Berufen wie der Pflege, traditionell mit Misstrauen und Widerständigkeit begegnet wurde, sind diese nun durch den Innovationsimperativ und die vermeintliche Vereinbarkeit von ökonomischen mit anderen Interessen wesentlich schwächer ausgeprägt. Ein Spezifikum von Innovationsdiskursen und ihren handlungspraktischen Folgen ist daher, dass die Neuaushandlung von sozialer Ordnung durch Innovation sehr viel weniger konfrontativ abläuft, als dies in anderen Wandlungsprozessen der Fall ist (Braunisch et al. 2018; Hergesell 2019). Dies könnte bedeuten, dass es auf langfristige Sicht, durch die diskursive Etablierung von innovativen Pflegetechniken als erfolgreiche Problemlöser und „Verbesserer“, zu einer „stummen“ Verschiebung von Wissensbeständen darüber kommt, was die Kernaufgabe von Pflege ist und wie diese umzusetzen ist.

Aus einer gesellschaftsdiagnostischen Perspektive heraus, können zukünftige Forschungen zu Pflegetechniken ihre Erkenntnisse mit jenen aus anderen Teilbereichen der gesellschaftlichen Innovation vergleichen und so systematisieren. Die postulierten Eigenschaften innovativer, digitaler Techniken wären etwa daraufhin zu untersuchen, wie sich ihre Implementierung tatsächlich auf zentrale (pflegerische) Wissensbestände und Werte auswirkt und besonders welche nicht-intendierten und nicht-thematisierten Folgen die propagierte flächendeckende Nutzung von Technik (in der Altenpflege) haben könnte. Nur wenn die Effekte der digitalen Technik ausreichend erforscht sind, können möglicherweise notwendige Korrekturen im Sprechen über innovative Pflegetechniken vorgenommen und die bisherige Technologieentwicklung und -durchsetzung kritisch reflektiert werden.

Literatur

Bischof, A. (2017): Soziale Maschinen bauen. Epistemische Praktiken der Sozialrobotik. Transcript Verlag, Bielefeld.

Bogner, A. (2015): Gesellschaftsdiagnosen. Ein Überblick. Beltz Juventa, Weinheim/Basel.

Braunisch, L./J. Hergesell/C. Minnetian (2018): Stumme Ökonomisierung – Machteffekte in Innovationsdiskursen. In: Zeitschrift für Diskursforschung, Supplement, 183–216.

Bundesministerium für Bildung und Forschung (BMBF) (2008): Bekanntmachung des Bundesministeriums für Bildung und Forschung von Richtlinien zur Förderung von Forschung und Entwicklung auf dem Gebiet „Altersgerechter Assistenzsysteme für ein gesundes und unabhängiges Leben – AAL“.

Bundesministerium für Bildung und Forschung (BMBF) (2011): Das Alter hat Zukunft. Forschungsagenda der Bundesregierung für den demografischen Wandel. Berlin/Bonn.

Bundesministerium für Bildung und Forschung (BMBF) (2014): Bekanntmachung. Pflegeinnovationen für Menschen mit Demenz.

Bundesministerium für Bildung und Forschung (BMBF) (2015): Technik zum Menschen bringen. Forschungsprogramm zur Mensch-Technik-Interaktion. Bonn.

Bundesministerium für Bildung und Forschung (BMBF) (2017): Bedarfsgerechte Pflege. Menschlich und selbstbestimmt: Innovationen für eine bedarfsgerechte Pflege.

Bundesministerium für Familien, Senioren, Frauen und Jugend (BMfSFJ) (2015): Zwischenbericht zur Ausbildungs- und Qualifizierungsoffensive Altenpflege (2012–2015). Berlin.

Endter, C. (2016): Skripting Age – The Negotiations of Age an Aging in Ambient Assisted Living. In: Domínguez-Rué, E./L. Nierling (Hrsg.): Ageing and Technology. Perspectives from the Social Sciences. Transcript Verlag, Bielefeld, S. 121–141.

Godin, B. (2015): Innovation contested. The idea of innovation over the centuries. Routledge, London.

Hergesell, J. (2017): Assistive Sicherheitstechniken in der Pflege von an Demenz erkrankten Menschen. In: Biniok, P./E. Lettkemann (Hrsg.): Assistive Gesellschaft. Multidisziplinäre Erkundungen zur Sozialform „Assistenz“. Springer Verlag, Wiesbaden, S. 203–223.

Hergesell, J. (2019): Technische Assistenzen in der Altenpflege. Beltz Juventa, Weinheim/Basel.

Hergesell, J./A. Maibaum (2016): Assistive Sicherheitstechniken in der geriatrischen Pflege. Konfligierende Logiken bei partizipativer Technikentwicklung. In: Weidner, R. (Hrsg.): Technische Unterstützungssysteme, die die Menschen wirklich wollen. Konferenzband. Helmut-Schmidt-Universität: Hamburg, S. 59–71.

Hielscher, V./L. Nock/S. Peters-Kirchen (2015): Technikeinsatz in der Altenpflege. Nomos Verlag, Baden-Baden.

Hülsken-Giesler, M. (2015): Technische Assistenzsysteme in der Pflege in pragmatischer Perspektive der Pflegewissenschaft. Ergebnisse empirischer Erhebungen. In: Weber, K./D. Frommeld/A. Manzescke/H. Fangerau (Hrsg.): Technisierung des Alltags. Beitrag für ein gutes Leben? Franz Steiner Verlag, Stuttgart, S. 117–131.

Hülsken-Giesler, M. (2016): Vorteile und Grenzen der Technisierung in der Pflege. In: Dabrowski, M./J. Wolf (Hrsg.): Menschenwürde und Gerechtigkeit in der Pflege. Ferdinand Schöningh Verlag, Paderborn, S. 159–187.

Hülsken-Giesler, M./B.-J. Krings (2015): Technik und Pflege in einer Gesellschaft des langen Lebens. In: Technikfolgenabschätzung – Theorie und Praxis, 24. Jg., H. 2, 4–11.

Hutter, M./H. Knoblauch/W. Rammert/A. Windeler (2011): Innovationsgesellschaft heute: Die reflexive Herstellung des Neuen. Technical University Technology Studies Working Papers, TUTS-WP-4-2011, Berlin.

Innovationspartnerschaft AAL (2011): Selbstverständnis ALL. https://partner.vde.com/bmbf-aal/About_us/Pages/default.aspx Zugegriffen 18. 03. 2018.

Kelle, U. (2008): Alter & Altern. In: Baur, N./H. Korte/M. Löw/M. Schroer (Hrsg.): Handbuch der Soziologie. Springer Verlag, Wiesbaden, S. 11–31.

Knoblauch, H. (2016): Kommunikatives Handeln, das Neue und die Innovationsgesellschaft. In: Rammert, W./A. Windeler/H. Knoblauch/M. Hutter (Hrsg.): Innovationsgesellschaft heute. Perspektiven, Felder und Fälle. Springer Verlag, Wiesbaden, S. 111–131.

Köhler, K./M. Goldmann (2010): Soziale Innovationen in der Pflege – Vernetzung und Transfer im Fokus einer Zukunftsbranche. In: Howaldt, J./H. Jacobsen (Hrsg.): Soziale Innovation. Auf dem Weg zu einem postindustriellen Innovationsparadigma. Springer Verlag, Wiesbaden, S. 253–271.

Kopp, I. (2015): Politikgestaltung durch Forschungsförderung am Beispiel des Förderschwerpunktes Innovationsfähigkeit im demografischen Wandel. In: Jeschke, S./A. Richert/F. Hees/C. Jooß (Hrsg.): Exploring Demographics. Transdisziplinäre Perspektiven zur Innovationsfähigkeit im demografischen Wandel. Springer Verlag, Wiesbaden, S. 3–11.

Künemund, H. (2015): Chancen und Herausforderungen assistiver Technik. Nutzerbedarfe und Technikakzeptanz im Alter. In: Technikfolgenabschätzung – Theorie und Praxis, 24. Jg., H. 2, 28–35.

MAIBAUM, A./J. Hergesell (2020): 2030 – Der demografische Wandel als neue soziotechnische Deadline. In: Rothenhäusler, A./P. Dobroć (Hrsg.): 2000 Revisited – Rückblick auf die Zukunft. KIT Scientific Publishing, Karlsruhe, S. 189–204.

MARTIN, M./H. Fangerau (2015): Technische Medikalisierung in einer alternden Gesellschaft: Instrumentelle Rahmen und normative Folgen am Beispiel präventivmedizinischer Ansätze. In: Weber, K./D. Frommeld/A. Manzescke/H. Fangerau (Hrsg.): Technisierung des Alltags. Beitrag für ein gutes Lebens? Franz Steiner Verlag, Stuttgart, S. 19–47.

MÖLLER, U./U. Hesselbarth (1998): Die geschichtliche Entwicklung der Krankenpflege. Hintergründe, Analysen, Perspektiven. Brigitte Kunz Verlag, Hagen.

NIERLING, L./E. Domínguez-Rué (2016): All that Glitters is not Silver – Technology for the Elderly in Context. Introduction. In: Domínguez-Rué, E./L. Nierling (Hrsg.): Ageing and Technology. Perspectives from the Social Sciences. Transcript Verlag, Bielefeld, S. 9–27.

PASSOTH, J.-H./W. Rammert (2015): Fragmentale Differenzierung und die Praxis der Innovation: Wie immer mehr Innovationsfelder entstehen. Technical University Berlin. Working Papers: TUTS-WP-2-2015, Berlin.

PELIZÄUS-HOFFMEISTER, H. (2016): Motives of the Elderly for the Use of Technology in their Daliy Lives. In: Domínguez-Rué, E./L. Nierling (Hrsg.): Ageing and Technology. Perspectives from the Social Sciences. Transcript Verlag, Bielefeld, S. 27–47.

RAMMERT, W./A. Windeler/H. Knoblauch/M. Hutter (2016): Die Ausweitung der Innovationszone. In: Rammert, W./A. Windeler/H. Knoblauch/M. Hutter (Hrsg.): Innovationsgesellschaft heute. Perspektiven, Felder und Fälle. Springer Verlag, Wiesbaden, S. 3–15.

REMMERS, H. (2015): Natürlichkeit und Künstlichkeit. Zur Analyse und Bewertung von Technik in der Pflege des Menschen. In: Technikfolgenabschätzung – Theorie und Praxis, 24. Jg., H. 2, 11–20.

SCHIMANK, U. (2011): Zeitdiagnose, soziologische. In: Fuchs-Heinritz, W./D. Klimke/R. Lautmann/O. Rammstedt/U. Stäheli/C. Weischer/H. Wienhold (Hrsg.): Lexikon zur Soziologie. Springer Verlag, Wiesbaden, S. 765.

SCHUBERT, C. (2016): Soziale Innovationen. Kontrollverluste und Steuerungsversprechen sozialen Wandels. In: Rammert, W./A. Windeler/H. Knoblauch/M. Hutter (Hrsg.): Innovationsgesellschaft heute. Perspektiven, Felder und Fälle. Springer Verlag, Wiesbaden, S. 403–426.

TESCH-RÖMER, C./A. Motel-Klingebiel (2004): Gesellschaftliche Herausforderungen des demografischen Wandels. In: Kruse, A./M. Martin (Hrsg.): Enzyklopädie der Gerontologie. Hans-Huber Verlag, Bern, S. 561–575.

WEINBERGER, N./M. Decker (2015): Technische Unterstützung für Menschen mit Demenz. Technikfolgenabschätzung – Theorie und Praxis 24. Jg., H. 2, 36–45.

WEISS, C./M. Lutze/D. Compagna (2013): Abschlussbericht zur Studie. Unterstützung Pflegebedürftiger durch technische Assistenzsysteme. Berlin.

WINDELER, A. (2016): Reflexive Innovation. Zur Innovation in der radikalisierten Moderne. In: Rammert, W./A. Windeler/H. Knoblauch/M. Hutter (Hrsg.): Innovationsgesellschaft heute. Perspektiven, Felder und Fälle. Springer Verlag, Wiesbaden, S. 69–111.

Sibylle Meyer / Christa Fricke

„Guten Morgen, Lotti". Autonome Roboter für eine emotionssensitive Unterstützung älterer Menschen – Ergebnisse einer Erprobungsstudie in 20 Seniorenhaushalten

1. Einleitung

An den Einsatz autonomer Serviceroboter für die Pflege, Betreuung und Rehabilitation knüpfen sich in Europa hohe Erwartungen: Dabei geht es nicht nur um attraktive ökonomische Wachstumsraten und neue Arbeitsplätze, sondern um Antworten auf die Herausforderungen des demografischen Wandels und des Gesundheitswesens. Können Serviceroboter dazu beitragen, die Lücke zu schließen zwischen einer kontinuierlich alternden Bevölkerung, einer rückläufigen Erwerbsbevölkerung und dem Mangel an ambulanten und stationären Pflegefachpersonen?

Die Expertenkommission für Forschung und Innovation diagnostizierte für Deutschland bereits 2016 ein Entwicklungsdefizit in der Servicerobotik gegenüber Japan oder Korea - ein Defizit, das bei der Industrierobotik nicht besteht (EFI 2016). Inzwischen greift die Forschungsförderung diese Herausforderung auf und vergibt hohe Forschungsmittel für die Entwicklung autonomer Roboter für die Rehabilitation und Pflege. Zwar sind immer noch erst wenige marktreife Systeme im Einsatz, aber inzwischen verlassen die Roboter die reinen Laborerprobungen und Living Lab und kommen in realen Anwendungsbereichen an.

Aktuell lassen sich in der Forschung 4 Felder unterscheiden:

1. **Servicerobotik für Pflegekräfte:** Funktionale Unterstützung von logistisch-organisatorischen Aspekten der Pflegearbeit, den automatisierten Transport schwerer Gegenstände oder der Unterstützung beim schweren Heben.
2. **Sozio-assistive Systeme für ältere Menschen/Patientinnen und Patienten:** Schwerpunkte im Bereich der Unterstützung von Mobilität, Selbstpflege, Sicherheit, Interaktion und Kommunikation.
3. **Sozial-emotionale Roboter** sind technische Systeme, die in der Lage sind, mit Menschen so zu interagieren, dass sie diese Interaktion als emotional wahrnehmen. Adressiert werden Patienten in der Langzeit- oder Tagespflege, sowie ältere alleinlebende Menschen.

4. **Robotik in der Rehabilitation:** Bei der Neurorehabilitation und Schlaganfall-Reha geht es beispielsweise um individuell angepasste Gangrehabilitationssysteme, autonome Roboter Companions für das Lauf und Orientierungstraining oder Ganzkörper-Exoskelette zur Reha bei Querschnittslähmungen.

Charakteristisch für die aktuelle Forschung ist die zunehmende interdisziplinäre Kooperation zwischen Technik-, Pflege- und Sozialwissenschaften. Es geht nicht mehr nur um rein technologisch orientierte Fragestellungen, sondern ebenfalls um soziale und ethische Aspekte, um die Akzeptanz der Robotik bei Betroffenen und Mitarbeitenden, um Wirkungsforschung und die Untersuchung der Technikfolgen. Die Anwendenden und Nutzenden der Technologien, also die Gesundheits- und Sozialwirtschaft und ebenfalls die Patienten und deren Angehörige sind dabei entscheidende Handelnde.

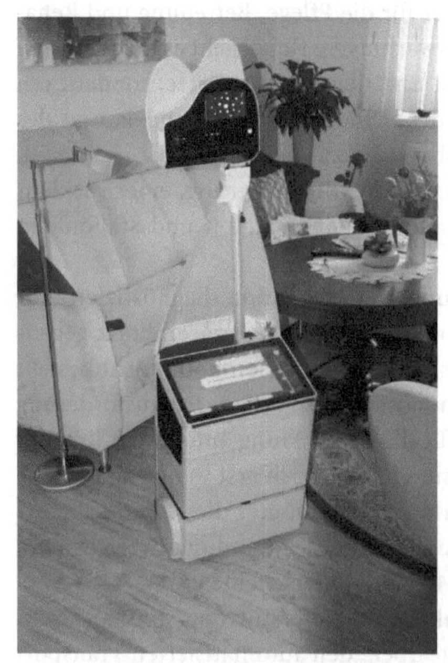

Abbildung 1: Der entwickelte autonome Roboter in der Wohnung einer Seniorin

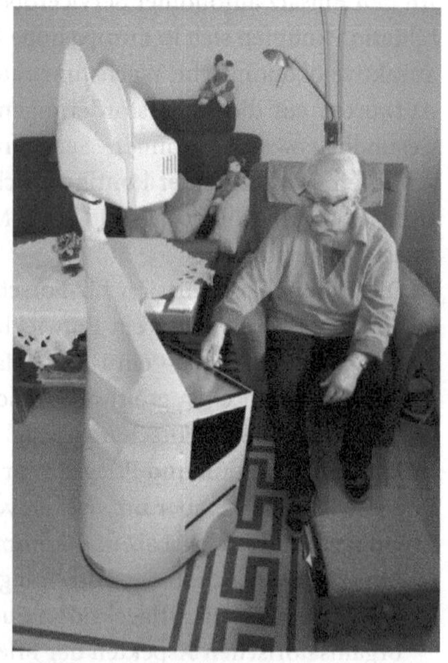

Abbildung 2: Nutzerin im Kontakt mit dem Roboter während der Evaluationsstudie

Unser Betrag stellt ein aktuelles Beispiel aus der aktuellen Entwicklung von autonomen Robotern für den Privathaushalt älterer Menschen vor. Wollte man dieses System klassifizieren, wäre es aktuell in die Kategorien 2 und 3 einzuordnen. Das System wurde in einem dreijährigen vom BMBF geförderten Forschungsprojekt[1] entwickelt und in 20 Haushalten von Seniorinnen und Senioren erprobt. Beim SIBIS Institut für Sozial- und Technikforschung lagen die ethisch-sozialen Fragestellungen sowie die sozialwissenschaftliche Evaluation in der Häuslichkeit.

2. Zielsetzung und technisches Konzept

Der autonome Assistenzroboter, über den hier berichtet wird, wurde mit der Zielsetzung entwickelt, einerseits funktionale und andererseits sozio-emotionale Aspekte in ein System zu integrieren.: Der funktionale Aspekt zielt auf Alltagsassistenz, Kommunikation, Teilhabe und Sicherheit; der emotionale Aspekt auf die Erlebnisqualität mit dem Roboter und die Frage, inwieweit dadurch das Gute Leben bzw. die Lebensqualität im Alter unterstützt werden kann. Das entwickelte Roboter-Konzept sieht vor, dass der Roboter in der Wohnung autonom agiert und navigiert. Er kommt von sich aus auf den Nutzer zu, unterstützt und unterhält ihn und bietet kognitive und motorische Anregungen, um den Alltag abwechslungsreicher und freudvoller zu gestalten. Aber auch der Nutzende kann den Roboter herbei zitieren oder zu verschiedenen Positionen in der Wohnung schicken, um dort die verschiedenen Funktionen des Roboters in Anspruch zu nehmen.

Technisch realisiert wurde dieses Konzept durch die Integration zweier komplementärer technischer Lösungsansätze: das von der Firma CIBEK im Rahmen der AAL-Forschung entwickelte Smart Home-Assistenzsystem PAUL (Persönlicher Assistent für Unterstütztes Leben) und die von der Firma Metra-Labs in Kooperation mit der TU Ilmenau entwickelte, autonom navigierende Roboterplattform SCITOS.

PAUL stellt ein breites Funktionsspektrum für ältere Menschen zur Verfügungen, von der Information und Unterhaltung, über die Haussteuerung bis zur Kommunikation. Allerdings ist PAUL ein tablet-basiertes System, zu dem die Nutzenden bei Bedarf hingehen müssen. Die Roboterplattform SCITOS navigiert weitgehend autonom (Gross et al. 2015) und verfügt über die notwendige Umgebungs- und Personen-erkennung, um sich in einer Wohnung selbständig bewegen und auf den/ die Nutzer/in zugehen zu können.

1 Das Projekt SYMPARTNER wurde vom BMBF gefördert unter dem Kennzeichen 16SV7220. Beteiligte: MetraLabs GmbH (Koordination), TU Ilmenau, CIBEK GmbH, Universität Siegen, AWO Thüringen und das SIBIS Institut, Berlin. Unser Dank gilt allen Mitarbeitenden für die enge und erfolgreiche Kooperation und allen Teilnehmenden aus Erfurt, Arnstadt und Suhl für Ihre Bereitschaft und ihr Engagement, sich am Feldversuch zu beteiligen und uns tiefen Einblick in ihren Alltag, ihre Bedürfnisse und Problemlagen zu gewähren.

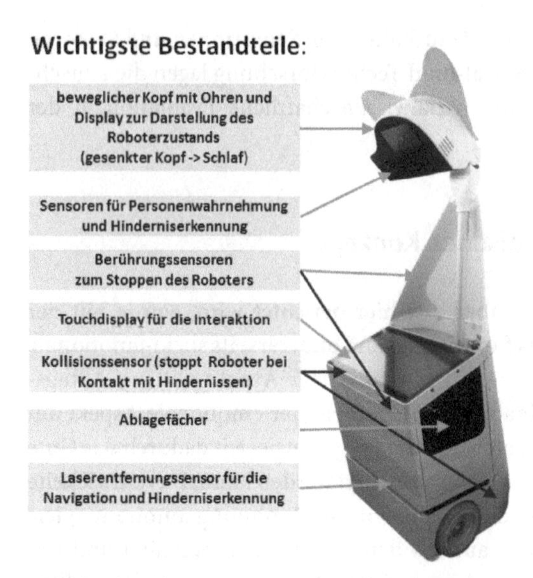
Wichtigste Bestandteile:
beweglicher Kopf mit Ohren und Display zur Darstellung des Roboterzustands (gesenkter Kopf -> Schlaf)
Sensoren für Personenwahrnehmung und Hinderniserkennung
Berührungssensoren zum Stoppen des Roboters
Touchdisplay für die Interaktion
Kollisionssensor (stoppt Roboter bei Kontakt mit Hindernissen)
Ablagefächer
Laserentfernungssensor für die Navigation und Hinderniserkennung

Abbildung 3: SYMPARTNER Komponenten (Darstellung TU Ilmenau)

Der entwickelte Roboter ist mit einer Sprachausgabe ausgestattet, eine Bedienung per Spracheingabe konnte jedoch nicht realisiert werden, stattdessen war die benutzende Person auf die Bedienung per Touchscreen angewiesen.

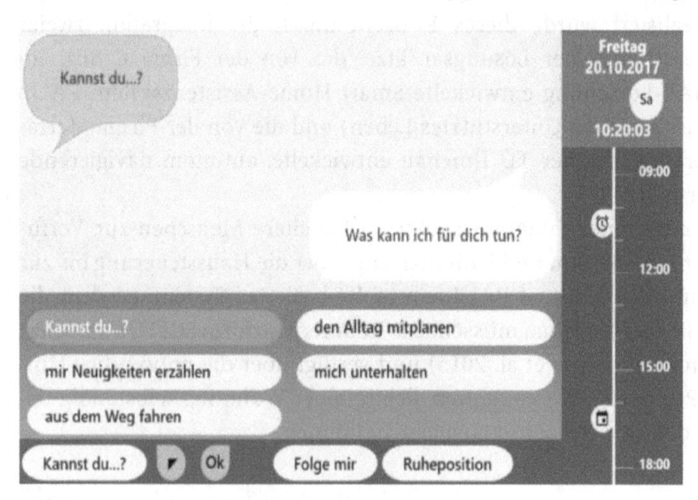

Abbildung 4: Bedienoberfläche (Design: Univers. Siegen)

Damit die Anwender sich mit dieser Bedienvariante vertraut machen konnten, wurde ein personalisiertes Schulungskonzept entwickelt und eingesetzt.[2] Auf dem Display des Roboters wurden die Sprachausgaben des Roboters und die Feedbackmöglichkeiten des Nutzenden parallel in Form von Sprechblasen dargestellt. Der Dialog kann gescrollt werden, so dass auch vorherige Sequenzen nachvollzogen werden können.

3. Interaktionskonzept

Wesentlich für den Einsatz eines Roboters in der häuslichen Umgebung älterer Menschen ist die Entwicklung eines geeigneten Rollenmodells für den Roboters und eine angemessene Mensch-Technik-Interaktion. Die Ergebnisse der Anforderungsanalysen führten zu dem Roboter-Rollenmodell „Hauself", einem Zwitter zwischen Dienstboten[3], mit dem man nicht auf gleicher Stufe, sondern eher über Anordnungen kommuniziert und der Possierlichkeit und Eigenwilligkeit eines Haustiers. Diese beiden Pole spannen einen breiten Interpretationsspielraum für die Beziehung und die mögliche Kommunikation auf. Die Kopie einer menschenähnlichen Kommunikation auf gleicher Stufe (Beziehung zwischen Mensch und „Pseudo-Mensch") wird konzeptuell vermieden.

Als Rollenmodell wurde festgelegt:
- Der Roboter steht der nutzenden Person jederzeit zur Verfügung.
- Die nutzende Person entscheidet, ob und wann sie den Roboter nutzt.
- Sie kann ihn mittels Tasten zu seinem/ihrem Sitzplatz rufen.
- Sie schickt ihn weg, wenn der Roboter stört.
- Der Roboter kann jederzeit abgestellt werden (Kameras/Mikrofone aus).

Für die Interaktion wurde festgelegt:
- Der Roboter hat eine höfliche-animierende Attitüde, eine Gängelei des Nutzenden durch die Maschine ist ausgeschlossen.
- Er spricht die Person mit deren Vornamen an.
- Sein Verhalten bleibt immer freundlich und respektvoll, auch wenn der Nutzende unfreundlich ist oder ihn beschimpft.
- Er macht durchaus Fehler und bittet dann die nutzende Person um Unterstützung.
- Er kann drollig oder possierlich sein.
- Er kann auch durch unerwartete Handlungen überraschen.

2 Zum Schulungskonzept von SIBIS und AWO vgl. Welge/Hassenzahl (2016).
3 Wilks (2010) zieht den Vergleich zu einer viktorianischen Gesellschafterin.

4. Sozialwissenschaftliche Fragestellungen und Evaluationskonzept

Folgende Fragestellungen wurden untersucht:

- Wie gestaltet sich der häusliche Alltag mit einem Roboter-Companion? Wie können die entwickelten Szenarien in den Alltag eingebettet werden? Werden sie als Anreicherung oder als Störung empfunden?
- Wird ein Roboter-Companion mit dem entwickelten Interaktionskonzept von den Nutzenden akzeptiert? Ist das Zusammenleben mit einem „Hauself" attraktiv? Was sind akzeptanzfördernde und akzeptanzhemmende Faktoren (Gestalt, Hybrid-Charakter, Szenarien)?
- Welchen Einfluss hat die Robotik auf die Lebensqualität bzw. das „Gute Leben" der beteiligten Personen? Lässt sich eine Auswirkung auf Teilhabe und soziale Einsamkeit feststellen?

Als Evaluationskonzept wurde ein Prä-Post-Design verfolgt, d.h. es wurde ein Vergleich der Ergebnisse einer ausführlichen Vorstudie (vor der Intervention durch den Roboter) und einer Hauptstudie (Intervention durch den Roboterassistenten) vorgenommen:

1. Vorstudie: Analyse der Alltagsstrukturen und des Alltagsverhaltens der beteiligten Personen bevor der Roboter in den Haushalt kommt. Insgesamt wurden N=30 Haushalte in Erfurt, Suhl und Arnstadt aufgesucht[4]. Es wurden qualitative und quantitative Daten (Dauer des Interviews ca. 2 Std.) erhoben und eine ausführliche Fotodokumentation erstellt. (siehe Abschnitt 4)
2. Hauptstudie: Evaluation der fünftägigen Roboter-Erprobung in 20 Haushalten. Die Evaluationsstudie folgte einem zweistufigen Ansatz: Das SIBIS Institut führte täglich (zumeist am frühen Abend) ein Telefon-Interview mit den Teilnehmenden durch. Am letzten Tag der Erprobung fand in der Wohnung der beteiligten Person ein ausführliches Abschlussinterview statt, das den Einfluss des Roboters auf das Alltagsleben untersuchte und die Erprobung des Roboters gemeinsam mit dem Nutzer beinhaltete (Länge der Befragung ca. 2 Std.). Wesentliche Ergebnisse wurden fotografisch festgehalten.

Die an der Evaluationsstudie teilnehmenden Personen wohnten allein in altersgerechten Wohnungen in Service-Wohn-Einrichtungen in Erfurt[5]. Bei diesen

4 In der Vorstudie wurden vorsorglich mehr als 20 Haushalte einbezogen in der Erwartung, dass nicht alle Haushalte für die Hauptstudie zur Verfügung stehen würden. Letztlich konnten 10 Haushalte aus unterschiedlichen Gründen (Erkrankungen, familiäre Probleme, technische Probleme in den Wohnungen) nicht teilnehmen.

5 Ältere Menschen, die im Betreuten Wohnen leben, sind bislang noch eine kleine Minderheit. Da es in Deutschland keine Meldepflicht für Betreutes Wohnen gibt, sind bundesweit nur

Wohnangeboten ist davon auszugehen, dass die Wohnungen barrierefrei gestaltet sind. Dies ist die Voraussetzung des Einsatzes eines assistiven Roboters in Privathaushalten, Schwellen oder Stufen verunmöglichen eine autonome Navigation in der Wohnung.

Das Durchschnittsalter der Teilnehmenden betrug 74,5 Jahre (Altersrange 62 bis 94 Jahre), 20 % (N=4) davon Männer und 80 % (N=16) Frauen. Fast alle Personen zeigten sich sehr aufgeschlossen gegenüber neuen Technologien, nur zwei Haushalte hatten kein Internet oder Smartphone. Die Mehrzahl von ihnen (55 %, N=11) waren altersgemäß als mobil einzuschätzen, 45 % waren in ihrer Mobilität eingeschränkt, drei von ihnen auf einen Rollator angewiesen.

5. Ergebnisse der Voruntersuchung: Alltag im Service Wohnen

In der Voruntersuchung wurden Informationen zu den Wohnverhältnissen der Teilnehmenden, ihrem Alltagsleben, ihren Tätigkeiten in der Häuslichkeit und den freudvollen Aspekten ihres Alltags erhoben. Deutliches Ergebnis ist die hohe Standardisierung der Tagesabläufe der Seniorinnen und Senioren:

- Das Morgenritual bestehend aus Aufstehen, Morgentoilette im Bad und Frühstück ist bei allen Teilnehmenden fast identisch, die Aufstehzeiten variieren nur.
- Die meisten gehen mindestens einmal pro Tag außer Haus bzw. verlassen die Wohnung, um Termine wahrzunehmen. Erledigungen oder Arztbesuche werden lieber auf den Vormittag gelegt als auf den Nachmittag, ab mittags möchte man „fertig und zuhause sein".
- Auch die Mittagssequenz ist weitgehend standardisiert: Die überwiegende Mehrheit der teilnehmenden Personen nimmt ihre Mittagsmahlzeit zu Hause ein, entweder wird selbst gekocht oder es kommt als „Essen auf Rädern" nach Hause. Den ganzen Tag außer Haus zu sein, ist die Ausnahme.
- Ab dem späten Nachmittag sehen fast alle fern, nur wenige beschäftigen sich alternativ mit ihrem Computer. Eine Unterbrechung dieses Rhythmus ist nur angesagt, wenn Veranstaltungen im Haus stattfinden oder (seltener) Besuch kommt.
- Anlässe, die Wohnung abends zu verlassen, sind eher die Ausnahme.

Schätzungen verfügbar. Diese Schätzungen gehen davon aus, dass ca. 2 % der über 65jährigen Personen im Service Wohnen leben. Demgegenüber leben etwa 93 Prozent der Menschen, die 65 Jahre und älter sind, im „normalen" Wohnungsbestand, der nur sehr beschränkt barrierefrei gestaltet oder umgestaltet wurde.(BMVBS 2011, S. 27, Hackmann et al. 2015, S. 33f).

Diese weitgehende Standardisierung ermöglicht, die Alltagsstruktur durch den Roboter zu begleiten: Er kann das Morgenritual begleiten (Wecken, guten Morgen wünschen, Begleitung beim Frühstück) und den Tagesausklang bereichern (Abendritual, ‚Gute Nacht' wünschen). Das Verlassen des Hauses und das Heimkommen kann durch eine freundliche Verabschiedung resp. freundliche Begrüßung begleitet werden. Der Nachmittag zuhause ist prädestiniert für autonome robotische Anregungen, deren Frequenz ab der TV-Primetime heruntergeregelt wird.

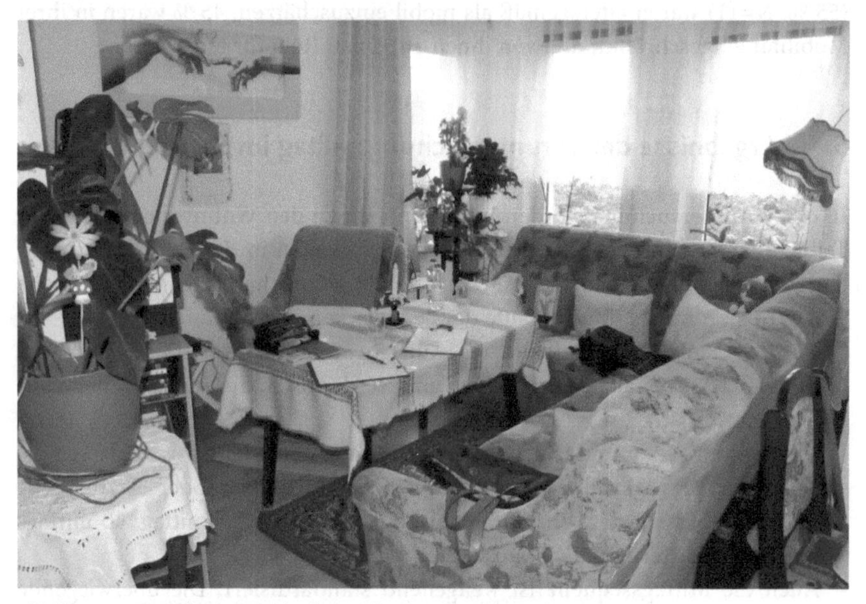

Abbildung 5: Räumliche Enge in der Wohnung einer Nutzerin

Die Vorstudien-Ergebnisse zur sozialen Einbindung der Teilnehmenden bzw. zu ihrer sozialen Teilhabe geben Hinweise auf weitere robotische Unterstützung: die Zielgruppe ist in der eigenen Wohnung fast ausschließlich alleine. Besuche in den eigenen vier Wänden sind sehr selten, freundschaftliche Kontakte in der Einrichtung sind eher rar, trotz der sozialen Angebote in einer gemeinschaftlichen Wohnanlage. Dies bedeutet, dass ein kontinuierlicher sozialer Austausch für viele fehlt; für manche Personen reduzieren sich die Sprechanlässe auf die Mitarbeitenden der Einrichtung oder den freundlichen Gruß der Nachbarn. Insofern sollte die Evaluationsstudie prüfen, ob autonome personenbezogene Interventionen eines Roboters zuhause zur Anhebung der Stimmung beitragen und dem Gefühl des Alleine-Seins in der Wohnung entgegen wirken können. Die Ausgangsüberlegung dabei war, dass je eingeschränkter der Aktionsradius der teilnehmenden

Person, je seltener ihre Sozialkontakte und/oder Hobbys, desto hilfreicher könnte eine Alltagsunterstützungs- und Anregungsmaschine zu Hause sein.

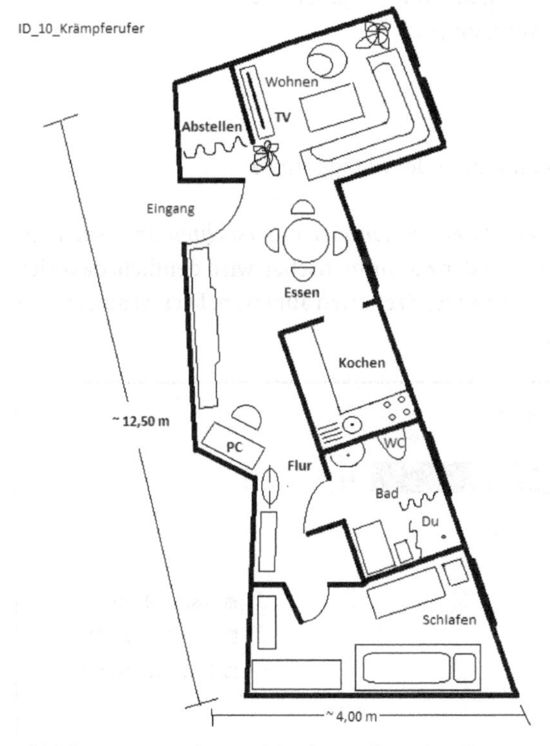

Abbildung 6: Exempl. Grundriss (Darstellung SIBIS)

6. Ergebnisse der Hauptuntersuchung: Evaluation der Robotererprobung

In der Hauptuntersuchung verblieb der Roboter fünf Tage bei N=20 Seniorinnen und Senioren zu Hause (Teilgruppe der Voruntersuchung). Die Aufgabe des „HAUSELF" war es, die teilnehmende Person zu unterhalten und ihn im Alltag zu unterstützen. Diese Interventionen wurden von dem Roboter als autonome, auf die Person zugehende Unterstützungsleistung angeboten. In der Evaluation des Feldversuchs wurden folgende Szenarien im Hinblick auf die Nutzerakzeptanz und auf deren Wirkung untersucht:

- Szenarien zur Unterstützung der Alltagsroutinen
  - „Guten Morgen" wünschen
  - „Gute Nacht" sagen

  - Freundliche Verabschiedung beim Verlassen der Wohnung
  - persönliche Begrüßung, wenn zurück
- vom Roboter ausgehende Anregungen im Tagesablauf
  - Zugehende motorische Anregungen
  - Kognitive Anregung

6.1 Zustimmung zur Unterstützung der Alltagsrituale

Betrachtet man die gewonnenen Daten zu den vier untersuchten Szenarien zur Unterstützung der Alltagsrutinen in der Zusammenschau wird deutlich, dass sich 12 Personen *(60 %) positiv* zu drei bis vier Szenarien äußerten. Dies ist als ein sehr positives Ergebnis zu werten.

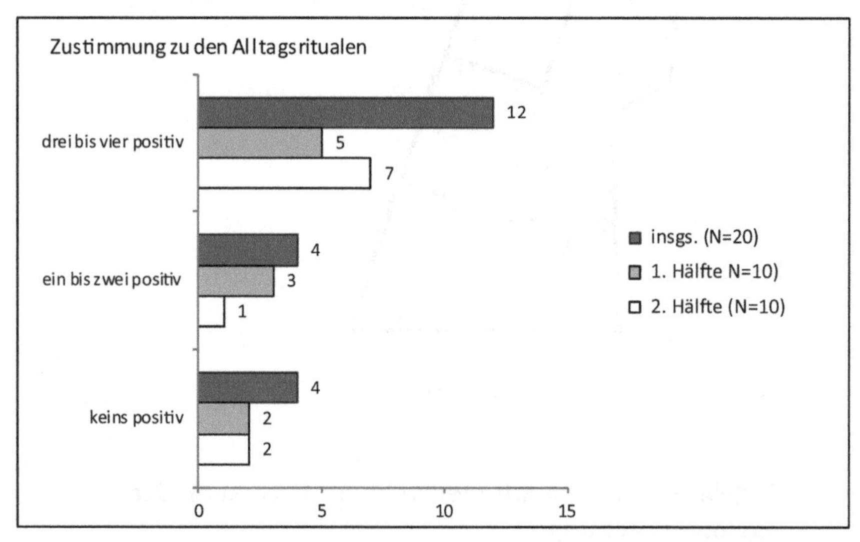

Abbildung 7: Zustimmung zu Alltagsritualen

Betrachtet man die zweite Hälfte des Feldversuchs gesondert, als die Roboterperformance noch stabiler war als in der ersten Hälfte der Erprobung, steigt die Zustimmung sogar auf *70 %*. Nur eine Probandin äußerte sich explizit negativ zu dem Begrüßungs-Szenario, da es sie – im Unterschied zu allen anderen Personen – mehr an ihr Alleinsein erinnert, als dass es sie aufheitert. Ein Teil dieser Szenarien war verbunden mit alltagspraktischen Erinnerungen, wie z. B. die Erinnerung beim Weggehen an den Schlüssel oder einen Regenschirm bei Schlechtwettermeldungen. Gerade solche Erinnerungen wurden von den Teilnehmenden als sehr hilfreich bewertet. Der Mehrwert solcher niedrigschwelligen robotischen Erinnerungen ist, dass die Person nicht in einem Gerät (Smartphone) z. B. nach der Wettermeldung oder den Abfahrtszeiten der Straßenbahn schauen muss, sondern der Roboter, der via Internet mit entsprechenden Diensten verbunden ist, dies für ihn übernimmt.

Andere Erinnerungen, die erfordert hätten, dass Termine am Roboter in einem elektronischen Kalender eintragen werden mussten, wurden weniger akzeptiert, auch wenn die Erinnerung dann als Sprachausgabe höflich vorgetragen wurde. („Du hast morgen einen Arzttermin, hast du daran gedacht?"). Das gilt auch für die Eintragung des Medikamentenplans, was von den Befragten ebenfalls prinzipiell als hilfreich angesehen, aber für den kurzen Erprobungszeitraum nicht umgesetzt wird.

6.2 Zustimmung zum Anregungskonzept

Innerhalb des erprobten Anregungskonzepts wurden robotische Intervention zur motorischen und kognitiven Anregungen sowie die Anregung, mehr zu trinken, umgesetzt. Zum Konzept gehörte es, dass diese Anregungen in den Alltag eingebunden werden, nicht aufdringlich sind und nicht mit einem pädagogischen Impetus vorgetragen werden. Wichtig ist weiterhin eine respektvolle Ansprache, die dem Nutzenden die Möglichkeit offen lässt, die Anregungen aufzugreifen oder zu verwerfen.

Betrachtet man die gewonnenen Daten zu den drei durchgeführten Anregungen (kognitive, motorische Anregungen sowie Trinkanregung), wird deutlich, dass sich 11 der 20 Teilnehmenden (55 %) positiv zu allen autonom vom Roboter vorgenommenen Anregungen äußerten.

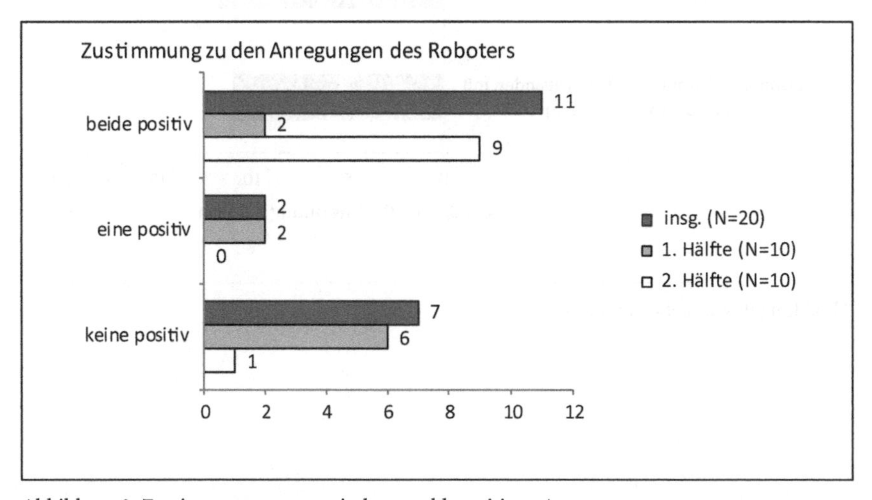

Abbildung 8: Zustimmung zu motorischen und kognitiven Anregungen

Auch hier steigt die *Zustimmung in der zweiten Testphase auf 90 %*, da im zweiten Teil des Feldversuchs die Anzahl der täglichen Anregungen erhöht wurden und dadurch gewährleistet war, dass sie von allen teilnehmenden Personen wahrgenommen wurden. Am positivsten bewertet wurde die Trinkanimation. Aber auch die motorischen Anregungen wurden wahrgenommen und geschätzt. Die autonomen Aktionen des Roboters, in Form von zugehenden kognitiven Anregungen, werden von den Probanden als angenehme Abwechslung im Alltag empfunden. Insgesamt ist festzuhalten, dass die Anregungen inhaltlich einleuchten und die vom Roboter dargebotene Form als angenehm empfunden werden müssen – wie schon im Zusammenhang der alltagsunterstützenden Interventionen berichtet.

Fragt man die Teilnehmenden danach, was Ihnen an dem Feldversuch am besten gefallen hat, geben fast alle (90 %) das auf sie zugehende Verhalten des Roboters in Form von Anregungen, Animation, Begrüßung usw. an. Über die Hälfte (55 %) nennt als beste Anwendung des Roboters die persönliche Ansprache mit Vornamen. Das bereitgestellte Angebot an Musik, Videos und Spielen wird von 60 % als besonders positiv benannt.

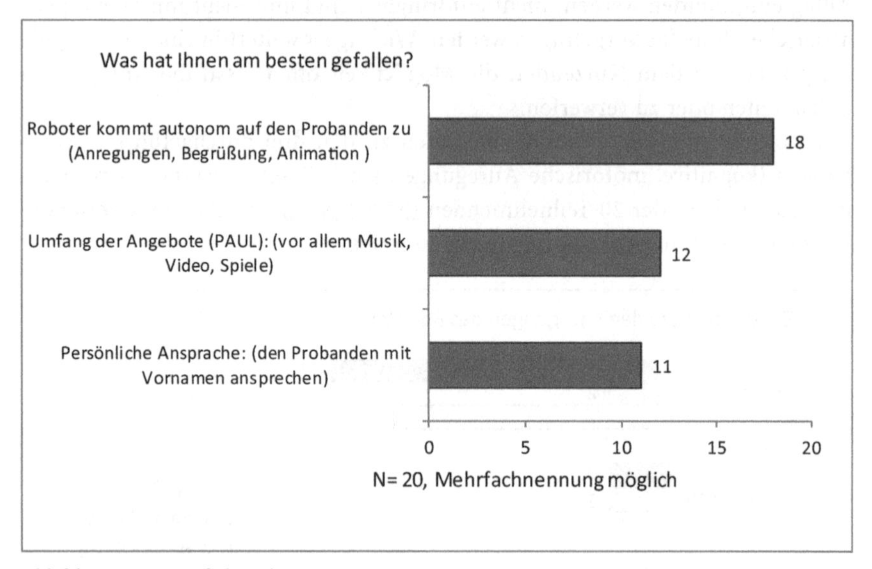

Abbildung 9: Was gefiel am besten

6.3 Geschlechtsspezifische Unterschiede

Die geschlechtsspezifische Auswertung der Daten zeigt, dass das entwickelte-Roboterkonzept mit seinen menschlich-animierenden Dialogen eher von Frauen goutiert wird als von Männern. Drei der vier männlichen Teilnehmer der Stichprobe stehen den personalisierten und animierenden Szenarien eher gleichgültig gegenüber: Die befragten Männer werden von einem Guten-Morgen- oder Guten-Nacht-Gruß einer Maschine offenbar emotional weniger berührt als die Probandinnen. Funktionalen Anregungen, die freundlich vorgetragen werden, stehen sie positiver gegenüber. Eine persönliche Beziehung zur Maschine wird zunächst abgelehnt - auch wenn sie sich bei den drei männlichen Probanden letztlich trotzdem genauso einstellt wie bei den Frauen (siehe nächster Abschnitt). Auch bei der Wirkung der emotionalen Anregungen des Roboters werden geschlechtsspezifische Unterschiede deutlich. Frauen reagieren emotional zugewandter, Männer zurückhaltender.

6.4 Bewertung der Mensch-Technik-Interaktion

Bei der überwiegenden Mehrheit der Teilnehmenden stellte sich eine persönliche Beziehung zum häuslichen Roboter her. Hierfür sind in der Evaluation verschiedene Indikatoren gemessen worden:

- 16 Personen (80 %) hatten dem Roboter einen individuellen Namen gegeben: Paulchen, Robbi, Moritz oder Paula.
- 14 Personen (70 %) sprachen ihn auch mit Kosenamen an: „Schätzchen", „Kumpel", „Kleiner".
- 15 Personen (75 %) empfinden es als positiv, vom Roboter mit ihrem Vornamen angesprochen zu werden, gern auch in der Koseform („Guten Morgen Lotti").
- 19 Personen (95 %) sprechen (kommunizieren) mit dem Roboter: „Ich geh jetzt mal, Robi!".
- Alle Personen (100 %) waren bereit, dem Roboter zu helfen (z. B. den Roboter zu schieben), obwohl dies manchen Probanden aus gesundheitlichen Gründen schwerfiel.
- 18 Personen (90 %) kommentieren seine Aktionen als Selbstgespräche: beschimpfen, gut zu reden.

Unsere Interpretation dieser Ergebnisse stellt einen eindeutigen Zusammenhang zu dem entwickelten Roboterkonzept her: Das Wesenhafte des Roboters, zu dem die teilnehmenden Personen eine aktive Beziehung aufnehmen, wird durch die interpretativen Spielräume zwischen den beiden aufgespannten Polen „Dienstbote contra Haustier" transportiert. Das Zwitterhafte zwischen eher technischer (nicht menschlicher) Gestalt und menschlich-kindlicher Attitüde zieht die Teilnehmenden in ihren Bann. Sie wissen, dass es eine Maschine ist und doch hat sie etwas „Lebendiges"; schließlich kommt der Roboter autonom auf sie zu, spricht sie höflich an, bietet Unterstützung oder bittet selbst um Hilfe, wenn er nicht weiter weiß. Er überrascht durch gelegentliche Tanzeinlagen oder Wackeln mit den großen Flügelohren.

Wesentlich für eine ethisch-soziale Bewertung erscheint uns, dass der Zwitter dabei nicht als menschliches Gegenüber oder gar als menschlicher Partner wahrgenommen wird[6]. Die Maschine gaukelt nicht vor, menschengleich zu sein – sie ist eben nur ein „Wesen", das freundlich und possierlich ist und auch Fehler macht. Dies eröffnet Spielräume der Interpretation und definiert bzw. schließt diese nicht von vorneherein. Das entwickelte Roboterkonzept als Kombination aus „nicht menschlicher Robotergestalt" mit „menschlich animierenden Verhaltensattitüden" scheint also tragfähig.

Als angenehm empfunden und für das Bonding der Mensch-Technik-Beziehung wesentlich ist die persönliche Ansprache durch den Roboter („Guten Morgen Lotti"). Die Befragten leben häufig schon lange Zeit allein und eine personalisierte Ansprache in ihrer Wohnung findet nicht mehr statt. Bedeutsam erscheinen insbesondere Sprachausgaben, die auf das Befinden des Teilnehmenden zielen und mit deren Vornamen verknüpft werden („Wie schön, dass du wieder zurück bist, Elvira"; „Kann ich noch etwas für dich tun, Hagen?"). Für die Akzeptanz einer solchen persönlichen Ansprache ist es wichtig, die Häufigkeit und Frequenz an die Vorlieben der jeweiligen Person anzupassen, was ohne hinterlegte Lernfunktionen des Roboters schwierig ist und im Feldversuch nur durch grobe Vorüberlegungen gesteuert werden konnte.

Auch in diesem Erprobungsversuch waren die technischen Funktionen des Roboters und dessen Stabilität aus der Perspektive der Nutzenden noch nicht hinreichend. Schwachpunkte, die einer Weiterentwicklung bedürfen, sind sowohl die Software, als auch die Navigation und Personendetektion. Der Roboter bleibt unvermittelt stehen oder findet sich nicht mehr zurecht und äußert dann „Ich bin verwirrt, hilf mir". Interessant an der Erprobungsstudie ist jedoch, dass solche Hilferufe und Insuffizienzen bei der Mehrheit der teilnehmenden Personen durchaus positiv ankommen; sie sind belustigt, sprechen mit ihrem Roboter oder kommentieren seine „Dummheiten". Die Sorge und Hilfe für den Roboter hält die Nutzenden auf Trab, letztlich regt auch dies zur Bewegung an

6 Wir vermuten, dass fehlende Spracheingabe das Sprechen mit und über den Roboter befördert. Auf die Äußerungen einer teilnehmende Person erfolgt keine Reaktion des Roboters. Die Teilnehmenden fühlen sich freier und unbeobachtet, da auch keine Mikrofone verbaut und mit dem Internet verbunden sind.

und wird gleichzeitig zur kognitiven Anregung („Was ist jetzt wieder los?“ „Was muss ich jetzt tun?“). Bei der Bewertung dieser Ergebnisse ist allerdings zu bedenken, dass die Stichprobe des Feldversuchs eher technikaffin war, sehr geduldig und bereit, ihren Teil zum Gelingen eines Forschungsprojekts beizutragen, selbst wenn es sie - wie in immerhin vier der 20 Fälle - an die Grenzen der eigenen Belastbarkeit brachte.

Positiv festzuhalten ist weiterhin der Faktor „Abwechslung“, den der Roboter in den Alltag bringt. Der Roboter überrascht den Nutzenden mit seinen autonomen Aktionen. Ihn in der Wohnung zu haben, bringt eine Ergänzung zu Hobbys oder eintönigem Fernsehen. Er regt an, mit ihm oder über ihn zu sprechen, sich Gedanken zu machen („Was macht er denn jetzt?“) oder auch Sorgen („Schaffst du es wieder nicht, Kleiner?“). Man kann sich auf ihn freuen, wenn man auf dem Nachhauseweg ist und sich auch richtig ärgern („Das hab ich dir doch schon hundertmal gesagt!“). Die Sprachausgaben des Roboters sind humorvoll oder haben einen unmittelbaren Sprachwitz, man kann sich also über ihn wundern oder herzhaft lachen.

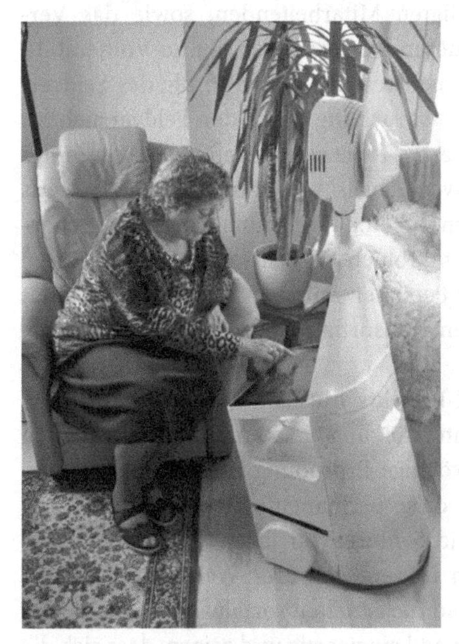

Abbildung 10: Bediensituation2

Persönliche Ansprache und engere freundschaftliche Kontakte im häuslichen Alltag werden von den Teilnehmenden des Feldversuchs vermisst. Dies gilt, wie die Studie zeigt, auch für Personen, die in einer Service Wohnung leben und in der Anlage eigentlich Gesprächspartner in der gleichen Lebenssituation hätten.

Dennoch ist auch im Service Wohnen das Thema „Einsamkeit" aktuell und es lässt sich rückschließen, dass dies für Personen der gleichen Altersgruppe in normalen Settings noch gravierender sein dürfte.[7] Aus der Untersuchung gibt es deutliche Hinweise darauf, dass ein autonom auf den Nutzenden zugehender Roboter im Hinblick auf die vielfältigen Belastungen des Allein-Seins eingesetzt werden kann.

7. Resümee und Ausblick

Entscheidender Konfliktpunkt jedes Projektes, das mit teilnehmenden Personen arbeitet (ob im Labor, in sog. Living Labs oder in der Häuslichkeit) ist es, wie die divergierenden Interessen der kooperierenden technischen und sozialwissenschaftlichen Teams mit den relevanten ethisch-rechtlichen Aspekten und den Belastbarkeitsgrenzen der Teilnehmenden ausgehandelt werden. Die für den Feldversuch entwickelten ethisch-sozialen Leitlinien, die koordinierten Verhaltensweisen der am Feldversuch beteiligten Mitarbeitenden, sowie das Verständnis aller Beteiligten für die besonderen Lebensumstände und Vulnerabilitäten der Untersuchungsgruppe haben hier wesentlich zum Erfolg des Feldversuchs beigetragen. Dennoch war die Beanspruchung durch den Feldversuch für einzelne teilnehmende Personen grenzwertig. Trotz eines sorgfältigen Screenings der Teilnehmenden vor Start eines Feldversuchs ist dies kaum abschätzbar, was bedeutet, ad hoc entscheiden zu müssen, ob eine Erprobung wirklich durchgeführt werden kann oder ein Abbruch empfohlen werden sollte. Die Interessen und die Gesundheit der teilnehmenden Personen müssen – bei aller Legitimität der Forschungsinteressen der jeweiligen Konsortialpartner – oberste Priorität haben.

Die Ergebnisse des SYMPARTNER-Projekts hinsichtlich eines häuslichen Assistenzroboters, der funktionale Unterstützung und emotionale Anregung bietet, sind vielversprechend. Die einwöchige Erprobung in 20 Seniorenhaushalten, bei der der autonome Roboter ohne permanente Überwachung durch Projektmitarbeiter den Seniorinnen und Senioren für ihren Alltag überlassen wurde, wurde in Europa bisher kaum in vergleichbarer Weise durchgeführt (Buhtz 2018; Bajones 2019). Insofern sind die erzielten sozialwissenschaftlichen wie auch technischen Ergebnisse weitgehend einzigartig und zeigen, dass sich die Forschungsrichtung im Sinne der älteren Menschen lohnt.

7 Vor allem für die Gruppe der Hochbetagten ist das Alter geprägt von einem weitgehend allein verbrachten Alltag und Einsamkeitsgefühle werden häufiger (Kruse 2017, Generali Altersstudie 2017; Obermeier 2018).

Natürlich bleibt es einschränkend festzuhalten, dass solche Ergebnisse, sollen sie valide sein, nur durch entsprechend große Stichproben sowie längere Laufzeiten der Erprobungsstudien möglich sind. Weder in Untersuchungen in Living Labs, in denen die Probanden einige Stunden ausharren oder in Laborsituationen können solche Ergebnisse erzielt werden. Sowohl die Gewöhnungseffekte als auch die Spezifika der Anwendungskontexte müssen in die Studienkonzepte eingehen können. Aus vielen AAL Studien weiß man, dass anfänglicher Euphorie eine gähnende Langeweile folgen kann und auch umgekehrt anfängliche Ablehnung und Kritik, nach einiger Zeit der Erprobung, positiveren Einschätzungen weicht. Das muss auf die Roboterforschung übertragen werden und wird noch viel zu wenig verfolgt. Anwendungsstudien gelten für viele Teams als wissenschaftlich nicht interessant, das SYMPARTNER-Team bildet hier eine seltene Ausnahme.

Sowohl auf sozialwissenschaftlicher als auch technischer Seite bleibt die Herausforderung eines adäquaten Evaluations- und Methodenkonzepts für eine Robotererprobung in der Häuslichkeit, das hinreichend exakte Daten liefert und gleichzeitig die ethischen Anforderungen und datenschutzrechtlichen Vorgaben berücksichtigt. Analysiert man den für die sozialwissenschaftliche Evaluation eingesetzten Mix aus qualitativen und quantitativen Methoden lässt sich festhalten, dass dieser Methodenmix aussagekräftig für die Untersuchung der Mensch-Technik-Interaktion, der Akzeptanz der Teilnehmenden, ihrer Gewöhnung an den Roboter zu Hause und – unter gewissen methodischen Einschränkungen – der Wirkung des Roboters auf die Alltagsstrukturen und die Lebensqualität der Zielgruppe ist. In dem berichteten Feldversuch wurde eine Maximalvariante der einzusetzenden sozialwissenschaftlichen Methoden verwendet (vor Ort Interviews, Beobachtungen und Fotodokumentationen, tägliche Telefoninterviews, flankierende Fragebögen). Im Hinblick auf die Erweiterung der Evaluationszeiträume auf mehrere Wochen oder Monate muss das einzusetzende Methodenrepertoire gestrafft werden – jedoch ohne die qualitative Aussagekraft zu verlieren. Und letztlich ist natürlich immer wieder im Einzelfall zu entscheiden, was der relevanten Probandengruppe ethisch und gesundheitlich zuzumuten ist und wie sie in die jeweiligen Untersuchungen eingebunden werden können.

Literatur

Bajones, M., et al. (2019): Results of Field Trials with a Mobile Service Robot for Older Adults in 16 Private Households. In: ACM Transactions on Human-Robot Interaction (THRI), 2019, Jg. 9, No 2, 1–27.

Bmvbs (Bundesministerium für Verkehr, Bau und Stadtentwicklung) (Hrsg.) (2011): Wohnen im Alter, Marktprozesse und wohnungspolitischer Handlungsbedarf, Bonn: BBR Forschungen 147). https://www.bbsr.bund.de/BBSR/DE/Veroeffentlichungen/ministerien/BMVBS/Forschungen/2011/Heft147_DL.pdf?__blob=publicationFile&v=2 Zugegriffen: 26.06.2017.

Böger, A./M. Wetzel /O. Huxhold (2017): Allein unter vielen oder zusammen ausgeschlossen: Einsamkeit und wahrgenommene soziale Exklusion in der zweiten Lebenshälfte. In: Altern im Wandel. Springer VS, Wiesbaden, S. 273–285.

Buhtz, C., et al. (2018): Robotische Systeme zur pflegerischen Versorgung im häuslichen Umfeld: ein Scoping Review. In: Zeitschrift für Evidenz, Fortbildung und Qualität im Gesundheitswesen, 137. Jg., 1–8.

Burzan, N. (2002): Zeitgestaltung im Alltag älterer Menschen. Eine Untersuchung im Zusammenhang mit Biographie und sozialer Ungleichheit. Springer VS, Wiesbaden.

Efi – Expertenkommission Forschung und Innovation (Hrsg.) (2016): Gutachten zu Forschung, Innovation und technologischer Leistungsfähigkeit Deutschlands 2016, EFI, Berlin.

Fricke, C./S. Meyer/G.G. Wagner (2017): Robots for the elderly – For men only? Results from the Berlin Aging Study II and SYMPARTNER. Innovation in Aging, Volume 1, Issue suppl_1, 1 July, Pages 1192 (DOI 10.1093/geroni/igx004.4340).

Generali Deutschland Ag (Hrsg.) (2017): Generali Altersstudie 2017, Springer Verlag, Berlin.

Hackmann, T./R. Schüssler/S. Schmutz (2014): Potenzialanalyse altersgerechte Wohnanpassung, (BBSR Hrsg.), Bonn. https://www.prognos.com/uploads/tx_atwpubdb/140828_Prognos_Studie_Potenzialanalyse_altersgerechte_Wohnungsanpassung_BBSR_2.pdf Zugegriffen: 20.06.2018.

Gross, H.-M. et al. (2015): Robot companion for domestic health assistance: Implementation, test and case study under everyday conditions in private apartments. In: Int. Conf. on Intell. Robots and Systems (IROS), pp. 5992–99. https://www.tu-ilmenau.de/fileadmin/media/neurob/publications/conferences_int/2015/Gross-IROS-2015.pdf Zugegriffen: 20.01.2016.

Hochmuth, A. (2019): Digitalisierung im Gesundheitswesen–Roboter in der häuslichen Pflege. In: Schnell, M. W./Dunger, C. (Hrsg.) (2019): Digitalisierung der Lebenswelt. Velbrück, Weilerswist, S. 189–206.

Hülsken-giesler, M./H. Remmers (2016): Autonome Assistenzsysteme in der Pflege: Potentiale und Grenzen aus pflegewissenschaftlicher Sicht. Gutachten für das Büro für Technikfolgenabschätzung (TAB) im Rahmen des TAB-Projekts Mensch-Maschine-Entgrenzung. Philosophisch-Theologische Hochschule Vallendar, Vallendar.

Kehl, C. (2018): Mit Robotern gegen den Pflegenotstand? Herausforderungen der Pflegerobotik für TA und Gesellschaft. In: Decker, M./R. Lindner/S. Lingner/C. Scherz/

M. Sotoudeh (Hrsg.) „Grand Challenges“ meistern: Der Beitrag der Technikfolgenabschätzung. Nomos, Baden-Baden, S. 207–220.

KRUSE, A./T. Rentsch/H.-P. Zimmerman (Hrsg.) (2012): Gutes Leben im hohen Alter: Das Altern in seinen Entwicklungsmöglichkeiten und Entwicklungsgrenzen verstehen. Akademische Verlagsgesellschaft, Berlin.

KRUSE, A. (2017): Lebensphase hohes Alter: Verletzlichkeit und Reife. Springer, Berlin.

MAHNE, K./J.K. Wolff/J. Simonson/C. Tesch-Römer (Hrsg.). (2017): Altern im Wandel: zwei Jahrzehnte Deutscher Alterssurvey (DEAS). Deutsches Zentrum für Altersfragen, Berlin. https://doi.org/10.1007/978-3-658-12502-8 Zugegriffen: 28.08.2018.

MEYER, S. (2017): Technische Assistenzsysteme zu Hause – warum nicht? Evaluation von 14 aktuellen Forschungs- und Anwendungsprojekten. In: Kühnemund, H./U. Fachinger (Hrsg.): Alter und Technik. Sozialwissenschaftliche Befunde und Perspektiven, Springer VS, Wiesbaden, S. 147–176.

MEYER, S./C. Fricke (2020): Autonome Assistenzroboter für ältere Menschen zu Hause. Eine Erkundungsstudie. „Er ist immer für mich da – und ich auch für ihn“. In: Zeitschrift für Gerontologie und Geriatrie, 53, 620–629.

MEYER, S./C. Fricke/S. Spittel/C. Steinmann (2019): Partizipatives Design in der Roboterentwicklung. 120 Senior*innen beteiligen sich an der Gestaltung und 20 Senior*innen an der Erprobung eines Assistenzroboters für die Häuslichkeit. In: TUP – Theorie und Praxis der Sozialen Arbeit, 2, S. 143–151.

MEYER, S./C. Fricke (2017): Robotic Companions in Stroke Therapy: A User Study on the Efficacy of Assistive Robotics among 30 Patients in Neurological Rehabilitation. 26th IEEE International Symposium on Robot and Human Interactive Communication (RO-MAN) Lisbon, Portugal, Aug 28 – Sept 1, 2017. http://www.roreas.org/data/uploads/publications/meyer-roman-2017.pdf Zugegriffen: 20–08.2018.

OBERMEIER, C. (2018): Wege aus der Einsamkeit, soziale Interaktion innovativ denken. (Pflege-)Roboter als Interaktionspartner älterer Menschen. In: Franz, H.-W./C. Kaletka (Hrsg.): Soziale Innovationen lokal gestalten, Sozialwissenschaften und Berufspraxis. Springer Fachmedien, Wiesbaden, S. 149–163.

REMMERS, H. (2016): Ethische Implikationen der Nutzung altersgerechter technischer Assistenzsysteme. Expertise zum Siebten Altenbericht der Bundesregierung. https://www.siebter-altenbericht.de/fileadmin/altenbericht/pdf/Expertise_Remmers.pdf. Zugegriffen: 20.08.2018.

RENTSCH, T./H.-P. Zimmermann/A. Kruse (Hrsg.) (2013): Altern in unserer Zeit. Campus, Frankfurt, New York.

SPITZER, M. (2018): Einsamkeit. Die unerkannte Krankheit. Droemer, München.

STATISTISCHES BUNDESAMT (Hrsg.) (2015): Die Generation 65+ in Deutschland, Statistisches Bundesamt, Wiesbaden. https://www.destatis.de/DE/PresseService/Presse/Pressekonferenzen/2015/generation65/Pressebroschuere_generation65.pdf?__blob=publicationFile Zugegriffen: 25.08.2015.

WELGE, J./M. Hassenzahl (2016): Better Than Human: About the Psychological Superpowers of Robots. In: Agah, A. et al. (Eds.) ICSR 2016, LNAI 0079, S. 993–1002 (DOI: 10.1007/978-3-319-4737-3_97).

WILKS, Y. (2010): On being a Victorian Companion. In: Wilks, Y. (Hrsg.): Close Engagement with Artificial Companions. John Benjamins Publishing, Amsterdam, S. 121–128.

Alexander Bejan / Ulrike Lindwedel / Ramona Kienzler / Peter König

Neue Pflegetechnologien im Kontext demenzieller Erkrankungen. Klassifikation, Outcomes und Ansatzpunkte moderner AT-Systeme

1. Demenz im 21. Jahrhundert

Unsere älter werdende Gesellschaft stellt - neben dem wirtschaftlichen System - vor allem das soziale Gefüge vor stetig größer werdende Herausforderungen. Zusätzlich zu den in der Regel üblichen sensomotorischen Einschränkungen, die das Alter mit sich bringt (Ebenbichler 2011), wirkt sich das stark alterskorrelierte Syndrom Demenz besonders negativ auf die kognitiven Funktionen der Betroffenen aus (Bickel 2012; Alzheimer's Disease International 2016). So können teils einfache Alltagsaufgaben durch Menschen mit Demenz (MmD) nicht mehr ohne fremde Hilfe bewerkstelligt werden, was in letzter Instanz dazu führt, dass MmD in fortgeschrittenen Stadien zu Pflegefällen werden, die ihre Pflegenden nicht selten vor herausfordernde Situationen stellen (Höwler 2008).

Statistische Erhebungen deuten darauf hin, dass in Deutschland mehr als eine Million MmD leben - jährlich kommen in etwa 40.000 Menschen hinzu. Aktuelle Prognosen besagen, dass die Anzahl der MmD im Zuge des demographischen Wandels bis zur Mitte des Jahrhunderts auf über zwei Millionen Individuen ansteigen könnte (Sütterlin et al. 2011). Angesichts des sich immer weiter zuspitzenden Pflegefachkräftemangels (Lindwedel-Reime 2017) sind zum einen die Kapazitäten der stationären Einrichtungen begrenzt und zum anderen die Belastungen von pflegenden Angehörigen bei der häuslichen Pflege von MmD besonders hoch (Perrig-Chiello 2012).

An dieser Stelle können Assistive (Pflege-)Technologien (AT) ansetzen und in bestimmten Anwendungskontexten auf der einen Seite die Betreuenden sowie Pflegenden dabei unterstützen, herausfordernde Situationen zu meistern bzw. abzumildern und auf der anderen Seite die Lebensqualität von MmD stabilisieren.

2. Assistive Technologien als Mitigatoren von demenziellen Einschränkungen

Da der Begriff der Assistiven Technologien weit gefasst ist und von technischen Hilfsmitteln zur (eher physischen) sensomotorischen Barrierefreiheit (bspw. Rollstühle, Prothesen, Hilfsmittel der unterstützten Kommunikation u. a.), über Rehabilitationshilfsmittel (u. a. Pflegebetten, Orthesen, Gehhilfen o. ä.) (vgl. auch ISO 2011) bis hin zur kognitiven und sicherheitsbezogenen Unterstützung reicht, wird im Folgenden der Versuch unternommen, eine Klassifikation von AT-Systemen im Kontext demenzieller Erkrankungen zu konstruieren:

Im engeren Sinne sind hier also, abseits der Definition EN ISO 9999 (Hilfsmittel für Menschen mit Behinderungen – Klassifikation und Terminologie), technische Hilfsmittel gemeint, die bestimmte Einschränkungen von MmD kompensieren und Restfähigkeiten erhalten bzw. MmD mehrwertbringend unterstützen sollen. Dabei kann zwischen drei spezifischen Zielarten bzw. Anwendungsbereichen unterschieden werden, für die häufig Konzepte und zugehörige Geräte entwickelt bzw. evaluiert werden: *Sicherheit – Safety*, *Assistenz – Assistance* und *Wohlbefinden – Well-being* (siehe auch Abb. 1). Abhängig von diesen Zielen können AT für MmD sowohl auf den unterschiedlichsten etablierten als auch auf neuartigen Technologien basieren. Die Endprodukte können beispielsweise in Form speziell angepasster Geräte (z. B. mobile GPS-Geräte), aber auch (Software-)Apps auf handelsüblichen Smartphones, Tablets oder Computern und last but not least als futuristisch anmutende Systeme wie Roboter oder Hirnschrittmacher den AT-Produktmarkt erreichen. Weitere Unterscheidungen können u. a. anhand des Pflegesettings gemacht werden (v. a. stationäre vs. häusliche Pflege, professionelle vs. Laienpflege) – aus Gründen der Komplexität wird in diesem Artikel allerdings nicht weiter darauf eingegangen.

In den folgenden Abschnitten werden jeweils prototypische Systeme anhand der oben definierten Kategorien auszugsweise beschrieben, um einen kurzen Überblick über die Vielfalt und den Status quo der neuen Pflegetechnologien für MmD zu schaffen.

2.1 Anwendungsbereich *Sicherheit:* Lauftendenz-Tracker, Türzugangssysteme

Neben den in Altenpflege-Kontexten häufig eingesetzten AT, wie z. B. Sturzerkennungssystemen (El-Bendary et al. 2013), Inaktivitätserkennungs- und/oder Monitoringsystemen (Peetoom et al. 2015), richten sich auf die Bedürfnisse von Menschen mit Demenz zugeschnittene Systeme an die speziellen gerontopsychologischen Eigenheiten der Zielgruppe. Ein häufig untersuchtes Thema ist die

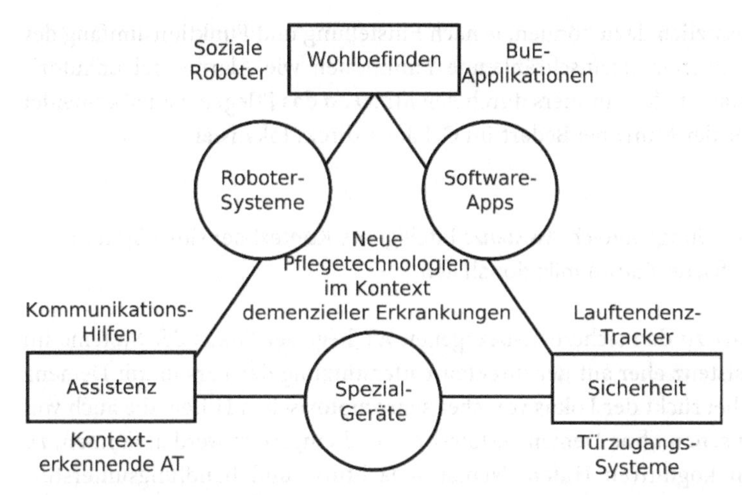

Abb. 1: Ziel- und Systemarten von neuen Pflegetechnologien im Kontext demenzieller Erkrankungen (Quelle: eigene Darstellung).

(Weg-)Lauftendenz (Füsgen/Schütz 2012) von MmD in Kombination mit Orientierungsschwierigkeiten, die in der Regel in späteren Demenzstadien auftritt. Neben eigens dafür entwickelten satellitengestützten (Klein-)Geräten, sogenannten *GPS-Trackern*, die unscheinbar am Körper angebracht werden können (Topfer 2016, Wan et al. 2016; Williamson et al. 2017), werden auch günstigere Smartphone-basierte Lösungen in Form von Apps erforscht und entwickelt (Sposaro et al. 2010). Die Sensoren der Tracker können den MmD in Außenbereichen im Idealfall im niedrigen zweistelligen Meterbereich lokalisieren, sodass dessen Position auf einer digitalen Karte überprüft werden bzw. im Falle des Überschreitens einer vorher definierten Zone direkt ein Alarm mit Ortsbestimmung an die betreuende Person geleitet werden kann. Eines der Hauptziele ist es dabei, die Autonomie sowie Mobilität bzw. das Bewegungsbedürfnis des MmD so wenig wie möglich einzuschränken, aber gleichzeitig als Angehöriger oder professionell Pflegender im Grenz- bzw. Notfall dennoch rechtzeitig eingreifen zu können.

Aus der Orientierungsschwäche ergeben sich diverse andere Probleme, bspw. das Nicht-Auffinden des eigenen Zimmers: Solchen Herausforderungen, die eher den Bereich innerhalb von Gebäuden – insbesondere in stationären Einrichtungen – betreffen, kann u. a. durch *selektive Türzugangssysteme* (Margot-Cattin/Nygård 2006) begegnet werden. MmD können, innerhalb einer entsprechend ausgerüsteten Institution, mithilfe von kleinen Funk-Transpondern, in Form von sogenannten (Armbanduhr-ähnlichen) Tags oder Chipkarten, nur ihr eigenes Zimmer betreten – die Schließvorrichtungen aktivieren sich bei Zimmern, die nicht betreten werden sollen, automatisch, sobald der MmD in Reichweite der

Türe ist. Zusätzlich dazu können, je nach Einstellung und Funktionsumfang des Systems, eher freiheitseinschränkende Funktionen wie Alarme bei unautorisiertem Verlassen des Zimmers durch den MmD an das Pflegepersonal gemeldet werden oder der MmD bei Bedarf im Gebäude direkt lokalisiert werden.

2.2 Anwendungsbereich *Assistenz:* Intelligente Kontext-sensitive Systeme, spezifische Kommunikationshilfen

Im Gegensatz zu den sicherheitsbezogenen AT liegt der Fokus der Systeme im Bereich Assistenz eher auf der direkten Unterstützung der Person mit Demenz selbst. Hierbei rückt der Fokus von eher sensomotorischen Hilfen, die auch von älteren Menschen ohne Demenz erfolgsbringend eingesetzt werden können, zu spezifischen kognitiven Hilfen. Neben gedächtnis- und handlungsunterstützenden Assistenzsystemen zur schrittweisen Bewältigung des individuellen Tagesablaufs bzw. individuell festgelegter Aktivitäten des MmD (Eghdam et al. 2012), wird auch an experimentelleren *intelligenten, Kontext-sensitiven* und *Aktivitäts-erkennenden* Systemen (u.a. in Verbindung mit Life-Logging-Funktionen) geforscht (Mihailidis/Geoffrey 2002; Kikhia et al. 2009; Helmy/Helmy 2016), die z.B. durch Kameras, Bewegungs-, Lokalisierungs- und/oder Geräuschsensoren die Gegebenheiten der Umgebung erkennen, diese in den spezifischen Aktivitätskontext des MmD einordnen und ihm schließlich leicht verständliche Hinweise bzw. Anweisungen zur Situationsbewältigung einblenden.

Darüber hinaus können AT zur Kommunikationsunterstützung (Murphy et al. 2007) die soziale Teilhabe und in Folge den Sozialisationsgrad von MmD aufrechterhalten bzw. unterstützen.

Nicht zuletzt wegen der hohen Komplexität realer Situationen – und damit der schwierigen zuverlässigen Interpretierbarkeit der Realität durch technische Systeme – sind intelligente kognitive AT im Vergleich zu Sicherheits- bzw. Wohlbefinden-bezogenen Technologien, die einen wesentlich niedrigeren Automatisierungsgrad haben, in der Praxis deutlich unterrepräsentiert bzw. häufig nicht marktreif genug.

2.3 Anwendungsbereich *Wohlbefinden:* Reminiszenz-Unterstützungssysteme, Well-being-Assistenzrobotik

Auch wenn AT in den Anwendungsgebieten Sicherheit und Assistenz verhaltensbedingten und körperlichen Herausforderungen mit Teils vielversprechendem Erfolg begegnen, fehlt dennoch ein entscheidender Bereich: die Sicherstellung bzw. Aufrechterhaltung des (emotionalen) Wohlbefindens des MmD. Ganz im Sinne der personzentrierten Pflege (Kitwood 1997) können nicht-medikamentöse Therapien, wie etwa Biografiearbeit und Erinnerungspflege (BuE; im Englischen häufig synonym als Reminiscence Therapy bezeichnet) (Woods 2018), die Lebensqualität und Identität von MmD stabilisieren sowie das Kommunikationsverhalten fördern und aktivieren. Als eines der ersten großangelegten digitalen BuE-Projekte stellte *CIRCA* (Computer Interactive Reminiscence and Communication Aid) (Astell et al. 2008) MmD vielfältige und thematisch sortierte multimediale Inhalte auf Touchscreen-Computern zur Verfügung, die eine Triggerung persönlich relevanter Erinnerungsepisoden des autobiografischen Gedächtnisses (Fromholt/Larsen 1991) und damit verbundene positive Emotionen und Verbalisierungen auslösen konnten. Im Projekt *InterMem* (Klein/Uhlig 2016) wurde u.a. an den Ergebnissen von CIRCA angeknüpft und weitere Interaktionsmodalitäten (Touch-Steuerung auf großflächigen vs. kleinflächigen Bildschirmen, Objektinteraktion, Gesteninteraktion, virtuelle Umgebungen u.a.) sowie spezifische Inhaltsanpassungen an die individuellen Biografien der MmD erfolgreich erprobt. Digitale BuE kann dabei gegenüber klassischer Reminiszenzarbeit den großen Vorteil haben, dass audiovisuelle Inhalte (Fotos, Musik, Videos, Texte u.a.) über eine einfache Bedienschnittstelle jederzeit verfügbar und schnell abrufbar sind sowie multimodal dargeboten werden können, was schließlich die Belastungen der Betreuenden senken kann und eine hochqualitative emotional stabilisierende Pflege ermöglichen soll.

Auf der anderen Seite können auch soziale Roboter (Mordoch et al. 2013), u.a. die Plüschrobbe *Paro* (Marti et al. 2006), das Wohlbefinden von MmD positiv beeinflussen. Die Roboter haben zum einen keine physischen Bedürfnisse, die von den MmD in der Regel ohnehin nicht mehr befriedigt werden können, reagieren aber zum anderen in empathischer Art und Weise auf die Aktionen (z.B. Berührungen, Sprache) der MmD und können so ihrerseits positive Emotionen bei der Zielgruppe auslösen.

3. Demenzspezifische Outcomes durch neue Pflegetechnologien

Angelehnt an diese Einteilung lassen sich die Outcomes für MmD darstellen. Hierzu gehören die eng miteinander verbundenen Konstrukte physisches sowie psychisches Wohlbefinden, Lebensqualität, Aktivitätslevel, Emotionen- und Gefühlswelt, Selbstbestimmtheit und Autonomie sowie das subjektive und objektive Sicherheitsempfinden.

Eines der wesentlichen Ziele bei der Entwicklung und Implementierung von technikgestützten Produkten und Dienstleistungen zur Versorgung von MmD ist dabei die Steigerung der Lebensqualität. Dies beinhaltet u. a. die Förderung der Autonomie und Selbstbestimmtheit bei der Bewältigung des Alltags sowie die Ermöglichung der Teilhabe am sozialen Leben verbunden mit positiven Emotionen (Lawton 1994). Im einschlägigen Forschungskontext teilt Lawton (1996) das Konzept der Lebensqualität in vier Bestandteile auf: Die Verhaltenskompetenz (Funktionstüchtigkeit hinsichtlich Gesundheit, Kognition und Sozialverhalten), die objektive Umwelt (Unterstützungen bzw. Hinderungen durch die Umwelt), die wahrgenommene oder erlebte Lebensqualität (subjektive Bewertung, z. B. von Schmerzempfinden und Selbstwirksamkeit) sowie das psychische oder subjektive Wohlbefinden (Zufriedenheit in allen Bereichen des Lebens).

Die entwickelten AT-Systeme für MmD zielen darauf ab, zu den jeweiligen Bestandteilen der Lebensqualität in den drei Bereichen Assistenz, Sicherheit und Wohlbefinden, einen mehrwertbringenden Beitrag leisten. Je nach Anwendungsbereich werden dabei unterschiedliche Ergebnisse erzielt. Hinsichtlich der Benutzerfreundlichkeit und Effektivität der einzelnen Assistenzsysteme kann man allerdings an dieser Stelle festhalten, dass die gegenwärtige Studienlage eher wenig aussagekräftig ist (Meiland et al. 2017) – die Outcomes in besagtem Kontext sind also generell mit Vorsicht zu betrachten.

3.1 Outcome 1: Selbstbestimmte Lebensführung in den eigenen vier Wänden durch AT

Um den MmD eine autonome Lebensführung zu ermöglichen, werden u. a. Technologien aller drei Anwendungsbereiche in spezifischen Ausprägungen zur Erinnerungshilfe, Kompensation der demenzspezifischen Einschränkungen, Orientierung und zum Verhaltensmanagement angeboten. Die Geräte reichen von einfachen Low-Tech-Maßnahmen (bspw. Pillenboxen mit Erinnerungsfunktion) bis zu komplexen Smart-Home Installationen.

Autonomie und eigener Entscheidungsspielraum: Wichtig dabei ist, dass die AT-Systeme jederzeit einen gewissen Entscheidungsspielraum des MmD zulassen und ihn zu bestimmten Handlungen ermächtigen, nicht aber bevormunden oder gar zu etwas zwingen.

So können z. B. über Bewegungsmelder angesteuerte Beleuchtungseinrichtungen weiterhin manuell vom MmD oder der Betreuungsperson ein- und ausgeschaltet werden (Adlam et al. 2004; Gilliard et al. 2000).

Längerer Verbleib in der eigenen Häuslichkeit: Zusätzlich zur Verbesserung der Selbstbestimmung konnte u. a. aufgezeigt werden, dass derartige AT zu einem längeren Verbleib in der eigenen Häuslichkeit führen können. Untersucht haben Riikonen et al. (2010) dabei in einem Zeitraum von zwei Jahren 25 MmD-Haushalte, in denen verschiedene Pflegetechnologien zur Risikoprävention, Assistenz und zum Notfallmanagement installiert wurden. Als Ergebnis konnte ermittelt werden, dass die Zeit, in der die MmD mit Hilfe dieser Systeme in ihren eigenen vier Wänden verbleiben konnten, sich um durchschnittlich acht Monate verlängerte.

Kosteneinsparung für das Gesundheitssystem: Last but not least konnte eine Studie von Nijhof et al. (2013) aufzeigen, dass sich durch die mittels AT ermöglichte längere Zeit zuhause im Vergleich zur stationären Pflege monatliche Einsparungen von ca. 840 € erzielen lassen.

3.2 Outcome 2: Mehr Sicherheit durch Lokalisierungs-AT

Wie bereits erwähnt, spielt der Aspekt Sicherheit eine große Rolle bei der Versorgung von MmD und kann ebenfalls durch Technik unterstützt werden (Auner 2002; Kinney et al. 2004). Eingesetzt werden z. B. Bewegungssensoren, Sturzmelder, Beleuchtungssysteme zur Orientierung, Erinnerungsdienste und Monitoring-/Tracking-Systeme (Mollenkopf et al. 2005).

Objektive und subjektive Sicherheit: Eines der größeren sicherheitsrelevanten Probleme bei MmD ist die bereits o. g. Lauftendenz. Die MmD zeigen teilweise einen ausgeprägten Bewegungsdrang, der sich häufig zusammen mit innerer Anspannung und Nervosität äußert und für die Betreuenden zu herausfordernden Situationen führen kann. Nicht zuletzt um freiheitsentziehende Maßnahmen zu vermeiden beziehen sich die meisten Technologien eher auf digitale Überwachung und damit verbunden auf das Setzen von nachverfolgbaren Ortsbeschränkungen (BMG 2013), damit nur im Bedarfsfall in die Autonomie des MmD eingegriffen wird. In diesem Sinne ermöglichen Technologien wie z. B. das satellitengestützte GPS (Global Position System) oder der Nahbereichsfunk RFID (Radio-Frequency Identification) den MmD und ihren Angehörigen bzw. Betreuenden ein Leben mit mehr Sicherheit - unter Erhaltung der Unabhängigkeit - sowie weniger Stress (Mihailidis 2004).

Compliance-Probleme: Nach einer Untersuchung von Miskelly (2005) ergeben sich Probleme mit Tracking-Systemen häufig durch das Nichttragen des Trakkers, was möglicherweise auf mangelnde Compliance seitens der MmD oder der Betreuerinnen bzw. Betreuer zurückzuführen sein kann. Gründe hierfür können der mangelnde Tragekomfort, das Gefühl überwacht zu werden oder der Wissensmangel von Betreuungskräften und pflegenden Angehörigen bei potenziell aufkommenden Problemen mit dem System sein. Faktoren, die die Effektivität der Tracking-Systeme beeinflussen, sind demnach hauptsächlich die Nutzer-

Compliance sowie die technischen Einschränkungen der AT, bspw. Lokalisierungsprobleme in Häuserschluchten (Miskelly 2005).

3.3 Outcome 3: Steigerung des Wohlbefindens durch aktivitäts- und erinnerungsfördernde AT

Emotionale Aktivierung durch erinnerungsfördernde multimediale Inhalte: Technische Systeme, die das Ziel verfolgen, das Wohlbefinden der MmD aufrechtzuerhalten, befassen sich überwiegend mit Komponenten, die positive Aktivitäten bereitstellen, welche ihrerseits zu positiven Erinnerungen und Emotionen bei den MmD führen und damit deren Identität stärken oder die noch vorhandenen Kompetenzen fördern.

Aktivierung und Lerneffekte bzgl. der Bedienung der AT: Alm et al. (2009) fanden heraus, dass darüber hinaus eine kognitive Aktivierung in Verbindung mit gewissen Lerneffekten möglich ist. In ihrer Arbeit werden die Effekte und die Wirksamkeit des bereits o. g. computergestützten Multimedia-BuE-Systems CIRCA, das in erster Linie Erinnerungen wecken und dabei gleichzeitig unterhalten soll, untersucht. Vor allem der Gang durch einen virtuellen botanischen Garten führte zu Kommentaren wie: „stimulates memories, gives enjoyment through several senses - colour, movement and sound" oder „it brings fun and a sense of achievement - you can make things happen" und „you can control what you are looking at" (Alm et al. 2009, S. 239).

Neben den erzeugten positiven Emotionen konnte als Ergebnis festgehalten werden, dass nach drei beobachteten Sitzungen ein Lerneffekt bei den MmD hinsichtlich der Bedienung des Touchscreens zu erkennen war.

Kompetenzerleben durch selbstbestimmte Bedienung und Mitbestimmung bzgl. der Inhalte: CIRCA nutzt Erinnerungsinhalte um eine Konversation anzuregen und eine Reminiszenzwirkung zu erzeugen. Hierbei konnte beobachtet werden, dass die MmD durch das AT-System eine größere Kontrolle über die Interaktion hatten und somit eine Art Kompetenzerleben-fördernde Gleichstellung von MmD und Betreuungskraft zu erkennen war (Alm et al. 2009). In einer der Evaluationsstudien konnte zum einen beobachtet werden, dass alle untersuchten MmD in der Lage waren, das CIRCA-System zu bedienen. Zum anderen haben die MmD auch eher die Möglichkeit gehabt, über die Inhalte mitzubestimmen als dies in klassischen Reminiszenz-Sitzungen der Fall ist (Astell et al. 2008).

Effektivität der Wohlbefinden-steigernden Interventionen: Die Effektivität von BuE-AT wurde auch in der Arbeit von Subramaniam und Woods (2016) näher untersucht: Als Ergebnis konnte festgehalten werden, dass fünf von sechs MmD zunehmende Verbesserungen der Lebensqualität (gemessen mit der Quality of

Life – Alzheimer's Disease QoL-AD scale) und dem autobiografischen Gedächtnis (gemessen mit dem Personal Semantic Schedule PSS sowie dem Autobiographical Incident Schedule AIS) aufzeigten. Darüber hinaus war für alle Probanden eine Verbesserung des Depressionswertes (evaluiert über die Geriatric Depression scale GDS-12R) festzuhalten.

Verbesserung der Beziehung zwischen MmD und Betreuungsperson: Zusätzlich dazu konnte bei allen Teilnehmenden eine Verbesserung ihrer Beziehung zu ihren Angehörigen bzw. Betreuungskräften beobachtet werden (Subramaniam/Woods 2016). Weitere Hinweise auf die Bedeutung dieser Beziehung liefern die Arbeiten des o. g. Projekts InterMem. Durch multimediale Erinnerungsinhalte und eher allgemeine (z. B. Jahreszeiten, zeitgeschichtliche Ereignisse) vs. eher individuelle (z. B. Heimat, Musik) Lebensthemen, konnten bei den Probanden überwiegend positive Emotionen erzeugt und Gespräche über persönlich bedeutsame Ereignisse aus der Vergangenheit angeregt werden. Zudem konnte während der technikgestützten BuE-Sessions beobachtet werden, dass die meisten Interaktionen zwischen dem MmD und der Betreuungskraft (darüber hinaus gab es auch zahlreiche eigenständige Interaktionen von MmD) stattfinden und diese durch ihre Moderation das Ergebnis der Sitzung nachhaltig – positiv wie auch eher negativ – beeinflussen kann (Kienzler et al. 2018).

4. Ansatzpunkte für weitere AT-Forschung im Kontext demenzieller Erkrankungen

Während sich die Studienlage zu AT im Themenkomplex der stationären Altenpflege und Demenz in den letzten Jahren auch in Deutschland deutlich erweitert hat, ist der ambulante, häusliche Bereich nach wie vor ein weitgehend unbearbeitetes Feld. Dies mag zum einen damit zusammenhängen, dass sich besagter Bereich als sehr divers bzw. individuell und damit aufwendig zu beforschen darstellt und zum anderen der Zugang zur Zielgruppe allgemein sehr schwierig zu sein scheint. In Anbetracht der aktuellen Förderrichtlinien und der damit verbundenen – finanziell wie zeitlich – beschränkten Ressourcen, ist die Umsetzung von Forschungsaktivitäten in diesem Themenfeld momentan eher nicht adäquat möglich. Studien, die über den Status eines Pilotprojektes mit Teilnehmendenzahlen von zwölf Personen hinausgehen, sind entsprechend selten. Gleichzeitig werden aber deutlich mehr als die Hälfte der MmD im häuslichen Setting betreut. Die Belastungen für die pflegenden Angehörigen sind dementsprechend, wie bereits erwähnt, hoch und durch Studien gut belegbar (Perrig-Chiello 2012).

Dies führt zu der paradoxen Situation, dass auf der einen Seite die Lebenswelten der MmD im häuslichen Umfeld weder wissenschaftlich zufriedenstellend beschrieben werden noch (auch bereits entwickelte) technische Artefakte bedarfs- und bedürfnisgerecht angepasst sowie getestet werden können. Bereits vorhandene technologische Lösungsansätze, beispielsweise aus dem Bereich der Biografiearbeit und Erinnerungspflege, die bereits im stationären Setting eingesetzt werden, könnten ohne Weiteres auch auf den ambulanten Bereich zugeschnitten werden und damit sowohl zur Steigerung der Lebensqualität und des Wohlbefindens der MmD als auch zur Entlastung der pflegenden Angehörigen beitragen.

4.1 Bedarfsorientierte AT-Entwicklung für Menschen mit Demenz

Aus Forschungsprojekten und Studienprotokollen mit der Zielgruppe ältere Menschen mit und ohne Demenz werden zudem erhebliche Schwierigkeit bei der Implementation von Assistiven Technologien im häuslichen Umfeld berichtet (Moser-Siegmeth/Hofer 2013; Künemund 2015). Neben Problemen bei der technischen Implementierung, z. B. bedingt durch nicht vorhandene oder nicht ausreichende Internet-Kapazitäten, die vor allem in den ländlichen Regionen auftreten, sind auch bauliche und andere Umweltfaktoren zu beachten (Marquardt et al. 2011). Marquardt et al. (2011) empfehlen in diesem Zusammenhang, dass für einen gewinnbringenden Einsatz von AT sowohl kreativere bzw. zukunftsweisendere als auch günstigere (Low-cost-)Lösungen entwickelt werden müssen. Dies ist vor dem Hintergrund der relativ großen Masse an verfügbaren Hilfsmitteln, ob Low- oder High-Tech-AT, interessant. Marquard et al. (2011) halten ferner fest, dass eben diese Adaption von vorhandener Technologie für MmD für die tägliche Praxis nicht oder nur unzureichend stattfindet und zumeist auch nicht wissenschaftlich adäquat begleitet wird.

Um AT aber an den Bedarfen und Bedürfnissen der MmD orientiert entwickeln zu können, bedarf es nicht nur den Zugang zum Feld, sei es im ambulanten oder stationären Bereich, sondern auch der klaren Partizipation und Akzeptanz der Zielgruppe. Gerade die praktische Umsetzung der Partizipation der MmD stellt oft eine große Hürde dar. Neben der zumeist ungeklärten und aufwendigen Frage des Informed Consent bei MmD ist Demenz ein Syndrom mit vielen unterschiedlichen Facetten und Erscheinungsformen. Aufgrund dieser Individualität der Genese von Demenz ist es auch eher utopisch, ein *One-size-fits-all*-Allheilmittel zu finden. Dadurch werden die Ansprüche, die an bedarfsgerechte innovative Technologien gestellt werden, allerdings auch immer komplexer.

Cahill und Kolleginnen (2011) weisen darauf hin, dass die Mindestanforderungen an AT für MmD notwendigerweise die einfache Bedienung, die Bezahlbarkeit, die Robustheit sowie die Verlässlichkeit beinhalten. Sie schlagen deshalb vor, diejenigen MmD, die aktiv mitwirken können – zumindest in der leichten und mittleren Form –, direkt in den Entwicklungs- und Designprozess zu involvieren um gemeinsam Ideen und Prototypen zu entwickeln, die dann auch die tatsächlichen Bedürfnisse und Bedarfe befriedigen (Cahill et al. 2011).

In internationalen Forschungsprojekten werden zudem Menschen mit leichter und mittlerer Form von Demenz nicht nur beobachtet, sondern auch direkt interviewt. Die Forscher und Forscherinnen empfehlen beispielsweise bei Interviews mit MmD visuelle Unterstützungs-Medien als Erinnerungshilfe zu benutzen (Mountain/Craig 2012) und diskutieren das wissenschaftliche Potential, das die Integration von Menschen mit einer schwerwiegenden Form von Demenz bringen könnte (Carmody et al. 2015; Smeets/Moser 2016). Diese Herangehensweise, im Sinne einer partizipativ-multidisziplinären Gesundheitsforschung, wird in Deutschland mit ständigen Hinweisen auf ethische sowie rechtlichen Bedenken eher nicht angewendet.

4.2 Pflegende Angehörige als Einflussfaktoren für die Erforschung und Nutzung von neuen Pflegetechnologien

An dieser Stelle muss auch die Rolle der pflegenden Angehörigen selbst betrachtet werden. Die Diversität des Forschungsfeldes zeigt sich auch in den unterschiedlichen Pflegearrangements. Die individuelle Einstellung zu Technik und die jeweiligen spezifischen Bedürfnisse der Angehörigen haben einen erheblichen Einfluss auf die Bereitschaft des Einsatzes bzw. die Nutzung von Assistiven Technologien, sowohl im häuslichen als auch im stationären Setting.

Eines der Haupthindernisse bei der Integration und Implementation von AT sind die pflegenden Angehörigen (Künemund 2015): Glende et al. beschreiben dies bereits 2011 als „Nutzerabhängige Innovationsbarrieren“ (Glende et al. 2011, S. 25ff). Diese entscheiden als *Proxy*-Personen über die Sinnhaftigkeit und Anwendbarkeit im Namen ihrer betroffenen Angehörigen mit Demenz.

Eine umfassende und realistische Aufklärung über die Chancen, Möglichkeiten, aber auch Risikofaktoren, sowie eine kompetente Ansprechperson sind für pflegende Angehörige aber auch professionell Pflegende von eminenter Bedeutung und haben einen positiven Impact auf die (effektive) Nutzung bzw. überhaupt erst die Erlaubnis zur Nutzung von AT (Glende et al. 2011). Zudem sind viele Angehörigen nicht oder nur sehr rudimentär über die vielfältigen Möglichkeiten des Einsatzes informiert und können entsprechend keine an den Tatsachen orientierte informierte Entscheidung treffen (Künemund 2015).

5. Fazit: Mehr Mut zur Forschung

Vorgenannter Aspekt trifft gleichermaßen auch auf einen Großteil der professionell Pflegenden und Betreuungskräfte zu. Mit dem wohlgemeinten Ziel, die MmD zu schützen und mögliche negative Reaktionen und herausforderndes Verhalten zu vermeiden, werden potenziell hilfreiche (entlastende wie auch fördernde) Technologien in Deutschland weder entwickelt noch getestet. In einer Pilotanwendung zur technikgestützten Aktivierung von Menschen mit Demenz wurden professionelle Pflegende beispielsweise im Rahmen eines nutzerzentrierten Prozesses im Voraus zu verschiedenen Szenarien für eine beschäftigungsfördernde AT befragt. Primäres Ziel der Anwendung sollte es dabei sein, MmD und Betreuer in einer Gruppensitzung gemeinsam um einen großflächigen, tischähnlichen *Surface-Table-PC* zu versammeln und zu einer Interaktion mit den virtuellen Inhalten auf dem Tisch zu bewegen und dadurch in letzter Instanz soziale Beschäftigung und Teilhabe durch Aktivität sowie Kommunikation mit- und untereinander zu fördern. Alle am Entwicklungsprozess beteiligten Pflegenden sprachen sich allerdings schon in der Designphase gegen ein geplantes – aber in ihren Augen nicht harmloses – Szenario aus, in dem ein Hai in einem virtuellen Aquarium schwimmt, sowie gegen ein Szenario, in dem ein Fuchs Gänse jagt (Bejan et al. 2017). Ähnliche Reaktionen lassen sich auch bei Überlegungen zur Erforschung von Virtual-Reality-Anwendungen für MmD feststellen: Während beispielsweise García-Betances et al. (2015) mit ihrem Ansatz eines kognitiven VR-Trainings durchweg positive Effekte auf die Lebensqualität der Menschen mit Demenz, deren Angehörigen aber auch der professionell Pflegenden aufzeigen konnte, ist eine solche Umsetzung in Deutschland gegenwärtig nur sehr eingeschränkt möglich.

Das zweite Argument der Experten und Expertinnen gegen den Einsatz dieser Technologien ist der latente Vorwurf, die MmD nicht in Scheinwelten abschieben zu wollen, sondern sie im Hier und Jetzt aufzufangen. Diese Haltungen der Pflegenden und anderen Experten führen in vielen multidisziplinären Forschungsprojekten dazu, dass Ideen und Potenziale von Technologien nicht weiter oder überhaupt nicht untersucht werden (Miskelly 2004). Dies erzeugt wiederum ein ethisches Experten-Dilemma, das sich aktuell nicht auflösen lässt.

Durch die partizipative Einbindung von MmD und mehr forscherischen Mut – selbstverständlich in Konformität mit den ethischen Richtlinien –, könnten ungenutzte Potenziale deutlich klarer als bisher in die wissenschaftliche Forschung zu AT im Kontext demenzieller Erkrankungen integriert werden. Zudem ist weitere Forschung notwendig, um zu verstehen, wie die Betreuer und Betreuerinnen sowie Pflegende die Bedürfnisse der MmD wahrnehmen und priorisieren, um die mehrwertbringende sowie nachhaltige Gestaltung und Implementierung von unterstützenden Pflegetechnologien für Menschen mit Demenz zu ermöglichen.

Literatur

ADLAM, T./R. Faulkner/R. Orpwood/K. Jones et al. (2004): The Installation and Support of Internationally Distributed Equipment for People with Dementia. In: IEEE Transaction on Information Technology in Biomedicine, 8 Jg., H. 3, 253–257.

AUNER, S. (2002): Technologieanwendungen bei Demenzerkrankten. Konferenzbeitrag 3. Kongress der Deutschen Alzheimer Gesellschaft, Friedrichshafen, 12.–14. September 2002.

ALM, N./A. Astell/G. Gowans/R. Dye et al. (2009): Engaging multimedia leisure for people with dementia. In: Gerontechnology, 8 Jg., H. 4, 236–246.

ASTELL, A./N. Alm/G. Gowans/M. Ellis et al. (2008): CIRCA: A communication prosthesis for dementia. In: Technology and Aging, 21 Jg., 67–76.

BEJAN, A./R. Gündogdu/K. Butz/N. Müller et al. (2017): Using Multimedia Information and Communication Technology (ICT) to Provide Added Value to Reminiscence Therapy for People with Dementia: Lessons Learned from Three Field Studies. In: Zeitschrift für Gerontologie und Geriatrie, 51 Jg., H. 1, 9–15.

BICKEL, H. (2016): Die Häufigkeit von Demenzerkrankungen. Informationsblatt 1. Deutsche Alzheimer Gesellschaft e. V. https://www.deutsche-alzheimer.de/fileadmin/alz/pdf/factsheets/infoblatt1_haeufigkeit_demenzerkrankungen_dalzg.pdf Zugegriffen 15.08.2018.

BUNDESGESUNDHEITSMINISTERIUM (2013): Wenn das Gedächtnis nachlässt. Ratgeber – von der Diagnose bis zur Betreuung. https://www.bundesgesundheitsministerium.de/fileadmin/dateien/Publikationen/Pflege/Broschueren/Broschuere_Wenn_das_Gedaechtnis_nachlaesst_Januar_2013.pdf Zugegriffen: 16.08.2018.

CAHILL, S./J. Macijauskiene/A.-M. Nygård/J.-P. Faulkner et al. (2007): Technology in dementia care. In: Technology and Disability, 19 Jg., H. 2/3, 55–60.

CARMODY, J./V. Traynor/E. Marchetti (2015): Barriers to qualitative dementia research: the elephant in the room. In: Qualitative Health Research, 25 Jg., H. 7, 1013–1019.

EBENBICHLER, G. R. (2011): Sensomotorik im Alter. In: Manuelle Medizin, 49. Jg., H. 6, 414–417.

EGHDAM, A./J. Scholl/A. Bartfai/S. Koch (2012): Information and communication technology to support self-management of patients with mild acquired cognitive impairments: systematic review. In: Journal of medical internet research, 14. Jg., H. 6, e159 (DOI: 10.2196/jmir.2275).

EL-BENDARY, N./Q. Tan/F. Pivot et al. (2013): Fall detection and prevention for the elderly: A review of trends and challenges. In: International Journal on Smart Sensing & Intelligent Systems, 6. Jg., H. 3., 1230–1266.

FROMHOLT, P./S. F. Larson (1991): Autobiographical memory in normal aging and primary degenerative dementia (dementia of Alzheimer type). In: Journal of Gerontology, 46. Jg., H. 3, 85–91.

FÜSGEN, I./D. Schütz (2012): Multimorbidität und Delir als besondere Herausforderung. In: Heilberufe, 64 Jg., H. 1, 43–44.

Garcia-Betances, R./V. Jiménez-Mixco/M. T. Arredondo (2015): Using virtual reality for cognitive training of the elderly. In: American Journal of Alzheimer's Disease and Other Dementias, 30 Jg., H. 1, 49–54.

Gilliard, J./T. Parker/ R. Orpwood (2000): The Gloucester Smart House for People with Dementia. In: Deutsche Alzheimer Gesellschaft (Hrsg.) Brücken in die Zukunft. Referate auf der 10. Jahrestagung von Alzheimer Europe, Bd. 2, Deutsche Alzheimer Gesellschaft, Berlin, S. 629–635.

Glende, S./C. Nedopil/B. V. Podtschaske/M. Stahl et al. (2011): Erfolgreiche Lösungen durch Nutzerintegration: Ergebnisse der Studie „Nutzerabhängige Innovationsbarrieren im Bereich Altersgerechter Assistenzsysteme". VDE-Verlag, Berlin.

Helmy, J./A. Helmy (2016): The Alzimio App for Dementia, Autism & Alzheimer's: Using Novel Activity Recognition Algorithms and Geofencing. In: Smart Computing (SMARTCOMP), 2016 IEEE International Conference on. IEEE, 1–6. (DOI: 10.1109/SMARTCOMP.2016.7501720).

Höwler, E. (2008): Herausforderndes Verhalten bei Menschen mit Demenz: Erleben und Strategien Pflegender. Kohlhammer, Stuttgart.

Iso, DIN. 9999.(2011–2010). Hilfsmittel für Menschen mit Behinderungen-Klassifikation und Terminologie (ISO 9999: 2011).

Kienzler, R./A. Bejan/J. Manske/C. Kunze et al. (2018): Potenziale technikgestützter Biografiearbeit und Erinnerungspflege bei Menschen mit Demenz. Erkenntnisse aus Mixed-Methods-Feldstudien. In: Boll, S./A. Hein/W. Heuten/K. Wolf-Ostermann (Hrsg.): Zukunft der Pflege – Innovative Technologien für die Pflege. Tagungsband der 1. Clusterkonferenz 2018. BIS Verlag, Oldenburg, S. 66–71.

Kikhia, B./J. Hallberg/K. Synnes/Z. Ul Hussain Sani (2009): Context-aware life-logging for persons with mild dementia. In: Annual international conference of the IEEE Engineering in Medicine and Biology Society: 02/09/2009–06/09/2009. IEEE Communications Society, 6183–6186 (DOI: 10.1109/IEMBS.2009.5334509).

Kinney, J./C. Kart/L. Murdoch/ C. Conley (2004): Striving to provide safety assistance for families of elders. In: dementia, 3 Jg., H. 3, 351–370.

Kitwood, T. M. (1997): Dementia reconsidered: The person comes first. Open university press, Buckingham.

Klein, P./M. Uhlig (2016): Interactive Memories: technology-aided reminiscence therapy for people with dementia. In: Proceedings of the 9th ACM International Conference on Pervasive Technologies Related to Assistive Environments. ACM, 84 (DOI: 10.1145/2910674.2935838).

Künemund, H. (2015): Chancen und Herausforderungen assistiver Technik. Nutzerbedarfe und Technikakzeptanz im Alter. In: Technikfolgenabschätzung – Theorie und Praxis, 24. Jg., H. 2, 28–35.

Lawton, P./K. van Haitsma/J. Klapper (1996): Observed affect in nursing home residents with Alzheimer's disease. In: The journals of gerontology. Series B, Psychological sciences and social sciences, 51 Jg., H. 1, 3–14.

Lawton, P. (1994): Quality of life in Alzheimer disease. In: Alzheimer disease and associated disorders, 8 Jg., H. 3, 138–150.

Lindwedel-Reime, U. (2017): Weg vom Hilfsarbeiter-Image: Eine Einschätzung zum Pflegenotstand in Deutschland. In: 365 Tage fürs Leben, H. 6, 43–44.

MARGOT-CATTIN, I./L. Nygard. (2006): Access technology and dementia care: Influences on residents' everyday lives in a secure unit. In: Scandinavian Journal of Occupational Therapy, 13. Jg., H. 2, 113–124.

MARQUARDT, G./D. Johnston/B. Black/A. Morrison et al. (2011): A Descriptive Study of Home Modifications for People with Dementia and Barriers to Implementation. In: Journal of housing for the elderly, 25 Jg., H. 3, 258–273.

MARTI, P./M. Bacigalupo/L. Giusti/C. Mennecozzi et al. (2006): Socially assistive robotics in the treatment of behavioural and psychological symptoms of dementia. In: Biomedical Robotics and Biomechatronics. BioRob 2006. The First IEEE/RAS-EMBS International Conference on. IEEE, 483–488.

MEILAND, F./A. Innes/G. Mountain/L. Robinson et al. (2017): Technologies to Support Community-Dwelling Persons With Dementia: A Position Paper on Issues Regarding Development, Usability, Effectiveness and Cost-Effectiveness, Deployment, and Ethics. In: JMIR Rehabilitation and Assistive Technologies, 4 Jg., H. 1, 1.

MOLLENKOPF, H./K. Schakib-Ekbatan/F. Oswald/N. Langer (2005): Technische Unterstützung zur Erhaltung von Lebensqualität im Wohnbereich bei Demenz. DZFA Forschungsbericht. Universität Heidelberg, Heidelberg.

MISKELLY, F. (2005): Electronic tracking of patients with dementia and wandering using mobile phone technology. In: Age and Ageing, 34 Jg, H. 5, 497–499.

MISKELLY, F. (2004): A novel system of electronic tagging in patients with dementia and wandering. In: Age and Ageing, 33 Jg., H. 3, 304–310.

MIHAILIDIS, A./B. Carmichael/J. Boger (2004): The use of computer vision in an intelligent environment to support aging-in-place, safety, and independence in the home. In: IEEE Transactions on Information Technology in Biomedicine, 8. Jg., H. 3, 238–247.

MORDOCH, E./A. Osterreicher/L. Guse/K. Roger et al. (2013): Use of social commitment robots in the care of elderly people with dementia: A literature review. In: Maturitas, 74. Jg., H. 1, 14–20.

MOSER-SIEGMETH, V./K. Hofer (2013): Assistive Technologien für ältere Menschen: Nutzen für EndanwenderInnen und Herausforderungen im Einsatz. In: SWS-Rundschau, 53 Jg., H. 1, 57–72.

MOUNTAIN, G./C. Craig (2012): What should be in a self management programme for people with early stage dementia? In: Aging & Mental Health. 16 Jg., H. 5, 576–83.

MURPHY, J./C. Gray/S. Cox (2007): Using ‚Talking Mats' to help people with dementia to communicate. Joseph Rowntree Foundation, York.

NIJHOF, N./J. Gemert-Pijnen/C. Burns/E. Seydel (2013): A personal assistant for dementia to stay at home safe at reduce cost. In: Gerontology, 11 Jg., H. 3, 469–479.

PEETOOM, K. KB/M. Lexis/M. A. Joore/C. D. Dirksen et al. (2015): Literature review on monitoring technologies and their outcomes in independently living elderly people. In: Disability and Rehabilitation: Assistive Technology, 10 Jg., H. 4, 271–294.

PERRIG-CHIELLO, P. (2012): Familiale Pflege – ein näherer Blick auf eine komplexe Realität. In: Perrig-Chiello, P./F. Höpflinger (Hrsg.) (2012): Pflegende Angehörige älterer Menschen: Probleme, Bedürfnisse, Ressourcen und Zusammenarbeit mit der ambulanten Pflege. Huber, Hogrefe, Bern, S. 109–210.

PRINCE, M./A. Comas-Herrera/M. Knapp/M. Guerchet et al. (2016): World Alzheimer report 2016: improving healthcare for people living with dementia: coverage, quality and costs now and in the future. https://www.alz.co.uk/research/WorldAlzheimerReport2016.pdf Zugegriffen 21.03.2018.

Riikonen, M./K. Mäkelä/S. Perälä (2010): Safety and monitoring technologies for the homes of people with dementia. In: Gerontechnology, 9 Jg., H. 1, 32–45.

Šabanovic, S./C. Bennett/W.-L. Chang/L. Huber (2013): PARO Robot Affects Diverse Interaction Modalities in Group Sensory Therapy for Older Adults with Dementia. In: IEEE International Conference on Rehabilitation Robotics (DOI: 10.1109/ICORR.2013.6650427).

Smeets, H./A. Moser (2016): A guide to ensure client participation in research on people who suffer from dementia. In: ZUYD. http://www.innovatiesindezorg.eu/files/5214/8853/9827/DEF_Client_participation_in_clients_with_dementia.pdf Zugegriffen 12.08.2018.

Sposaro, F./J. Danielson/G. Tyson (2010): iWander: An Android application for dementia patients. In: Engineering in Medicine and Biology Society (EMBC), annual international conference of the IEEE. IEEE, 3875–3878.

Subramaniam, P./B. Woods (2016): Digital life storybooks for people with dementia living in care homes: An evaluation. In: Clinical Interventions in Aging, 11 Jg., 1263–1276.

Sütterlin, S./I. Hoßmann/R. Klingholz (2011): Demenz-Report: Wie sich die Regionen in Deutschland, Österreich und der Schweiz auf die Alterung der Gesellschaft vorbereiten können. Institut für Bevölkerung und Entwicklung, Berlin.

Topfer, L. A. (2016): GPS Locator Devices for People With Dementia. In: CADTH Issues in Emerging Health Technologies, 147.

Wan, L./C. Mueller/D. Randall/V. Wulf (2016): Design of a GPS monitoring system for dementia care and its challenges in academia-industry project. In: ACM Transactions on Computer-Human Interaction (TOCHI), 23. Jg., H. 5, 31 (DOI: DOI:10.1145/2963095).

Williamson, B./Tammy A./D. M. De Jonge/M. Goyne (2017): Tracking down a solution: exploring the acceptability and value of wearable GPS devices for older persons, individuals with a disability and their support persons. In: Disability and Rehabilitation: Assistive Technology, 12 Jg., H. 8, 822–831.

Woods, B./ L. O' Philbin/E. M Farrell/A. E. Spector et al. (2018): Reminiscence therapy for dementia. In: Cochrane database of systematic reviews, 3 Jg., Nr. 3 (DOI: 10.1002/14651858.CD001120.pub3).

Helen Kohlen

Advance Care Planning. Gegenbewegung zur Hospiz- und Palliative Care Idee

1. Einleitung

Dem Thema „Behandlung im Voraus Planen" (BVP) oder im Original *Advance Care Planning* (ACP) wird im deutschen Gesundheitswesen aktuell große Aufmerksamkeit geschenkt. Es handelt sich um eine neue Form des Vorausverfügens über das Lebensende. Im Kern geht es darum, sein Lebensende besser vorzubereiten. Seit ca. sieben Jahren findet eine Auseinandersetzung mit verschiedenen international diskutierten Umsetzungsformen statt. Im angelsächsischen Raum, wie den USA, Kanada, Australien und Neuseeland, sind Beratungsangebote, die der Idee von ACP folgen, zum Teil regional oder landesweit schon länger entwickelt und reflektiert.

Mit dem Paragraphen 132g SGB V können mit Einführung des neuen Hospiz- und Palliativgesetzes (HPG) nun zugelassene Pflegeeinrichtungen (nach SGB XI) und Einrichtungen der Eingliederungshilfe für Menschen mit Behinderungen (nach SGB XII) durch speziell geschulte und zertifizierte Gesprächsbegleiterinnen und -begleiter kassenfinanzierte gesundheitliche Versorgungsplanung für die letzte Lebensphase anbieten.

Wenngleich im deutschen Diskurs das vom Bundesministerium für Bildung und Forschung (BMBF) geförderte Modell „Beizeiten begleiten" (siehe http://www.beizeitenbegleiten.de) als Mittel der Wahl zur Umsetzung von ACP in der stationären Altenpflege favorisiert wird, sind Stimmen einer Opposition nicht zu überhören. Es gilt meines Erachtens darum zu streiten, in welcher Weise ACP in Einrichtungen des Gesundheitswesens umgesetzt werden sollte. Innerhalb Europas gibt es bisher kaum Erfahrungen. Ich sehe die Gefahr, dass sich ein nicht multiprofessionelles, sondern singulär von deutschen Medizinern erarbeitetes Konzept alternativlos durchsetzt (Volmering-Dierkes 2018). Dies ist problematisch mit Blick auf Pflegeheime, in denen pflegerische Praktiken vor medizinischen Praktiken dominieren und ACP-Konzepte entsprechend in eine pflegerische Praxis eingebettet werden müssten.

Es ist ein Zeichen unserer Zeit, dass wir heute – im Anschluss an eine lange Debatte über Patientenverfügungen, die in eine Gesetzgebung mündete[1] – über ACP reden, und dass wir diese Fragen gesundheitlicher Vorausplanung nicht bereits vor 50 oder 100 Jahren verhandelt haben. Heute wollen die Menschen ihren Willen bekunden und ihre eigenen Überlegungen zum Ausdruck bringen, wenn es darum geht, wie mit ihnen in Situationen der Krankheit und des Sterbens umgegangen wird. Der gesellschaftliche Trend geht in Richtung Selbstverantwortung und das bedeutet auch, selbstverantwortete Entscheidungen zu treffen, wenn es um die Auswahl von medizinischen Behandlungsverfahren geht. Überforderungen können damit verbunden sein.

Nach der gängigen Deutung sind Beratungskonzepte wie ACP hilfreich, weil sie ein strukturiertes Vorgehen anbieten. Ein strukturiertes Verfahren kann entlastend wirken und Zeit sparen. Damit ist es ökonomisch rentabel. Im Rahmen der Ethik wird das Konzept favorisiert, da dem Prinzip der „Patientenautonomie" Rechnung getragen wird.

Demgegenüber möchte ich mit diesem Beitrag eine andere Deutung vorstellen: Ich möchte zeigen, dass die Steigerung und Ausweitung dieser Form von Gesprächsführungskonzepten eine Form von Technik ist, die einem Verständnis von Pflege und Medizin als sorgende Praxis zuwiderläuft. Dazu will ich in drei Schritten vorgehen. Im ersten Teil meines Beitrags will ich kurz die historischen und gesellschaftlichen Wurzeln der Hospizbewegung und des originären Palliative Care Konzeptes in Erinnerung bringen. Mir geht es darum, dass die Hospiz-Idee und das Konzept Palliative Care vom Ursprung her einen kulturellen Auftrag haben, Sterbebegleitung wieder näher an unser alltägliches Leben zu rücken und aufzuzeigen, dass dieses Thema alle angeht, auch wenn es sehr schwer ist.

Im zweiten Teil will ich zeigen, dass ACP einem institutionellen Auftrag folgt, der zu einer Umsetzung führen kann, die einer Verfahrenstechnik gleicht. Die Hospiz-Idee der Begleitung im Team würde dann passgerecht aufgenommen und als systemfreundliches Beratungsmodell vorangetrieben, ohne eine primär sorgende Praxis, Haltung und Arbeit (Kittay 1999; Baumann/Kohlen 2019) aufrecht zu erhalten, wiederherzustellen oder nachhaltig zu leben. Vor diesem Hintergrund komme ich im dritten Teil auf ein Denkangebot in Anlehnung an Hannah Arendt zu sprechen, die Technik von Praxis unterscheidet. Abschließend plädiere ich für ein Verständnis von Palliative Care als eine sorgende Praxis, die im Ethos von Medizin und Pflege verankert ist und die es zu verteidigen gilt.

1 Die Vertreter des Konzeptes ACP sehen den Umgang mit Patientenverfügungen als gescheitert an.

2. Die historischen und gesellschaftlichen Wurzeln der Hospizbewegung

Die Hospizbewegung und das durch sie erwachsene Konzept Palliative Care sind von den politischen Wurzeln her eine basisdemokratische Bewegung, die weltweit überwiegend von Frauen initiiert wurde. Bekannt sind ihre Begründerin Cicely Saunders und die irischen Schwestern der Nächstenliebe. Ihr Anliegen war es von Anfang an, sich nicht als eine neue Institution für Sterbende zu verstehen, sondern im wahrsten Sinne des Wortes als eine Bewegung, die auf Missstände in der Versorgung Sterbender aufmerksam macht und durch das Konzept Palliative Care (kein Ort und keine Institution) zeigt, wie eine gute menschenwürdige Sterbebegleitung aussehen kann (Kohlen 1999; 2016a). Das Ziel dabei war, diese Idee für alle, in allen vorhandenen Einrichtungen, sei es zu Hause, im Hospiz, Krankenhaus - oder unserem Fokus heute - Pflegeheim konkret umzusetzen und gesellschaftlich in Köpfen und Herzen von Frauen und Männern lebendig werden zu lassen, um sich dann letztlich als eine Bewegung überflüssig zu machen. Denn ein würdevoller Umgang mit Sterbenden sollte kulturell verankert allen ein Anliegen sein und allen zustehen.

Die engagierten Bürgerinnen und Bürger, aus denen bis heute die Hospizbewegung mit 1.500 ambulanten und ca. 250 stationären Hospizdiensten geworden ist, wollten eigentlich wie etliche ähnliche, zeitgleiche Bürgerhilfebewegungen nur so lange tätig sein, bis der letzte und vornehmste Wunsch und damit die Würde der Sterbenden realisiert sei, bis Sterben und Tod wieder in die Gesellschaft integriert und die Gesellschaft somit resozialisiert sei, bis die Menschen nicht mehr zur Hilfe, sondern die Hilfe wieder zu den Menschen gebracht werde (Dörner 2012). Dass dieses Ziel eine konkrete Utopie geblieben ist, zeigen uns die Entwicklungen der Hospizbewegung und von Palliative Care in den letzten 40 Jahren. Dazu gehört der verstärkte Ausbau von Palliative Care in den Pflegeheimen unter den Bedingungen eines Fachkräftemangels und der oft mangelnden Präsenz von Hausärztinnen und Hausärzten (Heimerl/Heller 2012). Es verwundert deshalb nicht, dass alle Konzepte, die der Logik einer Effizienz folgen, willkommen sind. Dazu gehören auch Standardbögen zur Vorausplanung.

3. Was ist ACP?

Was hat es auf sich mit den neuen Vorsorgeplanungen? Die S3-Leitlinie zur Palliativmedizin beinhaltet konsensbasierte Empfehlungen zur „vorausschauenden Vorsorgeplanung“. Es heißt, ACP sei die Annäherung an das Ideal einer gemeinsamen Entscheidungsfindung für künftige Behandlungsentscheidungen im Fall hypothetischer Krankheitsszenarien, in denen der Betreffende selbst krankheitsbedingt nicht einwilligungsfähig ist und daher die Entscheidung nicht aktuell beeinflussen kann.

Im Zentrum steht ein qualifizierter Gesprächsprozess zwischen den Betroffenen, womöglich seinem designierten Vertreter (oder nahen Angehörigen) und einer hierfür geschulten Gesundheitsfachperson (facilitator), die als professionelle Moderatorin oder professioneller Moderator den Prozess steuert (Coors et al. 2015). Orientiert an den internationalen Programmen, die insbesondere im Modellprojekt unter der Leitung von Marckmann und in der Schmitten (siehe http://www.beizeitenbegleiten.de) an deutsche Verhältnisse angepasst wurden, sind die Kernelemente von ACP:

1) Aufsuchendes Gesprächsangebot, d. h. aktives Werben und Beraten zum Anfertigen von Patientenverfügungen in Pflegeeinrichtungen

Nach der Erstinformation unmittelbar bei der Aufnahme in das Altenheim, den Erstgesprächen mit der zertifizierten Gesprächsbegleiterin und der Bewohnerin und später auch mit den Angehörigen bzw. Betreuerinnen und Betreuern werden drei mögliche Formulare ausgefüllt: die Patientenverfügung bzw. eine so genannte Vertreterverfügung sowie eine Hausärztliche Anordnung für den Notfall (HAnNo). Im „Mittel sind 2–3 Stunden pro Bewohner im Aufnahmejahr“ kalkuliert (Lücke 2015, 267).

Coors, Jox und in der Schmitten (2015) rechnen damit, dass aktiv aufsuchende Patientenverfügungsgespräche die Anzahl und Aussagekraft der Patientenverfügungen erhöhen. Sie rechnen damit, dass sich über die Ausweitung der Vorausverfügung auf medizinische Notfälle außerhalb der Sterbephase teure Krankenhauseinweisungen und -aufenthalte merklich reduzieren. Sie rechnen auch damit, dass die vielen dementiell veränderten oder geistig behinderten Menschen über eine Vertreterverfügung außerhalb der Sterbephase nicht mehr medizinisch behandelt werden – auch wenn dies prognostisch erfolgversprechend ist (Feyerabend 2016). „Der ökonomische Effekt auf das Gesundheitswesen könnte […] vorteilhaft sein: Erste Indizien sprechen dafür, dass Patientenverfügungen und vorausschauende Behandlungsplanung insgesamt eher Kosten einsparen helfen könnten“, vermuten die Autoren (Coors et al. 2015, S. 35).

2) Qualifizierte Gesprächsbegleitung mit dem ausdrücklichen Ziel, mehr und aussagekräftige Patientenverfügungen zu erstellen

Die bislang geplanten Schulungen für die professionellen Beraterinnen und Berater umfassen drei Tage und beinhalten die Vermittlung von Grundlagen und Gesprächsführung sowie die Supervision von Begleitungsgesprächen. Die Zertifizierungsphase soll nicht länger als sechs Monate umfassen. Speziell wurden drei klinische Szenarien entwickelt, die es in der Gesprächsbegleitung zu erörtern gelte:

a) Behandlungswünsche für den Fall einer plötzlichen gesundheitlichen Krise mit akuter Nicht-Einwilligungsfähigkeit, also das Vorgehen im typischen Notfall (Bewusstlosigkeit, Atemnot, Herzstillstand),
b) Behandlungswünsche für den Fall einer akuten schweren Erkrankung mit anhaltender Nicht-Einwilligungsfähigkeit, z. B. für den Fall einer schwer verlaufenden Pneumonie,
c) Behandlungswünsche für den Fall gesundheitlicher Komplikationen bei permanenter Nicht-Einwilligungsfähigkeit, etwa infolge progredienter Demenz oder einer schweren Hirnblutung.

Diese Vorgehensweise wirft allerdings die Frage auf, ob die meisten Menschen nicht davor zurückschrecken, sich detailliert planerisch mit ihrem Lebensende zu beschäftigen. Dafür gibt es viele nachvollziehbare Gründe. Die Menschen vertrauen eher ihren Angehörigen und Freunden oder auch ihren Ärzten. Sie hoffen auf ein gütiges Schicksal und sie schrecken davor zurück, für kaum vorstellbare Lebenslagen den tödlichen Behandlungsabbruch außerhalb der Sterbephase zu verfügen.

3) Professionalität mittels standardisierter Dokumentation

Bei diesem Kernelement von ACP geht es um das Verfassen einer Patientenverfügung mit Aussagen über allgemeine Einstellungen zum Leben und Sterben, Behandlungswünsche bei „plötzlicher" sowie „dauerhafter Unfähigkeit zu entscheiden" sowie die Bevollmächtigung und Unterschriften. Es geht ebenso um eine Hausärztliche Anordnung für den Notfall (HAnNo) mit verschiedenen Szenarien, an denen orientiert die möglichen Grenzen medizinischen Handels in Notfällen angekreuzt und dokumentiert werden.

Der Notfallbogen ist im Ampel-Design gehalten und soll handlungsleitend für die gesamte Versorgungskette sein – vom Hausarzt über den Rettungsdienst bis zum Krankenhaus. Dazu gehört auch eine neuartige, gesetzlich bislang nicht geregelte Vertreterverfügung, die Bevollmächtigte oder gesetzliche Betreuerinnen bzw. Betreuer von bereits nicht mehr Entscheidungsfähigen berechtigen soll, den „mutmaßlichen Willen" stellvertretend schriftlich zu erklären und zu bestimmen, ob jemand bei späterem Eintritt bestimmter Diagnosen, Erkrankungsphasen und Notfällen noch behandelt werden soll (Feyerabend 2016). Im konkreten Fall muss dann nicht mehr zwingend Rücksprache mit dem oder der – möglicherweise verhinderten – Betreuerin bzw. dem Betreuer oder dem Hausarzt genommen werden.

4) Archivierung von Vorausverfügungen

Die Vorausverfügung wird den Vertreterinnen oder Vertretern in Kopie gegeben und bei einer Verlegung mitgegeben. Ein „einheitlicher Aufkleber, spezielle Kennzeichnungen an Aktenordner und Bett bei Bewohnern, die nicht wiederbelebt werden wollen, helfen zur Orientierung (in der Schmitten/Marckmann 2015, S. 251). „Für mobile Bewohner wurde über Armbänder nachgedacht, dieses jedoch noch nicht umgesetzt", berichtet die Sozialarbeiterin und Gesprächsbegleiterin Inga Lücke (Lücke 2015, S. 264).

5) Prozess der Qualitätssicherung und stetige Aktualisierung

Das Konzept sieht vor, dass alle Bürgerinnen und Bürger ab dem 60. Lebensjahr im Idealfall lebenslang das Lebensende planen. Im Rahmen der derzeitigen Modellprojekte wird dieses Ziel für möglichst viele regionale Senioreneinrichtungen und Behindertenheime anvisiert. Die Gespräche mit den Bewohnerinnen und Bewohnern werden in größeren Abständen wiederaufgenommen, besonders aber „bei verschlechternder chronischer Erkrankung oder überstandenen stationären Aufenthalten" (in der Schmitten/Marckmann 2015, S. 254f.) oder „bei Verlust nahestehender Menschen" (in der Schmitten et al. 2016, S. 183). Die Autoren gehen davon aus: „[M]it zunehmendem Alter und nachlassenden Teilhabemöglichkeiten [neigen] Bewohner immer mehr dazu, für den Fall gesundheitlicher Krisen lebensverlängernde Behandlungen abzulehnen" (ebd. 2016, S. 183).

4. Was ist sorgende medizinische Praxis im Unterschied zur Technik?

Ein zentraler Unterschied zwischen Praxis und Technik lässt sich von Hannah Arendt (1999) lernen. Praxis ist in zunehmendem Maße auf Technik und auf Organisation angewiesen. Man kann Technik und Organisation verbessern, um Praxis zu unterstützen. Aber hier liegt die Gefahr, Praxis durch Technik, gemeinsames Handeln durch *Machen* ersetzen zu wollen. Das Machen unterliegt einer Versuchung. Es ermöglicht ein gemeinsames Handeln auf ein Ausüben und ein Verrichten nach Regeln, Gesetzen und Standards zu reduzieren.

Kritik am „medizinischen Imperativ des Machbaren", der in modernen Gesellschaften bis zum Tod reicht, ist berechtigt. ACP-Programme sind vom Anspruch der Steuer- und Handhabbarkeit getragen – unter Beibehaltung all jener kritikwürdigen Strukturen und kulturellen wie ökonomischen Orientierungen, die diesen Imperativ hervorbringen (Feyerabend 2016). Die kritische Seite fragt: Gibt es nicht auch Argumente, bestimmte Lebensbereiche unverfügbar zu belassen? Die eigene Sterblichkeit zu vergegenwärtigen kann möglicherweise nur einigermaßen gelingen, wenn das Diktat des Machens und Verfügens sowie der Kontrolle beiseitegelegt werden kann und wir uns für den Gedanken öffnen, dass eine Form der Sterbebegleitung in der Haltung des Machens nicht wirklich menschliches Handeln und menschliche Begegnung befördert (Maio 2011; Neitzke 2015).

Mit ACP kann eine „Kultur der Zuversicht" verloren gehen (Neitzke 2015). Wer von Gesprächsbegleiterinnen und Gesprächsbegleitern mit allen denkbaren medizinischen Komplikationen und hypothetischen Sterbearten konfrontiert wird, kann möglicherweise nicht mehr unbelastet seinem Ende entgegensehen. Auch ehrliche Fürsorge und Verantwortung von Handelnden und Entscheidenden tritt langfristig möglicherweise in den Hintergrund und weicht der Einhaltung der Vorgaben eines Schriftstückes. Flächendeckendes und aktives Werben für Patientenverfügungen erzeugt unvermeidlich sozialen Druck auf Bewohnerinnen und Bewohner von Altenheimen. Selbst das Patientenverfügungsgesetz von 2009 betont die Freiheit, auch auf Patientenverfügungen verzichten zu können (§ 1901a Patientenverfügung (Art. 5), http://www.buergerliches-gesetzbuch.info/bgb/1901a.html).

Mit Erika Feyerabend (2016) denke ich: Vorausverfügungen dürfen nicht zur Voraussetzung für den Abschluss eines Heimvertrags gemacht werden. Eine Vertreterverfügung steht nicht im Gesetz. Das hier vorgestellte ACP-Programm ist über das HPG nicht vorgeschrieben. Eine „Versorgungsplanung" und Begleitung für betagte, pflegebedürftige oder behinderte Menschen kann und sollte ganz anders aussehen.

Arendt (1999) unterscheidet zwischen „Herstellen *und Handeln bzw. Praxis*". Das Herstellen geht von einem Modell aus, für dessen Verwirklichung ein Produktionsprogramm entworfen wird. Dieses orientiert den ganzen Herstellungsprozess auf ein Ziel hin. Die an der Herstellung Beteiligten haben sich an diesem Programm – beispielsweise einem Programm von Vorausplanungen – auszurichten. Sie müssen im Rahmen des Handlungsprogramms funktionieren. Handeln und Praxis sind eine Form des Miteinanders, in das jeder seine Ideen, Vorstellungen, Interessen und Bedürfnisse, Wünsche und Träume einbringt. Dies macht es im Unterschied zum Herstellen unmöglich, ein Handlungsprogramm, also einen Plan zu erstellen, in dem jeder nur mit Blick auf ein allen gemeinsam vorgegebenes Ziel funktionieren müsste.

Die Ergebnisse des Miteinander-Handelns sind *nicht* zu prognostizieren. Es ist damit gemeint, dass keiner genau das erreicht, was er angestrebt hat, alle stehen am Ende vor etwas, das sie nicht vorhergesehen haben. Wenn dennoch versucht wird, die Gesellschaft, das Leben, selbst das Sterben einzelner Menschen durchzuplanen, dann beginnt dies damit, dass man sich bemüht, alle nur möglichen Störfaktoren auszuschließen. Dies kann bis zu einem gewissen Grad – ist man (noch) überzeugt vom *Handeln und einer sorgenden Praxis der Menschen* – nie vollständig gelingen, und deshalb scheitert die Herstellung sozialer und politischer Ziele durch Pläne regelmäßig (Kohlen 2015a).

5. Resumee

Ich meine, wir müssen unbedingt über die Gefahren dieses ACP-Programms sprechen. Wie bei jeder Entwicklung stellt sich auch die Frage nach negativen Konsequenzen und wer dafür die Verantwortung übernehmen will. Wie andere Handlungstechnologien in der Medizin auch, ist die Sozialtechnologie der gesundheitlichen Vorausplanung als solche weder gut noch schlecht. Aber die Folgen der Einführung dieses Beratungsinstruments sollten kritisch in den Blick genommen werden. Mit dieser Einschätzung bin ich nicht alleine: Auch die Journalistin Erika Feyerabend (2016) merkt an, dass für ACP die Bezeichnung „Ressourcen-Planung für die letzte Lebensphase – institutionenkompatibel und ohne Zeitverluste" eher treffend sei.

Vorsorgeplanungen für das Lebensende können nicht mehr und nicht weniger sein als ein Verständigungsangebot und Ausdruck der Sorge um eine gute Praxis der Sterbebegleitung. Kluge Konzepte gilt es kreativ mit den Akteurinnen und Akteuren der Praxis am Ort des Geschehens zu entwickeln, eingebettet in eine Organisationsentwicklung, die sich von der ursprünglichen Hospiz-Idee leiten lässt und notwendige Ressourcen schafft, damit das Ganze überhaupt gelingen kann.

Literatur

Arendt, H. (1999): Vita activa. Oder vom tätigen Leben. 11. Auflage. Piper, München, Zürich.

Baumann, M./H. Kohlen (2019): Welche Ethik braucht Palliative Care? Ein Plädoyer für eine Ethik der Sorge. In: Kreutzer, S./C. Oetting-Roß/M. Schwermann (Hrsg.): Palliative Care aus sozial- und pflegewissenschaftlicher Perspektive. Beltz Juventa, Weinheim, Base, S. 88–114.

Coors, M./R. Jox/J. in der Schmitten (Hrsg.) (2015): Advance Care Planning. Von der Patientenverfügung zur gesundheitlichen Vorausplanung. Kohlhammer, Stuttgart.

Dörner, K. (2012): Leben und sterben, wo ich hingehöre. Dritter Sozialraum und neues Hilfesystem. Paranus, Neumünster.

Feyerabend, E. (2016): „Advance Care Planning". Zwischen Lebensklugheit und Planungszwang. Vortragsmanuskript zum Workshop beim 11. Kongress der deutschen Gesellschaft für Palliativmedizin in Leipzig.

HEIMERL, K./A. Heller (2012): Was bleibt: Nachhaltige Hospiz- und Palliativkultur im Pflegeheim und im Alter. In: Die Hospiz Zeitschrift, 1. Jg., 6–12.

IN DER SCHMITTEN, J./G. Marckmann (2015): Das Pilotmodell beizeiten begleiten. In: Coors, M./R. Jox/J. in der Schmitten (Hrsg.): Advance Care Planning. Von der Patientenverfügung zur gesundheitlichen Vorausplanung. Kohlhammer, Stuttgart, S. 234–257.

KITTAY, E. F. (1999): Love's labor. Essays on women, equality, and dependency. Routledge, London, New York.

KOHLEN, H. (1999): Hospizbewegung. Alternative Praxis zur Sterbebegleitung und Gegenkurs zur „Euthanasie-Debatte". In: Braun, K. (Hrsg.): „Life" is a battle field. Aspekte der Biomacht. Offizin, Hannover.

KOHLEN, H. (2015a): Troubling practices of control. Re-visiting Hannah Arendt's ideas of human action as praxis of the unpredictable. In: Nursing Philosophy, 16. Jg., 161–166.

KOHLEN, H. (2015b): Ein Plädoyer für eine Ethik der Care-Praxis. In: Praxis Palliative Care, 28. Jg., 28–31.

KOHLEN, H. (2016a): Sterben als Regelungsbedarf, Palliative Care und die Sorge um das Ganze. In: Ethik in der Medizin, 28. Jg., H. 1, 1–4.

KOHLEN, H. (2016b): Plädoyer für eine widerständige Care-Praxis. Zur Entwicklung von Care-Ethiken im internationalen Vergleich und ihrem Status in der Pflege. In: Kleibel, V./C. Urban-Huser (Hrsg.): Caring – Pflicht oder Kür? Gestaltungsräume für eine fürsorgliche Pflegepraxis. Fakultas, Wien, S. 15–27.

LÜCKE, I. (2015): Implentierung von beizeiten begleiten in einer Senioreneinrichtung. Ein Erfahrungsbericht. In: Coors, M./R. Jox/J. in der Schmitten (Hrsg.): Advance Care Planning. Von der Patientenverfügung zur gesundheitlichen Vorausplanung. Kohlhammer, Stuttgart, S. 258–269.

MAIO, G. (2011): Zur inneren Aushöhlung der Medizin durch das Paradigma der Ökonomie. In: Ärzteblatt Baden-Württemberg, 66. Jg., H. 4, 240–243.

NEITZKE, G. (2015): Gesellschaftliche und ethische Herausforderungen des Advance Care Plannings. In: Coors, M./R. Jox/J. in der Schmitten (Hrsg.) (2015): Advance Care Planning. Von der Patientenverfügung zur gesundheitlichen Vorausplanung. Kohlhammer, Stuttgart, S. 152–163.

VOLMERING-DIERKES, A. (2018): Zur Entwicklung von Advance Care Planning in Deutschland. Eine kritische Diskursanalyse. Unveröffentlichte Masterarbeit, Philosophisch-Theologische Hochschule Vallendar (PTHV).

Margot Sieger / Annette Rustemeier-Holtwick

Neue digital gestützte Bildungskonzepte in der klinischen Versorgung

1. Ausgangslage

Die digitale Transformation des Gesundheitssystems stellt einen fundamentalen Veränderungs- und Innovationsprozess dar, der weitreichende Veränderungen der Rollen, Kompetenzen und Kooperationen aller Gesundheitsberufe einleiten wird (Kuhn et al. 2018). Zu Fragen der Nutzung digitaler Medien in der Pflege belegt eine Standortbestimmung durch das Bundesministerium für Gesundheit, dass Informations- und Kommunikationstechnologien ein zentrales Entwicklungsthema für die Akteure sind. Gleichzeitig ist die systematische Vermittlung digitaler Kompetenzen bis dato weder in der beruflichen noch in der hochschulischen Bildung verankert (BMG 2017). Dieser Mangel wird mit dem Gesetz zur Reform der Pflegeberufe (PflBRefG 2017) z.T. ausgeglichen, indem der Gesetzgeber vorsieht, in der hochschulischen Ausbildung Pflegende zu befähigen, auch neue Technologien in das berufliche Handeln zu übertragen (PfBReG 2017 §37 (3). Pflegende benötigen bereits jetzt und zukünftig tendenziell vermehrt Kompetenzen, um *mit* Technik pflegen zu können sowie Beratungskompetenz, um *über* Technik zu beraten. Pflegende verfügen bisher über allgemeine Alltags-Kompetenzen im Umgang mit digitalen Medien, allerdings gelingt es ihnen vielfach nicht, diese Kompetenzen auf professionelle Nutzungskontexte zu übertragen. Die private Nutzung digitaler Medien führt somit nicht automatisch zur Aneignung berufsspezifischer digitaler Handlungskompetenzen (Kuhn/Jungmann 2018). Darum machen die rasante Fortentwicklung neuer Technologien und ihr zunehmender Einsatz in der beruflichen Pflege-Arbeit und in der Pflege-Bildung eine systematische Kompetenzentwicklung auf den Ebenen allgemeiner Digitalkompetenzen und berufsfeldbezogener, spezieller Digitalkompetenzen in naher Zeit erforderlich. Diese spezifischen Kompetenzprofile sollten entlang der Versorgungspraxis entwickelt werden (Gesellschaft für Informatik 2017).

Zur Operationalisierung digitaler Kompetenzen stehen mittlerweile unterschiedliche Kompetenzrahmen zur Verfügung: Für die Zielgruppe Bürger und

Bürgerinnen liegt mit dem *DigCom 2.1 The digital Framework für Citizens* ein Kompetenzrahmen vor, der eine Verortung der Kompetenzen anhand von acht Niveaustufen vorsieht, diese werden differenziert anhand der Bereiche „information and data literacy, communication and collaboration, digital content creation, safety und problem solving“ (Carretero et al. 2017). Korrespondierend hierzu und direkt bezogen auf die digitalen Fähigkeiten im Bereich Gesundheit und Pflege wurden in dem *Health and Care Digital Capabilities Framework* die Kompetenzbereiche: „communication, collaboration and participation, teaching, learning and self-development, information, data and content literacies, creation, innovation and research and technical proficiency“ ausgewiesen (NHS 2018, S.5). In diesem Zusammenhang sei auch auf die internationale Studie TIGER[1] verwiesen, die 24 Kernkompetenzbereiche in der Gesundheitsinformatik definiert und die Top 10 für fünf Hauptaufgaben[2] der Pflege ausweist. Diese umfassen neben der klinischen Pflege, das Qualitätsmanagement, die Koordination der interprofessionellen Versorgung sowie das Pflege- und das IT Management in der Pflege. Dieser internationale Empfehlungsrahmen für Kompetenzen in der Gesundheitsinformatik, bietet ein Wissensraster für Lehrende und Lernende gleichermaßen (Hübner et. al 2018).

Die Arbeitssituation in der Pflege ist geprägt durch einen quantitativen Anstieg der Pflegebedarfe bei unzureichender personeller Entsprechung, aber auch durch die zunehmende Komplexität der Versorgungsprobleme, die Pflegende vor neue fachliche, aber auch organisatorische Herausforderungen stellen. Die fachlichen Herausforderungen liegen in der normativ begründeten Erwartung, Pflege nach dem neuesten Stand der Pflegewissenschaft zu praktizieren[3]. Darüber hinaus wird in diesem, seit dem 01.01.2020 geltenden, Berufegesetz der Handlungs- und Verantwortungsbereich der Pflegenden deutlich erweitert und die qualitativen Erfordernisse als eine, der gesellschaftspolitisch wichtigen Aufgaben der nächsten Jahre, durch den Gesetzgeber postuliert (PfBReG 2017, S. 1). Dieser gesellschaftliche Bedeutungszuwachs der Pflege forciert aktuell die Diskussion um die Nutzung digitaler Medien in Bildungsprozessen sowie in Bildungseinrichtungen der Pflege, um möglichst unmittelbar – *on Demand* – entlang der Versorgungspraxis Lösungen für aktuelle Pflegeprobleme zur Verfügung zu stellen. Unterschiedliche Unternehmen haben bereits spezifische Lernangebote für die Pflege entwickelt[4] und die großen Gesundheitseinrichtungen eröffnen auch für ihre Beschäftigten hier spezifische Zugänge. Ein unmittelbarer Zugang zu diesen medial verfügbaren Angeboten ist während der

1 TIGER: Technology Informatics Guiding Reform.
2 Verstanden als „Core Competency Areas for Professional Roles in Nursing“ (Hübner et.al 2018, S. 34).
3 KrpfG 2003 §3, PflBRefG 2017 § 5.
4 Z.B. Lernangebote von VIWIS, CNE, CampusMed, Relias.

Arbeitszeit kaum möglich, da die PC Arbeitsplätze auf den Stationen zwar prinzipiell für die Pflegefachkräfte zugänglich sind, aber in erster Linie für Dokumentations- und Organisationsaufgaben zur Verfügung stehen. Mit dieser Nutzung reiner Informationstechnologien[5] sind die Pflegenden vertraut. Durch eine internetbasierte Vernetzung werden diese erheblich erweitert und eröffnen damit weiterführende Optionen.

Die aktuelle Diskussion um den Schutz persönlicher Daten[6] trifft in besonderem Maße auf die sensiblen Daten von Pflegebedürftigen und Patienten zu. Darum ist es verständlich, dass grundsätzliche Vorbehalte bestehen, die vorhandenen Netze in den Gesundheitseinrichtungen für die Arbeit mit digitalen Medien zu öffnen. In Konsequenz bedarf es einer erhöhten Sensibilität für den Datenschutz, verstanden als Schutz der Pflegebedürftigen und der Beschäftigten (Gesellschaft für Informatik 2017; Fischer 2020).

2. Lernen in einer digitalen Welt

Digitale Formen des Lernens erheben den Anspruch, den Zugang zum Wissen zu erleichtern und damit die lebenslange Weiterbildung zu stärken. Lernprozesse werden individueller gestaltbar, digitale Lernmittel schaffen eine Vielfalt und erweitern die Lernwelten der Lerner (Hartman/Purz 2018). Dabei haben sich die digitalen Lernformate in den letzten Jahren rasant entwickelt. Es existiert eine Bandbreite und unterschiedliche Ausformungen der Lernlösungen, welche sich beispielsweise unterscheiden im Grad der Virtualität, Flexibilität, Individualisierung des Lernprozesses, Grad der Interaktion und mediendidaktischen Gestaltung. Die folgende Übersicht ordnet die digitalen Lernformate entsprechend des Grades an Virtualität in der Zuordnung zu den Kategorien Blended Learning und Online-Lernen (siehe Abb. 1).

Die Abbildung 2 zeigt beispielhaft den Entwicklungsprozess in der Nutzung der verschiedenen Lernformate. Die dunkel gefärbten Anteile kennzeichnen den Stand von 2008, während der hellere Teil die Ergänzungen, Stand 2013, abbilden.

Eine weiterführende Trendstudie 2017/18 verdeutlicht die Bewertung einzelner Werkzeuge aus der Perspektive der Befragten. Neben dem früheren ‚Leitinstrument' Blended Learning sind Schulungsfilme, Micro-Learning, Mobile Learning und Virtual-Classroom-Lösungen als weitere Leitinstrumente gleich-

5 Hier erfolgt die Informationsverarbeitung mit Unterstützung von Hard- und Software (Gesellschaft für Informatik 2017).

6 Beispielhaft Hamann/Heuser in DIE ZEIT vom 22.03.2018.

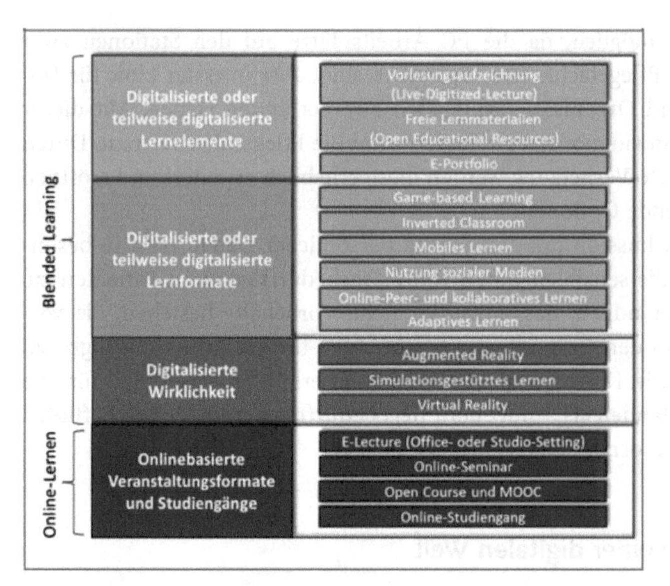

Abb. 1: Digitalisierte Lernelemente und -formate (Quelle: Wannemacher 2016, S. 13)

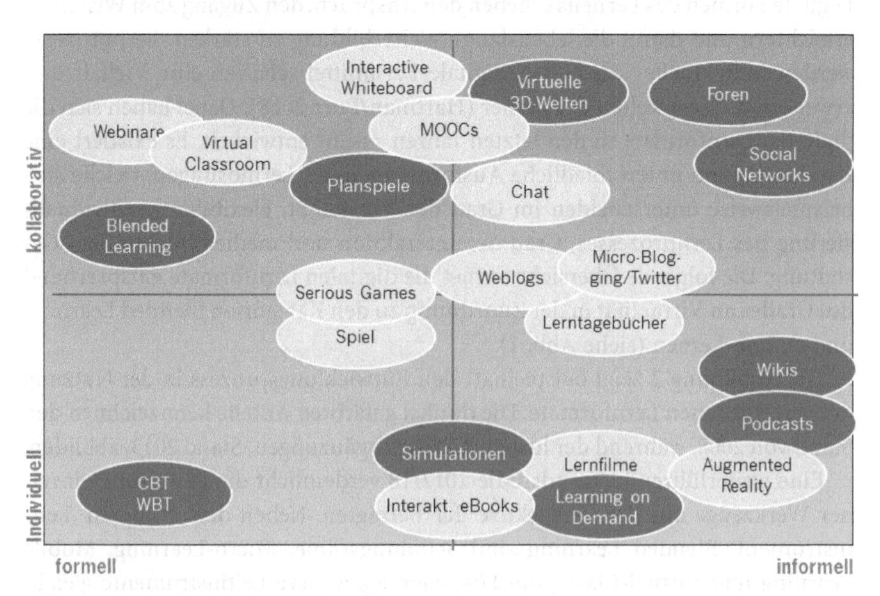

Abb. 2: Nutzung der Lernformate (Quelle: Goertz 2015, S. 27)

berechtigt hinzugekommen. Neu dabei sind ‚Messaging Dienste‘[7], die von den Befragten als Lernmittel mit Zukunftspotenzial betrachtet werden. Langfristig lässt sich ein kontinuierlicher Bedeutungsverlust des Web-Based-Trainings erkennen sowie eine Bedeutungszunahme für Micro-Learning-Angebote, Mobile Learning und Virtual Classrooms. Virtual und Augmented Reality Learning könnten hingegen Simulationen und Serious Games verdrängen (mmb 2018).

Insbesondere informelle Lernprozesse sind für ein Lernen im Prozess der Arbeit relevant. Diese Lernprozesse gehen weit über die formalen Lernprozesse hinaus und umfassen alle Mikro-Lernprozesse, die eine Pflegekraft im Laufe des Arbeitsprozesses erlebt. Für die meisten ist dies eine Selbstverständlichkeit, die erst im Nachgang durch eine Reflexion des Tages oder nach der Bewältigung einer schwierigen und anspruchsvollen Arbeitssituation als Lernen eingeordnet wird. Dieses informelle Lernen ist ein Lernen über Erfahrung, dass sich aus Arbeits- und Handlungserfordernissen ergibt und von einem bewussten Arbeits- und Lernvorgang über sinnlich-körperlich gebundene Erfahrung bis hin zu unbewussten Verarbeitungsprozessen reicht (Dehnbostel 2015; Goertz et al. 2015; Fichtmüller/Walter 2007).

Dabei verlieren die traditionellen Lernformen nicht ihre Bedeutung und ihren Anspruch, was die didaktische Konzeption betrifft, sondern Lernen in einer digitalen Welt ist ein wechselseitiger Prozess ineinandergreifender Strukturen und Methoden im Sinne einer zielorientierten Verschränkung (Hartmann/Purz 2018). In Konsequenz müssen zwei Herausforderungen in digital gestützten Bildungsprozessen bewältigt werden. Es gilt auf der einen Seite neues Wissen über digitale Technologien und Zusammenhänge zu vermitteln und auf der anderen Seite bekannte bzw. bestehende Inhalte in einen neuen Kontext zu stellen. Das erhöht die Anforderungen an die fach-didaktischen Konzepte und verlangt eine Ergänzung um mediendidaktische Erfordernisse (NRW 4.0 2016).

In diesem Beitrag geht es darum, am Beispiel des Forschungs- und Entwicklungsprojektes Flexicare 50+[8] aufzuzeigen, wie aus dem Arbeitskontext Krankenhaus Lernen in der Pflege initiiert und selbstorganisiert gestaltet werden

7 Messaging-Dienste wie WhatsApp, Facebook Messenger & Co. haben sich mittlerweile auch im Business-Umfeld für die schnelle Kommunikation durchgesetzt. Das sind die weltweit populärsten Dienste (https://www.com-magazin.de/news/.../populaersten-messaging-dienste-1105927.html Zugriff 03.04.2018).

8 Gegenstand des dreijährigen (2011–2014), durch das Bundesministerium für Bildung und Forschung der BRD und dem Europäischen Sozialfonds (ESF) geförderten, Forschungsprojektes Flexicare 50+ ist die Entwicklung, Initiierung und Implementierung mediengestützter Lernprozesse für die Zielgruppe 50+ in der Pflege. Die inhaltliche Steuerung des Gesamtprojektes erfolgt seitens der SRH Fachhochschule für Gesundheit Gera, die mediendidaktische Umsetzung über den Verbundpartner TÜV Rheinland Akademie. Die Gesamtevaluation übernimmt der Verbundpartner Institut für Medien- und Kompetenzforschung (mmb). Insgesamt sind 103 berufserfahrene Pflegende aus drei Klinikverbünden beteiligt.

kann – *Learning on Demand.* Die Chancen und Möglichkeiten digitaler Lernmedien stehen dabei im Vordergrund – *Mobil Learning.*

Ziel des Projektes Flexicare 50+ ist die Qualifizierung von berufserfahrenen Pflegefachpersonen 50+, getragen von der Annahme, dass diese Zielgruppe über ein fundiertes Fachwissen und Systemkenntnisse, aber nur über eine geringe Medienkompetenz verfügt. Dieses berufliche Erfahrungswissen soll in den Dialog treten mit den Erkenntnissen der Pflegewissenschaft, auf seine Wirksamkeit in der Patientenversorgung bewertet und wenn möglich weiterentwickelt werden.

- Mithilfe von Tablet-PCs, die allen Teilnehmenden zu Verfügung stehen, werden mobile Arbeitsplätze geschaffen, damit wird der Zugang zum Wissen, insbesondere zu pflegewissenschaftlichen Forschungsergebnissen, erleichtert.
- Online-gestützte Qualifizierungs- und Community-Szenarien sollen das neue Wissen in den Kontext konkreter Arbeitssituationen stellen, um so eine positive Wechselwirkung zwischen fachlicher Wissenserweiterung und der Verwendung moderner Kommunikations- und Arbeitsmittel für die Zielgruppe 50+ zu erreichen.

3. Perspektiven auf die Zielgruppe

Das Lerninteresse und die Motivation von Berufspraktikern, sich erneut in Bildungsprozesse zu begeben, sind eng geknüpft an den tatsächlichen Nutzen des Gelernten für den Berufsalltag. Gleichermaßen wird erwartet, dass sich Organisation und didaktische Gestaltung an den Bedarfen dieser Zielgruppe ausrichten (Siebert/Rohs 2016).

Um die Sichtweise auf die Zielgruppe, deren Interessen, Lernbedarfe und den Stand der Lern- und Arbeitsbedingungen in der Praxis zu erfassen, wurde im Rahmen des Projektes Flexicare 50+ eine qualitative Studie in den kooperierenden Kliniken durchgeführt (Sieger 2015)[9].

Aus der Perspektive der Vorgesetzten werden demnach die berufserfahrenen Pflegenden in einem Lebensalter 50+ als heterogene Gruppe wahrgenommen. Übergeordnet wird ihre Berufserfahrung von allen wertgeschätzt. Die Pflegenden werden als hochkompetent und souverän im Handeln beschrieben, ihre Qualifikation wird sowohl von Kolleginnen und Patienten gleichermaßen anerkannt.

9 Vollerhebung bei den Klinikleitungen der Kooperationshäuser (N=12), je nach spezifischer Leitungsstruktur: Pflegedirektion, Geschäftsführung, Leitung Personalentwicklung, Leitung Bildungseinrichtungen. Die Stichprobengewinnung aus der Gruppe der teilnehmenden berufserfahrenen Pflegenden erfolgte durch ein theoretisches Sampling (N=18). Es wurden Pflegende der Einrichtungen aller Erprobungspartner, drei Kliniken bzw. Klinikverbünde, befragt. Das Verhältnis der zu Befragenden wurde entsprechend der prozentualen Vorgabe 80 % Frauen und 20 % Männer festgelegt (Sieger/Rustemeier-Holtwick 2014).

In extrem langanhaltenden Stresssituationen behalten sie den Überblick und schätzen fundiert ab, was zu tun ist. Die älteren Pflegefachpersonen sind im interprofessionellen Umgang sicher, allerdings spielt die Tradition des ‚Silodenkens' zwischen Pflegenden, Ärzten und der Verwaltung eine größere Rolle als bei jüngeren. Aber es wird auch Skepsis formuliert, inwieweit die beruflichen Erfahrungen mit den pflegewissenschaftlichen Entwicklungen abgeglichen werden. Aus Perspektive der Leitungspersonen gibt es ambitionierte Kräfte, die den Arbeitsprozess in den noch verbleibenden Berufsjahren mit einer verbesserten Qualität und Dynamik gestalten wollen, aber auch diejenigen, die ihre Belastungsgrenzen zunehmend spüren und zunehmend mehr Zeit brauchen, um sich Neues anzueignen. Die Vorgesetzten haben ein Interesse an einer weiteren Qualifizierung der Mitarbeitenden und wollen den Pflegedienst durch Personal- und Organisationsentwicklungen an die neuen Herausforderungen heranführen.

Aus der Perspektive der berufserfahrenen Pflegefachpersonen werden Arbeitssituation und die Arbeitsanforderungen unterschiedlich wahrgenommen. Gemeinsam ist allen Einschätzungen, dass aufgrund der Veränderung in der Krankenhausfinanzierung der ökonomische Druck als Paradigmenwechsel in der Versorgung erlebt wird. Nicht der Patient steht im Mittelpunkt, sondern die wirtschaftliche Situation des Hauses. Strukturell-organisatorische Veränderungen, wie die Differenzierungen in den medizinischen Fachabteilungen, führen darüber hinaus zu einem kompletten Aufgabenwechsel. Es geht um komplexe Versorgungskonzepte, die zu einer Arbeitsverdichtung führen. Die Belastungen werden als Herausforderungen gesehen und zwar solange, wie man den Eindruck hat, diese bewältigen zu können. Grenzen werden deutlich, wenn vieles zusammenkommt und man nicht allem gerecht werden kann.

Dennoch ist die Identifikation der Pflegefachpersonen mit ihrem Beruf und zum Teil auch mit den Einrichtungen signifikant. Sie erleben sich als kompetent und wertgeschätzt. Das stärkt die Freude an der Arbeit und die Bereitschaft, auch im höheren Alter noch etwas Neues anzufangen. Lernen gehört zum Leben! So klar positionieren sich die Pflegenden und betonen, dass kontinuierliches Lernen in allen Phasen der Beruflichkeit stattfindet. Allerding werden Zweifel geäußert, ob ihre spezifischen Befähigungen unter den aktuellen Bedingungen im System Krankenhaus noch von Relevanz sind (Sieger 2015).

Zur *Medienkompetenz*[10] bei beruflich Pflegenden im Krankenhaus bleibt festzuhalten, dass diese über Erfahrungen in der Bedienung stationärer PCs

10 „Medienkompetenz ist zu einem zentralen Begriff der Medienpädagogik geworden. Medienkompetenz beinhaltet Medienkritik und ist eng verbunden mit der Medienkunde, also dem technischen Wissen über die Medien. Als Eigenschaft zielt Medienkompetenz auf das Handeln des Menschen im Umgang mit Medien ab. Gelernt werden muss in diesem Zusam-

verfügen. Hierzu gehören insbesondere Funktionen, die unmittelbar im Beruf benötigt werden. Die berufserfahrenen Pflegefachpersonen sind interessiert an der Nutzung neuer Medien und erwarten eine Unterstützung in der praktischen Arbeit, aber auch bei der Lösung von administrativen, technischen und inhaltlichen Problemen (Goertz/Fritsch 2015).

4. Die Qualifizierungs- und Community Szenarien

4.1 Mediendidaktische Rahmung und mediale Komposition

Die Mediendidaktik versteht sich als Teildisziplin der Medienpädagogik und beschäftigt sich mit der Funktion, der Bedeutung sowie den Wirkungen von Medien im Lehr- und Lernprozess. In der Nutzung geht es darum, ausgewählte Lerninhalte mittels Medieneinsatz für die Zielgruppe zielgelenkt zu erschließen und die Lernprozesse zu optimieren, sie besser und effizienter zu gestalten. (De Witt/Czerwionka 2007, S. 32). Dabei stellt Partizipation das zentrale Strukturelement einer zeitgemäßen Didaktik in einer anzustrebenden partizipativen Medienkultur dar. Denn gerade ein Lehren und Lernen mit digitalen Medien im Sinne konstruktivistisch orientierter Ideen ist im Alltag nur zu realisieren, wenn die Frage der Partizipationsbereitschaft auf Seiten der Lehrenden wie Lernenden geklärt ist (Mayrberger 2013).

Im Projekt Flexicare 50+ werden auf der Basis der Ergebnisse der empirischen Studien zur Lernbereitschaft, den Lernbedingungen und -bedarfen sowie zum Stand der Medienkompetenz die Fragen nach den Funktionen der Medien im Lernprozess sowie eine dementsprechende Komposition von Text, Ton und Bild entschieden. Bei der Umsetzung und Gestaltung der Micro-Learning-Einheiten werden die Texte kurzgehalten und klar gegliedert. Komplexere theoretische Konzepte und Gedanken werden mittels Grafiken veranschaulicht. Umfangreichere Dokumente, wie beispielsweise Gesetzestexte, werden als eigene Dokumente integriert, die separat heruntergeladen werden können. Sämtliche Texte werden von einer professionellen Sprecherin gesprochen. Bilder beziehen sich auf den Textinhalt und stellen einen unmittelbaren Berufsbezug her. Darum werden eigene Fotos aus dem Klinikalltag verwendet, die reale Situationen aus der täglichen Pflegepraxis zeigen. Gleichermaßen bedeutsam ist die Farbgebung. So werden z. B. bei der Umsetzung der Micro-Learnings Erklärungstexte farblich anders unterlegt als die übrigen Inhaltsbereiche, um eine klare Strukturierung

---

menhang die Mediennutzung, aber auch die Mediengestaltung – also der aktive Umgang mit Medien, zum einen als Rezipient, zum anderen als Produzent" (de Witt/Czerwionka 2007, S. 23).

der Lerninhalte zu erreichen. Alle Lernszenarien sind interaktiv[11], multicodal[12] und multimodal[13] angelegt (Goertz et al. 2015).

Die Entwicklung immer kleinerer und leistungsfähigerer Endgeräte sowie die Tatsache, dass Lerninhalte zunehmend dezentral im Netz als Cloud gespeichert werden, unterstützt Formen des mobilen Lernens. *Mobile Learning* ist die Schnittmenge aus Lernen, Arbeiten, sich informieren, miteinander Kommunizieren und Netzwerken und fördert dadurch die Konvergenz dieser Bereiche. Mobiles Lernen ist hochgradig selbstbestimmt und zeichnet sich durch eine Eigendynamik aus, die sich durch institutionelle und formelle Lernprozesse nicht einengen lässt (Stoller-Schai 2010). Herausforderungen beim Mobile Learning liegen weniger im didaktischen Bereich, sondern vielmehr in den Rahmenbedingungen, in diesem Kontext in der besonderen Form des Datenschutzes.

4.2 Fachdidaktische Gestaltung und Organisation der Lernprozesse

Es gilt auf der einen Seite neues Wissen über digitale Technologien und Zusammenhänge zu vermitteln und auf der anderen Seite vertraute Lernformen in ein neues Gewand zu bringen. Gleichermaßen die informell erlebten Lernprozesse durch digitale Lernformate einer Reflexion zugänglich zu machen und die eigene Gestaltungskraft im Lernprozess durch Partizipation an der Entwicklung zu stärken. Im Kontext des Projektes Flexicare 50+ werden die didaktischen Entscheidungen insbesondere bestimmt durch die Zielgruppe der berufserfahrenen Pflegenden 50+ mit ihren unterschiedlichen Lernbedarfen, generiert aus den individuellen Berufsbiografien, aber auch vor dem Hintergrund der aktuellen beruflichen Herausforderungen.

Die im Projektzusammenhang initiierten Lernprozesse werden aus dem Kontext des Arbeitsalltags generiert, um eine Reflexion des unmittelbaren pflegerischen Handelns am jeweiligen Arbeitsplatz zu erreichen. Somit greifen didaktische Konzepte, die den Lernbedarf, das Umfeld sowie die Verwertungsbezüge der Lernenden ins Zentrum der didaktischen Planungen rücken. Diese Sicht auf den ‚Lerngegenstand' ist die Leitkategorie für alles didaktische Handeln in den verschiedenen Lernformaten (Sieger et al. 2015).

Die benannten Anforderungen wurden in den folgenden Lernformaten umgesetzt und erprobt:

11 Der Benutzer hat Eingriffs- und Steuerungsmöglichkeiten bzgl. Ablauf und Inhalt.

12 Inhalte werden in unterschiedlichen Medien verschieden codiert, in Büchern also Texte und Bilder, aber keine Filme; in Apps oder Internetanwendungen z. B. Hypertexte.

13 Informationen werden so angelegt, dass sie über unterschiedliche Sinnesmodalitäten aufgenommen werden können.

4.2.1 Blended Learning

Unter Blended Learning, hybrides oder integratives Lernen, werden Lernkonzepte verstanden, die eine Verknüpfung von Präsenzveranstaltungen mit Komponenten digitaler Informations- und Kommunikationsmedien vorsehen. Dabei sind im Blended Learning Präsenzanteile und digitale Anteile in einem sinnvollen Lernarrangement genau aufeinander abgestimmt. Damit werden die sozialen Aspekte des gemeinsamen Lernens, die persönlichen Begegnungen in klassischen Präsenzveranstaltungen mit der Effektivität und Flexibilität, über Nachrichten, Foren und Chats kombiniert. Die Lernprozesse werden digital über eine Lernplattform gesteuert und gestaltet (vom Orde 2017).

Für die Bildungsarbeit mit den berufserfahrenen Pflegefachpersonen im Rahmen des Flexicare 50+ Projektes konnten über dieses integrative Lernformat, vertraute Lernformen mit den neuen digitalen Möglichkeiten verknüpft und eine schrittweise Auseinandersetzung mit den digitalen Medien erreicht werden.

Unter inhaltlichen Gesichtspunkten bestand das Projektziel darin, entlang der Methode ‚Evidence Based Nursing' (EBN) einen Dialog zwischen Berufserfahrung und Wissenschaft zu erreichen. Diese Methode wurde gewählt, weil sie sich besonders gut eignet, um Struktur und Systematik wissenschaftlicher Erkenntnisse in die Diskussion mit den Anforderungen des Arbeitsalltags zu stellen (Behrens/Langer 2006). Ausgangspunkt war ein fallbezogenes Pflegeproblem aus dem unmittelbaren Arbeitskontext der Pflegenden. Hierzu wurden die pflegefachliche Perspektive und die Patientensicht einander gegenübergestellt und aus der Verschränkung der Perspektiven das prioritäre Pflegeproblem, die Fragestellung, bestimmt. Die Beantwortung der Frage erfolgte sowohl entsprechend dem aktuellen Stand der Wissenschaft als auch vor dem Hintergrund des Erfahrungswissens der Pflegenden. Das Ergebnis dieses Diskurses mündete in Handlungsoptionen, die in dem Arbeitsbündnis Pflegende – Patienten diskutiert wurden und in einen Handlungsplan münden (Rustemeier-Holtwick et al. 2015, S. 86ff.).

Die hohe Wirksamkeit dieses Ansatzes resultiert aus der Vernetzung des Lernprozesses mit dem Arbeitskontext, da durch den Ernstcharakter der Arbeit Berufserfahrung, Motivation und soziale Bezüge angesprochen werden (Dehnbostel 2007). Gleichermaßen sind durch das ausgewiesene Vorgehen aber auch die Schwierigkeiten auf dem Tisch, die sich ergeben, wenn Handlungspraxis und wissenschaftliche Erkenntnisse aufeinanderstoßen. Die Arbeitsroutinen und die darin gefundene Handlungssicherheit der Pflegenden werden durch den Lernprozess erschüttert und die Formen und Voraussetzungen für fachliche Entscheidungen angefragt. Hier gilt es die Spannung auszuhalten, zwar über Wissen zu verfügen, auch im pflegerischen Alltag intuitiv zu erahnen, was der Patient braucht, aber für die konkrete Fragestellung noch keine Antworten – im Sinne eines wissenschaftlich fundierten Belegs – zur Verfügung zu haben (Benner 1994). Diese Spannungen und Verunsicherungen wurden aktiv aufgegriffen und bearbeitet. Für die Einordnung dieser Prozesse wurde zurückgegriffen auf die pflegedidaktische Kategorialanalyse, da hier die objektiv vorhandenen Widersprüche in der Pflege über dialektisch angeordnete Begriffe in einem Strukturgitter erfasst sind (Greb 2003). Ausgehend von dem Begriffspaar ‚Tradition und Emanzipation' gilt es, die Relevanz, aber auch die Widersprüchlichkeit zwischen diesen verschiedenen Wertorientierungen pflegerischen Wissens sowie pflegerischen Handelns zu reflektieren und sich vor dem Hintergrund der Professionsentwicklungen zu positionieren (Rustemeier-Holtwick et al. 2015).

Gelernt werden muss demzufolge:

- Prioritär die eigene Berufserfahrung wertzuschätzen, aber auch systematisch nach den Antworten im Sinne einer externen Evidenz zu suchen. Hier liegt der Reiz in der Nutzung der Tablet-PC, das Wissen über Datenbanken und Fachzeitschriften komfortabler, variantenreicher, zeit- und ortsunabhängig finden zu können. Das didaktische Konzept weist diesem Schritt eine hohe Bedeutung zu, führt doch die Unterscheidung zwischen wissenschaftlicher und nicht-wissenschaftlicher Literatur zu Anfragen an alte Referenzsysteme.
- Die durch Forschung und wissenschaftliche Überlegungen gewonnenen pflegerischen Erkenntnisse wertzuschätzen! Durch die berufliche Sozialisation wurde der Blick traditionell eher auf die medizinischen Belege gerichtet, so dass es einen gravierenden Erkenntnisschritt bedeutet, pflegewissenschaftliche Studien für die Beantwortung pflegerischer Fragestellungen heranziehen zu können.
- Die Ergebnisse der Pflegewissenschaft in den Dialog mit der Berufserfahrung zu bringen. Das didaktische Konzept sieht vor, die Ergebnisse der externen Evidenz mit der internen Evidenz zu diskutieren. Dabei gilt es, Übereinstimmungen, Differenzierungen und Differenzen zwischen beiden Formen der Evidenz dezidiert herauszuarbeiten. Die Bearbeitung der wissenschaftlichen Befunde kann einerseits auf Berufserfahrung basierendes Handeln durch Belege absichern und andererseits kann die Bearbeitung wissenschaftlicher Befunde zu differenzierteren Betrachtungen der Problemlagen führen und darüber neue Handlungsoptionen eröffnen.

Organisation

Die Umsetzung des Lernszenarios Blended Learning im Rahmen des Projektes Flexicare 50+ konzentrierte sich zeitlich auf ein Jahr mit einem workload[14] von insgesamt 320 Stunden. Eine zentrale Rolle nimmt dabei der ‚Virtuelle Seminarraum' ein, der als Konferenzsystem für synchrone Seminare in einer Online-Umgebung genutzt wurde. Im Rahmen des Projektes waren diese im Lernmanagementsystem integriert und sowohl über den PC als auch über den Tablet-PC nutzbar. Das Mediacenter war organisiert wie ein Dateisystem, es gab Ordner und Dateien. Im Ordner ‚Eigene Dateien' konnten Teilnehmerinnen bspw. beliebige Dateien speichern und in Ordnern verwalten. Andere Benutzer des Lernmanagementsystems sahen diese Dateien nicht. Darüber hinaus gab es einen Bereich ‚Gemeinsame Dateien', auf den alle Teilnehmer des Seminars Zugriff hatten. Ergänzend zum Mediacenter wurde teilweise das kostenlose Tool ‚Dropbox' eingesetzt. Um Informationen auf dem Tablet-PC direkt zu speichern und weiterzuverarbeiten wurde ‚Evernote' als ein cloudbasiertes Programm als App auf dem Tablet-PC installiert. Um englischsprachige Texte bearbeiten zu können, griffen die Teilnehmer auf das Programm „LEO"[15], ein digitales Wörterbuch, zurück, das ebenfalls als App auf den Tablet-PCs installiert wurde. Weiterführend wurden die Ergebnisse von Fallbesprechungen mittels Video aufgenommen und in einem weiteren Schritt diskutiert.

4.2.2 Microlearning

Micro-Learning Einheiten sind didaktisch aufbereitete Themen und werden als autonome Bausteine eines Qualifizierungsprozesses gehandhabt (Robes 2009; Baumgartner 2013; Schnotz/Horz 2011). Mit dieser Lernform können sich Lernende mittels kurzer Sequenzen Handlungskompetenzen oder Konzepte aneignen. Die Motivation zum Erwerb von Handlungswissen ergibt sich dabei häufig aus einer konkreten Fragestellung des beruflichen Alltags, welches ein Lernen ‚Just-in-Time' erforderlich macht. Das didaktische Design soll dabei mit digitalen Informationsfragmenten selbstgesteuerte Lernprozesse initiieren (vom Orde 2017).

Im Projektzusammenhang Flexicare 50+ wurde die Entscheidung für ein zeitlich umfangreicheres Format getroffen, um die Hintergründe des jeweiligen Themas darzulegen und den Kontext – in den die Autoren das jeweilige Thema gestellt haben – verstehbar zu machen (Rustemeier-Holtwick et al. 2015). Die Themen für die einzelnen Lerneinheiten ließen sich aus den Ergebnissen der

14 Entsprechend den Vorgaben des European Credit System for Vocational Education and Training (ECVET).

15 http://www.leo.org/.

empirischen Erhebungen extrahieren[16], sind aber auch das Ergebnis grundsätzlicher Überlegungen zur Befähigung von Pflegefachpersonen 50+ zur Recherche und Bewertung von wissenschaftlicher Literatur. Als Lernanlass für diese Lerneinheit wurde ein aktuelles Problem aus der Berufspraxis gewählt, das in die Bedingungen der tatsächlich vorfindbaren Organisationsstrukturen eingebettet ist[17]. Die Literaturrecherche erfolgte hier anhand eines Leitfadens, sodass sich die Lernenden auf sicherem Rechercheterrain ausprobieren konnten. Damit leistete die Lerneinheit eine Vorbereitung zur Handhabung der Systematik nach EBN im Blended Learning Szenario.

Aus der Bearbeitung der unterschiedlichen Pflegeprobleme im Lernszenario Blended Learning wurde deutlich, dass das Thema, Beratung' für die Pflegenden von hoher Relevanz ist, sie sich aber nicht hinreichend qualifiziert für diese verhältnismäßig neue Aufgabe erleben (KrPflG 2003 §3 Abs. 2c). Aus diesem Grunde wurde das Thema[18] aufgegriffen mit dem Ziel, die Intention von Patienten, aktiver in die Entscheidungen um ihre Versorgung einbezogen zu werden, umzusetzen. Das Ziel bestand darin, die Gruppe der berufserfahrenen Pflegenden zu befähigen diese neue Rolle zu besetzen und zu gestalten

Die didaktische Konzeption folgt der Wissenschaftsorientierung, thematisiert die Strukturen pflegerischen Handels und favorisiert eine Handlungskompetenz basierend auf aktuellen Forschungsergebnissen. Entsprechend greifen die vorliegenden didaktischen Konzepte auch eine pflegewissenschaftliche Rahmung auf, wie es das Kerncurriculum Pflegewissenschaft empfiehlt (Hülsken-Giesler et al. 2010; Dütthorn et al. 2013; Darmann-Finck 2010; Greb 2010). Unter dieser pflegewissenschaftlichen Akzentuierung stellt sich die pflegedidaktische Bearbeitung, bestimmt sich die Auswahl der pflegedidaktischen Ansätze. Die Umsetzung wird mit spezifischen mediendidaktischen Ausdrucksformen gestaltet.

Dadurch, dass die Themen in den einzelnen Lernszenarien in einem unmittelbaren Bezug zueinanderstehen, entwickelt sich ein durchgängiges Curriculum, das eine nachhaltig hohe Qualität gewährleistet. Die Themen werden in verschiedenen medialen Formen angeboten, damit werden mögliche Nachteile der

16 Abgeleitet wurden z.B. die thematischen Einheiten: ,Die Fallbesprechung – Kollegiale Fallbesprechung als Grundlage für ein abgestimmtes Versorgungskonzept' (hier geht um die Hintergründe und Reibungsverluste in der Zusammenarbeit zwischen Pflege und Medizin) und ,Das neue Berufsprofil: Bin ich noch Assistenz des Arztes – ja/nein: ,Berufegesetze' Bis heute erlebt die einzelne Pflegende eine Diskrepanz zwischen den Anforderung als professioneller Beruf und den tradierten – an der Medizin orientierten – Versorgungsstrukturen. Diese Wirkfaktoren finden sich deutlich in der beruflichen Sozialisation der Pflegenden 50+ und konnten aus den Ergebnissen der empirischen Erhebung extrahiert werden.

17 Lerneinheit: Wege zum neuen Wissen – eigene Anfragen an die Wissenschaft am Beispiel Umgang mit MRS (Methicillin-resistenter Staphylococcus aureus).

18 Lerneinheit: Beratung als Methode der Entscheidungsfindung. ,Schwester ich hab da mal eine Frage?'.

verschiedenen Lernszenarien ausgeglichen, indem in der Kombination die Vorteile zum Tragen kommen.

Organisation

Die entwickelten Micro-Learning-Einheiten lassen sich als hypermedial strukturierte, umfangreiche Lernmaterialien einordnen. Die Lerneinheiten wurden über die zentrale Lernplattform den Teilnehmenden bereitgestellt. Die Nutzung eines WBT setzte die Verwendung eines Internet-Browsers voraus. In manchen Fällen war eine Ergänzung mit verschiedenen Plug-ins erforderlich. Die Angebote konnten sowohl über den Tablet-PC als auch über einen herkömmlichen stationären PC oder ein Laptop genutzt werden. Der Zugang auf den Tablet-PCs erfolgte mittels App[19] und steht für die verwendete Android-Betriebsumgebung ebenso wie für das Apple-Betriebssystem zur Verfügung. Über die App war es möglich, nach einmaliger Synchronisation auf das mobile Endgerät, die Lerninhalte auch offline zu bearbeiten. Beim nächsten Online-Login wurden die Lernstände an das Lernmanagementsystem übermittelt und neu hinzugekommene Lerneinheiten automatisch synchronisiert (Goertz/Wolpert 2015).

Während der Einführung in die Nutzung der Micro-Learnings standen zunächst technische Fragen im Vordergrund. Erst bei zunehmender Sicherheit im Umgang mit den mobilen Endgeräten, aber auch durch technische Anpassungen, standen zunehmend inhaltliche Fragen im Fokus. Während der gesamten Projektlaufzeit waren Tutorinnen und Tutoren für die inhaltlichen Fragen vor Ort in den Häusern ansprechbar. Denn erst die tutorielle Betreuung der Teilnehmenden ist ein wesentlicher Erfolgsfaktor für das Gelingen von digital-gestützten Qualifizierungsangeboten, dies traf im Hinblick auf die spezifische Zielgruppe im Projekt Flexicare 50+ im besonderen Maße zu.

4.2.3 Community of Practice

Einzuordnen sind Communities of Practice unter den Begriff von Social Media und dienen der Unterstützung informellen Lernens. Es entstehen offene virtuelle Räume, die einen informellen Dialog über ein gemeinsames Thema erlauben sowie eine Konstruktion individueller Lernumgebungen auf der Basis von Social Software, wie Blogs, ermöglichen. Das gemeinsame Thema, ein Problem und/oder die Arbeit, wird als das ‚Verbindende oder Gemeinschaftliche' von den Mitgliedern der Community selbst hervorgebracht und gestaltet. Eine vorläufige Charakterisierung unterscheidet zwischen Learning Communities, Business

19 App steht für Applikation, gemeint sind damit meist Anwendungsprogramme für mobile Endgeräte wie z. B. Tablets oder Smartphones.

Communities und Hobby Communities (Bliss et al. 2006; Wannemacher 2016; vom Orde 2017).

Durch den Charakter der Freiwilligkeit variiert der Grad der Partizipation von aktiven Kernmitgliedern, über aktive Mitglieder, die gelegentlich partizipieren, peripher agierende Community-Mitglieder bis hin zu sogenannten Satelliten als außenstehende Personen, die ein allgemeines Interesse an der Community haben. Dabei sind die Grenzen fließend und können sich im Laufe der Zeit ändern, da die Mitglieder selbstorganisiert handeln.

Im Kontext des hier beschriebenen Projektes wurde die Community of Practice als Learning Community eingeordnet und fügt als Internet-Forum dem selbstorganisierten Lernen eine weitere Facette hinzu. Die Teilnahme an dieser Community war zunächst klinikübergreifend nur für Projektmitglieder möglich. Intendiert war der Charakter einer professionellen Gemeinschaft, die einen gemeinsamen Lernprozess durchläuft und vor dem Hintergrund ähnlicher beruflicher Erfahrungen argumentiert. Hier sollte Wissen geteilt bzw. ein Rahmen geschaffen werden, um Problemlösungen mit fachlichem und methodischem Wissen anzugehen. Das Konzept basierte auf dem sogenannten MIEO-Modell[20], welches den Mitgliedern als Basis einer Community mit dem Ausweisen eines gemeinsamen Sinns und Nutzens, eine zentrale Bedeutung zuweist (Rustemeier-Holtwick/Wolpert 2015, S. 110ff.).

Ziel des Projektes war, dass die berufserfahrenen Pflegenden sich einerseits über eigene fachliche Beiträge als Experten in die professionelle Community einbringen, andererseits konnten Anfragen gestellt und Probleme identifiziert werden, die ebenfalls Ausgangspunkt für eine Diskussion in den Foren sein konnten. Grundsätzlich bestand seitens der Projektteilnehmenden ein deutliches Interesse, andere Projektmitglieder über die Grenzen der Häuser hinaus kennenzulernen. Um einen lebendigen Lernraum zu erhalten und auch eine Vertrauensbasis zu schaffen, waren die Community Mitglieder in der Startphase aufgefordert, gemeinsame Themen zu definieren. Dennoch bedurfte es eines Impulses um einen Austausch in Gang zu setzen. In diesem Fall wurden die Impulse durch die Tutorinnen in den einzelnen Häusern gesetzt, indem sie einen Hinführungstext zu den gewählten Themen einstellen.

Organisation

Die technische Basis in der geschlossenen Flexicare-Community bildete das Lernmanagementsystem und die darin enthaltenen Kommunikationselemente. In erster Linie kamen hier Foren zum Einsatz. Die Foren erlaubten einen asyn-

20 Die vier Dimensionen ‚Mitglieder', ‚Interaktive Gemeinschaft', ‚Ergebnis' und ‚Organisatorische Unterstützung' sind für die Gestaltung von Wissensgemeinschaften relevant (North et al. 2004, S. 52).

chronen Informationsaustausch und konnten wahlweise auch für einzelne Seminare und Lerngruppen eingerichtet werden. Einen Zugang zur Community of Practice hatten die Teilnehmer über das LMS[21] mit ihrem individuellen Benutzer-Account (Goertz/Wolpert 2015).

Die Themen der Foren wurden zum Start der Community of Practice im Rahmen einer Online-Befragung ermittelt. Um das Vertrauen in der Community zu stärken und Regeln der Zusammenarbeit und Kommunikation untereinander zu thematisieren wurde eine ‚Netiquette'[22] eingeführt. In der hier thematisierten Projekt-Community wurden zwei Community-Begleiter als Moderatoren eingesetzt, ein Begleiter aus der technischen Perspektive sowie ein weiterer für die inhaltliche Perspektive. Die in einem Forum veröffentlichten Beiträge wurden von den Community-Begleitern verwaltet. Diese können die Diskussion anregen, hatten das Recht, die Beiträge anderer Teilnehmer zu bearbeiten oder diese begründet, z. B. bei einem Verstoß gegen die Netiquette, zu löschen (Goertz/Wolpert 2015).

5. Ergebnisse und Diskussion

Die Ergebnisse der formativen Evaluation[23] zeigen generell, gemessen an den angestrebten Zielen, sowohl eine positive Entwicklung im Hinblick auf den Erwerb von Medienkompetenz als in besonderem Maße im Hinblick auf den Umgang und die Nutzung pflegewissenschaftlicher Erkenntnisse im Berufsalltag. Dreiviertel der Gruppe der Teilnehmenden fühlten sich im Umgang mit der digitalen Technik sicherer. Diese Sicherheit wurde gestärkt durch das gemeinsame Lernen, das gemeinsame Recherchieren nach entsprechender wissenschaftlicher Literatur. Die Pflegenden gewannen an Sicherheit im Handeln und im fachlichen Austausch mit den Ärzten und Ärztinnen, die Pflege wurde generell gestärkt. Außerdem hinterfragten die berufserfahrenen Pflegefachpersonen vieles, was sie früher unkritisch hingenommen hätten. Alle Teilnehmenden in diesem Projekt betonten den Nutzen einer wissenschaftlichen Stärkung und hoben hervor, dass ein Vorgehen entlang der Arbeitsschritte nach EBN[24] eine

21 Lernmanagementsystem.

22 Diese Netiquette führt unter Bezugnahme zu den in den Kliniken gültigen Datenschutzgesetzen explizit den Schutz von Patientendaten als Regel ein. Sie verweist auf urheberrechtliche Bestimmungen und gibt Hinweise zur konkreten Nutzung des Forums.

23 Leitfragen waren ob und inwieweit das Projekt seine ausgewiesenen Ziele erreicht hat. Es wurden vier quantitative-statistische Befragungen zu definierten Messzeitpunkten mittels Fragebögen durchgeführt (von der Nullmessung bis zur abschließenden Einschätzung des Projekterfolgs).

24 Evidence based Nursing.

Integration von eigener pflegerischer Erfahrung und wissenschaftlichen Belegen möglich macht (Lewe 2015, S. 93). Allerdings blieben die Erwartungen, dass sich durch die neuen wissenschaftlichen Erkenntnisse die Arbeitssituation verbessert – diese Erwartungen erfüllten sich nur bedingt (Goertz/Fritsch 2015).

Eine nachhaltige Implementierung von evidenzbasiertem Handeln in die Klinikpraxis erfordert weiterführende Schritte. Bewertet man den Prozess nach den Strategien zur Implementierung einer Evidence-basierten Pflegepraxis von Eberhardt/Wild (2017)[25], so wurde ein grundlegendes Verständnis auch bei den Schlüsselpersonen, Management und Bildung, in den Kliniken erreicht. Insbesondere die Einführung und Nutzung digitaler Medien im Sinne von *Mobil Learning und Learning on Demand* weckte das Interesse aller Entscheidungsträger, bis hin zur finanziellen Beteiligung bei der Anschaffung der Tablet-PCs. Der Schritt zwei – Zugang zu Wissen – wurde in der Projektphase gut gelöst durch den über das Projekt gesicherten Zugang zu den entsprechenden Datenbanken. Kritisch festzuhalten ist, dass im Zuge und noch deutlicher im Nachgang des Projektes, Pflegende strukturellen Benachteiligungen im Zugang zu Wissensquellen ausgesetzt sind. Die Zugänge zu den pflegewissenschaftlichen Datenbanken sind erschwert, da in den Kliniken diese Zugänge i.d.R. der Medizin vorbehalten sind. Hier gilt es, in den Gesundheitseinrichtungen eine andere Aufmerksamkeit für die Fragen des unmittelbaren Zugangs zu den relevanten Wissensquellen einzufordern[26]. Dem Schritt eines systematischen Einbezugs der Führungspersonen in den Disseminationsprozess kann nur gefolgt werden (Schritt vier). In Analogie zur intensiven Begleitung der Pflegenden 50+ durch kundige Tutorinnen aus den Häusern sollten die Leitungskräfte in dem Disseminationsprozess ebenfalls durch ‚kundige Experten' unterstützt und beraten werden. Der Einsatz digitaler Medien kann hier eine Schlüsselfunktion einnehmen, da selbstbestimmtes Lernen und Handeln gestärkt wird. Darum sollten zukünftig die Lernarrangements so gestaltet sein, dass die Rahmenbedingungen des Arbeitsalltags und die vorhandenen Lerngewohnheiten stärker berücksichtigt werden. Ein solches Vorhaben sollte in eine grundlegend andere Lernkultur in den Kliniken eingebettet sein (Goertz/Frisch 2015).

25 Die Strategien umfassen die Schritte: Entwicklung eines Stufenmodells in dem die Rollen und Aufgaben von Pflegepraktikern innerhalb der Anwendung von EBN qualifikationsbezogen zugeordnet und transparent beschrieben sind. Schritt zwei dient der Förderung eines grundlegenden Verständnisses und einer informierten Haltung. Schritt drei thematisiert den Zugang zu Wissen und Schritt vier den systematischen Einbezug der Führungspersonen in den Disseminationsprozess (Eberhardt/Wild 2017, S. 16ff).

26 Hilfreich hierzu die Bemühungen des Gesetzes für sichere digitale Kommunikation und Anwendungen im Gesundheitswesen (E-Health-Gesetz 2017) u.a. mit dem Ziel, hierarchische Barrieren zwischen Pflege und Medizinbereich in der IT zu überwinden (Deutsche Gesellschaft für Informatik 2017).

In allen Lernszenarien bewährte sich das didaktische Prinzip, die Lerngegenstände aus dem unmittelbaren Arbeitsprozess zu generieren, die gewonnene Erkenntnisse im eigenen Arbeitsfeld zu erproben und auch die Kolleginnen und Kollegen im Interesse einer nachhaltigen Implementierung einer wissenschaftsbasierten Pflege mit Hilfe von Fallbesprechungen einzubeziehen (Müller-Staub/Stuker-Studer 2006; Sieger/Rustemeier-Holtwick 2014). Im Sinne einer partizipativen Mediendidaktik ist es gelungen, einen eigenen Partizipationsraum zu schaffen, indem Kommunikation und Interaktion zwischen Lehrenden, (Projektmitarbeiterinnen) und Lernende (Pflegefachpersonen 50+) auf diesen Prozess ausgerichtet sind, diesem übergeordneten Ziel folgen. Darum kann der These von Mayrberger nur gefolgt werden, dass eine Auffassung von Mediendidaktik zu kurz greift, die lediglich eine „Optimierung von Unterricht mittels Medien" betrachtet (Mayrberger 2013, S. 103). Die Bedeutung der Medien im Lehr- Lernkontext erweitert sich dahingehend, dass diese gleichwertig neben den anderen Strukturelementen zur Gestaltung von Lehreinheiten steht und im Zuge einer partizipativen Medienkultur einen gesellschaftlichen Kontext für das Lehren und Lernen herstellt (Mayrberger 2013). In diesem Sinne ist auch der Erfolg des Projektes Flexicare 50+ durch die Konzentration auf die von den berufserfahrenen Pflegefachpersonen eingebrachten Pflegeproblemen, auf den intensiven Austausch mit den Teilnehmenden in allen Lernszenarien sowie auf die intensive Begleitung der Tutorinnen aus den Kliniken bei der Recherche und Bewertung der wissenschaftlichen Literatur, und – unter den Bedingungen eines Forschungs- und Entwicklungsprojektes – auch durch die wissenschaftlichen Mitarbeitenden, einzuordnen[27].

Eine nachhaltige Implementierung von allgemeiner und berufsspezifischer Medienkompetenz bedarf einer umfassenden Strategie, die ähnlich den vier Schritten nach Eberhardt/Wildt ein Zusammenwirken von klinischer Pflegepraxis sowie der Pflegebildung mit dem Pflege- und IT Management erfordert. Hier kann es hilfreich sein, sich an den vorliegenden Kompetenzrahmen zu orientieren, zumal diese eine Systematik liefern, anhand dessen die Spezifität der Handlungsfelder Berücksichtigung finden. Je nach Zielgruppe und Anforderungen setzen verschiedene Rahmungen unterschiedliche Akzente, dennoch korrespondieren die einzelnen Gliederungspunkte miteinander. Anzustreben wäre in diesem Zusammenhang ein Diskurs vor dem Hintergrund der so marginal ausgeformten normativen Anforderungen im Pflegeberufereformgesetz.

27 Eine Nachuntersuchung u.a. zur Nachhaltigkeit der Ergebnisse findet derzeit im Rahmen eines Dissertationsvorhabens statt.

Literatur

BAUMGARTNER, P. (2013): Educational Dimensions of MicroLearning -- Towards a Taxonomy for MicroLearning. In: Roth M./BruckP./Sedlaczek M. (Hrsg.): Designing MicroLearning Experiences - Building up Knowledge in Organisations and Companies. Innsbruck University Press, Innsbruck: http://peter.baumgartner.name/wp-content/uploads/2013/04/Baumgartner_2013_Educational-Dimensions-for-MicroLearning.pdf Zugriff: 20.01.2018.

BAUMGARTNER, P. (2010): Von didaktischen Erfahrungen lernen-aber wie? Zur Systematik von Gestaltungsebenen bei Blended Learning Szenarien. In: Mandel S./Rutishauser M./Seiler Schiedt E. (Hrsg.): Digitale Medien für Lehre und Forschung, Waxmann, Münster, S. 188–198.

BEHRENS, J./G. Langer (2006): Evidence-based Nursing and Caring, 2. Auflage. Huber, Bern.

BENNER, P. (1994): Stufen zur Pflegekompetenz. From Novice to Expert. Huber, Bern.

BUNDESGESETZBLATT (2003): Gesetz über die Berufe in der Altenpflege (Altenpflegegesetz - AltPG), Teil I Nr. 44, ausgegeben zu Bonn am 4. September 2003.

BUNDESGESETZBLATT (2003): Gesetz über die Berufe in der Krankenpflege (Krankenpflegegesetz - KrPfG) und Änderung anderer Gesetze, Teil I Nr. 36, ausgegeben zu Bonn am 21. Juli 2003.

BUNDESGESETZBLATT (2017): Gesetz zur Reform der Pflegeberufe (Pflegeberufereformgesetz - PfBReG) Teil I Nr. 44 ausgegeben zu Bonn am 24. Juli 2017.

BUNDESMINISTERIUM FÜR GESUNDHEIT (2017): ePflege. Informations-und Kommunikationstechnologie für die Pflege. Berlin.

CARRETERO, S./R. Vuorikari/Y. Punie (2017): DigComp 2.1: The Digital Competence Framework for Citizens. https://ec.europa.eu/jrc/en/publication/eur-scientific-and-technical-research-reports/digcomp-21-digital-competence-framework-citizens-eight-proficiency-levels-and-examples-use Zugriff: 19.07.2020.

DARMANN-FINCK, I. (2010): Eckpunkte einer Interaktionistischen Pflegedidaktik. In: Ertl-Schmuck, R./F. Fichtmüller (2010): Theorien und Modelle der Pflegedidaktik. Eine Einführung. Juventa, Weinheim und München, S. 13–54.

DEHNBORSTEL, P. (2007): Lernen im Prozess der Arbeit. Waxmann, Münster.

DEHNBORSTEL, P. (2015): Lernen im Prozess der Arbeit - Handlungsfelder und Orientierungen für den Pflegebereich. In: Sieger M./L. Goertz/A. Wolpert/A. Rustemeier-Holtwick (Hrsg.): Digital lernen - evidenzbasiert pflegen. Neue Medien in der Fortbildung von Pflegefachkräften. Springer, Heidelberg, S. 35–46.

DE WITT, C./T. Czerwionka (2007): Studientexte für Erwachsenenbildung. Mediendidaktik. wbv, Bielefeld.

DIE LANDESREGIERUNG NORDRHEIN-WESTFALEN (2016): Lernen im Digitalen Wandel. Unser Leitbild 2020 für Bildung in Zeiten der Digitalisierung. https://www.land.nrw/de/pressemitteilung/lernen-im-digitalen-wandel-landesregierung-startet-breiten-dialogprozess-zu-bildung. Zugriff: 26.03.2018.

DÜTTHORN, N./A. Walther/S. Altmeppen/F. Arens/A. Bohrer/E. Brinker-Meyendriesch/H. Käding/M. Pohl/R. Schwarz-Govaers/K. Welling (2013): Was bietet die Pflegedidaktik? Analyseergebnisse pflegedidaktischer Arbeiten im Überblick. In: Padua, 8. Jg., Heft 5, 302–310.

Eberhardt, D./L. Wild (2017): Auf dem Weg zu einer EBN-fördernden Haltung. Erste Schritte zur Implementierung einer Evidence-basierten Pflegepraxis. In: PADUA, 12. Jg., Heft 1, 15–22.

Fichtmüller, F./A. Walter (2007) Pflegen lernen – empirische Begriffs- und Theoriebildung zum Wirkgefüge von Lernen und Lehren beruflichen Pflegehandelns. Vandenhoeck & Ruprecht unipress, Universitätsverlag Osnabrück, Göttingen.

Fischer, C. (2020) Schadet oder nutzt Big Data? In: Dr.med. Mabuse, 45. Jg, Nr. 245, Mai/Juni 2020, 24–26.

Gesellschaft für Informatik (2017): Leitlinien Pflege 4.0. Handlungsempfehlungen für die Entwicklung und den Erwerb digitaler Kompetenzen in Pflegeberufen. https://gi.de/pflege40 Zugegriffen: 26.03.2018.

Goertz, L./A. Wolpert (2015): Formen digitalen Lernens. In: Sieger, M./L. Goertz/A. Wolpert/A. Rustemeier-Holtwick (Hrsg.): Digital lernen – evidenzbasiert pflegen. Neue Medien in der Fortbildung von Pflegefachkräften. Springer, Heidelberg, S. 25–28.

Goertz, L./T. Fritsch (2015): Wissenschaftliche Evaluation. In: Sieger, M./L. Goertz/A. Wolpert/A. Rustemeier-Holtwick (Hrsg.): Digital lernen – evidenzbasiert pflegen. Neue Medien in der Fortbildung von Pflegefachkräften. Springer, Heidelberg, S. 120–136.

Goertz, L./K. Kuczynski/S. Weskott/A. Wolpert (2015): Mediale Elemente und Komposition. In: Sieger, M./L. Goertz/A. Wolpert/A. Rustemeier-Holtwick (Hrsg.): Digital lernen – evidenzbasiert pflegen. Neue Medien in der Fortbildung von Pflegefachkräften. Springer, Heidelberg, S. 69–71.

Greb, U. (2010): Die pflegedidaktische Kategorienanalyse. In: Ertl-Schmuck, R./F. Fichtmüller (Hrsg.): Theorien und Modelle der Pflegedidaktik. Eine Einführung, Juventa, Weinheim und München, S. 124–165.

Hartmann S./D. Purz (2018): Unterrichten in der digitalen Welt. Vandenhoeck & Ruprecht, Göttingen.

Hamann, G./U. J. Heuser (2018): Facebook schadet sich selbst. Der jüngste Datenskandal zeigt, dass man sich nicht ewig wie ein Start-up benehmen kann. In: DIE ZEIT, No. 13 (22.03.2018), 25.

Hülsken-Giesler, M./E. Brinker-Meyendriesch/J. Keogh/S. Muths/M. Sieger/R. Stemmer/G. Stöcker/A. Walther (2010): Kerncurriculum Pflegewissenschaft für pflegebezogene Studiengänge– eine Initiative zur Weiterentwicklung der hochschulischen Pflege in Deutschland In: Pflege & Gesellschaft 15. Jg., H.3, 216–236.

Kuhn, S./F. Jungmann (2018): Medien im digitalen Zeitalter: Telemedizin in der studentischen Lehre. In: Der Radiologe 58(3), 236–240.

Kuhn, S./D. Ammann/ I. Cichon/ J. Ehlers/ S. Guttormsen/M. Hülsken-Giesler/S. Kaap-Fröhlich/I. Kickbusch/J. Pelikan/K. Reiber/H. Ritschl/I. Wilbacher (2019): Careum working paper 8:Wie revolutioniert die digitale Transformation die Bildung der Berufe im Gesundheitswesen.https://www.careum.ch/documents/20181//75972//Careum+Working+Paper+8+%28deutsch%29.pdf Zugegriffen: 18.07.2020.

Lewe, R. (2015): Praxisbeispiele. Beispiel 1. In: Sieger, M./L. Goertz/A. Wolpert/A. Rustemeier-Holtwick (Hrsg.): Digital lernen – evidenzbasiert pflegen. Neue Medien in der Fortbildung von Pflegefachkräften. Springer, Heidelberg, S. 90–94.

Mayrberger, K. (2013): Eine partizipative Mediendidaktik (nicht nur) für den Hochschulkontext? In: Bremer, C./D. Krömker (Hrsg.): E-Learning zwischen Vision und Alltag: zum Stand der Dinge. Waxmann, Münster, S. 96–106.

Mmb Institut – Gesellschaft für Medien- und Kompetenzforschung mbH (2018): mmb Trend Monitor 2017/2018. http://www.mmb-institut.de/mmb-monitor/aktuell.html Zugegriffen: 26.03.2018.

Müller-Staub, M./U. Stuker-Studer (2006): Klinische Entscheidungsfindung: Förderung des kritischen Denkens im pflegediagnostischen Prozess durch Fallbesprechungen. In: Pflege, Heft 19, 281–286.

Nhs (National Health Service) ((2018): A Health and Care Digital Capabilities Framework. https://www.hee.nhs.uk/sites/default/files/documents/Digital%20Literacy%20Capability%20Framework%202018.pdf Zugegriffen: 19.07.2020.

North, K./M. Franz/G. Lembke (2004): Wissenserzeugung und -austausch in Wissensgemeinschaften, Communities of Practice. QUEM-Report – Schriften zur beruflichen Weiterbildung, Heft 85. Arbeitsgemeinschaft Betriebliche Weiterbildungsforschung e.V., Projekt Qualifikations-Entwicklungs-Management, Berlin. http://www.abwf.de/content/main/publik/report/2004/report-85.pdf Zugegriffen: 02.04.2018.

Robes, J. (2009): Microlearning und Microtraining: Flexible Kurzformate in der Weiterbildung. In: Hohenstein, A./K. Wilbers (Hrsg.): Handbuch E-Learning. Expertenwissen aus Wissenschaft und Praxis. Kap. *4.36*. Deutscher Wirtschaftsdienst, Köln, S. 1–20.

Rustmeier-Holtwick, A./A. Wolpert/R. Lewe/D. Hindenburg/G. Surberg-Finke/U. Bald/G. Buck (2015): Lernszenario Blended Learning. In: Sieger, M./L. Goertz /A. Wolpert/A. Rustemeier-Holtwick (Hrsg.): Digital lernen – evidenzbasiert pflegen. Neue Medien in der Fortbildung von Pflegefachkräften. Springer, Heidelberg, S. 86–105.

Rustmeier-Holtwick, A./A. Wolpert (2015): Lernszenario Community of Practice. In: Sieger, M./L. Goertz /A. Wolpert/A. Rustemeier-Holtwick (Hrsg.): Digital lernen – evidenzbasiert pflegen. Neue Medien in der Fortbildung von Pflegefachkräften. Springer, Heidelberg, S. 110–113.

Rustmeier-Holtwick, A./A. Wolpert/M. Sieger (2015): Lernszenario Micro Learning. In: Sieger, M./L. Goertz/A. Wolpert/A. Rustemeier-Holtwick (Hrsg.): Digital lernen – evidenzbasiert pflegen. Neue Medien in der Fortbildung von Pflegefachkräften. Springer, Heidelberg, S. 77–84.

Schnotz, W./H. Horz (2011): Online-Lernen mit Texten und Bildern. In: Klimsa P./L. J. Issing (Hrsg.): Online-Lernen. Handbuch für Wissenschaft und Praxis, 2. Aufl. Oldenbourg, München, S. 87–103.

Schulz-Zander, R./G. Tulodziecki (2011): Pädagogische Grundlagen für das Online-Lernen. In: Klimsa P./L. J. Issing (Hrsg.):Online-Lernen. Handbuch für Wissenschaft und Praxis, 2. Aufl. Oldenbourg, München, S. 35–45.

Stoller-Schadi, D. (2010): Mobiles lernen – die Lernform des Homo Mobilis.https://de.scribd.com/document/33758003/Stoller-Schai-2010-Mobiles-Lernen-die-Lernform-des-Homo-Mobilis. Zugegriffen: 18.03.2018.

Siebert, H./M. Rohs (2016): Lernen und Bildung Erwachsener. Erwachsenenbildung und lebensbegleitendes Lernen – Grundlagen & Theorie. 3.Aufl. wbv, Bielefeld.

Sieger, M./A. Rustemeier-Holtwick (2014): Die Qualifizierungslücke schließen. In: Häusliche Pflege, 11. Jg., 34–38.

Sieger, M. (2015): Pflegewissenschaftlicher und pflegedidaktischer Rahmen. In: Sieger, M./L. Goertz /A. Wolpert/A. Rustemeier-Holtwick (Hrsg.): Digital lernen – evidenzbasiert pflegen. Neue Medien in der Fortbildung von Pflegefachkräften. Springer, Heidelberg, S. 57–66.

Sieger, M./L. Goertz/A. Wolpert/A. Rustemeier-Holtwick (2015) (Hrsg.): Digital lernen – evidenzbasiert pflegen. Neue Medien in der Fortbildung von Pflegefachkräften. Springer, Heidelberg.

Vom Orde, H. (2017): Glossar des digitalen Lernens. Eine Übersicht zu ausgewählten Lernformen und Konzepten. In: Televizion 30/1, 18–22.

Wannemacher, K. (2016): Digitale Lernszenarien im Hochschulbereich. Arbeitspapier Nr. 15. Im Auftrag der Themengruppe „Innovationen in Lern- und Prüfungsszenarien" koordiniert vom CHE im Hochschulforum Digitalisierung, vorgelegt von HIS-Institut für Hochschulentwicklung (HIS-HE) https://hochschulforumdigitalisierung.de /sites/default/files/dateien/HFD%20AP%20Nr%2015_Digitale%20Lernszenarien.pdf. Zugegriffen: 18.03.2018.

Manfred Hülsken-Giesler / Nadin Dütthorn

Situatives Lernen in der Pflege über digitale Simulation. Potenziale und Begrenzungen von Serious Games zur Unterstützung komplexer Lernprozesse in der Pflegebildung

1. Einleitung

Spielen begeistert seit Jahrhunderten Kinder und Erwachsene und enthält überdies ganz grundlegende Potenziale für die Subjektivierung und Vergesellschaftung des Menschen (Gebauer/Wulf 1994). Lernende wachsen heute häufig als „digital natives" mit Computern und Videospielen auf (Girad et al. 2013). Diese Entwicklung ist zwar nicht unumstritten, aber auch in diesen Zusammenhängen wird Formen des Spielens eine grundlegend sozialisierende Funktion zugestanden (Böss et al. 2008). Computergestützte Spiele werden vor diesem Hintergrund zunehmend auch für Lehr- Lernkontexte nutzbar gemacht: „Games are competitive, situated (learning) environments based on a set of rules and/or an underlying model, in which, under certain constraints, some goal state must be reached. Games are situated in a specific context that make them (more or less) realistic, appealing and motivating for the players. Important elements that are related to the situatedness of games are validity/fidelity, complexity, risk, uncertainty, surprise, unexpected events, role-play, access to information, and the representation form of the game" (Leemkuil et al. 2000, S. 34). Mit digital gestützten Simulationen können also Kontexte künstlich (bzw. virtuell) erschaffen werden, die ein situiertes Lernen spielerisch befördern, wenn grundlegende Merkmale eingelöst werden. Entsprechende Anwendungen kommen heute zunehmend auch im berufsbildenden Aus- und Weiterbildungsalltag zum Einsatz (Niedermeier/Müller 2016; Girad et al. 2013). Im Bereich der Pflegebildung werden Simulationen international zunehmend erprobt, national finden sich noch kaum ausgereifte Angebote (Peters et al. 2018). Der technische Fortschritt sowie die politisch forcierte Dynamik in der Entwicklung digitaler Medien für die (berufliche) Bildung stellen jedoch in Aussicht, dass eine Etablierung und Verbreitung auch in Kontexten der Gesundheits- und Pflegebildung voranschreiten. Die Pädagogik als Wissenschaft, aber auch konkret Lehrende sind damit aufgefordert, sich mit den Potenzialen dieser neuen, digital gestützten Lehr- Lernangebote auseinanderzusetzen, Möglichkeiten und Begrenzungen sowie Vor- und Nachteile zu diskutieren und entsprechende Angebote ggf. gezielt und didaktisch reflektiert als erweiterte Lernmedien in den Unterricht zu integrieren. Serious Games für die Pflegebildung werden in diesem Zusammenhang als neuartige pädagogische Ansätze zur Förderung von spielerischen Lernprozessen in virtuellen, komplexen beruflichen Situationen in Pflege und Gesundheit verstanden (Dütthorn et al. 2018). Mit dem vorliegenden Beitrag wird am Beispiel konkreter Projektarbeiten zur Entwicklung und Erprobung eines Lernspiels für die Pflegebildung zur Diskussion gestellt, inwieweit Serious Games geeignet sein könnten, pflegedidaktisch begründete Forderungen nach authentischen, multidimensionalen Lernsituationen einzulösen.

2. Das Lernspiel „Take Care"

Das BMBF-Verbundprojekt „Game Based Learning in Nursing – Spielerisch Lernen in authentischen, digitalen Pflegesimulationen" (GaBaLEARN, 2016–2019) entwickelt, erprobt und evaluiert ein computerbasiertes Serious Game mit dem Titel „Take Care" als simuliertes, realitätsnahes Lernspiel.[1] Im Rahmen dieses Lernspiels wird ein Ansatz der komplexen, technisch simulierten Fallarbeit für die Pflegeausbildung umgesetzt. Damit wird anvisiert, beruflich relevante Kompetenzen in praxisnah simulierten, digitalisierten Arbeitswelten kompetenzorientiert einzuüben, ohne dass die Lernenden unter unmittelbar realitätsrelevantem Entscheidungszwang stehen. Mit dem Serious Game „Take Care" wird der Versuch unternommen, die Eigenschaften von Spielen (z. B. Spielen um seiner selbst willen, Eintauchen in Spielprozesse und Ermöglichen von Spielspaß) mit Aspekten des Lernens zu verbinden (Dütthorn et al. 2018). Die Entwicklung des Lernspiels basiert auf einem pflegewissenschaftlich wie pflegedidaktisch begründeten Kompetenzverständnis, das sich insbesondere an Arbeiten von Darmann-Finck (2010), Remmers (2000), Hülsken-Giesler (2008a) und Weidner (2004) anlehnt, sowie, mit Blick auf die Nutzerbedarfe und -anforderungen (z. B. Gamedesign, Spielkonzept) und thematischen Schwerpunkte, auf eigene empirische Erhebungen bei Lernenden und Lehrenden in der Pfle-

1 Das Lernspiel „Take Care" ist kostenfrei über die einschlägigen App-Stores etablierter Anbieter sowie über die Internetpräsenz des BMBF-Projektes GaBaLEARN (http://eduproject.eu/gaba learn/) abrufbar und kann über verschiedenste (mobile) Endgeräte genutzt werden. Über ein EU-gefördertes Anschlussprojekt (‚Take Care International', TCI) wird das Lernspiel ‚Take Care' aktuell englischsprachig übersetzt und damit international verfügbar gemacht. Zur Unterstützung des systematischen und didaktisch-methodisch begründeten Einsatzes des Lernspiels in unterrichtlichen Zusammenhängen der Pflegebildung wurde ein „Manual ‚Take Care' für Lehrende in der Pflege" entwickelt (Hülsken-Giesler et al. 2019b) und kostenfrei bereitgestellt (http://eduproject.eu/gabalearn/lehrermanual/).

geausbildung (Hülsken-Giesler et al. 2019a; Peters et al. 2019). Das Lernspiel wird iterativ entwickelt, jeder Iterationsschritt wird in realen Kontexten der Pflegeausbildung erprobt und evaluiert, die Evaluationsergebnisse fließen wiederum in die kontinuierliche Weiterentwicklung des Lernspiels ein. Der Einsatz des Lernspiels erfolgt in Blended-Learning Kontexten, die Reflexion der Spiel- und Lernerfahrungen soll also in Präsenzphasen gemeinsam mit Lehrenden und Lernenden erfolgen. In diesem Zusammenhang können auch zentrale Widersprüche von Spielerleben und beruflich erlebter Praxis thematisiert werden. Das Vorhaben zielt auf das breite Feld der pflegeberuflichen Ausbildung (Altenpflege, Gesundheits- und Krankenpflege, Gesundheits- und Kinderkrankenpflege), wird aber exemplarisch am Beispiel der stationären Langzeitversorgung erprobt. Thematisch fokussiert das Lernspiel „Take Care“ vorzugsweise auf pflegespezifische Herausforderungen im Kontext chronischer Erkrankungen und Multimorbidität am Beispiel der pflegerischen Arbeit mit demenziell erkrankten Menschen. Die konkrete Spielidee kann wie folgt skizziert werden: Die Spielerin, bzw. der Spieler nimmt über einen Avatar die Rolle einer beruflich Pflegenden ein, die sich in einem virtuellen Wohnbereich für demenziell erkrankte Menschen frei bewegen kann. Die Spielfigur wird im Spielverlauf mit pflegerelevanten Aufgabenstellungen konfrontiert und ist aufgefordert, angemessene Handlungs-, Interaktions- und Kommunikationsweisen zur Anwendung zu bringen, um die Komplexität der jeweiligen Aufgabenstellung zu erschließen und situationsangemessene Entscheidungen zu treffen. Dazu kann die Spielfigur zu frei gewählten Zeitpunkten mit den (virtuellen) Bewohnerinnen und Bewohnern, Angehörigen oder Kolleginnen und Kollegen in Kontakt treten, Gemeinschafts- und Arbeitsräume aufsuchen oder auch Hilfestellungen über eine Wohnbereichsbibliothek nutzen. Im virtuellen Wohnbereich leben vier Bewohnerinnen und Bewohner mit unterschiedlichsten Biografien, die die Spielerinnen und Spieler vor verschiedenste pflegerische Herausforderungen stellen. Jeder virtuelle Bewohner und jede virtuelle Bewohnerin hat seine/ihre Eigenheiten und individuellen Bedürfnisse, die in die pflegerische Situationsanalyse und Entscheidungsfindung einzubeziehen sind. Im Spielverlauf ergeben sich damit verschiedenste, reproduzierbare Dialog- und Handlungsstrukturen, die die Grundlage für spätere, gemeinsame Reflexionsprozesse in Präsenzphasen der Pflegebildung liefern können. Im Rahmen des Lernspiels können die Spielerinnen und Spieler also verschiedenste Handlungsoptionen erproben und erleben die Konsequenzen spielerisch-virtuell, gefährden dabei aber – anders als in komplexen Bezügen der realen Versorgungspraxis – weder die Hilfeempfängerinnen und Hilfeempfänger noch sich selbst. Im Mittelpunkt des Lernspiels steht die Anbahnung kritisch-reflexiver und sozial-kommunikativer Kompetenzen durch die Auseinandersetzung mit verschiedenen Situationen, Aufgaben und virtuellen Spielpartnerinnen und Spielpartnern im Spielverlauf (Dütthorn et al. 2018; Hülsken-Giesler/Peters 2018). Für einen erfolgreichen Spielverlauf müssen die Spielerinnen und Spieler aber auch auf Fachwissen zurückgreifen und damit Kompetenzen im Bereich des regelgeleiteten Wissens ausweisen (Peters et al. 2019; Darmann-Finck 2010).

Die Projektarbeiten im Kontext von GaBaLEARN beinhalten neben der Entwicklung des Lernspiels auch die Erstellung eines Konzepts für die angemessene Integration von digitalen Lernspielen in Blended-Learning-Kontexte der Pflegebildung sowie eines entsprechenden Handbuchs für Lehrende in der Pflege. Das übergeordnete Ziel des Projektvorhabens besteht darin, zum einen die Potenziale der jüngeren Generation digitaler Medien auch in beruflichen Bildungsprozessen der Pflege zu thematisieren und zum anderen aber auch aufzuzeigen, dass über Serious Games-Ansätze zentrale Anforderung an pflegerisches Handeln erfahrbar gemacht werden können und ein spielerischer Umgang mit diesen Anforderungen Bildungspotenziale enthält.

3. Pflegewissenschaftlich begründete Anforderungen an Serious Games in der Pflege

Professionelles Pflegehandeln basiert auf allgemeingültigen und bestenfalls wissenschaftlich begründeten Erkenntnissen und Wissensbeständen, die jeweils situationsspezifisch und kontextgebunden in konkrete Pflegesituationen einzupassen sind. Insbesondere in komplexen Pflegesituationen reicht ein ausschließlicher Bezug auf Handlungsstandards und externe Evidenzen und in der Regel nicht aus, um den Anforderungen des Einzelfalls gerecht zu werden und professionelles Pflegehandeln zu legitimieren. Vielmehr ist in diesen Situationen zunächst eine einzelfallorientierte Analyse der jeweiligen Pflegearrangements zu leisten (Hülsken-Giesler et al. 2016; Raven 2006; Remmers 2000). Diese umfasst die Erhebung von biographisch, sozialisatorisch und auch situativ begründeten Bedürfnissen und Präferenzen der Hilfeempfängerinnen und Hilfeempfänger ebenso, wie die Freilegung von Interessen und Anforderungen weiterer beteiligter Akteure (z. B. pflegende Angehörige, begleitende Gesundheitsakteure etc.). Wollen Serious Games für die Pflegebildung der Komplexität des professionellen Pflegehandelns gerecht werden, haben diese die *methodologische Doppelseitigkeit professionellen Pflegehandelns* (Remmers 2011) sowie *multiperspektivische Bezüge* des Einzelfalls (Hülsken-Giesler et al. 2016) systematisch in die Spielkonzeption einzubinden und Anlässe bereitzustellen, dass Lernende in der Pflege immer wieder aufgefordert sind, ihre Spielentscheidungen und -aktivitäten über den Bezug auf die Besonderheiten des jeweiligen Einzelfalls sowie den Rückgriff auf allgemeingültiges Regelwissen der Pflege zu begründen. Weiterhin ist multiperspektivisches ‚Fremdverstehen des Einzelfalls' nicht selten unter Handlungsdruck zu leisten und bleibt dabei konstitutiv auf Aspekte der körper- und leibgebundenen Interaktions-, Beziehungs- und Gefühlsarbeit sowie auf alltagsweltlich begründete Wissensformen (Erfahrungswissen, Intuition, tacit knowledge) verwiesen (Dütthorn et al. 2018; Hülsken-Giesler 2008; Remmers 2000).

Situatives Lernen in der Pflege über realitätsnahe digitale Simulation im Rahmen von Serious Games umfasst in dieser pflegewissenschaftlichen Perspektive die Herausforderung, die Lernenden im Spielverlauf in Szenarien eintauchen zu lassen, die durch grundlegende Charakteristika der Pflegearbeit gekennzeichnet sind und damit etwa Aspekte der begrenzten Planbarkeit und Ungewissheit, der Komplexität, der Vulnerabilität, aber auch der heterogenen und ggf. auch widersprüchlichen Anforderungen (z.B. aus Ökonomie, Ethik, Recht, Fachlichkeit oder auch den subjektiven Präferenzen der beteiligten Akteure) beinhalten. Lernende sind aufzufordern, Spielsituationen und Aufgabenstellungen über den Bezug zur methodologischen Doppelseitigkeit des professionellen Pflegehandelns zu bewältigen.

4. Pflegedidaktische begründete Anforderungen an Serious Games in der Pflege

Pflegeberufliche Bildungsprozesse begründen sich im wechselseitigen Bezug auf die Anforderungen der Pflegepraxis sowie die Erkenntnisse von Pflege- und Bezugswissenschaften einerseits und auf wissenschaftlich geleitete Reflexionen der Lehr- Lernpraxis andererseits (Ertl-Schmuck/Fichtmüller 2009). Dabei zielen die Bildungsangebote vornehmlich auf die Herausforderung, dass Lernende in der Pflege zwischen der Komplexität und ggf. auch Diffusität und Widersprüchlichkeit ihrer berufsweltlichen Erfahrungen in der praktischen Versorgung und den gesellschaftlichen Anforderungen an eine humane, fachgerechte und qualitativ angemessene Pflege vermitteln können (Greb 2010).

Die derzeit verfügbaren Serious Games-Angebote für den Bereich der pflegeberuflichen Bildung lösen diesen Anspruch bislang kaum ein, vielmehr zielen diese noch vornehmlich auf eine eindimensionale Vermittlung von Regelwissen in der Pflege (Peters et al. 2018). Überdies integrieren die verfügbaren Spiele die jeweils anvisierten Lerninhalte derzeit noch kaum in ein komplexeres Spielkonzept, häufig wird eher ein schematischer Wechsel zwischen Lernen und Spielen vorgenommen. Damit wird aber das spezifische Potenzial von Serious Games noch kaum ausgeschöpft. Serious Games verbinden Spielcharakteristika mit bildungshaltigen Elementen des Lernens. Sie unterscheiden sich von digitalen Spielen der Unterhaltungsindustrie insbesondere durch ihren expliziten Bildungsgehalt und dem Anliegen, zielgerichtete und didaktisch begründete Kompetenzentwicklung beim Spieler zu ermöglichen. Serious Games können dabei verschiedene Spielegenres bedienen, beispielsweise Abenteuer, Strategie oder auch Bewegung (Ratan/Ritterfeld 2009). Lernorte und Lernzeiten können variieren zwischen institutionalisiert vorgesehenen Rahmungen (Lernen im Klassenraum und Lernen nach „Stundenplan") und selbstbestimmt gewählten Orten und Zeiten, etwa im privaten Umfeld. Wenngleich Serious Games auf eine zielgerichtete Kompetenzentwicklung abzielen, kann letztlich nicht vorhergesagt werden, welche Kompetenzen sich Lernende im Spielverlauf tatsächlich aneignen (Kerres et al. 2009; Wang et al. 2009). Insbesondere komplexe Spielverläufe ermöglichen es den Lernenden, die eigene Kompetenzentwicklung je nach Kenntnisstand und Lerninteresse über die Auswahl verschiedener Spieloption eigenverantwortlich zu steuern. Besondere Lernprozesse ergeben sich dann, wenn der Spielverlauf Freude bei der Ausführung der Spielhandlungen hervorruft, und damit ein Flow-Erleben auf Seiten der Spielerin oder des Spielers entsteht (Hoblitz 2015). Häufig ist die Flow-Erfahrung verbunden mit einem veränderten Zeiterleben, die Lernenden sind sich des Lernens nicht bewusst, über den vermittelten Spielspaß werden Außenwelt und Lernräume ausgeblendet. Dieser intrinsisch motivierte Lernzustand kann mit Gefühlen des Glücks bzw. der Euphorie verbunden sein. Voraussetzung hierfür sind angepasste Schwierigkeitsstufen, die innerhalb eines Spiellevels im mittleren Anforderungsniveau von Spielenden verbleiben und mit der Kompetenzentwicklung der Lernenden an Komplexität zunehmen (Kerres et al. 2009). Ein eng mit dem Flow-Erleben verwandtes Konzept ist die sogenannte Immersion. Immersion bezeichnet ein Eintauchen in die Spielumgebung und bezieht sich, anders als der eher auf Fähigkeiten bezogene Flow, auf die Fokussierung der Aufmerksamkeit auf die medial dargebotenen Inhalte. Hierfür sind technische Vorrausetzungen eines sensorischen Erlebens durch Spieldesign und narrative Entwicklung eines Szenarios entscheidend (Beutner/Pechuel 2014). Im Unterschied zu spielerischen Lehr- und Lernarrangements, bei denen die Lernenden stets die anvisierte Kompetenzentwicklung im Fokus behalten (Gamification), ermöglicht das Serious Game ein Eintauchen und Aufgehen in die Aufgabenstellung – und damit einen pädagogischen Idealzustand der Kompetenzaneignung (Dütthorn et al. 2018).

Wenn es gelingt, über Serious Games eine vielschichtige, wenig plan- und vorhersehbare pflegerische Handlungspraxis zu simulieren und über diese virtuelle Auseinandersetzung tatsächlich auch authentisches Erleben über die Mechanismen Flow und Immersion im Lernspiel zu ermöglichen, dann könnten diese Medien ggf. eine pflegedidaktische Brückenfunktion zwischen authentischer Erfahrung der Versorgungspraxis (im virtuellen Lernspiel) und der Reflexion der (Spiel- und Lern-)Erfahrungen in Kontexten personengebundener und präsenzbasierter Lernsituationen einnehmen. Im Vergleich mit herkömmlichen Lehr- Lernmedien haben Serious Games, so wird hier argumentiert, das Potenzial, erweiterte Möglichkeiten zur realitätsnahen Simulation der komplexen, multidimensionalen Berufswirklichkeit bereitzustellen: etwa durch Überwindung von stringent chronologischen Ereignis- und Handlungsabfolgen, wie sie für textbasierte Fallarbeit charakteristisch ist, durch stark interaktive Spielkonzepte oder auch durch eine ggf. hohe emotionale Beteiligung der Lernenden.

Damit wäre auch den pflegedidaktisch geforderten Lehr- und Lerngegenständen des leiblichen Pflegehandelns Rechnung getragen (Ertl-Schmuck 2010; Holzapfel 2002): Obwohl leibliches Erleben aus realen Pflegekontexten kaum angemessen über virtuelle Fallsimulationen zu simulieren sein dürfte, ist davon auszugehen, dass reale leibliche Regungen sowie emotionales Erleben grundsätzlich auch in virtuellen Kontexten auftreten – etwa durch eine starke Identifikation mit den virtuellen Spielfiguren. Leibliches Spüren und die Reflexion leiblicher Ausdrucksarten, wie auch eines „memorativen Leibes" (Ertl-Schmuck 2010, S. 74) können über authentische Serious Games in pädagogischen Kontexten dann auch dazu genutzt werden, die Sensibilität der Lernenden gegenüber ihren eigenen Regungen zu schärfen und die Bedeutung dieser Regungen etwa für Kontexte des hermeneutischen Fallverstehens zu thematisieren.

Situatives Lernen in der Pflege über realitätsnahe digitale Simulation im Rahmen von Serious Games umfasst also in dieser pflegedidaktischen Perspektive die Chance zum authentischen Erleben von komplexen Pflegesituationen. Aufgrund der Unvorhersehbarkeit der simulierten Ereignisse und dem hohen Identifikationsniveau des immersiven Spielerlebens verinnerlichen die Lernenden die virtuell erlebten, realtitätsgerechten Erfahrungen mit den jeweiligen Konsequenzen und können diese in spätere Pflegehandlungen implizit integrieren (Darmann-Finck 2010). Damit kann über digitale Simulationen ein didaktischer Beitrag zur Kompetenzentwicklung bei Lernenden in der Pflege geleistet werden.

5. Zieldimensionen des Serious Game-Einsatzes in der Pflegebildung

Unter Bedingungen einer engen und intensiven Zusammenarbeit von Pflegewissenschaft, Pflegedidaktik, Mediendidaktik und technischer Entwicklung stellt der aktuelle Entwicklungsstand von digital simulierten Serious Games heute neue Möglichkeiten zur Umsetzung zentraler, pflegedidaktisch begründeter Zieldimensionen in Aussicht:

- *Motivation durch zielgruppengerechte Lernszenarien:* Digitale Simulationen in Form von Serious Games bieten neue Möglichkeiten, an die Lebens- und Erfahrungswelten von jugendlichen Lerngruppen in der Pflege anzuknüpfen. Die Übernahme von Spielfiguren im Rahmen ggf. komplexer Spielumgebungen kann ein Eintauchen in die Lernumgebung und damit ggf. auch die Identifikation mit den Lerngegenständen befördern. Neben explizitem Kompetenzerwerb können dabei ggf. auch implizite Dimensionen der Aneignung beruflicher Wirklichkeit unterstützt werden.
- *Realitätsnähe:* Die Bereitstellung von authentischen, hochkomplexen und arbeitsprozessorientieren Fallsimulationen kann ein nahezu realistisches Lernerlebnis erzeugen, ohne die Lernenden dabei unter berufspraktischen Handlungsdruck zu setzen.
- *Simulierter Praxisbezug:* Die Bereitstellung von digitalen, authentischen Fallsimulationen kann Lernende beim Verstehen realer beruflicher Arbeitsprozesse und -anforderungen unterstützen. Ferner können virtuelle Lernumgebungen geschützte Bereiche bereitstellen, um den Lernenden Gelegenheit zu geben, verschiedene Problemlösungsoptionen und -strategien zu erproben. Die Konsequenzen des (virtuellen) Handelns sind für die Lernenden (im Rahmen des Lernspiels) unmittelbar erfahrbar, ohne reale Risiken in der Versorgungspraxis hervorzurufen. Es kann vermutet werden, dass sich auf diese Weise auch grundlegende Bestände eines berufsspezifischen Erfahrungswissens anlegen lassen.
- *Multiperspektivität:* Virtuelle Lernszenarien können heute in einer Weise angelegt werden, dass die Lernenden über den Kontakt mit weiteren (virtuellen oder auch realen) Akteuren im Rahmen eines Lernspiels systematisch an verschiedene Falldeutungen herangeführt werden. Damit bieten sich neue Möglichkeiten, pflegewissenschaftlich wie pflegedidaktisch begründete Prinzipien der multiperspektivischen Situationsdeutung in Kontexten der Pflegebildung zu thematisieren und entsprechende Ansätze zu erproben.
- *Mobilität und Flexibilität:* Flexibles, zeit- wie standortunabhängiges Lernen bietet den Lernenden neue Möglichkeiten für einen selbstgesteuerten Lernprozess.
- *Individualisierte Lernprozesse:* Serious Games bieten heute die Möglichkeit, dass digitale Lernsituationen (einschließlich didaktisch reflektierter Arbeitshilfen) an das Kompetenzniveau von Lernenden oder Lerngruppen angepasst werden können.
- *Lernen in Kollaboration:* Serious Games können in der Weise gestaltet werden, dass sie von Einzelnen oder auch von Gruppen genutzt werden. Der kollaborative Ansatz kommt modernen lerntheoretischen Begründungslinien entgegen und kann über Wettbewerbsaspekte ggf. auch die Spielfreude erhöhen.

- *Lernstandsbestimmung und Kompetenzmessung:* Fragen der systematischen Lernstandsbestimmung und Kompetenzmessung erhalten auch in Kontexten der Pflegebildung zunehmende Bedeutung. Serious-Games-Ansätze in der Pflegebildung bieten neue Möglichkeiten, aktuell diskutierte Verfahren des Learning Analytics in ihrer Relevanz für Bildungsprozesse in der Pflege zu erproben und ggf. professionsspezifisch weiterzuentwickeln. Geht der Fokus dabei über rein regelgeleitete Problemlösungskompetenzen in berufsspezifischen Bezügen hinaus und sucht etwa auch komplexere Kompetenzbündel aus dem Bereich des hermeneutischen Einzelfallverstehens oder der kritischen Urteilsbildung zu erheben, wird dazu der Rückgriff auf Learning Analytics-Verfahren im Mixed-Method-Design erforderlich sein (Peters et al. 2018; Peters et al. im vorliegenden Band).

6. Evaluationsergebnisse zum Serious Game „Take Care"

Zur Bestimmung der Rahmenbedingungen für den Einsatzes von digitalen Medien in den Institutionen der Pflegebildung in Deutschland wurden standardisierte Erhebungen in Institutionen der Pflegeausbildung sowie qualitative Gruppen- und Einzelinterviews mit Lehrenden und Lernenden in der Pflege durchgeführt. Die Ergebnisse dieser Untersuchungen im Rahmen des BMBF-Projektes GaBaLEARN verweisen zunächst auf äußerst limitierte Rahmenbedingungen für den Einsatzes von digitalen Medien in den Institutionen der Pflegebildung in Deutschland, die eine systematische und konzeptionell begründete Integration in Lehr- Lehnkontexte der Pflegebildung derzeit noch erheblich erschweren (Peters 2021; Peters/Hülsken-Giesler 2018).

Zur iterativen Evaluation (drei Erprobungs- und Evaluationsphasen) des Serious Game „Take Care" wurden standardisierte Befragungen (n=64, Fokus: Usability, Technikbereitschaft) und qualitative Einzelinterviews mit Lernenden in der Pflege (n=13, Fokus: Lernerfahrung und Spielspaß) sowie drei Gruppeninterviews mit Lehrenden und zwei Gruppeninterviews mit Lernenden in der Pflege (Fokus: Kompetenzentwicklung und Einfluss auf die Bildungspraxis) durchgeführt. Die Evaluationsinstrumente wurden in interdisziplinärer Zusammenarbeit mit Blick auf technische, mediendidaktische, pflegedidaktische und pflegewissenschaftliche Fragestellungen ausgewählt. Die Ergebnisse verdeutlichen aktuelle Herausforderungen zwischen pflegewissenschaftlichen und pflegedidaktischen Ansprüchen und den derzeitigen Möglichkeiten der medientechnischen Umsetzung. Die Befragungen zur Handhabbarkeit und Benutzerfreundlichkeit (Usability) des Lernspiels „Take Care" verweisen zum Erhebungszeitpunkt (erste Entwicklungsphase des Systems) auf einen akzeptablen, aber verbesserungsfähigen Entwicklungsstand (durchschnittlicher Wert von

66,92 Punkten über die System Usability Scale (SUS), vgl. Sarodnich/Brau 2016). Das Lernspiel wurde im Projektverlauf entlang der entsprechenden Rückmeldungen zur Usability weiterentwickelt. Die Technikbereitschaft der Befragten (durchschnittlicher Punktwert von 42,17 über die ‚Kurzskala zur Erfassung von Technikbereitschaft', Neyer et al. 2012) entspricht der durchschnittlichen Technikbereitschaft im Bereich der professionellen Pflege (Hülsken-Giesler et al. 2019b).

Im Rahmen der qualitativen Befragungen wird zunächst sowohl von Seiten der Lehrenden also auch durch die befragten Lernenden ganz grundsätzlich bestätigt, dass Serious Game-Formate geeignet erscheinen, um authentische digitale Fallsimulationen im für die Pflege umzusetzen. Die befragten *Lernenden* erkennen Parallelen zwischen den Spielsituationen im Rahmen des Serious Game „Take Care" und Situationen und Charakteren aus der realen pflegerischen Versorgungspraxis. Der Aufbau des Spiels sowie die graphische Umsetzung stoßen bei den Lernenden auf Zustimmung. Spielgestaltung, Spielfiguren und die Grundidee des Spiels beschreiben sie als angemessen und anregend. Lernende begrüßen weiterhin die Möglichkeit, sich im Rahmen des Serious Game „Take Care" mit Alltagsroutinen und Tagesstrukturen im Pflegeheim sowie mit Aspekten der Teamarbeit vertraut zu machen. Die Lernenden schätzen überdies die Möglichkeit, verschiedene Kommunikationsstrategien im Umgang mit Bewohnerinnen und Bewohnern und Kolleginnen und Kollegen zu erproben und entsprechende Konsequenzen unmittelbar im Spielverlauf zu erfahren. Begrüßt wird dabei auch die Möglichkeit, in der realen Arbeitswelt unerwünschte Kommunikationen und Aktionen zu erproben und ein entsprechendes Feedback zu erhalten, ohne dabei aber reale Sanktionen befürchten zu müssen. Diese Möglichkeiten des kommunikativen Probehandelns werden als hilfreich und ideenreich beschrieben, beklagt wird aber, dass diese Optionen im Rahmen des Lernspiels schnell an technische Begrenzungen stoßen. Die Lernenden wünschen sich hier längere, intensivere und individuellere Dialogmöglichkeiten mit den virtuellen Spielfiguren. Demnach passen über die Spielstruktur vorgegebene Antwortmöglichkeiten häufig nicht zu den Vorstellungen und Interaktionswünschen der Lernenden und werden daher als unpassend erlebt. Lernende in der Pflege wünschen sich freie Formulierungsmöglichkeiten im Rahmen des Lernspiels „Take Care". Im Sinne pflegedidaktisch formulierter Ansprüche nach Perspektivenvielfalt und authentischer Gesprächsführung (Dütthorn et al. 2018) sowie mit Blick auf die medienpädagogisch begründeten Anforderungen an einen gelungenen Spielfluss („Flow") kann das Lernspiel „Take Care" demnach zum Stand der Evaluationen noch nicht überzeugen. Hier zeigen sich Forschungs- und Entwicklungsdesiderata in Bezug auf geeignete Interaktionsformate und entsprechende technische Umsetzungen.

Die befragten *Lehrenden* in der Pflege beschreiben besondere Potentiale für eine gelungene Integration des Lernspiels „Take Care" in die konkrete Unterrichtsgestaltung. Das dem Lernspiel „Take Care" beigelegte Lehrermanual (Hülsken-Giesler et al. 2019) bietet demnach Anschlussmöglichkeiten für eine pädagogisch begründete Kompetenzentwicklung und unterstützt eine gezielte Auswahl von thematischen Lerneinheiten im Rahmen des Serious Game, die über ausgesuchte Spielsequenzen angewählt werden können. Bildungspotenziale bestehen demnach insbesondere über die digital gestützte Auseinandersetzung mit professionsbezogenen Konzepten der Validation und der Biografiearbeit, über die Einbindung von pflegespezifischen Assessments in den Spielverlauf sowie über die Möglichkeit, pflegespezifische Dokumentationsanforderungen spielerisch einzuüben. Lehrende betonen allerdings mit Blick auf die Ausbildung von Kompetenzen des Einzelfallverstehens und der professionellen Entscheidungsfindung im Pflegeprozess ausdrücklich die Notwendigkeit der systematischen Aufarbeitung der Spielerfahrungen in präsenzgestützten Kontexten der Pflegebildung am Lernort Schule. Die damit formulierte Anforderung, den Einsatz des Lernspiels „Take Care" systematische an Reflexionen außerhalb des Spielerlebens (Lernort Schule) zu koppeln, geht aus Perspektive des Serious-Game-Diskurses allerdings mit Einschränkungen des Potenzials von Lernspielen einher: Lernmotivation und Lernerfolge hängen demnach eng mit Immersions- und Flow-Intensität zusammen – Reflexionsprozesse außerhalb des Spielerlebens können Immersion und Flow-Erleben erheblich beeinträchtigen und damit negativ auf die Lernmotivation und ggf. auch auf die Lernerfolge zurückwirken.

Über die hier skizzierten Rückmeldungen von Lernenden und Lehrenden in der Pflege hinaus konnten über die Evaluationen zahlreiche Anregungen zur Weiterentwicklung des Lernspiels „Take Care" ermittelt werden. Diese werden im Rahmen von aktuellen Folgeprojekten aufgearbeitet, um die Möglichkeiten des Serious Game-Einsatzes mit Blick auf die spezifischen Bedingungen und Anforderungen der Pflegebildung systematisch zu erproben. Als grundlegende Anforderung an Arbeiten dieser Art hat sich die enge und intensive Zusammenarbeit zwischen Technikentwicklung, Medienpädagogik, Pflegewissenschaft und Pflegedidaktik als unverzichtbar erwiesen.

7. Herausforderungen und Ausblick

Der Stand der technischen Entwicklung stellt heute innovative Lehr- Lernprozesse und -szenarien in Aussicht, die auch in Kontexten der Pflegebildung Mehrwerte gegenüber herkömmlichen Ansätzen bereithalten. Als Voraussetzung für den gelungenen Einsatz von Serious Games in der Pflegebildung muss allerdings gelten, dass die Besonderheiten des pflegerischen Handelns und pflegerischer Bildungsprozesse konzeptionell bereits in die Spielentwicklung einfließen und die grundlegenden Ausgangspunkte für die (technische und didaktische) Spielstruktur und die inhaltliche Spielidee bereitstellen. Dies setzt eine intensive und enge Zusammenarbeit von Pflegewissenschaft, Pflegedidaktik, Mediendidaktik und technischer Entwicklung voraus. Im Rahmen des BMBF-Verbundprojektes GaBaLEARN konnten grundlegende Arbeiten unternommen werden, um das Potenzial von Serious Games für die Pflegebildung konzeptionell zu erschließen und in eine erprob- und evaluierbare Spielversion (Lernspiel „Take Care“) zu überführen. Die bisherigen Projekterfahrungen und Evaluationsergebnisse verweisen darauf, dass die digitale Entwicklung neue, situative Lehr- Lernkontexte herzustellen erlaubt, die komplexe, mehrschichtige Aspekte des professionellen Pflegehandelns simulieren können. Durch die professionsspezifischen Anforderungen ergeben sich auch besondere medienpädagogische Herausforderungen an ein situatives Lernen über digitale Simulationen.

Neben diesen berufsspezifischen Herausforderungen wird sich die weitere Entwicklung mit grundlegenden Fragen zu befassen haben: So ist bereits darauf hingewiesen worden, dass zeit- und ortsunabhängiges selbstgesteuertes Lernen möglicherweise auch zur Entstrukturalisierung von Lernprozessen führen kann und selbstreguliertes Lernen zunehmend zur Selbstverpflichtung gerät (Meister/Kamin 2010). In Frage zu stellen ist auch, ob das unter medienpädagogischen Gesichtspunkten anvisierte Flow- und Immersions-Erleben im Rahmen von Serious Games letztlich nicht doch auch Täuschungsaspekte beinhaltet, die einerseits ethische Implikationen enthalten und andererseits pädagogisch zu reflektieren sind. Die hier nur angedeuteten Möglichkeiten der Lernstands- und Kompetenzmessung im Rahmen des Serious Game-Einsatzes sind mit (ggf. erheblichen) Herausforderungen im Bereich von Datenschutz und Datensicherheit verbunden. Schließlich wird zu beachten bleiben, dass sich Pflege in virtuellen Lernkontexten auf eben jene Aspekte reduziert, die mit dem Stand der jeweiligen technischen Möglichkeiten zu kommunizieren sind. Im Kontext Serious Games ergeben sich daraus aktuell insbesondere Begrenzungen mit Blick auf zentrale pflegerische Aspekte der sinnlich gestützten Berührungsarbeit sowie auch der Komplexität der Pflegesituationen im Spielverlauf. Neben der technischen Entwicklung sind vor diesem Hintergrund insbesondere auch pädagogisch-didaktische und sozialwissenschaftliche Forschungen unverzichtbar, um den skizzierten Herausforderungen zu begegnen.

Literatur

Beutner, M./R. Pechuel (2014): Didactical Use of Dialogues in Modern Authentic E-Learning Scenarios. Presentation at the E-Learn 2014, New Orleans/USA, 30th of October 2014.

Böss, D./A. Cisowska/D. Compagna/S. Derpmann/I. Klein/N. Kubischok/A. Maibaum (2008): Soziologische Perspektiven auf Digital-Game und -Gaming. Working Paper kultur- und techniksoziologische Studien, 04/2008. Universität Duisburg-Essen, Duisburg. https://nbn-resolving.org/urn:nbn:de:0168-ssoar-216925 Zugegriffen: 15.03.2021.

Darmann-Finck, I. (2010): Interaktion im Pflegeunterricht: Begründungslinien der Interaktionistischen Pflegedidaktik. Peter Lang, Frankfurt.

Dütthorn, N./M. Hülsken-Giesler, M./R. Pechuel (2018): Game Based Learning in Nursing – didaktische und technische Perspektiven zum Lernen in authentischen, digitalen Fallsimulationen. In: Pfannstiel, M./S. Krammer/W. Swoboda (Hrsg.): Digitale Transformation von Dienstleistungen im Gesundheitswesen. Wiesbaden, Springer, S. 83–102.

Ertl-Schmuck, R./F. Fichtmüller (2009): Pflegedidaktik als Disziplin. Eine systematische Einführung. Juventa, Weinheim, München.

Ertl-Schmuck, R. (2010): Subjektorientierte Pflegedidaktik. In: Ertl-Schmuck, R./F. Fichtmüller (Hrsg.): Theorien und Modelle der Pflegedidaktik. Eine Einführung. Juventa, Weinheim, München, S. 55–90.

Gebauer, G./C. Wulf (1998): Spiel – Ritual – Geste. Mimetisches Handeln in der sozialen Welt. Rowohlt, Reinbek bei Hamburg.

Girard, C./J. Ecalle/A. Magnan (2013): Serious games as new educational tools: how effective are they? A meta-analysis of recent studies. In: Journal of Computer Assisted Learning 29(3), 207–219.

Greb, U. (2010): Die pflegedidaktische Kategorialanalyse. In: Ertl-Schmuck, R./F. Fichtmüller (Hrsg.): Theorien und Modelle der Pflegedidaktik: Eine Einführung. Juventa, Weinheim, München, S. 124–165.

Hoblitz, A. (2015): Spielend Lernen im Flow. Die motivationale Wirkung von Serious Games im Schulunterricht. Springer, Wiesbaden.

Holzapfel, G. (2002): Leib, Einbildungskraft, Bildung. Nordwestpassagen zwischen Leib, Emotion und Kognition. Klinkhardt, Bad Heilbrunn.

Hülsken-Giesler, M. (2008): Der Zugang zum Anderen: Zur theoretischen Rekonstruktion von Professionalisierungsstrategien pflegerischen Handelns im Spannungsfeld von Mimesis und Maschinenlogik. Vandenhoeck & Ruprecht unipress, Universitätsverlag Osnabrück, Göttingen.

Hülsken-Giesler, M./N. Dütthorn/B. Hoffmann/R. Pechuel (2019a): ‚Take Care': Lernspiel für die Pflegebildung. Manual für Lehrende. Osnabrück. http://eduproject.eu/gabalearn/lehrermanual/ Zugegriffen: 15.03.2021.

Hülsken-Giesler, M./S. Daxberger/M. Peters/L. M. Wirth (2019b): Technikbereitschaft in der ambulanten Pflege. In: Pflege 32(6), 334–342.

Hülsken-Giesler, M./M. Peters (2018): Serious Games in der beruflichen (Pflege-)Bildung: Ein Einblick in das Forschungsprojekt Game-Based Learning in Nursing (GaBaLEARN). In: Bildung und Beruf, September 2018, 152–155.

Hülsken-Giesler, M./S. Kreutzer/N. Dütthorn (Hrsg.) (2016): Rekonstruktive Fallarbeit in der Pflege. Methodologische Reflexionen und praktische Relevanz für Pflegewissenschaft, Pflegebildung und die direkte Pflege. Vandenhoeck & Ruprecht unipress, Universitätsverlag Osnabrück, Göttingen.

Kerres, M./M. Bormann/M. Vervenne (2009): Didaktische Konzeption von Serious Games: Zur Verknüpfung von Spiel- und Lernangeboten. In: MedienPädagogik http://mediendidaktik.uni-due.de/sites/default/files/kerres0908_0.pdf Zugegriffen: 15.03.2021.

Leemkuil, H./T. de Jong/S. Ootes, S. (2000): Review of Educational Use of Games and Simulations. http://doc.utwente.nl/28235/1/review_of_educational.pdf Zugegriffen: 15.03.2021.

Meister, D. M./A.-M. Kamin (2010): Digitale Lernwelten in der Erwachsenen- und Weiterbildung. In: Hugger K. U./M. Walber M. (Hrsg.): Digitale Lernwelten: Konzepte, Beispiele und Perspektiven. Springer, Wiesbaden, S. 103–114.

Neyer, F./J. Felber/C. Gebhardt (2012: Entwicklung und Validierung einer Kurzskala zur Erfassung von Technikbereitschaft. Diagnostica, 58(2), 87–99.

Niedermeier, S./C. Müller (2016): Game-Based-Learning in Aus- und Weiterbildung – Von der Idee zur Umsetzung. In: Wachtler, J./M. Ebner/O. Gröblinger/M. Kopp/E. Bratengeyer/H.-P. Steinbacher/C. Freisleben-Teutscher/C. Kapper (Hrsg.): Digitale Medien: Zusammenarbeit in der Bildung. Waxmann, Münster, New York, S. 190–200.

Peters, M. (2021): Bedingungen digitalen Lernens in der Altenpflege am Beispiel der Technikbereitschaft. Budrich, Bonn.

Peters, M./M. Hülsken-Giesler/N. Dütthorn/R. Pechuel/B. Hoffmann/Y. Gebhardt/S. Schünemann (2019): Fallarbeit in der Pflege spielerisch erlernen. Digitale Simulation komplexer Pflege mit dem Lernspiel „Take Care“. In: Die Schwester/Der Pfleger, 11, 64–66.

Peters, M./M. Hülsken-Giesler (2018): Bedingungen und Herausforderungen digitaler Bildung an Gesundheits- und Pflegeschulen. In: Boll, S./A. Hein/W. Heuten/K. Wolf-Ostermann (Hrsg.): Zukunft der Pflege. Tagungsband der 1. Clusterkonferenz ‚Innovative Technologien für die Pflege‘. BIS-Verlag der Carl von Ossietzky Universität Oldenburg, Oldenburg, S. 147–151.

Peters, M./M. Hülsken-Giesler/N. Dütthorn/B. Hoffmann/C. Jeremias/C. Knab/R. Pechuel (2018): Mobile Learning in der Pflegebildung: Entwicklungsstand und Herausforderungen am Beispiel des Projektes ‚Game Based Learning in Nursing‘. In: DeWitt, C./C. Gloerfeld (Hrsg.): Handbuch Mobile Learning. Wiesbaden, Springer, S. 971–992.

Peters, M./K. Ley/M. Hülsken-Giesler (2018): Learning Analytics in der Pflegebildung. Kompetenzmessung im Mixed Method-Design. In: Pflegewissenschaft 20(11/12), 535–544.

Ratan, R./U. Ritterfeld (2009): Towards a Psychological Classification of Serious Games. In: Ritterfeld, U./M. Cody/P. Vorderer (Hrsg.): Serious Games: Mechanisms and Effects. Routledge, New York, S. 10–24.

Raven, U. (2006): Pflegerische Handlungskompetenz – Konsequenzen einer Begriffsklärung. In: PRInternet 8(1), 22–27.

Remmers, H. (2000): Pflegerisches Handeln: Wissenschafts- und Ethikdiskurse zur Konturierung der Pflegewissenschaft. Huber, Bern.

Remmers, H. (2011): Pflegewissenschaft als transdisziplinäres Konstrukt. Wissenschaftssystematische Überlegungen – Eine Einleitung. In: Remmers, H. (Hrsg.): Pflegewissenschaft im interdisziplinären Dialog. Vandenhoeck & Ruprecht unipress, Universitätsverlag Osnabrück, Göttingen, S. 4–47.

Sarodnick, F./H. Brau (2016): Methoden der Usability Evaluation. Wissenschaftliche Grundlagen und praktische Anwendung. Hogrefe, Bern.

Wang, H./S. Cuihua/U. Ritterfeld (2009): Enjoyment of digital games: What makes them seriously fun? In: Ritterfeld, U./M. Cody/Vorderer, P. (Hrsg.) Serious games. Mechanism and effects, Routledge, New York, S. 25–47.

Weidner, F. (2004): Professionelle Pflegepraxis und Gesundheitsförderung. Eine empirische Untersuchung über Voraussetzungen und Perspektiven des beruflichen Handelns in der Pflege. Mabuse, Frankfurt am Main.

Miriam Peters / Katharina Ley / Nadin Dütthorn /
Markus Gennat / Bernward Hoffmann / Cornelia Jeremias-Pölking /
Cornelius Knab / Tim Kreuzberg / Rasmus Pechuel /
Sebastian Schünemann / Yvonne Steffen / Manfred Hülsken-Giesler

Learning Analytics in der Pflegebildung: Kompetenzmessung im Mixed-Method-Design?

1. Einleitung

Nicht nur pflegerische Arbeitsprozesse werden zunehmend durch technische Innovationen unterstützt (BAUA 2015; Hielscher et al. 2015; Hülsken-Giesler 2015), auch im Kontext der Pflegebildung ist ein vermehrte Einsatz neuer (digitaler) Technologien zu beobachten (Peters et al. 2018). Weiß (2012) spricht in diesem Zusammenhang von (digitalen) Medien und bezeichnet Medienkompetenz als neue Kulturtechnik. Er betont, dass es im Kontext der Bildung nicht nur um die bloße Anwendung digitaler Medien geht, sondern auch darum, „die Funktionsprinzipien zu verstehen, Anwendungen auf den jeweiligen Kontext anzupassen, den Medieneinsatz zu planen und mitzugestalten" (Weiß 2012, S. 3) Eine systematische Vorbereitung auf die kompetente Nutzung digitaler Technologien im Rahmen der Pflegeaus- und Weiterbildung wird bereits seit längerem und derzeit zunehmend dringlich gefordert (Evans et al. 2018; BMG 2017; Hülsken-Giesler 2010).

Mögliche digitale (Lern-)Anwendungen im Kontext der (Pflege-)Bildung sind beispielsweise: „Bookmarking, Webkonferenz, Virtueller Klassenraum, Podcast" (Schulmeister 2012, 44), das sog. E-Portfolio (Albrecht et al. 2012), Foren, Communities, Blogs, aber auch digitale Texte wie eBooks und PDF-Dokumente, zudem werden Videoangebote, Lernmanagementsysteme oder Serious Games zum pädagogischen Einsatz gebracht (DeWitt 2012; Dütthorn et al. 2018). Viele dieser Angebote können inzwischen auch auf mobilen Endgeräten genutzt werden (DeWitt/Gloerfeld 2018; Peters et al. 2018). Zu unterscheiden ist zwischen dem Einsatz als Unterstützung des Lernprozesses (‚Using ICT to learn') und dem Einsatz zur Handhabung digitaler Technologien als Selbstzweck (‚Learning to use ICT') (Schmid et al. 2016). Im Kontext der Pflegebildung werden neue digitale Technologien derzeit vorwiegend zur Vermittlung funktionalen Fachwissens genutzt (Peters et al. 2018), eine systematische Vorbereitung auf die medienkompetente Nutzung steht noch am Beginn und findet auch in den aktuellen Ausbildungsgesetzen, -verordnungen und Lehrplänen der Pflege bis dato kaum

Beachtung (Fachkommission 2019; PflBG 2020). Umfassende, systematisch generierte Daten zur Nutzung neuer Technologien liegen derzeit weder aus dem Bereich der beruflichen Bildung im Allgemeinen noch der Pflegebildung im Speziellen vor (Schmid et al. 2016). Umfragen der Bertelsmann Stiftung zufolge nutzen Lehrende digitale Medien zur Recherche im Internet, zur Präsentation von Lehrfilmen sowie zur Veranschaulichung des Lernstoffs, etwa anhand von PowerPoint Präsentationen. Aktive digitale Lernwerkzeuge werden dagegen weitaus seltener genutzt (Schmid et al. 2016). Um angehende Pflegende systematisch auf den Einsatz neuer Technologien in der Versorgungspraxis vorzubereiten, können diese bereits in der Pflegeausbildung genutzt werden. Beim Einsatz solcher Medien könnten relativ junge Verfahren des Learning Analytics eine Möglichkeit darstellen, Lernprozesse auf Seiten der Auszubildenden besser zu verstehen und Grundlagen zur Kompetenzmessung in der Pflegebildung bereitzustellen. Im Folgenden sollen zunächst das Konzept Learning Analytics geklärt sowie bisherige Einsatzmöglichkeiten in der Pflegebildung skizziert werden. Im Anschluss daran werden Möglichkeiten des Learning Analytics zur Lernstandsanalyse und Kompetenzmessung (in der Pflegebildung) am Beispiel eines konkreten Lernspiels veranschaulicht, das im Rahmen der GaBaLEARN-Projektarbeiten entwickelt wurde.

2. Learning Analytics

Der *Society for Learning Analytics* zufolge versteht man unter Learning Analytics „the measurement, collection, analysis and reporting of data about learners and their contexts, for purposes of understanding and optimizing learning and the environments in which it occurs" (Ferguson 2012, S. 305). Durch die zunehmende Digitalisierung im Bereich der (Pflege-)Bildung entstehen Bestände maschinenlesbarer Daten. Bei Learning Analytics geht es im Kern darum, digitale Spuren technologiegestützter Lernprozesse zu sammeln und zu analysieren, um daraus nicht nur ein Verständnis des Lernprozesses zu generieren, sondern Lernen zu optimieren. Learning Analytics kann dabei als spezifischer Teilbereich des sogenannten Educational Data Mining betrachtet werden, bei dem es sich um eine große Anzahl von (zum Teil unspezifisch) erfassten Daten, deren (mögliche) Interpretationen und daraus entstehende Konsequenzen handelt (Schön/Ebner 2013). Aus dieser Definition wird bereits deutlich, dass zunächst sehr heterogene Daten unspezifisch gesammelt werden. Dies können beispielsweise Verbindungsdaten oder Aktivitätszeiten aus Videokonferenzen oder Podcasts sein, aber auch Texte, die über E-Mails, Chats, Wikis etc. produziert werden. Für Verfahren des Educational Data Mining sind inhaltliche Aspekte von besonderem Interesse. Demnach ist nicht nur der Frage nachzugehen, welche zeitlichen Ressourcen auf-

und welches Kommunikationsverhalten angewendet wird. Im besonderen Interesse der Betrachter liegt der Beschäftigungsgegenstand, also womit sich die Nutzerinnen und Nutzer beschäftigen, während sie digitale Medien verwenden. Die semantische Analyse solcher Daten steht noch am Beginn der Entwicklung (Schön/Ebner 2013). Ziel der Analysen, die anhand statistischer Verfahren erfolgen, ist das Erkennen von Mustern, um daraus Interventionen abzuleiten, die sich entweder auf das allgemeine Verhalten oder konkret auf Lernschritte beziehen (Chatti et al. 2012; Schön/Ebner 2013). Learning Analytics stellen eine Konkretisierung des Educational Data Mining dar, bei dem die Lehrperson im Zentrum pädagogischen Handelns steht (Schön/Ebner 2013). Ziel ist die Vorhersage von Lernerfolgen sowie die Unterstützung und Individualisierung von Lernprozessen auf Seiten der Lernenden. Ferguson (2012) weist darauf hin, dass das Interesse an den Analyseergebnissen nicht nur die Mikroebene der Lehrenden und Lernenden betrifft. Auch Bildungseinrichtungen sind daran interessiert, denn mit den Ergebnissen lassen sich beispielsweise best practice-Beispiele technologieunterstützter Lehre innerhalb der Institution identifizieren oder auch Nachweise über die Qualität von Lehre feststellen. Auf der Mesoebene ergeben sich damit Möglichkeiten, einzelne Lehrende über den Einsatz digitaler Medien zu evaluieren (Chatti et al. 2012; Ferguson 2012; Steinhauer 2018), was ggf. auch die Bereitschaft von Lehrenden, sich an der Entwicklung und Implementierung solcher Tools zu beteiligen, beeinflussen könnte. Auch auf der Makroebene politischer Intervention können die Ergebnisse etwa zur Steuerung des Ressourceneinsatzes genutzt werden (Ferguson 2012; Weich 2018). Schön und Ebner (2013) konstatieren allerdings, dass der tatsächliche Einsatz von Educational Data Mining und Learning Analytics in Bildungseinrichtungen derzeit noch relativ gering ist. Zwar sind die Erwartungen an Verfahren dieser Art oft hoch gesetzt, der Ertrag ist aber, auch bei hohem technischen Aufwand, derzeit noch niedrig einzuschätzen (Schön/Ebner 2013). Chatti et al. (2012) weisen darauf hin, dass derzeitige Verfahren zwar viele Daten sammeln, dabei jedoch häufig nur wenig relevante Informationen produzieren können. Eine große Herausforderung besteht noch in der Auswahl geeigneter Daten, passender Analysewerkzeuge sowie in der Entwicklung entsprechender Visualisierungs- und Interaktionstechniken. Die Aussicht, Lernprozesse individualisiert begleiten zu können, wird überdies von kritischen ethischen und rechtlichen Fragen, etwa aus dem Bereich Datenschutz und Datensicherheit, begleitet (Steinhauer 2018). Schön und Ebner (2013) betonen, dass die Möglichkeit, Lernprozesse zunehmend sichtbar machen zu können, noch lange nicht bedeute, diese auch steuerbar zu machen.

Häufig wird im Rahmen der Beiträge zu Learning Analytics betont, dass darüber vor allem eine Unterstützung selbstgesteuerten Lernens ermöglicht werden kann, welches heute vorzugsweise über konstruktivistische Lehr- Lerntheorien begründet wird (Koch 2011). Hier stellt sich für das Forschungsfeld Learning Analytics auch die wissenschaftstheoretische Herausforderung, die paradigmatische Vielfalt in der theoretischen wie empirischen Begründung von Lehr-Lern-Kontexten angemessen aufzunehmen und zu verarbeiten.

Chatti et al. (2012) schlagen vor, der Thematik über die Anwendung von mixed-methods Designs zu begegnen, denn „während quantitative Methoden und Data Mining Techniken Trends, Korrelationen, Verbindungen, Cluster oder Strukturen aufzeigen können, benötigt man häufig qualitative Methoden um zusätzliche Informationen über mögliche Gründe hinzuzuziehen. Für eine fundierte und gültige Interpretation von Analysedaten ist es daher häufig sinnvoll, verschiedene Methoden zu kombinieren, insbesondere um komplexe Fragestellungen innerhalb offener und vernetzter Lernumgebungen zu beantworten" (Chatti et al. 2012, S. 3). Im folgenden Abschnitt werden die skizzierten grundlegenden Aspekte des Learning Analytics für Kontexte der Pflegebildung konkretisiert.

3. Learning Analytics in der Pflegebildung

Um die Anwendung von Learning Analytics in Kontexten der Pflegebildung zu betrachten, werden zunächst Besonderheiten und Herausforderungen der professionellen Pflege als personenbezogene Dienstleitung sowie einige Charakteristika des Berufsfeldes skizziert.

Nach der Definition des internationalen Weltbundes der Pflegenden (International Council of Nurses [ICN]), umfasst berufliche Pflege „die eigenverantwortliche Versorgung und Betreuung, allein oder in Kooperation mit anderen Berufsangehörigen, von Menschen aller Altersgruppen, von Familien oder Lebensgemeinschaften, sowie von Gruppen und sozialen Gemeinschaften, ob krank oder gesund, in allen Lebenssituationen (Settings). Pflege schließt die Förderung der Gesundheit, Verhütung von Krankheiten und die Versorgung und Betreuung kranker, behinderter und sterbender Menschen ein. Weitere Schlüsselaufgaben der Pflege sind Wahrnehmung der Interessen und Bedürfnisse (Advocacy), Förderung einer sicheren Umgebung, Forschung, Mitwirkung in der Gestaltung der Gesundheitspolitik sowie im Management des Gesundheitswesens und in der Bildung" (Deutscher Berufsverband für Pflegeberufe (DBfK) 2014)[1]. Berufliche Pflege ist somit als systematisches Handeln angelegt, das seine Begründung aus wissenschaftlichen Erkenntnissen zum Beispiel der Gesundheits- und Pflegeforschung (externe Evidenz) sowie im Rückgriff auf die spezi-

1 https://www.dbfk.de/de/themen/Bedeutung-professioneller-Pflege.php (Zugriff: 11.03.2018); Original unter www.icn.ch/definition.htm.

fischen individuellen Präferenzen und Ziele der Hilfeempfänger (interne Evidenz) erhält (Weidner 2004; Behrens/Langer 2006). Ein Ausbildungsziel der Pflege besteht folglich darin, Kompetenzen im Zusammenhang mit der Recherche und Bewertung pflegerelevanten Wissens (externe Evidenz) anzubahnen sowie die Lernenden dazu zu befähigen, angemessene Reaktionen und Problemlösungen für den berufsbezogenen Einzelfall abzuleiten (= hermeneutisches Fallverstehen, interne Evidenz). Entsprechende Lernprozesse sind dabei immer an die Komplexität und die Multiperspektivität beruflicher Arbeitsprozesse und realer beruflicher Kontexte zu binden (Darmann-Finck 2010; Greb 2010; Dütthorn/Gemballa 2013). Die Befähigung zur Durchführung eines auf Interaktion beruhenden Aushandlungsprozesses zwischen internen und externen Begründungslinien zur Fundierung des Pflegehandelns gilt als eine Kernkompetenz professionell Pflegender (Hülsken-Giesler/Korporal 2013; Hülsken-Giesler et al. 2010; Dütthorn 2014). Dies erfordert neben einer ausgeprägten Reflexionsfähigkeit und Fachkompetenz immer auch Kompetenzen der situativen Urteilsfähigkeit und der Erfassung individueller Bedürfnisse der zu Pflegenden. Theoretisch begründen lässt sich dies über Oevermanns strukturtheoretischen Ansatz professionellen Handelns, demzufolge die Anwendung theoretischen Regelwissens mit den Besonderheiten des Einzelfalls, also der lebenspraktischen Situation eines Hilfeempfängers, zu verbinden ist, um daraus Urteile und Entscheidungen pflegerischen Handelns zu begründen (Oevermann 1996; Weidner 2004). Im Zentrum des hermeneutischen Fallverstehens steht die Erfahrung, „sich der grundsätzlichen Fremdheit eines je individuellen wie situativen Sinnzusammenhangs zu vergegenwärtigen und der Antinomie von Gewissheit und Ungewissheit in professionellen Handlungssituationen dennoch angemessen begegnen zu können" (Dütthorn/Busch 2016, S. 192f.). Vor dem Hintergrund dieser konstitutiven Merkmale pflegerischer Handlungen gelten sowohl rationale Begründungen (z.B. wissenschaftliche Studien) als auch ggf. vorrationale, komplexe sinnliche (körperlich-leibliche) Wahrnehmungen als legitime Quellen pflegerischen Wissens (Friesacher 2008; Hülsken-Giesler 2008). Dies ist auch bei der Auswahl geeigneter Daten im Rahmen von Learning Analytics zu berücksichtigen. Quantitative Daten zum Lernprozess, wie etwa aufgewandte Zeit, Kommunikationsverhalten in digitalen Lernumgebungen, Verwendung von Quellen zu externer Evidenz oder Ähnliches, lassen sich auch im Rahmen pflegerischer Bildung zu Zwecken der Lernstandsanalyse nutzen. Weitaus schwieriger sind Ableitungen zu Kompetenzen im Umfeld des hermeneutischen Fallverstehens zu erheben, insbesondere wenn dabei auch Körper-Leib gebundene Aspekte berücksichtigt werden sollen. Chatti et al. (2012) weisen jedoch darauf hin, dass über qualitative Zugänge auch in Kontexten der Lernstandsanalyse Emotionen oder weitere körperlich-leibliche Erfahrungen thematisiert werden können. Für die Analyse entsprechender Daten schließlich, darauf weisen Wise und Shaffer (2015) hin, ist die Verwendung einschlägiger Theorien unverzichtbar. Lehr- Lerntheorien und auch die in Deutschland derzeit weitgehend ungenutzte Pflegetheoriebildung erhalten damit auch in Kontexten des Learning Analytics eine besondere Bedeutung.

4. Kompetenzmessung in der beruflichen Bildung: Initiativen zur Entwicklung von Learning Analytics in der (pflege)beruflichen Bildung

Mit der Wendung zu verschiedenen Konzepten Kompetenzorientierung hat sich ein Kulturwandel im Bereich der Bildung vollzogen, der mit einem grundlegenden Wandel des Weltbildes einhergeht (Erpenbeck 2014; Pfadenhauer/Kunz 2012). Das Ziel bestand darin, ein vorzugsweise auf die Vermittlung von funktionalen Fertigkeiten hin ausgerichtetes Bildungssystem zu überwinden und auf eine ganzheitliche, die gesamte Persönlichkeit umfassende Kompetenzentwicklung hin auszurichten (Pfadenhauer/Kunz 2012). Mit dieser beabsichtigten Hinwendung zum Subjekt des Lernens ist bis heute keine eindeutige Bestimmungen des Kompetenzkonzeptes einhergegangen (Erpenbeck/Rosenstiel 2007) und eine allgemeingültige Definition ist aufgrund der Komplexität des Konstrukts *Kompetenz* auch nicht zu konstatieren (Erpenbeck 2014). Allerdings lassen sich über verschiedene Disziplinen hinweg vier übergeordnete Begriffsdeutungen identifizieren. Zum einen wird Kompetenz als „Teil der Fähigkeit zum Bildungshandeln aufgefasst, oft mit Bezug auf das Humboldtsche Bildungsideal" (Erpenbeck 2014, S. 21). Weiterhin wird Kompetenz „als generalisierte Handlungsfähigkeit verstanden" (ebd.). Eine dritte Perspektive fasst Kompetenz als „die Fähigkeit zum selbstorganisierten, kreativen Handeln in (zukunfts-)offenen Situationen" (ebd.). Viertens wird mit Kompetenz „die Fähigkeit zum vorwiegend kognitiven Handeln" (ebd.) verbunden. Diese letztgenannte kognitionspsychologische Perspektive liegt vielen internationalen und vergleichenden Studien der Kompetenzforschung zugrunde. Hier werden kognitive Aspekte fokussiert, andere Bereiche, etwa Motivation oder affektive Komponenten werden ausgeschlossen (Klieme et al. 2007). Beispiele hierfür sind das „Programme for International Student Assessment" (PISA) (Pfadenhauer/Kunz 2012), oder „Trends in International Mathematics and Science Study" (TIMSS) oder „Programme for the International Assessment of Adult Competencies" (PIAAC) (Rammstedt 2013). Die unterschiedlichen Begriffsdeutungen zum Konstrukt Kompetenz erfordern folglich, dass Kompetenzerfassung erst auf der Grundlage eines Kompetenzmodells möglich wird, das sich in einem bestimmten theoretischen Rahmen verortet (Erpenbeck/Rosenstiel 2007). Aus den divergierenden

Ansätzen sind dann aber unterschiedliche Verfahren zur Kompetenzfeststellung entwickelt worden. Diese lassen sich entlang eines Kontinuums positionieren. Einen Pol dieses Kontinuums stellt die Operationalisierung von Kompetenzen analog naturwissenschaftlicher Größen dar, um sodann mit moderner Messtheorie und statistischen Verfahren Kompetenzanalyse durchzuführen und identifizierte Zusammenhänge zu erklären (ebd.). Am anderen Ende dieses Kontinuums steht im Vordergrund, Kompetenzen zu verstehen. Dazu wird ein breites Spektrum an qualitativen Methoden eingesetzt. Jüngere Verfahren zielen darauf ab, Kompetenzerfassung technologiebasiert zu ermöglichen (BMBF 2015). So wurde im Rahmen der Forschungsinitiative „Technologiebasierte Kompetenzmessung in der beruflichen Bildung (ASCOT)[2]" in einzelnen Teilprojekten über verschiedene Ausbildungsberufe hinweg versucht, berufliche Handlungskompetenz digital gestützt zu erfassen. Der Forschungsinitiative liegt das Kompetenzverständnis nach Weinert (2001) zugrunde. Kompetenzen sind demnach die „bei Individuen verfügbaren oder durch sie erlernbaren kognitiven Fähigkeiten und Fertigkeiten, um bestimmte Probleme zu lösen sowie die damit verbundenen motivationalen, volitionalen und sozialen Bereitschaften und Fähigkeiten, um die Problemlösungen in variablen Situationen erfolgreich und verantwortungsvoll nutzen zu können" (Weinert 2001, S. 27f.). Im Rahmen der ASCOT-Förderlinie fokussierte ein Projekt auf Kompetenzforschung im Bereich der pflegeberuflichen Bildung: Das Projektes „Entwicklung und Erprobung von technologieorientierten Messinstrumenten zur Feststellung der beruflichen Handlungskompetenz in der Pflege älterer Menschen" (TEMA) widmete sich von 2011 bis 2014 dem Versuch, pflegeberufliche Handlungskompetenzen bei Auszubildenden im dritten Ausbildungsjahr der Altenpflege sowie der Gesundheits- und Krankenpflege über ein technologieorientiertes Messinstrument abzuleiten und messbar zu machen (Döring et al. 2016). Als Grundlage wurde ein berufsspezifisches Kompetenzmodell entwickelt, das sich in die Bereiche ‚Bewohner-/klientenbezogener Kompetenzbereich' (mit den Subdimensionen ‚diagnostisch-reflexive Kompetenz', ‚praktisch-technische Kompetenz' und ‚interaktiv-kommunikative Kompetenz'), ‚organisationsbezogener Kompetenzbereich' (welche die Komponenten ‚Steuerungskompetenz' und ‚kooperative Kompetenz beinhalten') sowie den ‚selbstbezogenen Kompetenzbereich' (unter den die ‚Gesunderhaltungskompetenz' zu subsumieren ist) (Wittmann et al. 2017) ausdifferenziert. Das Projekt greift die Charakteristika pflegeberuflichen Handelns auf und stellt die emotionsbezogenen und sozialen Aspekte als integrale Bestandteile des pflegespezifischen Kompetenzmodells vor. Die Aufgabenstellung integriert die Situativität pflegeberuflichen Handelns und legt dieser die spezifischen As-

2 Das Kürzel ASCOT steht für Technology-based Assessment of Skills and Competences in Vocational education and training (Bundesministerium für Bildung und Forschung 2015, 7).

pekte einer Pflegesituation nach Hundenborn und Knigge-Demal (Hundenborn 2016) zugrunde. Pflegeberufliches Handeln wird als prozessuales Geschehen verstanden, das die Schritte Diagnostik, Pflegeplanung, Maßnahmendurchführung und Evaluation umfasst (Wittmann et al. 2017). Auf dieser Basis wurden pflegespezifische Situationen in Form von Videos produziert, die Auszubildenden in der Pflege präsentiert und mit Arbeitsaufgaben für die Lernenden versehen wurden (Döring et al. 2016). Die Auswertung der Ergebnisse fokussierte auf Handlungswissen, -plänen und -entscheidungen der Auszubildenden (ebd.). Für den überwiegenden Anteil der Aufgaben wurde ein geschlossenes Antwortformat gewählt. In der Evaluation konnte „eine reliable und inhalts- sowie strukturell valide Abbildung des bewohner-/klientenbezogenen Kompetenzbereichs der beruflichen Handlungskompetenz am Ende der Berufsausbildung mittels einer standardisierten, szenariobasierten, computerbasierten Testung nachgewiesen“ (Wittmann et al. 2017, S. 200) werden. „Dabei wird mit der Messung emotionsbezogener Aspekte auch der soziale Aspekt der berufsfachlichen Handlungskompetenz systematisch berücksichtigt“ (ebd.). Grenzen weist dieser Zugang durch das Design der geschlossenen Antwortformate sowie die fehlende Berücksichtigung motorischer Kompetenzen und eben jener Aspekte pflegeberuflichen Handelns auf, die begrifflich nicht exakt zu fassen (Wittmann et al. 2017) und entsprechend nicht digital transformierbar sind (Huchler 2016). Vor dem Hintergrund der Begrenzungen der TEMA-Arbeiten wird im folgenden Kapitel ein alternativer Ansatz vorgestellt, um eine digital gestützte Kompetenzbestimmung im Rahmen der Pflegebildung zu ermöglichen.

4.1 Kompetenzverständnis und Kompetenzbestimmung im BMBF-Projekt GaBaLEARN

Kompetenzmessung über Verfahren des Learning Analytics erfordert ein Kompetenzmodell, das die zu erhebenden Kompetenzen ausweist, begründet und möglichst weitgehend operationalisiert (Wise/Shaffer 2015). Im Rahmen des BMBF-Forschungsprojektes „Game Based Learning in Nursing – Spielerisch Lernen in authentischen, digitalen Pflegesimulationen“ (GaBaLEARN, 2016–2019) wurde im Anschluss an Weidner (2004) und Darmann-Finck (2010) ein Kompetenzmodell zur Grundlegung eines Serious Game entwickelt, das anhand einer thematischen Heuristik operationalisiert wurde. Das Forschungsprojekt GaBaLEARN zielte darauf ab, komplexe, realitätsnahe Fallsimulationen im Rahmen eines konkreten Serious Game[3] zu entwickeln (Hülsken-Giesler et

3 Susi et al. (2007, S. 1) definieren: „serious games are (digital) games used for purposes other than mere entertainment“.

al. 2019a; Dütthorn et al. 2018; Hülsken-Giesler/Peters 2018)[4]. Mit diesem Serious Game wird das Ziel verfolgt, situative Entscheidungsfindung unter Bedingungen der Deutungsoffenheit in komplexen Pflegesituationen einzuüben. Eingeführt werden die Lernenden über digitale Fallsimulationen in pflegerelevante Phänomene wie Multimorbidität und Chronizität, die am Beispiel der langzeitstationären Pflege von dementiell veränderten Bewohnern eines virtuellen Pflegeheims thematisiert werden. Die Lernenden können sich über virtuelle Spielfiguren als Pflegende interaktiv in realitätsnahen Pflegeszenarien bewegen, um handlungsdruckentlastet berufsspezifische Kompetenzen zu erwerben. Dem Spielkonzept wurde ein Verständnis zugrunde gelegt, dass Kompetenz als Disposition versteht (Brater 2016; Erpenbeck et al. 2007). Kompetenzen sind demnach Charakteristika einer Person, die sich in performativen Handlungen zeigen können. Performative Handlungen verweisen auf Kompetenzen, ohne diese aber vollständig abbilden zu können. Situativität wird damit zum zentralen Element der Kompetenzerfassung. Kompetenz entäußert sich situativ über fachlich angemessene Performanz, bleibt dabei aber auch immer an die Situativität gebunden. In Anlehnung an einschlägige pflegewissenschaftliche und pflegedidaktische Vorarbeiten (Darmann-Finck 2010, Weidner 2004) sieht das GaBaLEARN- Kompetenzmodell drei relevante Kompetenzdimensionen für Kontexte der Pflegebildung vor (siehe Abb. 1).

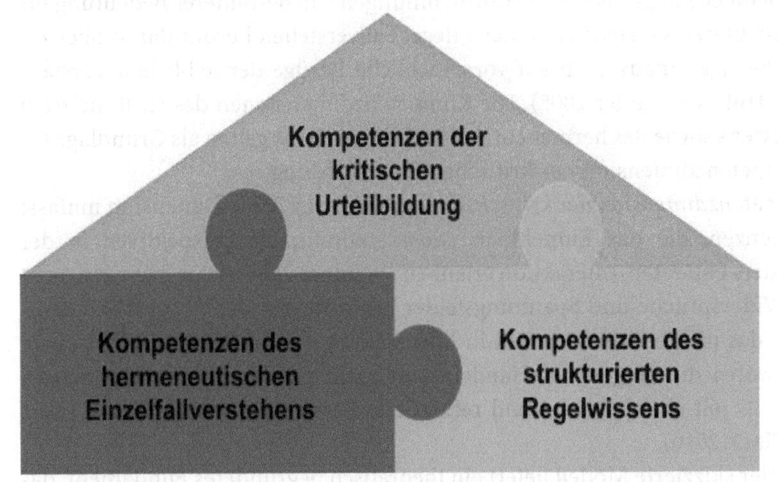

Abbildung 1: Kompetenzmodell GaBaLEARN (eigene Darstellung in Anlehnung an Darmann-Fink 2010 und Weidner 2004)

4 Unter dem URL http://eduproject.eu/gabalearn/ kann das Serious Game ‚Take Care' eingesehen und abgerufen werden (vgl. auch Hülsken-Giesler et al. 2019a).

Kompetenzdimension des strukturierten Regelwissens: Diese Dimension umfasst Kompetenzen des sicheren und wissenschaftlich gestützten Umgangs mit Pflegemaßnahmen und -techniken in ihrem instrumentellen Anwendungsbezug und in der prozessbegleitenden Interaktion mit den Patientinnen und Patienten (vgl. Weidner 2004; Darmann-Finck 2010). Die regelorientierte Beurteilung von beruflichen Situationen beruht auf wissenschaftlich generierten und damit allgemeingültigen Wissensbeständen. Abgeleitet werden daraus instrumentelle Handlungsregeln zur konkreten Problemlösung in der Pflege als Ergebnis differenzierter, evidenzbasierter und reflektierter Handlungsregeln (Darmann-Finck 2010).

Kompetenzdimension des hermeneutischen Einzelfallverstehens: Dieser Kompetenzbereich umfasst Aspekte der Sicherheit im sozialen Umgang mit konkreten Hilfeempfängern und ihren Angehörigen (Weidner 2004) und bezieht sich im Kern auf die zentrale Kompetenz „Pflegerische Beziehung gestalten" (Dütthorn 2014). Fallverstehen und Falldeutung vollziehen sich in der praktischen Pflegearbeit über Aushandlungs- und Interpretationsprozesse zwischen Hilfeempfängern und informellen und/oder professionellen Helfern. Neben rational begründeten Aushandlungen über Sprache und gut begründeten Argumenten (Ebene des ‚höheren Verstehens') sind nicht-sprachliche, häufig als körperliche Expressionen (z.B. Mimik, Gestik, Körperhaltung und -spannung) sich entäußernde leibliche Regungen und Wahrnehmungen von besonderer Bedeutung für ein ‚elementares Verstehens' in der Pflege. Fallverstehen beruht damit über rationale Bezüge hinaus auch auf vorsprachliche Bezüge der leiblichen Verständigung (Hülsken-Giesler 2008). Die Kompetenzdimensionen des strukturierten Regelwissens sowie des hermeneutischen Fallverstehens gelten als Grundlage für die Kompetenzdimension der kritischen Urteilsbildung.

Kompetenzdimension der kritischen Urteilsbildung: Diese Dimension umfasst Kompetenzen, die das Einnehmen ethisch-moralischer Perspektiven in der Pflegenden-Patienten-Interaktion erlauben (Weidner 2004). Damit werden nicht selten Widersprüche und Spannungsfelder in Kontexten der Pflegearbeit deutlich, die das pflegerische Handeln in Entscheidungs- und Begründungszwänge bringt, wobei die Folgen des Handelns oft nicht gänzlich überblickt werden können. Es gilt eine kritische und reflektierte Perspektive einzunehmen (Darmann-Finck 2010).

Das hier skizzierte Modell liefert ein theoretisch begründetes Fundament, das zur medienpraktischen Nutzung in Kontexten der digital gestützten Kompetenzbestimmung geeignet scheint, dazu aber weiter zu konkretisieren und zu operationalisieren ist. Um eine theoriegeleitete Entwicklung von digitalen Fallsimulationen zur Entwicklung des Lernspiels ‚Take Care' zu ermöglichen, wurden verschiedene Analysen durchgeführt. Die Auswahl der Schwerpunktthemen des Lernspiels (Hülsken-Giesler et al. 2019a) erfolgte auf der Basis curricularer

Analysen und qualitativer Erhebungen. Es wurden Fokusgruppen mit insgesamt sechszehn Lehrenden der Pflegebildung, achtzehn Lernenden in der Pflegeausbildung und zehn beruflich Pflegenden in Altenpflegeschulen in Rheinland-Pfalz und Niedersachsen sowie in zwei Einrichtungen für Menschen mit Demenz durchgeführt. Die fachwissenschaftliche Begründung der Spielszenarien stützt sich auf systematische Reviews, die zu den Schwerpunktthemen des geplanten Lernspiels durchgeführt wurden (Hülsken-Giesler et al. 2019b). Auf Basis der curricularen Analysen, der qualitativen Befragungen mit Lehrenden und Lernenden in der Pflege sowie mit beruflich Pflegenden und schließlich der themenzentrierten systematischen Literaturrecherchen wurden zu jedem Schwerpunktthema des geplanten Lernspiels Kompetenzheuristiken entwickelt, aus denen konkrete Lernziele zur Erstellung der Spielszenarien und -dialoge abgeleitet wurden. Abbildung 2 zeigt dies exemplarisch für den Themenschwerpunkt ‚Trackingsysteme in der Pflege'.

4.2 Kompetenzbestimmung und Learning Analytics in der Pflegebildung

Die skizzierten Fokusgruppen mit Lehrenden adressierten u. a. Aspekte der Kompetenzfeststellung bei Lernenden in der Pflege. Kompetenzmessung in der Pflege erfolgt demnach bislang anhand von Indikatoren wie ‚Kommunikation und Integration von Komplexität in Entscheidungssituationen', ohne dass die Befragten allerdings explizieren können, woran das Vorhandensein einer Kompetenz erkannt werden kann. Für die Bewältigung von komplexen Pflegesituationen ist demnach der Rückbezug auf erfahrene Kolleginnen und Kollegen für Lernende und Pflegende ein wichtiger Aspekt. Theoretisches Wissen wird in spezifischen Situationen über Applikationen von mobilen Endgeräten, weniger über Fachliteratur in Form von Büchern abgerufen. Diese Hinweise aus den qualitativen Erhebungen finden ihre Bestätigung in der aktuellen Literaturlage, die jüngst darauf verweist, dass sich Lernprozesse und Zugänge zu Wissen in der Pflege durch den Einsatz von neuen Technologien derzeit rasant verändern (Peters et al. 2018). Im Rahmen der Spielentwicklung ‚*Take Care*' (Hülsken-Giesler et al. 2019a) wurden die benannten Kompetenzdimensionen (Kompetenzen des strukturierten Regelwissens, des hermeneutischen Fallverstehens und der kritischen Urteilsbildung) in konkrete virtuelle Lernsituationen und Spielszenarien überführt. Die Lernenden sind im Rahmen des Spielverlaufs aufgefordert, situativ begründete, möglichst evidenzbasierte Entscheidungsfindung einzuüben. Um dies zu ermöglichen, halten die virtuellen Lernsituationen Aspekte von interner und externer Evidenz zu konkreten (virtuellen) Einzelfällen im Rahmen des Lernspiels vor. Vor diesem Hintergrund können konkrete Spielentscheidungen der Lernenden sowie ganze Spielverläufe aufgezeichnet und

Pflegende	Patienten/Bewohner/Angehörige	Institution/Gesundheitssystem	Pflegerisches Handeln
Kompetenzdimension des strukturierten Regelwissens (Schüler nennen / erklären / untersuchen z. B. …)			
Die Auszubildenden beschreiben Grundsätze des Einsatzes technischer Innovationen zur Pflege von Menschen mit Demenz.			Die Auszubildenden beschreiben Möglichkeiten des Einsatzes technischer Innovationen in der Pflege von Menschen mit Demenz.
Die Auszubildenden erklären verschiedene Arten von Tracking Systemen.		Die Auszubildenden erklären das MEESTAR Modell.	Die Auszubildenden differenzieren Beispiele technischer Innovationen in der Pflegepraxis wie z. B. – Tracker in Uhren oder Schuhen – Roboter-Katze – „stille" Alarmsysteme an Türen aufs Diensthandy
Kompetenzdimension des hermeneutischen Einzelfallverstehens (Schüler nehmen wahr / verstehen / verständigen sich z. B. über …)			
Die Auszubildenden überdenken mögliche skeptische Perspektiven bzgl. technischer Innovationen in der Pflege von Menschen mit Demenz und können sowohl Chancen als auch Risiken identifizieren.	Auszubildende erkennen mögliche skeptische Perspektiven oder Ängste bzgl. technischer Innovationen von Seiten der Menschen mit Demenz und setzen diese adäquat in ihrer Pflegepraxis um.	Die Auszubildenden gebrauchen bei der Integration technischer Innovation für Menschen mit Demenz institutionelle Konzepte.	Die Auszubildenden stellen in ihrer Pflegepraxis Chancen und Grenzen technischer Innovationen in der Pflege von Menschen mit Demenz heraus.
	Die Auszubildenden nehmen die Bedürfnisse der Bewohner im Spannungsfeld von Freiheit und Sicherheit wahr. Die Auszubildenden informieren die Bewohner über die Notwendigkeit der Überwachungstechnik und leisten bei Bedarf Überzeugungsarbeit.	Die Auszubildenden nehmen die Veränderung der Arbeitsprozesse durch technische Innovationen, hier am Beispiel von Tracking Systemen bei dementiell veränderten Bewohnern wahr.	Die Auszubildenden integrieren im Rahmen der Entscheidungsfindung für den Einsatz von Tracking Systemen, die Bedürfnisse der Bewohner, Angehörigen und die Anforderungen an das Pflegepersonal.

(Fortsetzung)

Pflegende	Patienten/Bewohner/Angehörige	Institution/Gesundheitssystem	Pflegerisches Handeln
Kompetenzdimension der kritischen Urteilsbildung (Schüler reflektieren z. B. den Widerspruch zwischen)			
Die Auszubildenden reflektieren die ethischen Perspektiven der Bedürfnisse der Bewohner im Hinblick auf Autonomie und ihrem Anspruch der Sicherheit. Die Auszubildenden reflektieren ihre Rolle in Bezug auf Übersetzung und Vermittlung der technischen Geräte und bewerten diese im Kontext ihrer Arbeitsaufgaben.		Die Lernenden bewerten den Einsatz von Tracking Systemen für den Einzelfall anhand des MEESTAR Modells.	Die Lernenden reflektieren den Einsatz von technischen Lösungen am Beispiel von Tracking Systemen im Hinblick auf Entlastung und/ oder Kompensation des Fachkräftemangels sowie auf die Auswirkungen auf Arbeitsprozesse in den Einrichtungen kritisch.

Abbildung 2: Kompetenzheuristik zum Themenschwerpunkt ‚Trackingsysteme in der Pflege' (eigene Darstellung)

ausgewertet werden, um Hinweise auf eine angemessene Auseinandersetzung der Lernenden mit interner und externer Evidenz zur Begründung der jeweiligen (Spiel)Entscheidungsfindung abzuleiten. Eine Auseinandersetzung mit interner Evidenz wird aus Spielsequenzen abgeleitet, die aktive Dialoge zwischen den virtuellen Spielfiguren der Lernenden und Pflegeempfänger ermöglichen. Die intensive Einlassung der Lernenden auf Präferenzen, Werte und Routinen der virtuellen Pflegeempfänger und/oder ihrer virtuellen An- und Zugehörigen im Spielverlauf verweist dabei auf den Versuch, interne Evidenz in die Entscheidungsfindung einfließen zu lassen. Der Rückgriff auf Fachtexte zu ausgewählten Pflegethemen über ein virtuelles Bücherregal im Spielverlauf wird als Hinweis auf die Nutzung von externer Evidenz gedeutet. Darüber hinaus kann auch die Intensität der Kommunikation mit (virtuellen) Teammitgliedern (Pflegeexpertinnen und Pflegeexperten, Pflegemanagement, Hausarzt) im Spielverlauf Hinweise für einen pflegefachlichen Kompetenzerwerb liefern.

Konkretisiert man diese abstrakten Ausführungen exemplarisch für ausgewählte Kompetenzziele zum Themenschwerpunkt ‚Tracking Systeme in der Pflege', könnte sich Kompetenzmessung im Mixed-Method-Design folgendermaßen gestalten:

A) Kompetenzdimension des strukturierten Regelwissens

Lernziel: Die Auszubildenden kennen das MEESTAR-Modell
Den Lernenden wird hierbei die theoretische Grundlage des MEESTAR-Modells (Manzeschke et al. 2013) vermittelt, die begründete Entscheidungen zur Nutzung von technischen Innovationen in konkreten, einzelfallbezogenen Kontexten ermöglicht. Im Rahmen der virtuellen Spielsituationen erhalten die Spielenden die Möglichkeit, sich über das MEESTAR-Modell in Form eines Textes zu informieren und mit (virtuellen) Kollegen auszutauschen. Die Häufigkeit und Dauer der Wahrnehmung dieser Spieloptionen im Spielverlauf können im Sinne des klassischen Learning Analytics quantitativ ausgewertet werden.

B) Kompetenzdimension des hermeneutischen Einzelfallverstehens

Lernziel: Die Auszubildenden integrieren zur Entscheidungsfindung für den Einsatz von Tracking Systemen individuelle Bedürfnisse und Präferenzen der Bewohner und der Angehörigen sowie berufsspezifische Anforderungen der Pflege.
Im Rahmen des Lernspiels ‚*Take Care*' sind die Spielenden aufgefordert, den Einsatz von Tracking Systemen bei demenziell erkrankten (virtuellen) Bewohnerinnen und Bewohnern zu diskutieren. Um eine entsprechende Bewertung vorzunehmen, sollten die Bedürfnisse und Präferenzen der Anspruchsgruppe erkundet werden. Im Spielverlauf wird dies über (virtuelle) Kommunikationen

mit den Bewohnern, Angehörigen und Pflegenden ermöglicht. Kommunikationen dieser Art werden digital registriert und den Spielenden als *in game Feedback* zurückgespielt. Die Spielerin bzw. der Spieler erlebt in der virtuellen Lernumgebung damit eine direkte Konsequenz auf die virtuellen Aktivitäten, indem andere Spielfiguren auf die eigenen Handlungen und Kommunikationen reagieren. Das gibt den Lernenden die Möglichkeit, ihre Handlungen schon während des Spiels zu reflektieren. Im Anschluss an diese virtuellen Spielsituationen erhalten auch die Lehrenden (anonymisierte) Aufzeichnungen der Kommunikations- und Entscheidungswege der Lernenden. Dies ermöglicht den Lehrenden eine Einsicht in die performativen Spielhandlungen der Lernenden, die als Grundlage für weiterführende Blended-Learning-Einheiten genutzt werden können, um die Erfahrungen der Lernenden sowie ggf. auch Begründungen für oder gegen Spielentscheidungen gemeinsam zu reflektieren. Die Ergebnisse aus klassischen Learning Analytics-Prozessen liefern damit Gesprächsanlässe zur gemeinsamen Analyse des situativen Fallerlebens im Rahmen des Spielverlaufs.

C) Kompetenzdimension der kritischen Urteilsbildung

Kompetenzen der kritischen Urteilsbildung werden adressiert, indem die Spieler in ihrer virtuellen Rolle als Pflegperson eigenständige Entscheidungen treffen müssen. Die Entscheidungen werden im Spielverlauf nicht als richtig oder falsch bewertet, vielmehr erleben die Lernenden die Konsequenzen ihres Handels als vorteilhaft oder nachteilig mit Blick auf den weiteren Spielverlauf. Werden beispielsweise relevante pflegerische Handlungen unterlassen, verhindert dies einen Erkenntnisgewinn des Spielers über die Bewohner, was sich im weiteren Spielverlauf als nachteilig für die Bewältigung von weiteren Spielaufgaben auswirkt. Die Reflexion der entsprechenden Entscheidungsfindungen in Bezug auf Aspekte der kritischen Urteilsbildung ist der präsenzgestützten Auseinandersetzung zwischen Lernenden und Lehrenden vorbehalten. Digital abgeleitete Entscheidungspfade und die Erfahrungen der Lernenden aus dem virtuellen Spielverlauf können wichtige Grundlagen für die präsenzgestützte Reflexion bereitstellen.

5. Fazit und Ausblick

Während einige Domänen der beruflichen Bildung bereits konkrete Ansätze der berufsspezifischen Kompetenzbestimmung und -messung ausgebildet haben, gibt es für die Pflege nur vereinzelte Versuche, Lernerfolg kompetenzorientiert sichtbar zu machen. Stringent operationalisierende Ansätze werden dabei den Anforderungen an pflegerelevante Kompetenzdimensionen allerdings nicht gerecht. Dieser Beitrag diskutiert ein pflegespezifisches Kompetenzmodell, das zur Begründung eines Serious Game für die Pflegebildung entwickelt wurde und relevante pflegeberufliche Kompetenzbereiche abbildet. Es wurde gezeigt, dass die digitalen Möglichkeiten im Rahmen eines Serious Game dafür genutzt werden können, aus dem Spielverhalten von Lernenden (Performanz) Hinweise auf Kompetenzen der Lernenden in Bezug auf pflegerelevante Kompetenzdimensionen abzuleiten. Dazu wurde vorgeschlagen, Lernerfolge in digital gestützten Kontexten der Pflegebildung über Learning Analytics-Ansätze zu erheben, indem z. B. digitale Spielhandlungen aufgezeichnet und (anonymisiert) verarbeitet werden. Die systematische Analyse von Performanzen im Zusammenhang mit der Nutzung digitaler Medien in der Pflegebildung kann dafür genutzt werden, Rückschlüsse auf individuelle oder kollektive Kompetenzzuwächse zu ziehen. Da Performanz zur Messung von Pflegekompetenz vor dem Hintergrund des hier explizierten Kompetenzverständnisses allerdings nicht hinreichend erscheint, sind über Learning Analytics generierte Ergebnisse immer auch in Blended Learning Kontexte einzubetten und in persönlichen Gesprächen und Reflexionen zu konkretisieren.

Das Ansinnen, den Gebrauch von digitalen Lernanwendungen in Bildungskontexten systematisch auszuwerten, ist (auch oder gerade wenn dies mit guten pädagogischen Absichten erfolgt) mit zahlreichen Herausforderungen und auch mit offenen Fragen konfrontiert. Digital gestützte Lernstandsanalysen, die im Sinne des Learning Analytics Aussagen und Vorhersagen ausschließlich auf der Grundlage statistischer Kennzahlen treffen wollen, werden, so wurde hier argumentiert, dem Gegenstand der Pflegebildung nicht gerecht. Erweiterte Ansätze, die, wie hier am Beispiel des Serious Game ‚*Take Care*' vorgeschlagen, Lernstandsanalysen in der pädagogisch reflektierten Verschränkung von Erkenntnissen aus digital generierten Datensätzen und face-to-face-Kommunikationen vorsehen (Mixed-Method-Ansatz), stellen dagegen erweiterte Möglichkeiten für gegenstandsangemessene Lernstandbestimmungen in der Pflege in Aussicht (Lankau 2018, Steinheuer 2018). Abschließend ist auch der Hinweis von Barberi et al. (2018) ernst zu nehmen, dass digital gestützte Lernstandbestimmung keine Vorhersagen für beruflich kompetentes Verhalten garantiert, da sich mittels statistischer Verfahren generierte Aussagen niemals mit Blick auf den Einzelfall prognostizieren lassen.

Literatur

ALBRECHT, C./C. Börner/T. Köhler (2012): Ein E-Portfolio als Instrument für die berufliche Ausbildung. In: Berufsbildung in Wissenschaft und Praxis (BWP), H. 3, 21–25.

BARBERI, A./P. Missomelius/C. Swertz (2018): Educational Data Mining und Learning Analytics. http://www.medienimpulse.at/articles/view/1210?navi=1 Zugegriffen: 10.07. 2018.

BRATER, M. (2016): Was sind „Kompetenzen" und wieso können sie für Pflegende wichtig sein? In: Pflege & Gesellschaft, Jg. 21, H. 3, 197–213.

BAUA – Bundesanstalt für Arbeitsschutz und Arbeitsmedizin (2015): Intelligente Technik in der beruflichen Pflege. Von den Chancen und Risiken einer Pflege 4.0. Berlin.

BUNDESMINISTERIUM FÜR BILDUNG UND FORSCHUNG (Ed.). (2015). Technologiebasierte Kompetenzmessung in der beruflichen Bildung (ASCOT): Ergebnisse und Bedeutung für Politik und Praxis. Bonn.

BMG – BUNDESMINISTERIUM FÜR GESUNDHEIT (2017): ePflege. Informations-und Kommunikationstechnologie für die Pflege. Studie im Auftrag des Bundesministeriums für Gesundheit. Roland Berger GmbH/Deutsches Institut für angewandte Pflegeforschung e.V./Philosophisch-Theologische Hochschule Vallendar. Berlin, Vallendar, Köln.

CHATTI M.A./A.L. Dyckhoff/U. Schroeder/H. Thüs (2012): Forschungsfeld Learning Analytics. http://thues.com/upload/pdf/2012/CDST12_iCOM_preprint.pdf Zugegriffen: 10.07.2018.

DARMANN-FINCK, I. (2010): Interaktion im Pflegeunterricht: Begründungslinien der Interaktionistischen Pflegedidaktik. Pflegeforschung: v.1. Peter Lang GmbH Internationaler Verlag der Wissenschaften, Frankfurt am Main.

AUSBILDUNGS- UND PRÜFUNGSVERORDNUNG FÜR DEN BERUF DER ALTENPFLEGERIN UND DES ALTENPFLEGERS (Altenpflege-Ausbildungs- und Prüfungsverordnung – AltPflAPrV) BGBl. I S. 4418 (Deutscher Bundestag 25.10.2002).

GESETZ ÜBER DIE BERUFE IN DER ALTENPFLEGE (Altenpflegegesetz-AltPflG), Deutscher Bundestag 25.08.2003.

GESETZ ÜBER DIE BERUFE IN DER KRANKENPFLEGE (Krankenpflegegesetz-KrPflG), Deutscher Bundestag 01.01.2004.

GESETZ ZUR REFORM DER PFLEGEBERUFE (Pflegeberufereformgesetz), Deutscher Bundestag 17.07.2017.

DBFK – DEUTSCHER BERUFSVERBAND FÜR PFLEGEBERUFE (2014): https://www.dbfk.de /de/themen/Bedeutung-professioneller-Pflege Zugegriffen am 11.03.2018.

DEWITT, C. (2012): Neue Lernformen für die berufliche Bildung: Mobile Learning – SocialLearning – Game Based Learning. Berufsbildung in Wissenschaft und Praxis (BWP), H. 3, 6–9.

DEWITT, C./C. Gloerfeld (Ed.) (2018): Handbuch Mobile Learning. Springer, Wiesbaden.

DÖRING, O./U. Weyland, U./E. Wittmann/ A. Nauerth/J. Hartig/R. Kaspar/K. Kraus (2016): Technologiebasierte Messung beruflicher Handlungskompetenz in der Pflege älterer Menschen: Kompetenzmodellierung und Testverfahrenentwicklung. In Dietzen, A./R. Nickolaus/B. Rammstedt/R. Weiß (Hrsg.): Kompetenzorientierung: Berufliche Kompetenzen entwickeln, messen und anerkennen. Bertelsmann, Bielefeld, S. 113–132.

DÜTTHORN, N./M. Hülsken-Giesler/R. Pechuel (2018): Game Based Learning in Nursing – didaktische und technische Perspektiven zum Lernen in authentischen, digitalen Fallsimu-lationen. In: Pfannstiel, M./S. Krammer/W. Swoboda (Hrsg.): Digitale Transformation von Dienstleistungen im Gesundheitswesen IV. Impulse für die Pflegeorganisation. Springer, Wiesbaden, S. 83–101.

DÜTTHORN, N. (2014): Pflegespezifische Kompetenzen im Europäischen Bildungsraum: Eine empirische Studie in den Ländern Schottland, Schweiz und Deutschland. Zugl.: Osnabrück, Univ., Diss., 2013. Vandenhoeck & Ruprecht unipress, Universitätsverlag Osnabrück, Göttingen.

DÜTTHORN, N./J. Busch (2016): Rekonstruktive Fallarbeit in pflegedidaktischer Perspektive. In: Hülsken-Giesler, M./S. Kreutzer/N. Dütthorn (Hrsg.): Pflegewissenschaft und Pflegebildung. Band 13. Rekonstruktive Fallarbeit in der Pflege: Methodologische Reflexionen und praktische Relevanz für Pflegewissenschaft, Pflegebildung und die direkte Pflege. Vandenhoeck & Ruprecht unipress, Universitätsverlag Osnabrück, Göttingen, S. 187–214.

DÜTTHORN, N./K. Gemballa (2013): Theorien und Modelle der Didaktik, Ernährung und Hauswirtschaft im Spiegel der Pflegedidaktik. In: Bwp@ Spezial 6 – Hochschultage Berufliche Bildung 2013, Fachtagung 11, 1–22.

DÜTTHORN, N./M. Hülsken-Gielser/R. Pechuel (2018): Game Based Learning in Nursing – didaktische und technische Perspektiven zum Lernen in authentischen, digitalen Fallsimulationen. In: Pfannstiel, M./S. Krammer/W. Swoboda (Hrsg.): Digitalisierung von Dienstleistungen im Gesundheitswesen. Springer, Heidelberg, S. 83–101.

ERPENBECK, J. (2014): PIAAC. In: DIE Zeitschrift, H. 3, 20–22. http://www.diezeitschrift.de/32014/kompetenz-01.pdf Zugegriffen: 15.04.2017.

ERPENBECK, J./L. v. Rosenstiel (2007): Einführung. In: Erpenbeck, J./L.v. Rosenstiel/S. Grote/W. Sauter (Hrsg.): Handbuch Kompetenzmessung: Erkennen, verstehen und bewerten von Kompetenzen in der betrieblichen, pädagogischen und psychologischen Praxis (3. Auf.). Schäffer-Poeschel, Stuttgart, S. IX–XXXVIII.

ERPENBECK, J./L.v. Rosenstiel/S. Grote/W. Sauter (Hrsg.) (2007): Handbuch Kompetenzmessung: Erkennen, verstehen und bewerten von Kompetenzen in der betrieblichen, pädagogischen und psychologischen Praxis (3. Aufl.). Schäffer-Poeschel, Stuttgart.

EVANS, M./V. Hielscher/D. Voss (2018): Damit Arbeit 4.0 in der Pflege ankommt – wie Technik die Pflege stärken kann: Policy Brief der Forschungsförderung der Hans-Böckler-Stiftung Nr. 5, März 2018. bit.do/impuls1108. Zugegriffen: 10.07.2018.

FACHKOMMISSION NACH § 53 PFLBG (2019): Rahmenpläne der Fachkommission nach § 53 PflBG. o.O.

FERGUSON, R. (2012): Learning analytics: drivers, developments and challenges. In: International Journal of Technology Enhanced Learning. H. 4, 304–317.

GI – GESELLSCHAFT FÜR INFORMATIK (2017): Leitlinien Pflege 4.0. Handlungsempfehlungen für die Entwicklung und den Erwerb digitaler Kompetenzen in Pflegeberufen. https://gi.de/pflege40 Zugegriffen: 26.03.2018.

GREB, U. (2010): Die pflegedidaktische Kategorialanalyse. In: Ertl-Schmuck R./F. Fichtmüller (Hrsg.): Pflegepädagogik. Theorien und Modelle der Pflegedidaktik: Eine Einführung. Juventa-Verlag, Weinheim, S. 124.163.

HIELSCHER, V./S. Kirchen-Peters/C. Sowinski (2015): Technologisierung der Pflegearbeit. Wissenschaftlicher Diskurs und Praxisentwicklungen in der stationären und ambulanten Langzeitpflege. In: Pflege & Gesellschaft: Zeitschrift Für Pflegewissenschaft, H. 20, 5–19.

Huchler, N. (2016): Die ‚Rolle des Menschen' in der Industrie 4.0 – Technikzentrierter vs. humanzentrierter Ansatz. In: Arbeits- und Industriesoziologische Studien, Jg. 9, H. 1., 57–79.

Hülsken-Giesler, M. (2015): Technik und Neue Technologien in der Pflege. In: Brandenburg, H./S. Dorschner (Hrsg.), Pflegewissenschaft 1: Lehr- und Arbeitsbuch zur Einführung in das wissenschaftliche Denken in der Pflege (3. Auf.). Hogrefe Verlag, Bern, S. 262–280.

Hülsken-Giesler, M. (2010): Technikkompetenzen in der Pflege – Anforderungen im Kontext der Etablierung Neuer Technologien in der Gesundheitsversorgung. In: Pflege & Gesellschaft 15. Jg., H. 4, 330–352.

Hülsken-Giesler, M. (2008): Der Zugang zum Anderen: Zur theoretischen Rekonstruktion von Professionalisierungsstrategien pflegerischen Handelns im Spannungsfeld von Mimesis und Maschinenlogik. Vandenhoeck & Ruprecht unipress, Universitätsverlag Osnabrück, Göttingen.

Hülsken-Giesler, M./N. Dütthorn/B. Hoffmann/R. Pechuel (2019a): ‚Take Care': Lernspiel für die Pflegebildung. Manual für Lehrende. Osnabrück. http://eduproject.eu/gabalearn/lehrermanual/ Zugegriffen: 15.04.2020.

Hülsken-Giesler, M.; Peters, M. Müller, K. (2019b): Tracking-Systeme bei Menschen mit Demenz in der stationären Langzeitpflege. Ein integratives Review. Pflege 32 (6), 353–363.

Hülsken-Giesler, M./M. Peters (2018): Serious Games in der beruflichen (Pflege-)Bildung: Ein Einblick in das Forschungsprojekt Game-Based Learning in Nursing (GaBaLEARN). Bildung und Beruf, September 2018, 152–155.

Hülsken-Giesler, M./J. Korporal (Hrsg.) (2013): Fachqualifikationsrahmen Pflege für die hochschulische Bildung. Purschke + Hensel, Berlin.

Hundenborn, G. (2016): Fallorientierte Didaktik in der Pflege: Grundlagen und Beispiele für Ausbildung und Prüfung. Urban & Fischer, München.

Koch, S. (2011): Selbstgesteuertes Lernen und dessen Bedeutung für eine zeitgemäße Personalentwicklung. Hampp, München.

Lankau, P. (2018): Datenschutz? Gibt's doch gar nicht. In: Tarmann, P. (Hrsg.): Datenschutz – „Big Data" als gesellschaftliche und politische Herausforderung. In: Gesellschaft & Politik. Zeitschrift für soziales und wirtschaftliches Engagement, Heft 2/17, 17–24.

Manzeschke, A. et al. (2013): Ethische Fragen im Bereich Altersgerechter Assistenzsysteme. Ergebnisse der Studie. VDI, Berlin.

Oevermann, U. (1996): Theoretische Skizze einer revidierten Theorie professionalisierten Handelns. In: Combe, A./W. Helsper (Hrsg.): Pädagogische Professionalität. Untersuchungen zum Typus pädagogischen Handelns. Suhrkamp, Frankfurt am Main, S. 70–182.

Peters, M./M. Hülsken-Giesler/N. Dütthorn/ B. Hoffmann/C. Jeremias/C. Knab/R. Pechuel (2018): Mobile Learning in der Pflegebildung: Entwicklungsstand und Herausforderungen am Beispiel des Projektes ‚Game Based Learning in Nursing'. In: DeWitt, C./C. Gloerfeld (Hrsg.): Handbuch Mobile Learning. Springer VS, Wiesbaden, S. 971–992.

Pfadenhauer, M./A. Kunz (2012): Der Kompetenzstreit um Bildung. In: Pfadenhauer M./ A. Kunz (Ed.): Kompetenzen in der Kompetenzerfassung. Beltz Juventa, Weinheim u. a., S. 7–17.

Pflegeberufgesetz (PflBG, 2020): Gesetz über die Pflegeberufe. https://www.buzer.de /Pflegeberufegesetz-PflBG.htm Zugegriffen: 15.04.2020.

Rammstedt, B. (Hrsg.) (2013): Grundlegende Kompetenzen Erwachsener im internationalen Vergleich: Ergebnisse von PIAAC 2012. Waxmann, Münster u. a.

Schmid, U./ L. Goertz/J. Behrens (2016): Monitor Digitale Bildung: Berufliche Ausbildung im digitalen Zeitalter. https://www.bertelsmann-stiftung.de/fileadmin/files/BSt/Publikationen/GrauePublikationen/Studie_Monitor-Digitale-Bildung_Berufliche-Ausbildung-im-digitalen-Zeitalter_IFT_2016.pdf Zugegriffen: 28.07.2017.

Schön, M./M. Ebner (2013): Das Gesammelte interpretieren. Educational Data Mining und Learning Analytics. In: Schön M./S. Ebner (Ed.): L3T. Lehrbuch für Lernen und Lehren mit Technologien. Fachportal Pädagogik. DIPF, o. O., o. S.

Schulmeister, R. (2012): Vom Mythos der Digital Natives und der Net Generation. In: Berufsbildung in Wissenschaft und Praxis (BWP), H. 3, 42–47.

Steinhauer, E. W. (2018): Datenschutz im mobile learing. In: DeWitt C./C. Gloerfeld (Hrsg.): Handbuch Mobile Learning. Springer, Wiesbaden, S. 221–230.

Weich, A. (2018): Was nicht passt, wird passend gemacht. Learning Analytics als Teil des Profilierungsdispositivs. http://www.medienimpulse.at/articles/view/1155?navi=1 Zugegriffen: 21.07.2018.

Weidner, F. (2004): Professionelle Pflegepraxis und Gesundheitsförderung. Eine empirische Untersuchung über Voraussetzungen und Perspektiven des beruflichen Handelns in der Pflege. Mabuse-Verlag, Frankfurt/Main.

Weinert, F. E. (2001): Vergleichende Leistungsmessung in Schulen – eine umstrittene Selbstverständlichkeit. In: Weinert, F.E. (Hrsg.): Leistungsmessungen in Schulen. Beltz, Weinheim, S. 17–32.

Weinert, F.E. (Hrsg.) (2001): Leistungsmessungen in Schulen. Beltz, Weinheim.

Weiss, R. (2012): Medienkompetenz als neue Kulturtechnik. In: Berufsbildung in Wissenschaft und Praxis (BWP), H. 3, 3–4.

Wise, A./D. W. Shaffer (2015): Why Theory Matters More than Ever in the Age of Big Data. In: Journal of Learning Analytics, Jg. 2, H. 2, 5–13.

Wittmann, E./R. Kaspar/O. Döring (2017): Berufsfachliche Handlungskompetenz in der unmittelbar klientenbezogenen Pflege: eindimensional oder mehrdimensional? In: Weyland U./K. Reiber (Hrsg.): Entwicklungen und Perspektiven in den Gesundheitsberufen – aktuelle Handlungs- und Forschungsfelder. wbv, Bielefeld, S. 185–204.

Autorinnen und Autoren

Isabel Atzl, M.A., mail@isabelatzl.de
Isabel Atzl befasst sich in ihrer Dissertation mit Pflegedingen und dem Alltag am Krankenbett um 1900. Seit 2005 ist sie projektbezogen oder freiberuflich als Ausstellungskuratorin und Historikerin im Themenfeld Medizin- und Pflegegeschichte tätig und hat in diesem Rahmen zahlreiche Ausstellungen in Deutschland und der Schweiz realisiert. Forschungs- und Ausstellungsschwerpunkt bilden medizin- und pflegehistorische Themen des 19. und 20. Jahrhunderts mit dem Fokus auf materielle Kultur sowie Objekt- und Sammlungsforschung. Seit 2019 arbeitet sie wieder in ihrem ursprünglichen Beruf als Krankenschwester und ist Stationsleitung der Palliativstation im Verbundkrankenhaus Linz-Remagen im Rheinland.

Alexander Bejan, M.Sc., beja@hs-furtwangen.de
Alexander Bejan ist Akademischer Mitarbeiter und technischer Laborleiter des Ambient Assisted Living (AAL) Smart Home Labors ‚Future Care Lab' an der Fakultät Gesundheit, Sicherheit, Gesellschaft der Hochschule Furtwangen. Er ist Gründungsmitglied des transdisziplinären ‚Instituts Mensch, Technik und Teilhabe' (IMTT) und konzipiert, entwickelt bzw. untersucht dort u.a. wissenschaftliche Fragestellungen zu Assistiven Technologien im Bereich multimedial-interaktiver Biografiearbeit und Erinnerungspflege für Menschen mit Demenz.

Prof. Dr. Nadin Dütthorn, duetthorn@fh-muenster.de
Nadin Dütthorn ist Professorin für Berufspädagogik im Gesundheitswesen an der Fachhochschule Münster. Ihre Forschungsschwerpunkte liegen in den Bereichen ‚Empirische Bildungsforschung', ‚Pflegespezifische Kompetenzentwicklung in Europa', ‚Relationale Pflegedidaktik' und ‚Game based learning: Kompetenzentwicklung durch digitale Fallsimulation im Lernspiel'. In pflegedidaktischer Perspektive setzt sie sich in verschiedenen nationalen und internationalen Projektbezügen mit der Entwicklung und Erprobung von digitalen Medien für die Pflegebildung auseinander.

Prof. Dr. Uwe Fachinger, uwe.fachinger@uni-vechta.de
Uwe Fachinger leitet den Lehrstuhl ‚Ökonomie und Demographischer Wandel' am Institut für Gerontologie der Universität Vechta. Seine Arbeits- und Forschungsschwerpunkte liegen im Bereich der ökonomischen Analyse der Sozial- und Verteilungspolitik – insbesondere der Alterssicherung – und der volkswirtschaftlichen Wirkungen des sozio-demographischen Wandels auf Systeme der sozialen Sicherung. Weitere Schwerpunkte bilden Untersuchungen zu den ökonomischen Potentialen altersgerechter Assistenzsysteme, zur Struktur und Entwicklung der gesundheitlichen und pflegerischen Versorgung sowie zu Entrepreneurship, (neuen) Formen der Selbständigkeit und zur Erwerbshybridisierung. Mit Fragen der volkswirtschaftlichen Wirkungen des Technikeinsatzes in der Pflege hat er sich im Rahmen von verschiedenen drittmittelgeförderten Projekten und wissenschaftlichen Gutachten beschäftigt.

Thomas Foth, RN, MEd, PhD, thomas.foth@uottawa.ca
Thomas Foth ist außerordentlicher Professor an der School of Nursing der University of Ottawa, Kanada. Zu seinen Interessengebieten gehören die Geschichte der Krankenpflege, die kritische Analyse der Pflegepraxis, Pflegetheorien und Erkenntnistheorie, Ethik, Pflege für marginalisierte Bevölkerungsgruppen, Machtverhältnisse zwischen Angehörigen der Gesundheitsberufe und Patienten und schließlich Geschlechterfragen in der Krankenpflege.

Christa Fricke, M.A., cf@sibis-berlin.de
Christa Fricke ist Senior Expert am SIBIS Institut für Sozial- und Technikforschung, Berlin. Sie ist spezialisiert auf empirische Sozialforschung, insbesondere für quantitative und qualitative Untersuchungsmethoden (Beobachtungen, Interviews, Befragungen). Zu ihren Forschungsfeldern gehören der Demographische Wandel, die Lebensqualität älterer Menschen sowie die Akzeptanz von Innovationen und Technologien. Aktuell ist sie mit verschiedenen Forschungsprojekten im Bereich der „Mensch-Technik-Interaktion" betraut und der Frage, wie technische Innovationen das Gute Leben älterer Menschen unterstützen können. In den vergangenen Jahren war sie vorwiegend in Projekten zum Einsatz von Ambient Assisted Living sowie sozialer Robotern tätig. In diesen Kontext gehört die Untersuchung der Akzeptanz und Wirkung autonomer robotischer Systeme für den Haushalt älterer Menschen. Das Projekt über das hier berichtet wird, untersucht die Bedeutung eines autonomen Roboters (Sympartner) für die Alltagsunterstützung und kommunikativen Anregung zu Hause.

Dr. Heiner Friesacher, heiner@friesachers.de
Heiner Friesacher ist Pflegewissenschaftler, Diplom-Berufspädagoge und Fachkrankenpfleger für Intensivpflege. Er arbeitet als freier Dozent an verschiedenen

Universitäten, Hochschulen und Bildungseinrichtungen. Er ist Gründungsherausgeber der Zeitschrift „intensiv“ (Thieme Verlag). Mit einer halben Stelle leitet er den Fachbereich Pflege und Betreuung bei der Convivo Unternehmensgruppe in Bremen. Seine Hauptarbeitsgebiete sind theoretische Grundlagen pflegerischen Handelns, Ethik, Professionalisierung, Technisierungsprozesse, Macht und Gewalt.

Markus Gennat, M.A., Gennat@fh-muenster.de
Markus Gennat war als Projektmitarbeiter der Fachhochschule Münster im BMBF-Forschungsprojekt „Game based learning in nursing – Spielerisch lernen in authentischen, digitalen Pflegesimulationen“ (GaBa_LEARN) tätig. Seine Forschungsschwerpunkte liegen im Bereich ‚Digitale Spiele in der Medienpädagogik‘, ‚Game Studies‘ sowie ‚Kompetenzanbahnung und Lerneffekte in digitalen Spielen‘.

Dr. Jannis Hergesell, jannis.hergesell@tu-berlin.de
Dr. Jannis Hergesell studierte Altertumswissenschaften an der Freien Universität Berlin und Soziologie technikwissenschaftlicher Richtung an der Technischen Universität Berlin. Dort promovierte er 2018 zum Zusammenhang zwischen der geschichtlichen Entwicklung der Altenpflege und der Forderung nach innovativen Pflegetechniken am DFG-Graduierten-Kolleg „Innovationsgesellschaft heute“. Danach folgte eine Fachgebietsvertretung am Fachgebiet Methoden der empirischen Sozialforschung an der Technischen Universität Berlin und ein Auslandsstipendium des DAADs an der Karls-Franzens-Universität Graz. Gegenwärtig leitet Jannis Hergesell ein Forschungsprojekt zur Arbeitsmarktintegration von gesundheitlich beeinträchtigten Personen. Seine weiteren Arbeitsschwerpunkte sind Innovations- und Techniksoziologie, Digitalisierungsforschung, Historische Soziologie und Gesundheitssoziologie.

Prof. Dr. Bernward Hoffmann, bhoffmann@fh-muenster.de
Bernward Hoffmann ist Erziehungswissenschaftler und Professor für Medienpädagogik an der Fachhochschule Münster, Fachbereich Sozialwesen. In dieser Rolle begleitete er das BMBF-Forschungsprojekt „Game based learning in nursing – Spielerisch lernen in authentischen, digitalen Pflegesimulationen“ (GaBa_LEARN). Seine Forschungsschwerpunkte liegen in den Bereichen ‚Medienpädagogik und Soziale Problemlagen‘, ‚e-learning‘, ‚Praktische Medienarbeit und Jugendmedienschutz‘.

Dave Holmes, RN, FAAN, PhD, dholmes@uottawa.ca
Dave Holmes ist Professor für Pflegewissenschaft mit dem Schwerpunkt forensische Pflege an der University of Ottawa, Kanada, Faculty of Health Sciences und

Honorar-Gastprofessor in Australien, Kanada, Indonesien, den Vereinigten Staaten und dem Vereinigten Königreich. Seine Forschungen fokussieren auf die Bereiche ‚Psychiatrische Pflege und Pflege im Strafvollzug', ‚Öffentliche Gesundheitspflege', ‚Sozialpolitische Aspekte der Pflege', ‚Recht und Ethik', ‚Erkenntnistheorie' und ‚Qualitative Designs und Methoden'. Seine Arbeiten basieren wesentlich auf poststrukturalistischen Bezügen zu Deleuze/Guattari und Michel Foucault und suchen diese zu einer kritischen Theorie der Pflege weiterzuentwickeln.

Prof. Dr. Ursula Hübner, u.huebner@hs-osnabrueck.de
Ursula Hübner ist Professorin für Medizinische und Gesundheitsinformatik und Quantitative Methoden an der Hochschule Osnabrück. Sie leitet die Forschungsgruppe Informatik im Gesundheitswesen und das Zentrum für Multimedia und IT-Anwendungen. Ursula Hübners beruflicher Werdegang ist durch die Stationen Universitätsklinik Düsseldorf (Sonderforschungsbereich), Industrieforschung bei dem Computerhersteller Groupe Bull AG/SA Köln/Paris und der Hochschule Osnabrück geprägt, in denen sie verschiedene Methoden und Technologien der Medizinischen und Gesundheitsinformatik entwickelte, erprobte und evaluierte. An den Paradigmen der intersektoralen Versorgung von Menschen mit chronischen Wunden, der Aufnahme- und Entlassungsprozesse im Krankenhaus sowie von Dienstübergaben untersucht sie zusammen mit ihrer Forschungsgruppe Themen der Auswirkung von Informations- und Kommunikationstechnologie auf die Versorgungskontinuität und Informationslogistik, die interprofessionelle Zusammenarbeit, Patientensicherheit und den Bedarf an digitalen Kompetenzen bei den Akteuren im Gesundheitswesen.

Prof. Dr. Manfred Hülsken-Giesler, manfred.huelsken-giesler@uni-osnabrueck.de
Manfred Hülsken-Giesler leitet das Fachgebiet Pflegewissenschaft am Institut für Gesundheitsforschung und Bildung der Universität Osnabrück. Seine Arbeits- und Forschungsschwerpunkte liegen im Bereich der Technikentwicklung, -nutzung und -bewertung in die Pflege, der Zukunftsforschung in Gesundheit und Pflege, der Grundlagenforschung in der Pflegewissenschaft sowie der hochschulischen Bildung in der Pflege. Mit Neuen Technologien für die Pflege hat er sich intensiv über verschiedene drittmittelgeförderte Projekte, wissenschaftliche Gutachten und Publikationstätigkeiten auseinandergesetzt.

Cornelia Anna Jeremias-Pölking, M.A., c.jeremias-poelking@fh-muenster.de
Cornelia Anna Jeremias-Pölking war als Projektmitarbeiterin der Fachhochschule Münster im BMBF-Forschungsprojekt „Game based learning in nursing – Spielerisch lernen in authentischen, digitalen Pflegesimulationen" (GaBa_LEARN) tätig. Ihre Forschungsinteressen liegen im Bereich ‚Digitale Medien in

der Pflegebildung', ,Serious Games und Learning Analytics in der Pflegebildung' sowie ,Curriculumentwicklung'.

Ramona Kienzler, M.A., kina@hs-furtwangen.de
Ramona Kienzler ist Akademische Mitarbeiterin an der Fakultät Gesundheit, Sicherheit, Gesellschaft der Hochschule Furtwangen. Sie beschäftigt sich im ,Institut Mensch, Technik und Teilhabe' (IMTT) mit den Auswirkungen und Reaktionen von Menschen mit Demenz auf technikgestützte Biografiearbeit und Erinnerungspflege.

Cornelius Knab, M.A., Knab@fh-muenster.de
Cornelius Knab war als Projektmitarbeiter der Fachhochschule Münster im BMBF-Forschungsprojekt „Game based learning in nursing – Spielerisch lernen in authentischen, digitalen Pflegesimulationen" (GaBa_LEARN) tätig. Seine Forschungsschwerpunkte liegen im Bereich ,Evaluation digitaler Bildungsangebote', ,Videoarbeit und Videojournalismus im Kontext Sozialer Arbeit' sowie ,Politische Bildung'.

Prof. Dr. Helen Kohlen, hkohlen@pthv.de
Prof. Dr. phil. Helen Kohlen leitet und entwickelt den Lehrstuhl für Care Policy und Ethik in der Pflege an der Philosophisch-Theologische Hochschule Vallendar (PTHV). Sie ist Adjunct Professorin an der Universität Alberta, Edmonton (Kanada) und Gastprofessorin an der University for Humanist Studies in Utrecht (Niederlande). Ihr Forschungsschwerpunkt ist die Transformation von Sorgepraktiken, insbesondere im Feld der Intensivmedizin und Palliative Care. Theoretisch sowie anwendungsbezogen setzt sie sich seit vielen Jahren mit Fragen der Care-Ethik auseinander. Aktuell leitet sie ein Forschungsprojekt zu kultureller Vielfalt und Konflikten im Gesundheitswesen.

Prof. Dr. Peter König, koep@hs-furtwangen.de
Peter König ist Professor für Pflege- und Rehabilitationsmanagement an der Fakultät Gesundheit, Sicherheit, Gesellschaft der Hochschule Furtwangen. Er ist Vorstand des transdisziplinären ,Instituts Mensch, Technik und Teilhabe' (IMTT) und entwickelt bzw. untersucht dort u. a. wissenschaftliche Fragestellungen zu Assistiven Technologien im Bereich multimedial-interaktiver Biografiearbeit und Erinnerungspflege für Menschen mit Demenz im nationalen wie internationalen Kontext sowie daraus entstehenden ethischen Frage- und Problemstellungen.

Prof. Dr. Susanne Kreutzer, kreutzer@fh-muenster.de
Susanne Kreutzer ist Professorin für Ethik, Wissenschaftstheorie und Geschichte am Fachbereich Gesundheit der Fachhochschule Münster und Privatdozentin am Fachbereich Humanwissenschaften der Universität Osnabrück. Ihre Arbeits- und Forschungsschwerpunkte liegen im Bereich Historische Pflegeforschung, Pflegeethik, Biographieforschung/Oral History, Professionalisierung der Pflege im internationalen Vergleich.

Tim Kreuzberg, tim.kreuzberg@ingeniousknowledge.com
Tim Kreuzberg ist Mitarbeiter bei der *Ingenious Knowledge GmbH*, die sich intensiv mit der Entwicklung neuer Lernformen, u. a. auch im Bereich von Mobile Learning und Serious Games, befasst und in diesem Zusammenhang die technischen Arbeiten im BMBF-Verbundprojekt „Game Based Learning in Nursing – Spielerisch Lernen in authentischen, digitalen Pflegesimulationen" verantwortet hat.

Dr. Bettina-Johanna Krings, bettina-johanna.krings@kit.edu
Bettina-Johanna Krings ist Senior Researcher am Institut für Technikfolgenabschätzung und Systemanalyse (ITAS) am Karlsruher Institut für Technologie (KIT). Als Sozialwissenschaftlerin mit Schwerpunkt in der Soziologie beschäftigt sie sich seit vielen Jahren mit folgenden wissenschaftlichen Schwerpunkten: Konzeptionelle Zusammenhänge von Technik und Arbeit, Mensch-Maschine-Interaktionen, Soziologische Theorien zur Beschreibung der Moderne. Von 2009–2019 hat sie den Forschungsbereich ‚Wissensgesellschaft und Wissenspolitik' am Institut geleitet, gleichzeitig hat sie die Forschungsgruppe ‚Arbeit und Technik' aufgebaut. Aus allen Themenbereichen sind vielfältige Projekte, Publikationen und Vorträge entstanden.

Prof. Dr. Andreas Kruse, andreas.kruse@gero.uni-heidelberg.de
Andreas Kruse, Ordinarius für Gerontologie und Direktor des Instituts für Gerontologie der Universität Heidelberg. Studium der Psychologie, der Philosophie, der Psychopathologie und der Musik an den Universitäten Aachen und Bonn sowie der Musikhochschule Köln. Arbeitsschwerpunkte: Potenziale des Alters, Biografie, Menschen in Grenzsituationen (Krankheit, Sterben), Lebensqualität bei Demenz, ethische und politische Fragen des Alters.

Dr. Jette Lange, M. Ed., PhD, Jette.Lange@fh-muenster.de
Jette Lange ist Mitarbeiterin am Fachbereich Gesundheit der Fachhochschule Münster. In ihrer Promotion an der School of Nursing, Faculty of Health Sciences, der University of Ottawa untersuchte sie die Einführung des Pflegeprozesses in die westdeutsche Pflege in den 1970er und 1980er Jahren in Bezug

auf Professionalisierungs- und Deprofessionalisierungserscheinungen. Weitere Arbeitsschwerpunkte sind die Entwicklung der deutschen Pflegebildung sowie die Migration von Pflegenden.

Katharina Ley, B. Sc. & M. Ed., katharina.Ley@fh-muenster.de
Katharina Ley war als Projektmitarbeiterin der Fachhochschule Münster im BMBF-Forschungsprojekt „Game based learning in nursing – Spielerisch lernen in authentischen, digitalen Pflegesimulationen" (GaBa_LEARN) tätig. Ihre Forschungsinteressen liegen im Bereich ‚Digitale Medien in der beruflichen Bildung' und ‚Medienkompetenz und Medienbereitschaft von Lehrkräften'.

Ulrike Lindwedel, M.Sc., liru@hs-furtwangen.de
Ulrike Lindwedel ist Akademische Mitarbeiterin und technische Laborleiterin des ‚Multiprofessionellen Skills Lab' an der Fakultät Gesundheit, Sicherheit, Gesellschaft der Hochschule Furtwangen. Sie ist Gründungsmitglied des transdisziplinären ‚Instituts Mensch, Technik und Teilhabe' (IMTT) und untersucht dort u. a. den Einfluss von Assistiven Technologien auf das Belastungserleben von professionell Pflegenden, partizipative-multidisziplinäre Forschungsmethoden sowie Versorgungskonzepte von Menschen mit Demenz im internationalen Kontext.

Dr. Sibylle Meyer, sm@sibis-berlin.de
Sibylle Meyer ist wissenschaftliche Leitung und Geschäftsführung des SIBIS-Instituts für Sozial- und Technikforschung GmbH in Berlin. Sie hat sich spezialisiert auf Innovationsforschung aus Nutzersicht in den Anwendungsfeldern „Assistenzrobotik für ältere Menschen" „Smart Home" sowie „Technische Assistenzsysteme". Sie initiiert Forschungsprojekte und führt mit ihrer Gruppe Evaluations- und Nutzerstudien zum Einsatz von robotischen Assistenten in Gesundheit, Reha und Pflege sowie zu innovativen Technologien für das Wohnen der Zukunft durch. Sie ist Expertin für die Mensch-Technik-Interaktion sowie deren ethischen und sozialen Implikationen innovativer Technologien. Weiterhin berät sie Unternehmen und Forschungsprojekte im Hinblick auf methodische Konzepte zur Nutzereinbindung und Evaluation von Forschungsprojekten aus der Sicht der jeweiligen Nutzertypen. Frau Meyer ist Mitglied verschiedener nationaler und internationaler Beratungsgremien und Sachverständigenkommissionen. Sie berät Bundes- und Landesministerien, nationale und internationale Verbände, interdisziplinäre Projektkonsortien sowie Industrieunternehmen. Internationale Gutachter- und Vortragstätigkeit. Mitglied der Sachverständigenkommission für den achten Altenbericht der Bundesregierung zum Thema „Digitalisierung" Veröffentlichung zahlreicher Bücher, Projektberichte und Fachbeiträge. Nähere Informationen siehe www.sibis-berlin.de.

Prof. Dr. Saskia K. Nagel, saskia.nagel@humtec.rwth-aachen.de
Saskia K. Nagel ist Professorin für Angewandte Ethik mit Schwerpunkt Technikethik an der RWTH Aachen. Sie forscht an der Schnittstelle von Philosophie und Ingenieurs- und Naturwissenschaften zu ethischen, sozialen und anthropologischen Konsequenzen technischen und naturwissenschaftlichen Fortschritts, u. a. zu Fragen von Autonomie, Verantwortung und Vertrauen. Sie untersucht, wie neue Mensch-Technik-Beziehungen das Selbstverständnis beeinflussen und welche Werte zu beachten sind. Prof. Nagel forscht in internationalen interdisziplinären Teams, wie Innovationen in Technik und Naturwissenschaft individuelles und soziales Wohlergehen fördern können.

Rasmus Pechuel, rasmus.pechuel@ingeniousknowledge.com
Rasmus Pechuel ist Geschäftsführer und Gründer der *Ingenious Knowledge GmbH*, die sich intensiv mit der Entwicklung neuer Lernformen, u. a. auch im Bereich von Mobile Learning und Serious Games, befasst und in diesem Zusammenhang die technischen Arbeiten im BMBF-Verbundprojekt „Game Based Learning in Nursing – Spielerisch Lernen in authentischen, digitalen Pflegesimulationen" verantwortet hat.

Dr. Miriam Peters, miriam.peters@bibb.de
Miriam Peters ist Pflegewissenschaftlerin und Wirtschaftswissenschaftlerin und im Arbeitsbereich „Pflegeberufe" des Bundesinstitut für Berufsbildung (BIBB) tätig. Sie studierte Pflegewissenschaft an der Philosophisch-Theologischen Hochschule Vallendar (PTHV). Als Wissenschaftliche Mitarbeiterin arbeitete sie hier am Lehrstuhl „Gemeindenahe Pflege" im Rahmen des BMBF-Forschungsprojektes „Game Based Learning in Nursing – Spielerisch Lernen in authentischen, digitalen Pflegesimulationen". 2021 promovierte Peters zum Thema „Bedingungen digitalen Lernens in der Altenpflege am Beispiel der Technikbereitschaft".

Dr. Annette Rustemeier-Holtwick, annette.rustemeier-holtwick@srh.de
Annette Rustemeier-Holtwick ist wissenschaftliche Mitarbeiterin an der SRH Hochschule für Gesundheit. Seit der Mitwirkung am BMBF-Projekt Flexicare 50+ liegt der Forschungsschwerpunkt auf dem Thema digital gestützte Lernformen in der Pflege. In Rahmen der hochschulischen Lehre liegen die thematischen Schwerpunkte in der Implementierung von Evidenzbasierung in das berufliche Handeln, Fragen der Fachdidaktik in den Gesundheitsberufen sowie Entwicklungen im Gesundheitswesen.

Prof. Dr. Eric Schmitt, eric.schmitt@gero.uni-heidelberg.de
Eric Schmitt ist Professor für Gerontologie am Institut für Gerontologie der Ruprecht-Karls-Universität Heidelberg. Er bearbeitet Forschungsschwerpunkte im Bereich ‚Altersstereotype', ‚Belastungsverarbeitung' und ‚Intergenerationelle Beziehungen'. In gerontologischer Perspektive hat er sich vielfach mit der Bedeutung von neuen Technologien für Alter und Alter(n)sprozesse auseinandergesetzt.

Sebastian Schünemann, M.A., sebastian.schuenemann@fh-muenster.de
Sebastian Schünemann war als Projektmitarbeiter der Fachhochschule Münster im BMBF-Forschungsprojekt „Game based learning in nursing – Spielerisch lernen in authentischen, digitalen Pflegesimulationen" (GaBa_LEARN) tätig. Seine Forschungsschwerpunkte liegen im Bereich ‚Digitale Medien in der Pflegebildung' und ‚Didaktische Einbindung von digitalen Medien in den Pflegeunterricht'.

Dominic Seefeldt, doseefeldt@uni-osnabrueck.de
Dominic Seefeldt ist Wissenschaftlicher Mitarbeiter am Fachgebiet Pflegewissenschaft der Universität Osnabrück. Als Projektmanager bei Foresight Intelligence (Berlin) unterstützte er mehrere Jahre weltweit Organisationen bei der strukturierten Kommunikation über Zukunft. Er ist studierter Kommunikationswissenschaftler und Philosoph. Als solcher interessiert er sich für menschliche Wahrnehmung und Handlung und wie darüber gesprochen werden kann.

Prof.in. Dr. Margot Sieger, sieger@paedea.de
Margot Sieger ist Direktorin von pädea, Institut für Bildung, Beratung und Forschung im Sozial- und Gesundheitswesen in Köln. Von 1995–2019 Professorin für Pflegewissenschaft an der Evangelische Hochschule in Bochum als Dekanin des Fachbereiches Pflege, an der SRH Hochschule für Gesundheit in Gera als Studiengangsleiterin des Studiengangs Pflege. Ihre Arbeits- und Forschungsschwerpunkte konzentrieren sich auf den Einsatz digitaler Medien in Bildungsprozessen, der hochschulischen Bildung in der Pflege sowie der Konzeption hochschulischer Bildungsgänge. Gleichermaßen stehen die professionelle Beziehung zwischen Pflegebedürftigem und Pflegenden sowie die interprofessionelle Kooperation im Zentrum des Forschungsinteresses. Die Auseinandersetzung mit diesen Themen wurde durch Drittmittelförderung von Landes- und Bundesministerien sowie Stiftungen unterstützt und bestimmt die Publikationstätigkeit.

Yvonne Steffen (geb. Gebhardt), M.Sc., yvonne.steffen@uni-osnabrueck.de
Yvonne Steffen ist wissenschaftliche Mitarbeiterin am Fachgebiet Pflegewissenschaft der Universität Osnabrück. Sie war als Projektmitarbeiterin im BMBF-Forschungsprojekt „Game based learning in nursing – Spielerisch lernen in authentischen, digitalen Pflegesimulationen" (GaBaLEARN) an der Philosophisch Theologischen Hochschule Vallendar tätig. Ihre Forschungsschwerpunkte liegen im Bereich des Einsatzes von neuen Technologien in der Pflege und in der Pflegebildung.

Prof. Dr. Karsten Weber, Karsten.Weber@oth-regensburg.de
Karsten Weber ist Ko-Leiter des Instituts für Sozialforschung und Technikfolgenabschätzung (IST), Leiter des Labors für Technikfolgenabschätzung und angewandte Ethik sowie einer der drei Direktoren des Regensburg Center of Health Sciences and Technology (RCHST) der Ostbayerischen Technischen Hochschule (OTH) Regensburg. Darüber hinaus lehrt er als Honorarprofessor für Kultur und Technik an der Brandenburgischen Technischen Universität (BTU) Cottbus-Senftenberg. Neben Technikfolgen- und ELSA-Forschung beschäftigt er sich in drittmittelgeförderten Projekten mit den sozialen und normativen Auswirkungen des Technikeinsatzes im Gesundheitsbereich.

Nora Weinberger, Dipl.-Ing., nora weinberger@kit.edu
Nora Weinberger ist wissenschaftliche Mitarbeiterin am Institut für Technikfolgenabschätzung und Systemanalyse (ITAS) am Karlsruher Institut für Technologie in Karlsruhe. Ihre Arbeits- und Forschungsschwerpunkte liegen im Bereich des Monitorings und der Bewertung von assistiven Technologien für Menschen mit kognitiven und physischen Einschränkungen. Weitreichende Erfahrungen kann sie besonders bei der frühzeitigen Einbindung von Nutzern und Bürgern als potentiell von der Technik Betroffenen im Sinne einer bedarfsorientierten Technikentwicklung sowie von Experten im Zuge einer entwicklungsbegleitenden Technikfolgenabschätzung aufweisen. Zurzeit promoviert sie zu blinden Flecken in der bedarfsorientierten Forschung zur Entwicklung von Technologien für Menschen mit Demenz.